R. Andreesen und H. Heimpel (Hrsg.)

Klinische Hämatologie

Reinhard Andreesen und
Hermann Heimpel (Hrsg.)

Klinische Hämatologie

3., überarbeitete Auflage

Mit Beiträgen von Reinhard Andreesen, Martin Bommer, Gerhard Gaedicke, Hermann Heimpel, Burkhard Hennemann, Ernst Holler, Stefan W. Krause, Andreas Mackensen, Albrecht Reichle und Christian M. Schambeck

ELSEVIER
URBAN & FISCHER

URBAN & FISCHER München

Zuschriften und Kritik an:
Elsevier GmbH, Urban & Fischer Verlag, Lektorat Medizin, Hackerbrücke 6, 80335 München
E-Mail: medizin@elsevier.com

Herausgeber:
Professor Dr. med. Reinhard Andreesen, Klinikum der Universität Regensburg, Abt. für Hämatologie und Internistische Onkologie, Franz-Josef-Strauß-Allee 11, 93053 Regensburg
Professor em. Dr. med. Hermann Heimpel, Medizinische Universitätsklinik, Albert Einstein-Allee 23, 89081 Ulm

Wichtiger Hinweis für den Benutzer
Die Erkenntnisse in der Medizin unterliegen einem laufenden Wandel durch Forschung und klinische Erfahrungen. Herausgeber und Autoren dieses Werkes haben große Sorgfalt darauf verwendet, dass die in diesem Werk enthaltenen therapeutischen Angaben (insbesondere hinsichtlich Indikation, Dosierung und unerwünschten Wirkungen) dem derzeitigen Wissensstand entsprechen. Das entbindet den Nutzer dieses Werkes aber nicht von der Verpflichtung, anhand weiterer schriftlicher Informationsquellen zu überprüfen, ob die dort gemachten Angaben von denen in diesem Buch abweichen, und seine Verordnung in eigener Verantwortung zu treffen.
Wie allgemein üblich wurden Warenzeichen bzw. Namen (z.B. bei Pharmapräparaten) nicht besonders gekennzeichnet.

Bibliographische Information der Deutschen Nationalbibliothek
Die Deutsche Nationalbibliothek verzeichnet diese Publikation in der Deutschen Nationalbibliographie; detaillierte bibliographische Daten sind im Internet über http://dnb.d-nb.de abrufbar.

09 10 11 12 13 5 4 3 2 1

Um den Textfluss nicht zu stören, wurde bei Patienten und Berufsbezeichnungen die grammatikalisch maskuline Form gewählt. Selbstverständlich sind in diesen Fällen immer Frauen und Männer gemeint.

Planung: Dr. Babette Aulinger, München
Lektorat: Elisa Imbery/Tino Heeg, München
Redaktion: Karin Beifuss, Ohmden
Herstellung: Dietmar Radünz, München
Zeichnungen: Henriette Rintelen, Velbert; Stefan Dangl, München
Satz: abavo GmbH, Buchloe; TNQ, Chennai/Indien
Druck und Bindung: Stürtz GmbH, Würzburg
Umschlaggestaltung: Spieszdesign Büro für Gestaltung, Neu-Ulm
Titelfotografie: Jürgen Berger, Max-Planck-Institut für Entwicklungsbiologie

ISBN 978-3-437-24630-2
Aktuelle Informationen finden Sie im Internet unter **www.elsevier.de** und **www.elsevier.com**

Vorwort zur 1. Auflage

Dieses Buch ist für die praktische Arbeit des Arztes für Allgemeinmedizin, des Internisten und des Kinderarztes geschrieben. Es soll als Leitfaden für Diagnostik und Therapie der Veränderungen des Blutzellsystems dienen und das Verständnis der immer spezieller werdenden Informationen auf diesem Gebiet erleichtern, die den in der Praxis tätigen Arzt durch wissenschaftliche Literatur, Pharmaindustrie und Befundberichte über in hämatologische Fachpraxen oder Kliniken überwiesene Patienten erreichen. Grundlage dieser Darstellung ist die langjährige Erfahrung der Autoren in einer hämatologischen Schwerpunktabteilung mit ausgedehnter hämatologischer Ambulanz, aus der diagnostischen Beurteilung von eingesandten Blut- und Knochenmarkpräparaten und aus hämatologischen Fortbildungsveranstaltungen, in denen die Informationsbedürfnisse niedergelassener Ärzte besonders deutlich werden.

Zahlenmäßig treten Erkrankungen des Blutzellsystems in der Allgemeinpraxis gegenüber den Erkrankungen des Herz-Kreislauf-Systems und der gastrointestinalen Organe, den Alterskrankheiten und den funktionell-psychosomatischen Erkrankungen deutlich zurück. Die vielfältige und vielstufige Differenzierung der Blutzellen und ihrer Funktionen bedingt eine Vielfalt der Störungstypen mit verschiedenartiger funktioneller und morphologischer Manifestation und daher ein relativ seltenes Auftreten der einzelnen hämatologischen Erkrankungen. Diese Seltenheit erschwert die Gewinnung eigener Erfahrungen in der Hämatologie außerhalb spezieller hämatologischer Institutionen. Beispielsweise liegt die jährliche Frequenz der Erstdiagnose von akuter Leukämie bei etwa 5 pro 100 000 Einwohner; der Allgemeinarzt, der einen Bereich von 2500 Einwohnern versorgt, wird etwa einmal in acht Jahren mit den diagnostischen Problemen eines Patienten mit akuter Leukämie in der eigenen Praxis konfrontiert werden. Ähnlich niedrig liegt die Frequenz auch bei anderen, teilweise schwerwiegenden hämatologischen Erkrankungen, bei denen die frühzeitige Diagnose unbedingt erforderlich ist. Diese Forderung kann nur durch Aufgabenteilung und rationale Kooperation zwischen niedergelassenen Ärzten und speziellen Institutionen erfüllt werden.

Entscheidend für die rechtzeitige Diagnose ist der „Frühverdacht“ des primär behandelnden Arztes auf eine speziell abzuklärende Erkrankung des Blutzellsystems. Diagnosesicherung und Krankheitsklassifizierung sind bei einigen Erkrankungen mit einfachen Praxismethoden, insbesondere der mikroskopischen Beurteilung des peripheren Blutausstrichs, bei vielen anderen dagegen nur mithilfe der Erfahrung und der Labormöglichkeiten des Hämatologen möglich. In den diagnostischen Abschnitten wird versucht, diese Zusammenarbeit darzustellen.

Die Kooperation zwischen Praxis und Klinik ist ebenso wichtig bei der Therapie. In den meisten Fällen sind bei dem heutigen Grad der Spezialisierung zunächst eine eingehende Untersuchung und Therapieplanung durch den Hämatologen, bei den malignen hämatologischen Erkrankungen eine längere stationäre Behandlung notwendig. Andererseits wird der Arzt in der Praxis aus wirtschaftlichen und sozialen Gründen in zunehmendem Maße die Durchführung und Detailüberwachung auch differenzierter und potenziell gefährdender Therapien übernehmen. In Aufbau und Darstellung wurde versucht, der Situation des in der Praxis tätigen Arztes bei der Diagnostik und Therapie hämatologischer Veränderungen und Erkrankungen gerecht zu werden.

Im Kapitel über Anatomie, Physiologie und Pathophysiologie werden die heutigen Kenntnisse über den Aufbau des Blutzellsystems und seine prinzipiellen Störungen dargestellt, so weit sie für das Verständnis klinischer Manifestationen notwendig sind. Gegenüber dem Wissensstand vor zwanzig Jahren sind hier wesentliche Veränderungen eingetreten. Die Informationen aus diesem Abschnitt ebenso wie dem Kapitel über die Therapieprinzipien können durch die angegebene weiterführende Literatur vertieft werden. Erfreulicherweise sind Zuordnung, Einteilung und Nomenklatur der hämatologischen Erkrankungen durch die neuen Erkenntnisse in vielen Fällen einfacher geworden. So können wir heute die Neoplasien besser den einzelnen Zellsystemen zuordnen und rein deskriptive Klassifizierungen durch die Lokalisation der Störungen auf bestimmten Stufen der Blutzellbildung ergänzen.

Dieses Buch soll nicht nur das Wissen über das Blutzellsystem und seine Erkrankungen aktualisieren, sondern ist auch als praktisches Nachschlagewerk bei der Diagnose hämatologischer Veränderungen und der Betreuung einzelner Patienten gedacht. Diesem Zweck dienen die Beiträge über Leitsymptome und die systematischen Kapitel über die einzelnen hämatologischen Erkrankungen. Veränderungen des Blutes und der blutbildenden Organe sind häufiger Sekundärfolgen bei Erkrankungen anderer Organsysteme als Ausdruck primärer Erkrankungen der Hämatopoese; hämatologische Veränderungen bei primären Erkrankungen anderer Organsysteme werden deswegen im Kapitel über Leitsymptome berücksichtigt. Unter Verzicht auf Vollständigkeit wurde versucht, die Ausführlichkeit der Darstellung nach der Bedeutung der einzelnen Erkrankungen in der Praxis des niedergelassenen Arztes auszurichten. Für die Auswahl und Schwerpunktsetzung der Darstellung kann jedoch nicht nur die Häufigkeit einer Störung herangezogen werden; denn gerade bei schwerwiegenden, wenn auch vergleichsweise seltenen Erkrankungen wie den hämatologischen Neoplasien erwartet der betroffene, heute oft weitgehend aufgeklärte und informierte Patient auch vom mitbehandelnden und beratenden Hausarzt ein hohes Sachverständnis.

Die Autoren danken Frau Isolde Steinhauser für die Hilfe bei der Auswahl der morphologischen Präparate, Frau cand. med. Susanne Heimpel für die Durchsicht und Frau Sommer für die Hilfe bei der Erstellung des Manuskripts.

Die Autoren

Vorwort zur 2. Auflage

Die erste, unter dem Titel *Hämatologie in der Praxis* erschienene Auflage hat nicht nur bei Allgemeinärzten, niedergelassenen Internisten und Kinderärzten, sondern auch bei in Krankenhäusern und Kliniken tätigen Ärzten verschiedener Fachrichtungen sowie bei Internisten und Hämatologen in der Weiterbildung Anklang gefunden. Dies wurde bei der Neufassung des Textes berücksichtigt. Die Autoren haben jedoch auch in der 2. Auflage darauf Wert gelegt, unter Verzicht auf Vollständigkeit, die wesentlichen Aspekte der Pathophysiologie, Diagnostik und Therapie für den nichtspezialisierten Internisten, den Kinderarzt und den Allgemeinarzt verständlich darzustellen.

Wir haben – wiederum bewusst – darauf verzichtet, die Details der Diagnostik und Therapie darzustellen, für die es noch keine allgemein anerkannten Standards gibt und die ausschließlich in hämatologischen Fachkliniken durchgeführt werden. Dies gilt z.B. für die Therapie der akuten Leukämien und anderer maligner Bluterkrankungen. Patienten des jüngeren und mittleren Lebensalters, bei denen ein kurativer Therapieansatz gegeben ist, werden in Deutschland heute überwiegend in klinischen Studien behandelt; die Darstellung der kontinuierlich fortschreitenden Studienprotokolle würden den Rahmen dieses Buches überschreiten.

Nachdem die 1. Auflage unseres Buches vergriffen ist und der Verlag Edition Medizin die Praxisreihe nicht fortsetzt, hatte erfreulicherweise der Gustav Fischer Verlag in Jena die Herausgabe der 2. Auflage übernommen. Herr Erhard Seifried wurde als Mitautor gewonnen und hat das Kapitel über die Störungen der Blutgerinnung überarbeitet. Den übrigen Textteilen wurden neuere Erkenntnisse eingefügt, so weit sie für die Praxis der Hämatologie von Bedeutung sind.

Die Autoren danken Frau Susanne Heimpel für die erneute Durchsicht und Frau Maria Kohlhammer für die sorgfältige Erstellung der Endfassung des Manuskripts.

Die Autoren

Vorwort zur 3. Auflage

Die Sicht auf die Klinische Hämatologie, wie sich das Fach vor 20 Jahren, als dieses Buch zum ersten Mal gedruckt wurde, darstellte, mutet wie ein Blick in ein dunkles vergangenes Jahrhundert an, so vieles hat sich im Verständnis der (Patho-)Physiologie des blutbildenden Systems und in der Entwicklung neuer Therapieoptionen der verschiedenen Erkrankungen getan! Und doch bleibt die Grundidee dieses Buches so aktuell und ansprechend wie damals: Eine umfassende Übersicht über das Fach Hämatologie zu geben, die sich vor allem an all jene klinisch tätigen Ärzte richtet, die nicht in diesem Fach spezialisiert sind, an Studenten im Praktischen Jahr, an Ärzte in der Weiterbildung zum Internisten oder Pädiater, an niedergelassene Haus- oder Fachärzte. Zugunsten der Übersichtlichkeit und Konzentration auf das Wesentliche wird bewusst darauf verzichtet, alle Aspekte bis in die wissenschaftlichen Einzelheiten und in die Details der Therapieprotokolle darzustellen.

So hat das Buch bis heute seinen großen Anklang und seine Alleinstellung gewahrt – ein Faktum, dem es sicherlich zu verdanken ist, dass das Buch immerhin zwölf Jahre nach der letzten Drucklegung wiederbelebt werden konnte und nun in 3. Auflage erscheint. Während also die Grundstruktur des Werkes beibehalten wurde, sind die einzelnen Kapitel mithilfe eines Teams engagierter, vor allem (zum Teil ehemaliger) Regensburger Autoren gründlich überarbeitet und teilweise neu geordnet und gestaltet worden. Gerhard Gaedicke aus Berlin hat die pädiatrischen Aspekte des Buches eingebracht und das Kapitel zu den angeborenen und erworbenen Immundefekten geschrieben.

Die Herausgeber danken besonders Stefan Krause, der über seine Autorenschaft hinaus wertvolle Mitarbeit in der Kapitelgestaltung und inhaltlichen Abstimmung zwischen den Kapiteln geleistet hat. Frau Imbery vom Verlag Elsevier, Urban & Fischer, sei für die konstruktive editorische Begleitung gedankt.

Reinhard Andreesen und Hermann Heimpel

Adressen

Professor Dr. med. Reinhard Andreesen
Klinikum der Universität Regensburg
Abt. für Hämatologie und Internistische Onkologie
Franz-Josef-Strauß-Allee 11
93053 Regensburg

Dr. med. Martin Bommer
Universitätsklinikum Ulm
Klinik für Innere Medizin III
Albert-Einstein-Allee 23
89081 Ulm

Professor Dr. med. Gerhard Gaedicke
Charité/Campus Virchow-Klinikum
Klinik für Allgemeine Pädiatrie
Augustenburger Platz 1
13353 Berlin

Professor em. Dr. med. Hermann Heimpel
Medizinische Universitätsklinik
Albert Einstein-Allee 23
89081 Ulm

Professor Dr. med. Burkhard Hennemann
Evangelisches Bethesda-Johanniter-Klinikum
Duisburg GmbH
Johanniter-Krankenhaus
Medizinische Klinik II, Hämatologie – Onkologie
Kreuzacker 1–7
47228 Duisburg

Professor Dr. med. Ernst Holler
Klinikum der Universität Regensburg
Abt. für Hämatologie und Internistische Onkologie
93042 Regensburg

Professor Dr. med. Stefan W. Krause
Universitätsklinikum Erlangen
Medizinische Klinik 5 –
Hämatologie und Internistische Onkologie
Krankenhausstr. 12
91054 Erlangen

Professor Dr. med. Andreas Mackensen
Universitätsklinikum Erlangen
Medizinische Klinik 5
Hämatologie und Internistische Onkologie
Krankenhausstr. 12
91054 Erlangen

Professor Dr. med. Albrecht Reichle
Klinikum der Universität Regensburg
Abt. für Hämatologie und Internistische Onkologie
93042 Regensburg

PD Dr. med. Christian M. Schambeck
Hämostasikum München
Haderunstr. 10
81375 München

Abkürzungen

ABVD	Adriamycin/Bleomycin/Vinblastin/Dacarbazin
ACD	anemia of chronic disorders
ACE	angiotensin converting enzyme
ADP	Adenosindiphosphat
AL	akute Leukämie
AIDS	acquired immunodeficiency syndrome
AIHA	autoimmunhämolytische Anämie
AITL	angioimmunoblastisches T-Zell-Lymphom
ALAS	Aminolävulinsäure-Synthetase
ALCL	großzellig anaplastisches Lymphom
ALG	Antilymphozytenglobulin
ALL	akute lymphatische Leukämie
ALK	anaplastic lymphoma kinase, Protein
ALP	alkalische Leukozyten-Phosphatase
AML	akute myeloische Leukämie
AMMoL	akute myelomonozytäre Leukämie
AMoL	akute monozytäre Leukämie
ANP	alkalische Neutrophilen-Phosphatase
AP	alkalische Phosphatase
aPC	aktiviertes Protein C
APL	akute Promyelozytenleukämie
aPTT	Aktivierte partielle Thromboplastinzeit
AraC	Cytosinarabinosid
ASP	Asparaginase
ASS	Acetylsalicylsäure
AT	Antithrombin
ATG	Antithymozytenglobulin
ATP	Adenosintriphosphat
ATS	akutes Thoraxsyndrom
AUL	akute undifferenzierte Leukämie
BCNU	Bichloro-Nitroso-Urea
bcr	breakpoint cluster region
BEACOPP	Bleomycin/Etoposid/Adriamycin/Cyclophosphamid/Oncovin/Procarbazin/Predniso(lo)n
BSG	Blutsenkungsgeschwindigkeit
c-abl	Protoonkogen auf Chromosom
CAD	Cyclophosphamid/Adriamycin/Dexamethason
CAMT	angeborene amegakaryozytäre Thrombozytopenie
CD	cluster of differentiation (von Leukozytenantigenen)
CDA	Chlordesoxyadenosin
CEL	chronische Eosinophilenleukämie
CFC/CFU	colony forming cells/colony forming units
CGD	chronic granulomatose disease
CHOP	Cyclophosphamid/Hydroxydaunorubicin/Oncovin/Predniso(lo)n
CHOEP	Cyclophosphamid/Hydroxydaunorubicin/Oncovin/Etoposid/Predniso(lo)n
CIMF	chronische idiopathische Myelofibrose (siehe PMF)
CLL	chronische lymphatische Leukämie
CM	kutane Mastozytose
CML	chronische myeloische Leukämie
CMML	chronische myelomonozytäre Leukämie
c-MPL	cellullar myeloproliferative leukemia (Gen, das für den TPO-Rezeptor kodiert)
CMPE	chronische myeloproliferative Erkrankungen (jetzt: MPN)
CMV	Zytomegalievirus
CNL	chronische Neutrophilenleukämie
CR	complete remission
CRP	C-reaktives Protein
CSA	Ciclosporin A
CSF	colony-stimulating factor
CT	Computertomographie
CVID	common variable immunodeficiency, variables Immundefektsyndrom
D/da	Dalton
DAF	decay accelerating factor
DHAP	Dexamethason/AraC/Cisplatin
DIC/DIG	disseminated intravascular coagulation/disseminierte intravasale Gerinnung
DLBCL	diffus großzelliges B-Zell-Lymphom
DNA	Desoxyribonukleinsäure (desoxyribonucleic acid)
DPG	Diphosphoglycerat
EBV	Epstein-Barr-Virus
EBMT	European Group for Blood and Marrow Transplantation
ECOG	Eastern Cooperative Oncology Group
EDTA	Ethylendiamintetraacetat (Antikoagulans)
EF	extended field; Bestrahlung mit angrenzenden Feldern
EMA	Eosin-5-maleimide
EORTC	European Oncology Research Trials Committee
EPH	edema/proteinuria/hypertension (Gestose)
Epo	Erythropoetin
ET	essenzielle Thrombozytämie
F 1+2	Prothrombinfragmente
FAB	French-American-British-Klassifikation akuter Leukämien und Myelodysplasien
Fab	Fragment antigen binding von Immunglobulinen (variable Region)
FACS	fluorescence assisted cell sorter (Durchflusszytometer)
Fc	fragment crystalline
Fb(g)	Fibrin(ogen)
FDG	F-Desoxyglucose
FDP	fibrin(ogen) degradation products
FEIBA	factor eight-inhibitor bypassing activity
FFP/FGP	fresh frozen plasma/frisch gefrorenes Plasma
FgDP	Fibrinogen-Spaltprodukte

FGFR	Fibroblasten-Wachstumsfaktor-Rezeptor
FISH	Fluoreszenz-in-situ-Hybridisierung
FL	follikuläres Lymphom
FLH	familiär auftretende Lymphohistiozytose
FLIPI	Follicular Lymphoma Prognostic Index
FM	Fibrinmonomere
FPA/FPB	Fibrinopeptide A/B
FSC	forward scatter (Vorwärts-Lichtstreuung)
FU	Fluorouracil
G-CSF	Granulozyten-Kolonie-stimulierender (Wachstums-)Faktor
GFR	glomeruläre Filtrationsrate
GM-CSF	Granulozyten-Monozyten-Kolonie-stimulierender (Wachstums-)Faktor
GOT	Glutamatoxalacetattransaminase
GP	Glykoprotein
G-6-PD	Glucose-6-phosphat-Dehydrogenase
GPI	Glykosylphosphatidylinositol
GvHD	Graft-versus-Host-Disease
GvL	Graft-versus-Leukemia
Hb	Hämoglobin(gehalt) des Blutes
HBDH	Hydroxybutyrat-Dehydrogenase
HbE	mittlerer Hämoglobingehalt des Erythrozyten
HbF	fetales Hämoglobin
HCL	Haarzellleukämie
HELLP	hemolysis, elevated liver enzymes, low platelet
HES	hypereosinophiles Syndrom
HHV	humanes Herpes-Virus
HIPA	heparin induced platelet activation
HIT/HAT	heparininduzierte/-assoziierte Thrombozytopenie
HIV	humanes Immundefizienz-Virus
Hkt	Hämatokrit
HLA	human leucocyte antigen
HLH	hämophagozytische Lymphohistiozytose
HPA	humanes Plättchenantigen
HS	hereditäre Sphärozytose
HTLV	human T-cell leukemia virus
HU	Hydroxyurea; Hydroxycarbamid
HUS	hämolytisch-urämisches Syndrom
ID	Idarubicin/Dexamethason
IF	involved field; lokale Bestrahlung
IFM	Intergroupe Francophone du Myélome
IFN	Interferon
Ig	Immunglobulin
IL	Interleukin
INH	Isoniazid
IPI	Internationaler Prognoseindex (der aggressiven NHL)
IPSID	immunoproliferative small intestine disease (immunproliferative Erkrankung des Dünndarms)
IPSS	International Prognostic Scoring System
ISS	International Staging System der International Myeloma Working Group
ITP	idiopathische thrombozytopenische Purpura; Immunthrombozytopenie
JMML	juvenile myelomonozytäre Leukämie
KGF	Keratinozytenwachstumsfaktor
KMT	Knochenmarktransplantation
LBL	lymphoblastisches Lymphom
LCH	Langerhans-Zell-Histiozytose
LDH	Lactat-Dehydrogenase
LED	Lupus erythematodes disseminatus
LFA	leucocyte function associated antigen
LGL	large granular lymphocytes
LK	Lymphknoten
LOH	loss of heterozygosity
LPHL	noduläres lymphozytenprädominantes Hodgkin-Lymphom
LUC	large unstained cells (große unklassifizierbare Zellen)
MALT	mucosa associated lymphatic tissue
MAS	Makrophagenaktivierungssyndrom
MBL	monoklonale B-Zell-Lymphozytose
M-CSF	Makrophagen-Kolonie-stimulierender (Wachstums-)Faktor
MCH	mittleres korpuskuläres Hämoglobin
MCHC	mittlere Hämoglobinkonzentration der Erythrozyten
MCL	Mantelzelllymphom
MCV	mittleres korpuskuläres Volumen
MD/MPN	myelodysplastisch-myeloproliferative Neoplasien
MDS	myelodysplastisches Syndrom
MDS-u	unklassifizierbares myelodysplastisches Syndrom
MF	Mycosis fungoides
MGDF	megakaryocyte growth and developmental factor
MGUS	monoklonale Gammopathie unbestimmter Signifikanz
MHA	mikroangiopathische hämolytische Anämie
MIRL	Membraninhibitor der reaktiven Lyse
MMF	Mycophenolat-Mofetil
MOPP	Mustargenhydrochlorid/Oncovin/Procarbazin/Prednison
6-MP	6-Mercaptopurin
MPN	myeloproliferative Neoplasien
MPN-u	unklassifizierbare myeloproliferative Neoplasien
MPP	multipotente Vorläuferzellen
MPT	Melphalan, Prednison und Thalidomid
MRD	minimal residual disease; minimale Resterkrankung
MRT	Magnetresonanztomographie
MTX	Methotrexat
MZL	Marginalzonenlymphom
NADPH	Nicotinamidadenindinucleotidphosphat
NHL	Non-Hodgkin-Lymphom
NK	natürliche Killerzellen

NMR	nuclear magnetic resonance
nnb	nicht näher bezeichnet
NOS	not otherwise specified (nicht anderweitig spezifiziert)
NSAID	nichtsteroidale Antiphlogistika
NTBI	non-transferrin bound iron (nicht-transferringebundenes Eisen)
OPSI	overwhelming post-splenectomy septicaemic infection
PA	Plasminogenaktivator
PAI	Plasminogenaktivator-Inhibitor
PAS	periodic acid Schiff
PC	Protein C
PCR	polymerase chain reaction (Polymerasekettenreaktion, molekularbiologische Nachweismethode)
PCZ	Procarbazin
PDGFR	platelet derived growth factor receptor
PET	Positronenemissionstomographie
Ph	Philadelphia-Chromosom
PIOL	primäre intraokuläre Lymphome
PK	Präkallikrein
PLL	Prolymphozytenleukämie
PMF	primäre Myelofibrose
PNH	paroxysmale nächtliche Hämoglobinurie
PNP	Polyneuropathie
POX	Peroxidase
PPSB	Prothrombin (II), Proconvertin (VII), Stuart-Prower-Faktor (X), antihämophiles Globulin B (IX))
PR	partielle Remission
PRCA	pure red cell aplasia
PTLD	post-transplant lymphoproliferative disorders (lymphoproliferative Erkrankungen nach Transplantation)
PTT	partielle Thromboplastinzeit
PUVA	Psoralen + UV-A
PV	Polycythaemia vera
PZNSL	primäres DLBCL des ZNS
RA	refraktäre Anämie
RAEB	refraktäre Anämie mit Blastenexzess
RAEB-T	refraktäre Anämie mit Exzess von Blasten in Transformation
RARS	refraktäre Anämie mit Ringsideroblasten
RAST	Radioallergosorbenttest
RCDM	refraktäre Zytopenie mit multilineärer Dysplasie
R-CHOP	Rituximab/Cyclophosphamid/Hydroxydaunorubicin/Oncovin/Prednison
RCMLD	refraktäre Zytopenie mit multilineärer Dysplasie
RCUD	refraktäre Zytopenie mit unilineärer Dysplasie
REAL	Revised European American Lymphoma-Klassifikation
RES/RHS	retikuloendotheliales/retikulohistiozytäres System
RIC	reduced intensity conditioning
R-ICE	Rituximab/Ifosfamid/Carboplatin/Etoposid
RIST	Radioimmunosorbenttest
RNA	Ribonukleinsäure (ribonucleic acid)
RT	reverse Transkription (von RNA, oft vor einer PCR)
SAA	schwere aplastische Anämie
s-AML	sekundäre akute myeloische Leukämie
SCF	Stammzellfaktor
SCID	severe combined immunodeficiency
(S)GOT	(Serum-)Glutaratoxalacetat-Transaminase
SI	Système International d´Unités
SLE	systemischer Lupus erythematodes
SM	systemische Mastozytose
SSC	sideward scatter (Seitwärts-Lichtstreuung)
STNI	subtotal nodal irradiation
sTR	löslicher (soluble) Transferrinrezeptor
SZT	Stammzelltransplantation
t-AML	therapieassoziierte akute myeloische Leukämie
TAR	Thrombozytopenie-Radiusaplasie
TAT	Thrombin-Antithrombin-III-Komplex
TCR	T-Zell-Rezeptor (auch T-Zell-Rezeptorgen)
TEG	Thrombelastogramm
TERT	Telomerase Reverse Transkriptase
TFPI	tissue factor pathway inhibitor
TfR	Transferrinrezeptor
6-TG	6-Thioguanin
TK(I)	Tyrosinkinase(inhibitor)
TM	Thrombomodulin
TNF	Tumornekrosefaktor
TNI	total nodal irradiation
TPO	Thrombopoetin
t-PA	tissue-type Plasminogenaktivator
TRH	Thyreotropin-releasing hormone
TSH	Thyreotropin (thyreoidea stimulating hormone)
TSP	Thrombospondin
TTP	thrombotische thrombozytopenische Purpura
TZ	Thrombinzeit
u-PA	urokinase-type Plasminogenaktivator
VAD	Vincristin/Adriamycin/Dexamethason
VBL	Vinblastin
VCR	Vincristin
VEGF	vascular endothelial (cell) growth factor (vaskulärer endothelialer (Zell-) Wachstumsfaktor)
VMP	Bortezomib/Melphalan/Prednison
VOD	venoocclusive disease
vSAA	sehr (very) schwere aplastische Anämie
vWF	von-Willebrand-Faktor
WAS	Wiskott-Aldrich-Syndrom
WHO	World Health Organization (Weltgesundheitsorganisation)
XLT	X-chromosomal vererbte Thrombozytopenie

Inhaltsverzeichnis

KAPITEL

1 Physiologie und allgemeine Grundlagen der Pathophysiologie

Hermann Heimpel und Reinhard Andreesen

1

1.1 Funktioneller Aufbau der Hämatopoese

Das Blutzellsystem unterscheidet sich in drei Aspekten von anderen Körpergeweben:

- Die Blutbildungsstätten sind über den ganzen Körper verteilt, stehen aber über das Lymph- und Blutgefäßsystem miteinander in Verbindung. Die Rezirkulation von Lymphozyten, normalen Stammzellen und neoplastischen Blutzellen erklärt die scheinbar paradoxe Tatsache, dass auch klonale, durch maligne Transformation einer einzigen vermehrungsfähigen Zelle entstehende Veränderungen zum Zeitpunkt der klinischen Diagnose als **Systemkrankheit** erscheinen.
- Im Blut und im Knochenmark finden sich in direktem Kontakt Zellen verschiedener Abstammung, Reife und Funktion. Ihrer morphologischen Vielfalt entspricht die hohe Komplexität ihrer Interaktion durch direkten Zell-zu-Zell-Kontakt und parakrin wirkende Zytokine.
- Die überwiegende Mehrzahl der Blutzellen befindet sich in raschem Umsatz durch Zellneubildung und Zelltod; quantitative Veränderungen des Blutbildes und des Knochenmarks sind deswegen als „Momentaufnahme" dynamischer Abläufe zu verstehen.

Zellkulturen, Ergebnisse der experimentellen und klinischen Zelltransplantation, Immunphänotypisierung und molekulargenetische Analysen haben zu einem gut fundierten funktionellen Strukturmodell der Hämatopoese geführt. In ➤ Abbildung 1.1 wird schematisch und vereinfacht dargestellt, wie man sich heute den Stammbaum der Blutzellbildung vorstellt. Die beiden großen Subsysteme, die **Myelopoese**[1] und die **Lymphopoese,** reagieren beim Menschen weitgehend getrennt. So zeigen die meisten Neoplasien der Hämatopoese allein oder überwiegend lymphopoetische *oder* myelopoetische Differenzierungsmerkmale. Ebenso betreffen die meisten Funktionsausfälle, soweit sie sich nicht noch enger auf nur eine Zellreihe beschränken, entweder das lymphatische *oder* das myelopoetische Zellsystem. Die beiden Subsysteme bewältigen ihre Zellproduktion jedoch nicht völlig autonom, sondern bedürfen wie in der fetalen Entwicklung einer Nachlieferung aus einer gemeinsamen Stammzellpopulation.

Als hämatopoetische Stammzellen bezeichnet man unreife Zellen, die ihren Bestand während der ganzen Lebensspanne des Individuums dadurch erhalten, dass ein Teil ihrer Tochterzellen die Stammzelleigenschaften mit hoher Proliferationskapazität behält, während andere in den Differenzierungsprozess eintreten, der schließlich zur Bildung spezialisierter, aber nicht mehr teilungsfähiger Funktionszellen führt. Von der Leistungsfähigkeit der hämatopoetischen Stammzellpopulation kann man sich eine Vorstellung machen, wenn man weiß, dass beim erwachsenen Menschen täglich etwa 3×10^{11} Funktionszellen allein des myelopoetischen Subsystems nachgebildet werden!

Stammzellen finden sich vorwiegend im Knochenmark, machen dort aber nur einen kleinen Anteil ($< 11/10^6$!) der kernhaltigen Zellen aus und sind mikroskopisch von anderen mononukleären Zellen, vor allem von Lymphozyten, nicht zu unterscheiden. Je nach den noch vorhandenen Differenzierungsmöglichkeiten spricht man von multipotenten (Myelo- und Lymphopoese), myelopoetischen und lymphopoetischen Vorläuferzellen. Häufig wird der Ausdruck „determinierte" Vorläuferzellen für die noch nicht morphologisch erkennbaren unmittelbaren Vorläuferzellen der Granulo-/Monozytopoese und der Erythropoese gebraucht, die in semisoliden Medien Kolonien reifer Funktionszellen bilden und deswegen als CFCs oder CFUs (Colony Forming Cells oder Colony Forming Units) bezeichnet werden. Sie besitzen nur noch eine beschränkte Selbstreproduktionsfähigkeit, sodass die Erhaltung ihres Bestands auf den kontinuierlichen Zellnachschub aus den vorgeschalteten Stammzellspeichern angewiesen ist. Sie wirken als Verstärker in der bedarfsadaptierten Regulation der Funktionszellen des myelopoetischen Systems, da die Zellzykluszeiten und die Zahl der zwischengeschalteten Reifungsschritte durch Regulationsfaktoren variiert werden kann. Frühe Stammzellen sind dadurch definiert, dass sie bei experimenteller

---

[1] Schwierigkeiten bereitet die in der Literatur uneinheitliche Nomenklatur: Als Myelopoese wird (wie in diesem Buch) teilweise das gesamte nichtlymphatische System, teilweise das noch weiter differenzierte System nur der Granulozyten bezeichnet.

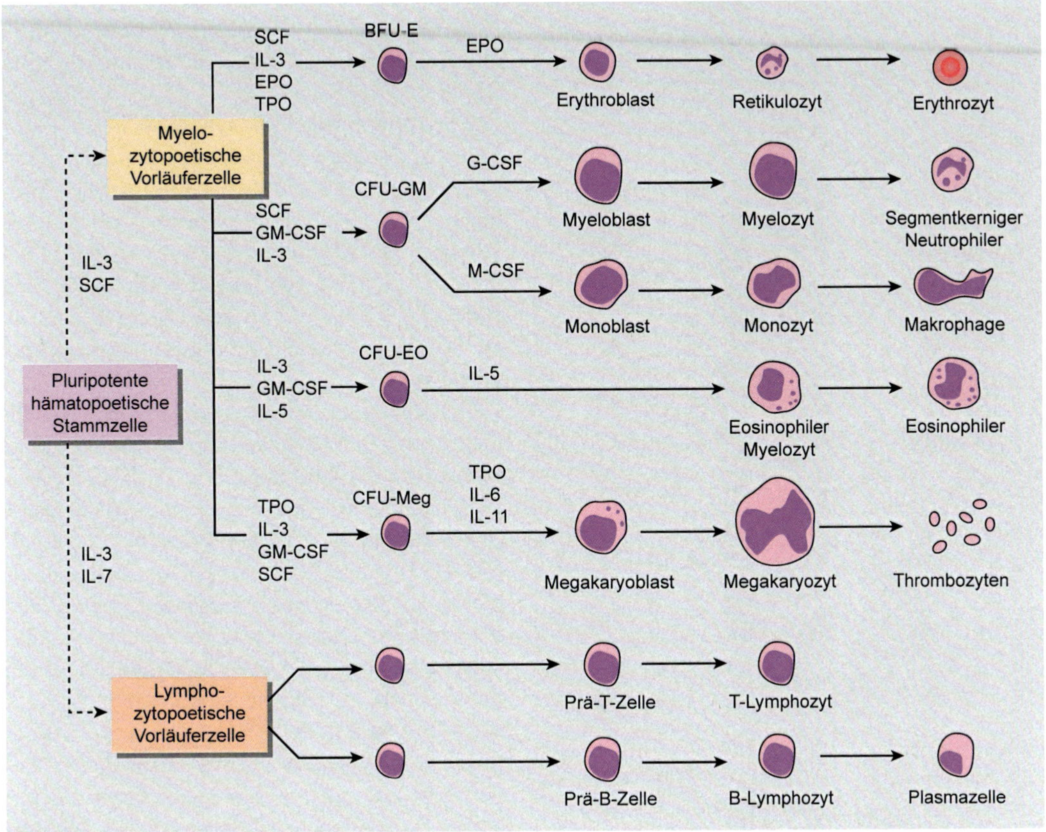

Abb. 1.1 Bildung der Blutzellen
Die Hämatopoese leitet sich aus pluripotenten, zur Selbsterneuerung fähigen Stammzellen ab, die über myelozytopoetische und lymphozytopoetische Vorläufer unter der Kontrolle von Zytokinen und Wachstumsfaktoren (colony stimulating factor, CSF; Thrombopoetin, TPO; Erythropoetin, EPO) Zellen der Erythropoese (via burst forming units, BFU-E), Granulozyten/Monozyten (via colony forming units, CFU-GM), eosinophile Granulozyten (via CFU-EO), Thrombozyten (via Megakaryozyten bildender colony forming units, CFU-Meg) sowie B- und T-Lymphozyten produzieren.

und klinischer Transplantation gemeinsame Vorläufer für alle hämatopoetischen Zellreihen darstellen. Sie können aufgrund der Expression reifungs- und zelllinienspezifischer Marker durchflusszytometrisch (FACS) quantifiziert und präparativ angereichert werden.

Das in ➤ Abbildung 1.1 dargestellte, gegenüber der Realität sicherlich vereinfachte Strukturmodell der Hämatopoese erleichtert das Verständnis der Blutkrankheiten und ihrer für den Nichtspezialisten zunächst verwirrenden Vielfalt und Nomenklatur.

1.2 Normale und pathologische Verteilung der Blutzellbildung

Im postnatalen Lebensabschnitt werden myelopoetische Zellen nur im **Knochenmark,** lymphopoetische Zellen außerdem in **Lymphknoten,** in den submukösen **lymphatischen Geweben** (besonders in den Tonsillen, den Peyer-Plaques des Dünndarms und in der Appendix), in der **Milz** und beim Kind im **Thymus** gebildet. Die Ausbreitung des blutbildenden Knochenmarks innerhalb des Skelettsystems ändert sich mit dem Lebensalter (➤ Abb. 1.2) und

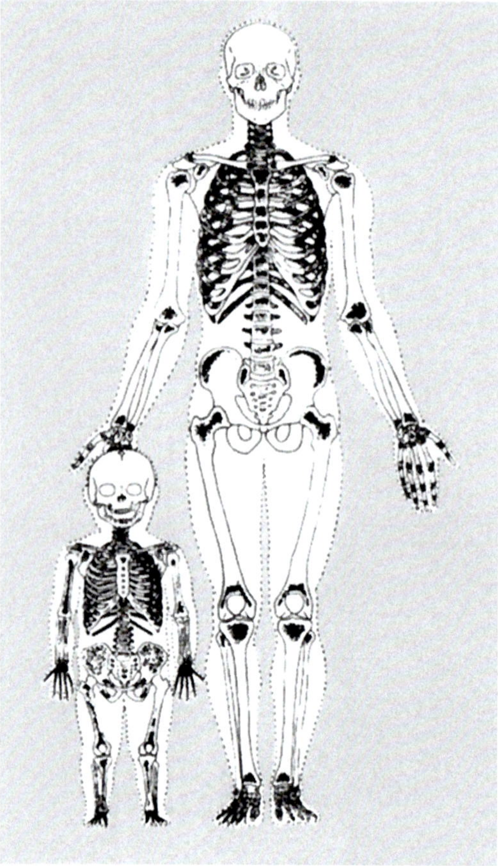

Abb. 1.2 Verteilung des hämatopoetischen Knochenmarks.

den Anforderungen an die Zellproduktion. Bei hohem Zellbedarf, z. B. bei chronischer Hämolyse oder prolongierten schweren Infekten, wird das gelbe Fettmark teilweise durch rotes hämatopoetisches Mark ersetzt.

Das blutbildende Knochenmark besitzt eine für die Ansiedlung, Proliferation und Ausreifung hämatopoetischer Zellen speziell geeignete „Matrix". Die wichtigsten zellulären Elemente des Knochenmarkstromas sind Fettzellen, Fibroblasten, Knochenmarkmakrophagen sowie die Gefäßendothelien und die diesen extraluminal anliegenden Retikulumzellen. Hämatopoetische Zellen vermehren sich extravaskulär und passieren erst nach Reifung zu den Funktionsformen (kernlose Erythrozyten, reife Granulozyten, Thrombozyten) die Wand der Knochenmarksinusoide, die mit den abführenden Venen in Verbindung stehen. Für diese mit dem Terminus Mark-Blut-Schranke charakterisierte Ausschwemmungsregulation sind spezifische Eigenschaften des Stromas, der Retikulumzellen und der Gefäßendothelien verantwortlich. Diese besitzen Rezeptorproteine für die zahlreichen Adhäsionsmoleküle unreifer hämatopoetischer Zellen, die mit zunehmender Reifung nicht mehr exprimiert werden. Bei den Granulozyten und den Monozyten spielt außerdem die mit der Ausreifung zunehmende Zellmotilität eine Rolle, die es diesen Zellen später gestattet, am Ort des Bedarfs aus den Gefäßen in das Gewebe auszuwandern.

Bei **Neoplasien,** seltener bei reaktiven Veränderungen der Hämatopoese, finden sich nicht nur quantitative Verschiebungen innerhalb der postnatalen Blutbildungsstätten, sondern auch Metaplasien in anderen Organen, vor allem in Milz und Leber, d. h. den Organen der frühen embryonalen Blutzellproduktion, seltener in Lymphknoten, Thymus, Nierenkapsel, Dura oder Haut (extramedulläre Blutbildung). Da in diesen Geweben die für das Stroma des Knochenmarks spezifische Ausschwemmungsregulation fehlt, sieht man ebenso wie bei Zerstörung der Knochenmarkarchitektur durch Granulome oder Karzinommetastasen oder bei Markfibrose Vorstufen der Erythro- und Granulopoese, u.U. auch Fragmente von Megakaryozytenkernen im peripheren Blut; derartige Veränderungen werden als **„leukoerythroblastisches" Blutbild** bezeichnet. Die extramedulläre Blutbildung führt zur Vergrößerung von Milz und Leber. Mit bildgebenden Verfahren sichtbare Blutbildungsherde anderer Lokalisation können als Lymphom oder Karzinommetastase fehlgedeutet werden.

Aus den Blutbildungsstätten, die weitgehend auch die Stätten der **Blutzellreifung** sind, werden die Zellen in das strömende Blut entlassen, in dem sie unterschiedlich lange zirkulieren. Im peripheren Blut finden sich aber neben ausgereiften Funktionszellen auch lymphatische Zellen und hämatopoetische Stammzellen, die in die Blutbildungsstätten zurückkehren und sich dort vermehren können. Mit solchen Rezirkulationsvorgängen ist die Tatsache zu erklären, dass das auf verschiedene Skelettabschnitte verteilte hämatopoetische Mark wie ein Organ reagiert. Viele neoplastische Blutkrankheiten können deswegen durch Probenentnahme an einer beliebigen Stelle des Knochenmarks sicher nachgewiesen werden.

1.3 Differenzierung, Funktion und Abbau der einzelnen Blutzellen

1.3.1 Erythropoese

Aus der myelopoetischen Stammzelle gehen die Vorläuferzellen der Erythropoese hervor, deren Vermehrung selektiv und spezifisch durch das Glykoproteinhormon **Erythropoetin** (Epo) reguliert wird. Es entsteht in den peritubulären interstitiellen Zellen der Niere. Diese ist das Fühlorgan eines Regelkreises, der im Zusammenspiel mit Regulationsmechanismen des Kreislaufs und des Stoffwechsels die ausreichende Sauerstoffversorgung der Gewebe überwacht: Erythropoetin wird vermehrt bei Gewebehypoxie in der Niere gebildet, wie sie bei Abfall des Sauerstoffpartialdrucks oder der Hämoglobinkonzentration auftritt. Konsekutiv wird die Vermehrung der erythropoetischen Vorläuferzellen stimuliert und die Erythrozytenproduktion gesteigert (➤ Abb. 1.3).

Bei normaler Knochenmarkfunktion und ausreichendem Protein- und Eisenangebot kann die Erythrozytenbildung bei Blutung oder Hämolyse bedarfsorientiert bis über das 10fache der Norm erhöht werden!

Epo induziert durch Hemmung der Apoptose die Vermehrung der erythropoetischen Vorläuferzellen und ihre weitere Differenzierung mit Induktion der Hämoglobinsynthese. Die Entwicklungszeit vom Proerythroblasten bis zur Kernausstoßung beträgt etwa 5 Tage. Während dieser Reifungszeit finden 3–4 hintereinandergeschaltete Teilungen statt; aus einem Proerythroblasten entstehen also 8–16 Erythrozyten. Das Zytoplasma der unreifsten Zellen enthält viel „basophile" Ribonukleinsäure (RNA) und erscheint deswegen in der panoptischen Färbung tiefblau. Die reifsten enthalten überwiegend „azidophiles = eosinophiles" Hämoglobin und erscheinen deswegen rötlich. Die einzelnen Stadien des kontinuierlichen Reifungsprozesses werden nicht einheitlich benannt. Gebräuchlich ist eine Einteilung in 4 Stufen (im deutschen Sprachgebrauch weniger gebräuchliche Synonyme sind in Klammern gesetzt):

- **Proerythroblasten** (Pronormoblasten) sind die unreifsten erythropoetischen Zellen, die im Knochenmark mikroskopisch identifiziert werden können.
- **Basophile Erythroblasten** (Makroblasten) sind etwas reifere Zellen mit hohem RNA-Gehalt und eben erkennbarer beginnender lokaler Hämoglobinbildung.
- **Polychromatische Erythroblasten** (Normoblasten) sind die reifsten teilungsfähigen Zellen der Erythropoese. Ihre Mischfarbe ist Folge einer bereits diffusen Hämoglobinisierung.
- **Oxiphile Erythroblasten** (orthochromatische Erythroblasten, spätpolychromatische Erythroblasten, Normoblasten) haben einen kleinen

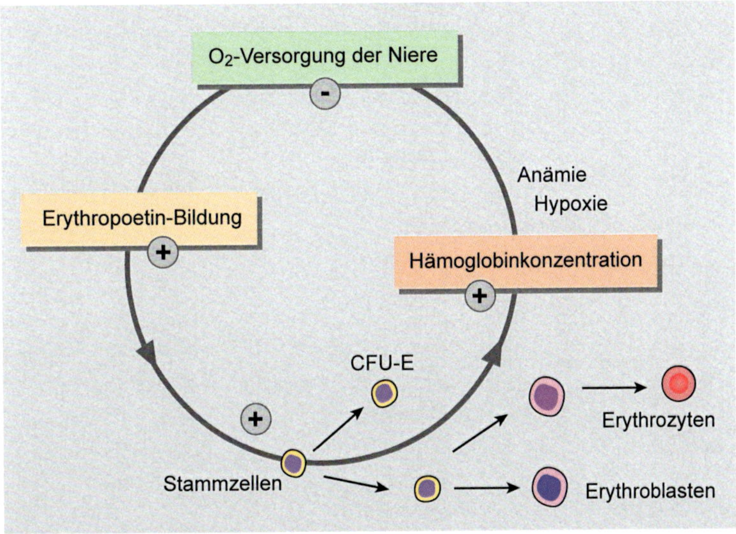

Abb. 1.3 Regulation der Erythrozytenproduktion durch Erythropoetin.

strukturlosen Kern, der sich nicht mehr teilen kann und schließlich ausgestoßen wird. Hauptbestandteil des Zytoplasmas ist Hämoglobin; die Plasmafärbung entspricht den jungen kernlosen Erythrozyten.

Kernhaltige Zellen der Erythropoese finden sich außer in den ersten Lebenstagen des Neugeborenen normalerweise nur im Knochenmark. Die wenigen Erythroblasten, die in das strömende Blut gelangen, werden sofort in der Milz abgefangen. Eine Erythroblastose resultiert aus Verlust der Milzfunktion oder aus einer vermehrten Erythroblastenausschwemmung, z. B. bei schwerer Gewebehypoxie im Schock, Lactatazidose oder akuter Hämolyse, bei Zerstörung der Knochenmarkarchitektur oder bei extramedullärer Erythroblastenbildung.

Erythrozyten enthalten 1–2 Tage nach der Entkernung noch Spuren von RNA und Organellenreste. Sie zeigen im panoptisch, z.B. nach Pappenheim, gefärbten Blutausstrich einen bläulichen Farbstich und werden deswegen als **polychromatische** Erythrozyten bezeichnet. Diese Nomenklatur ist unlogisch, aber allgemein gebräuchlich. Selbstverständlich sind diese Zellen nicht RNA-haltiger, d.h. polychromatischer, als die sog. oxyphilen oder orthochromatischen Erythroblasten! Nach Vitalfärbung erscheinen sie als **Retikulozyten** (➤ Abb. 6.9).

Die voll ausgereiften Erythrozyten können aufgrund der hohen Bindungsfähigkeit des Hämoglobins den Sauerstofftransport effektiv bewältigen. Sie leben etwa 110 Tage in der Blutbahn und werden in den Makrophagen der Milz und des Knochenmarks abgebaut. Ihre Lebenszeit ist auch durch Milzexstirpation nicht verlängerbar. In den Makrophagen werden sie aufgelöst; Eisen und Eiweißbestandteile werden erneut zur Biosynthese verwendet, der **Porphyrinanteil** des Farbstoffs wird zu **Bilirubin** umgewandelt, in die Leber transportiert und schließlich als **Sterko- und Urobilin** ausgeschieden.

1.3.2 Granulopoese

Die unreifen Vorläuferzellen der Granulopoese sind ebenso wenig mikroskopisch identifizierbar wie die der Erythropoese. Sie können in Zellkulturen zur Vermehrung und Ausreifung gebracht werden. Ihre Vermehrung lässt sich durch hämatopoetische Wachstumsfaktoren stimulieren, die vor allem von Makrophagen und/oder T-Lymphozyten gebildet werden. Die wichtigsten sind Granulozyten-Monozyten (**GM**-) oder Granulozyten **(G-)CSFs.** Ihr Nachweis im Serum hat für die diagnostische Praxis keine Bedeutung. Zusammen mit Entzündungsfaktoren, vor allem Interleukin-1, Interleukin-6 und Tumornekrosefaktoren spielen sie eine Vermittlerrolle bei der Stimulation der Granulopoese durch Bakterien und Zelldestruktionsprodukte.

Die Stimulation durch Zytokine führt neben der Steigerung der Zellproliferation zu einer **Differenzierungsinduktion.** Das wichtigste Reifungsmerkmal ist die Entstehung verschiedener Granula, die dieser Zellreihe den Namen gegeben haben und ihre funktionelle Spezialisierung widerspiegeln. Ebenso wie bei den Erythroblasten nimmt der RNA-Gehalt als Maß der Proteinsynthese mit zunehmender Reife ab; unreife Zellen sind also stärker basophil. Die noch heute verwendete Nomenklatur der einzelnen Reifungsstufen ist leider nicht konsequent:

- **Myeloblasten** sind die jüngsten mikroskopisch identifizierbaren Zellen der Granulopoese. Da sie nach der üblichen Definition keine oder nur wenige Granula enthalten, sind einzelne dieser Zellen nicht immer mit Sicherheit von unreifen Zellen anderer Zellreihen abzugrenzen. Nicht unterscheidbar sind sie von den jüngsten Vorläuferzellen der Monozytopoese.
- In **Promyelozyten** sieht man sog. primäre oder unspezifische azurophile Granula. Diese sind elektronenmikroskopisch als Lysosomen zu erkennen, die neben anderen Enzymen die für die Bakterienabtötung entscheidend wichtige Myeloperoxidase enthalten.
- **Myelozyten** lassen neben den abnehmenden primären Granula spezifische oder sekundäre Granula erkennen, die die Zellen als neutrophil definieren. Entstehung und Zahl der neutrophilen Granula gehen mit der Aktivität der alkalischen Phosphatase parallel.

Die bisher genannten Zellformen finden sich normalerweise nur im Knochenmark, können aber bei starken Reizen, z. B. bei einer Sepsis, vorübergehend auch im peripheren Blut erscheinen. Ebenso wie in der Erythropoese finden während des Reifungsprozesses mehrfache Teilungen statt, sodass aus einem

Myeloblasten nach 3–5 Teilungsschritten 8–32 Endzellen entstehen.

- **Neutrophile Metamyelozyten,** auch als **jugendliche Granulozyten** bezeichnet, sind nicht mehr teilungsfähig. Sie verbleiben überwiegend im Knochenmark, erscheinen im Zuge der Linksverschiebung bei Entzündungsreaktionen aber auch im peripheren Blut.
- **Stabkernige und segmentkernige** neutrophile Leukozyten werden in das periphere Blut ausgeschwemmt und verweilen dort 5–10 Stunden, bevor sie, ungezielt oder durch Chemotaxis gelenkt, in die Gewebe auswandern und zugrunde gehen. Die spezifischen sekundären Granula dieser Zellen sind bei reaktiven Leukozytosen als **„toxische" Granulation** besonders deutlich zu sehen. Die für die Funktion wichtigen myeloperoxidasehaltigen primären Granula sind noch vorhanden, nach Fixation des Ausstrichs aber nicht mehr sichtbar.

Neutrophile Granulozyten phagozytieren freie oder antikörperbedeckte (opsonierte) Bakterien und zerstören sie durch ihre lysosomalen Enzyme. Ein Ausfall dieser Funktion bei schwerer Neutropenie oder bei funktionellen Defekten führt zur Invasion von Bakterien und Pilzen, die normalerweise als harmlose Saprophyten Haut und Schleimhäute besiedeln, und damit zu lokalisierten und generalisierten Infektionen.

Bestimmte Vorläuferzellen der Granulopoese sind für die Entwicklung zum eosinophilen Granulozyten programmiert. Lichtmikroskopisch lassen sich neutro- und eosinophile Granulozyten im Stadium des reifen Promyelozyten oder halbreifen Myelozyten durch die Größe und Färbbarkeit der Eosinophilengranula unterscheiden. Für die praktische Diagnostik werden **unreife** einkernige, gelegentlich noch einige unreife basophile Granula enthaltende, und **reife Eosinophile** unterschieden. Im Gegensatz zu den neutrophilen Segmentkernigen haben diese meist nur zwei Kernsegmente. Eosinophile haben wie neutrophile Granulozyten die Fähigkeit zur Chemotaxis und Phagozytose. Sie haben darüber hinaus Funktionen bei der Kontrolle von Antigen-Antikörper-Reaktionen, z. B. durch Inaktivierung von Mediatorsubstanzen der Anaphylaxie. Das Material aus den Granula zugrunde gegangener Zellen ist für die Bildung der sog. Charcot-Leyden-Kristalle im Gewebe verantwortlich.

Auch die Blutbasophilen stammen aus dem Knochenmark; sie lassen sich lichtmikroskopisch erst nach Reifung zum Myelozyten von neutrophilen und eosinophilen Granulozyten unterscheiden. Dagegen erscheinen die ebenfalls von hämatopoetischen Stammzellen abstammenden **Mastzellen** oder **Gewebsbasophilen** normalerweise nicht im peripheren Blut. Mastzellen und basophile Granulozyten sind an vielen immunologischen Reaktionen beteiligt, vor allem an der allergischen Antigenreaktion mit IgE-Antikörpern. Sie erweisen sich dabei als „Minidrüsen", die degranulieren und Substanzen wie Histamin und Heparin freisetzen.

1.3.3 Monozyten und Makrophagen

Monozyten werden aus Vorläuferzellen gebildet, die von denen der Granulopoese nicht unterscheidbar sind (➤ Abb. 1.1). Unter dem Einfluss verschiedener Wachstumsfaktoren entstehen daraus Monozyten oder neutrophile Granulozyten, wie die Zusammensetzung der unter M-, GM- oder G-CSF-Stimulation entstehenden Kolonien in vitro und die Blutbildveränderungen nach Gabe der beiden Faktoren in vivo demonstriert.

Unreife Monozyten (Monoblasten, Promonozyten) können im Knochenmark aufgrund des hohen Gehalts an unspezifischer Esterase zytochemisch identifiziert werden, sind aber nach panoptischer Färbung allein kaum von anderen mononukleären Zellen zu unterscheiden. Ihre mittlere Verweildauer im Blut ist mit 1–2 Tagen länger als die der neutrophilen Granulozyten. Auch Monozyten phagozytieren und töten Bakterien. Sie gehen nach Verlassen der Blutbahn nicht zugrunde, sondern bleiben in den Geweben liegen und werden dort als Histiozyten oder Makrophagen, in der Leber auch als von Kupffersche Sternzellen bezeichnet. Diese Gewebeformen bleiben monatelang lebens- und funktionsfähig. Zumindest ein Teil von ihnen hat sich die Möglichkeit bewahrt, sich auf bestimmte Reize hin im Gewebe zu teilen und zu vermehren.

Makrophagen finden sich in allen Geweben, besonders viele in Leber, Milz, Lymphknoten und Knochenmark, sowie an Orten chronischer Entzündung, im Bereich von Granulomen und zusammen mit Zellen des lymphatischen Systems und Gewebsbasophilen im Bereich zellulärer Immunreaktionen.

Monozyten, daraus entstandene dendritische Zellen und Makrophagen haben neben der Bakterienabtötung und der Phagozytose nekrotischen Materials wichtige Funktionen im Zusammenspiel mit Zellen des lymphatischen Systems. Sie stellen den Lymphozyten am Beginn des afferenten Schenkels der Immunantwort die Information über phagozytierte Antigene zur Verfügung (Antigenpräsentation), phagozytieren Antigen-Antikörper-Komplexe und produzieren abhängig von ihrem Aktivierungszustand viele Zytokine, z. B. hämatopoetische Wachstumsfaktoren, Interleukine und Interferone.

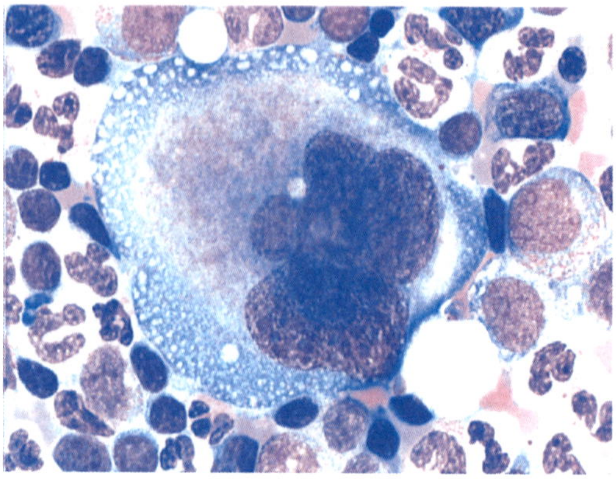

Abb. 1.4 Ein Megakaryozyt im Knochenmark. Man erkennt zentral im Zytoplasma das Granulomer als Vorstufe der Thrombozyten.

1.3.4 Megakaryozyten und Thrombozyten

Bei den Mutterzellen der Blutplättchen, den Megakaryozyten, bleibt im Unterschied zu anderen hämatopoetischen Zellen nach der DNA-Vermehrung und Teilung ihrer Kerne die Zellteilung aus, sodass schließlich polyploide Riesenzellen mit dem 2- bis 16fachen DNA-Gehalt einer normalen Knochenmarkzelle entstehen. In normalen Megakaryozyten vereinigen sich die Kernteile wieder zu einem einzigen großen gelappten Kern. Bei manchen Erkrankungen, z. B. bei megaloblastären Anämien, sind jedoch 8–16 Einzelkerne unterscheidbar; solche Zellen werden als hypersegmentierte Megakaryozyten bezeichnet.

Aus dem granulierten Zytoplasma der reifen Megakaryozyten (➤ Abb. 1.4) bilden sich pro Zelle etwa 4000 Thrombozyten. Unter Stimulation gebildete Makrothrombozyten haben eine höhere hämostatische Potenz als normal große Plättchen. Thrombozyten verweilen etwa 10 Tage in der Blutbahn, falls sie nicht vorher zur Blutstillung und Thrombusbildung verwendet werden. Sie sind im Gefäßbett nicht gleichmäßig verteilt. Durch Injektion von Adrenalin oder durch forcierte körperliche Bewegung lässt sich die Plättchenzahl um etwa 20% steigern. Dieser innerhalb von Minuten ablaufende Thrombozytenanstieg bleibt – obschon in abgeschwächter Form – auch nach Splenektomie erhalten. Nach Messungen bei Menschen mit und ohne Milz ist anzunehmen, dass sich im Fließgleichgewicht etwa 30% aller zirkulierenden Blutplättchen in der Milz, weitere 10% in einem rasch mobilisierbaren intravaskulären Pool befinden.

Die Produktion der Thrombozyten wird durch Thrombopoetin (TPO) gesteuert, dessen Aminosäuresequenz zu etwa 50% der des Erythropoetins entspricht. Es wird konstitutiv in der Niere, in der Leber und in den Makrophagen des Knochenmarks gebildet. TPO reagiert mit einem Rezeptor (dem sog. c-MPL), der auf Thrombozyten, Megakaryozyten und frühen Stammzellen, nicht jedoch auf anderen hämatopoetischen Zellen zu finden ist. Die TPO-Konzentration im Plasma wird durch diese Bindung gesteuert. Sie ist deswegen bei Thrombozytopenien mit Verminderung der Megakaryozyten, z. B. nach Chemotherapie oder bei aplastischer Anämie, auf ein Vielfaches der Norm, bei megakaryozytenreichen Formen, so etwa bei ITP, nicht oder nur gering erhöht.

1.3.5 Die Zellen des lymphatischen Systems

Die Struktur des lymphatischen Systems und die Funktion der Lymphozyten wurden erst spät geklärt, da sich normale Lymphozyten verschiedener Funktion und verschiedenen Reifungsgrades morphologisch nicht sicher unterscheiden lassen. Wesentliche Erkenntnisse haben Untersuchungen an genetisch manipulierten Versuchstieren und Analysen der Zelloberflächen mit immunologischen Methoden gebracht. Aus multipotenten, aber bereits für die Lymphopoese programmierten Vorläuferzellen entstehen die beiden großen Differenzierungsreihen, die **B**- und die **T-Lymphozyten**[2]. Bei dieser Differenzierung spielen weitere Organe, beim Menschen vor allem der Thymus, eine wichtige Rolle, ohne den eine Entwicklung zu funktionsfähigen T-Zellen nicht möglich ist.

Aufgrund dieser Erkenntnisse können wir die Entwicklung und die Funktion mehrerer Subklassen des lymphatischen Systems definieren (➤ Abb. 1.1):

- **B-Lymphozyten** sind die Vorläufer der Plasmazellen. Sie sind durch die Präsenz von Immunglobulinen im Zytoplasma und als antigenspezifische Rezeptoren auf der Zelloberfläche gekennzeichnet. Jeder B-Lymphozyt ist auf jeweils ein Antigen spezialisiert. Berührung mit diesem Antigen löst die Proliferation eines B-Zell-Klons und Reifung zu Plasmazellen aus, die Antikörper gegen dieses spezifische Antigen bilden. Jede Zelle bildet nur Immunglobuline eines Leichtkettentyps, wobei das Verhältnis κ zu λ im peripheren Blut bei etwa 2: 1 liegt.
- **Plasmazellen** sind durch ihre charakteristische Morphologie mit exzentrischem Kern und basophilem, d. h. für die Proteinsynthese mit vielen Ribosomen ausgestattetem Zytoplasma leicht von anderen Knochenmarkzellen abgrenzbar. Sie sind in vielen Geweben des Körpers zu finden, besonders reichlich im Knochenmark und in den Lymphknoten. Sie erscheinen bei bestimmten Virusinfektionen und bei Plasmazellneoplasien auch im peripheren Blut.
- **T-Lymphozyten** bilden keine Antikörper, sondern wirken durch zelluläre Interaktionen, teilweise unter Bildung von Wirkstoffen komplexer Funktion, den sog. Lymphokinen, zu denen z. B. Interleukin-2 und γ-Interferon gehören. Sie sind als zytotoxische Effektorzellen die Funktionszellen der zellulären Immunität. Subpopulationen der T-Zellen können außerdem B-Zell-Reaktionen stimulieren (Helferzellen) oder bremsen (Suppressorzellen). T-Lymphozyten werden mithilfe monoklonaler Antikörper identifiziert, die mit zellreihen- und zellreifungsspezifischen Membranproteinen reagieren. Charakteristisch ist der T-Zellrezeptor, der ähnlich wie das Immunglobulinmolekül aufgebaut ist und die Antigenspezifität der T-Zelle bestimmt und das CD3, das in den T-Zellrezeptor-Komplex integriert ist und linienspezifisch exprimiert wird. CD steht dabei für Cluster of Differentiation (s. u.). CD-Antigene erlauben auch die Erkennung und Isolierung von funktionellen T-Zell-Subpopulationen. Dazu gehören als größte Gruppen Helfer- (CD4-) und zytotoxische (CD8-)Zellen.
- **Natürliche Killerzellen** (NK-Zellen, CD16, CD56, CD3 negativ) sind mononukleäre lymphozytenähnliche Zellen, die ohne vorherigen Antigenkontakt maligne und virusinfizierte Zellen lysieren können. Ihre Funktion steht in enger Beziehung zum Interferonsystem, ihre genaue Zuordnung innerhalb der Hämatopoese ist noch unklar. Morphologisch gehören NK-Zellen zu den großen Lymphozyten mit deutlicher Granulation („large granular lymphocytes", LGL).

Werden Lymphozyten spezifisch oder unspezifisch stimuliert, so entstehen große teilungsfähige Lymphoblasten. T-Lymphoblasten werden beispielsweise bei infektiöser Mononukleose in das Blut ausgeschwemmt. Die Lebenszeit der Lymphozyten ist nicht (wie z. B. die der Erythrozyten) mit ihrer Verweildauer im peripheren Blut gleichzusetzen. Der größte Teil der Lymphozyten im Körper befindet sich nicht in der Blutbahn, sondern in Lymphknoten, Knochenmark und lymphatischen Organen. Die Zeit zwischen zwei Teilungen bzw. zwischen letzter Teilung und Zelltod kann viele Jahre betragen. Diese langlebigen Zellen sind für das immunologische Gedächtnis des Organismus verantwortlich.

Im Gegensatz zur gestaltlichen Vielfalt der myelopoetischen Zellen verläuft die Differenzierung im lymphatischen System ohne Ausprägung leicht erkennbarer morphologischer Merkmale, abgesehen von den Plasmazellen als den reifsten Endzellen der B-Lymphozyten. Lymphozyten können aber ebenso wie die im Blut – allerdings nur in geringer Anzahl – vorkommenden hämatopoetischen Stammzellen und Vorläuferzellen (CD34) aufgrund unterschiedlicher Membranantigene mit enzym- oder fluoreszenzmarkierten Antikörpern identifiziert werden.

[2] Nach den Geweben, in denen Lymphozyten ausreifen, steht „T" für Thymus und „B" für Bursa, ein bei Vögeln vorhandenes Organ. Beim Säuger wird die entsprechende Funktion vom Knochenmark übernommen.

Tab. 1.1 Beispiele für Differenzierungsantigene des hämatopoetischen Systems

M	CD34	hämatopoetische Vorläuferzellen, auch Endothel	Adhäsion, Ligand für CD62L (L-Selektin)
	CD33	gemeinsame Vorläufer der Myelopoese, Monozyten	bindet Sialokonjugate, Adhäsion
	CD14	Monozyten	(Ko-)Rezeptor der Lipopolysaccharide
	CD15	Granulozyten	(Lewis x), Adhäsion
	CD41	Megakaryo-, Thrombozyten	Adhäsion, Aggregation
	CD71	Erythroblasten, andere Zellen	Transferrinrezeptor
T	CD2	T-Zellen, NK-Zellen	(Schafserythrozytenrezeptor), bindet CD58, Zellaktivierung
	CD3	T-Zellen	Teil des T-Zellrezeptor-Komplexes
	CD4	Helferzellen	Teil des T-Zellrezeptor-Komplexes (Interaktion mit HLA-Klasse II), Rezeptor für HIV
	CD8	zytotoxische T-Zellen	Teil des T-Zellrezeptor-Komplexes (Interaktion mit HLA-Klasse I)
	CD25	aktivierte T-Zellen, regulatorische T-Zellen (+ aktivierte B-Zellen)	Interleukin-2-Rezeptor, Regulation der T-Zellproliferation
B	CD10	Prä-B-Zellen, Neutrophile	„Common"-Antigen der ALL, Zink-Metalloproteinase
	CD19	B-Zellen und deren Vorläufer	Korezeptor, Signaltransduktion
	CD20	B-Zellen	B-Zellaktivierung
	Ig	(Membran) B-Lymphozyten	Antikörper, fungiert als Rezeptor
	Ig	(Zytoplasma) Plasmazellen, B-Zell-Vorläufer	Antikörper
NK	CD56	NK-Zellen, aktivierte T-Zellen	Isoform des MNCAM-Moleküls, Adhäsion
	CD16	NK-Zellen, Granulozyten, Makrophagen	niedrig affiner Immunglobulin-Rezeptor (Fcg-Rezeptor III)

Der Immunphänotyp wurde zunächst nach den mit bestimmtem Subpopulationen reagierenden **monoklonalen Antikörpern** benannt, z. B. (OKT-3, -4, -8). Heute wird der Immunphänotyp hämatopoetischer Zellen nach den in einer bestimmten Zellreihe und einem bestimmten Entwicklungsstadium exprimierten **Antigenen** klassifiziert (➤ Tab. 1.1 und ➤ Tab. 2.6). Seit der Frühzeit der Immunphänotypisierung werden Antigene nach ihrer Reaktivität mit verschiedenen Antikörpern gleicher oder ähnlicher Spezifität sowie Molekulargewicht nach internationaler Übereinkunft in Gruppen (CDs, von *Cluster of Differentiation*) geordnet. Für einen Teil dieser Moleküle ist inzwischen die spezifische, für die physiologischen Aufgaben dieser Zellart notwendige Funktion bekannt. Das CD-System umfasst derzeit etwa 200 Klassen und Subklassen und wird ständig erweitert. Da in einem frühen Differenzierungsstadium exprimierte Antigene teilweise persistieren, sind viele Zellen durch ein bestimmtes Antigenmosaik gekennzeichnet. Die Immuntypisierung erlaubt deswegen auch eine an der physiologischen Differenzierungshierarchie orientierte Subklassifizierung der Neoplasien der Hämatopoese (➤ Kap. 5.4).

1.3.6 Immunglobuline

Plasmazellen und reife B-Lymphozyten, die noch nicht die typische Gestalt dieser Endzellen angenommen haben, synthetisieren und sezernieren spezifische Funktionsproteine, die bei serologischem Nachweis als Antikörper, bei immunchemischem Nachweis als Immunglobuline, bei Nachweis in der Folienelektrophorese als Gamma-Globuline bezeichnet werden. Alle Immunglobuline weisen ein gleiches Grundgerüst auf (➤ Abb. 1.5).

Jedes Immunglobulin-(Ig-)Molekül besitzt zwei *identische* **„leichte"** Polypeptidketten, die als **Kappa**-(κ-) oder **Lambda**-(λ-)Ketten bezeichnet werden. Funktionelle Unterschiede zwischen κ- und λ-Ketten bestehen nicht. Ihre Unterscheidung er-

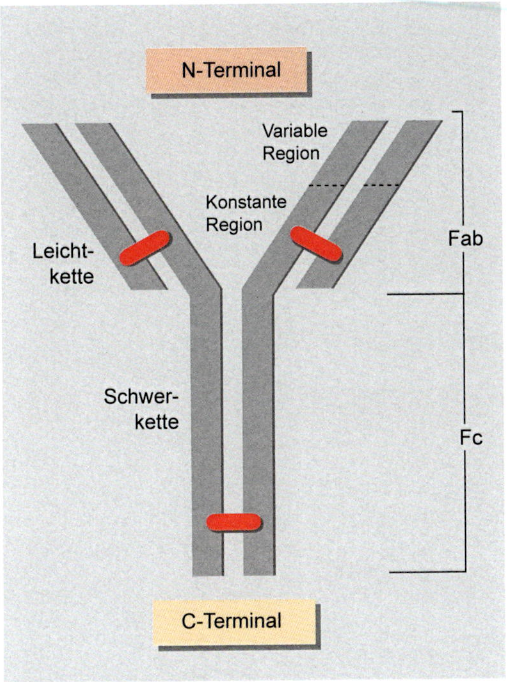

Abb. 1.5 Immunglobulinmolekül. Fab: antikörperbildende Fragmente; Fc: kristallisierbares Fragment; ▬ Disulfidbrücken, die die einzelnen Polypeptidketten verbinden.

folgt mit speziellen Antileichtkettenseren. Ig-Fraktionen oder Antikörperpräparationen bestehen normalerweise aus einem Gemisch von κ- und λ-haltigen Molekülen. Sind im Serum eines Patienten nur Ig-Moleküle mit κ- *oder* mit λ-Ketten nachweisbar, so nimmt man an, dass die Bildungszellen aus *einer* Zelle entstanden sind, dass es sich also um ein monoklonales Protein handelt. Derartige **monoklonale Immunglobuline** („Paraproteine") werden z. B. von Myelomzellen gebildet.

Jedes Ig-Molekül besitzt zwei ebenfalls identische **„schwere"** Polypeptidketten. Die Unterschiede der Schwerketten bestimmen die Zugehörigkeit eines Ig-Moleküls zu einer der Ig-Klassen A, G, M, E oder D, die unterschiedliche Funktionsspektren aufweisen. Fc- und Fab-Fragmente (➤ Abb. 1.5) entstehen bei enzymatischer Degradation der Immunglobuline in vitro. Man bezeichnet damit auch die entsprechenden Teile des intakten Ig-Moleküls, auf denen unterschiedliche Teilfunktionen lokalisiert sind.

Die immunologische Vielfalt der Antikörper resultiert aus der antigenabhängigen und antigenspezifischen Strukturvielfalt der variablen Regionen der Leicht- und Schwerketten am *N*-terminalen Ende des Immunglobulinmoleküls. Diese Region der Fab-Fragmente bindet sich an die korrespondierenden Antigendeterminanten oder spezifischen Rezeptoren. Viele Zelloberflächen tragen aber auch „unspezifische" Rezeptoren für den Fc-Teil des Immunglobulins.

Die quantitative Bestimmung der einzelnen Ig-Klassen im Serum, ihre qualitative Charakteristik in der Immunfixation und die Charakterisierung von Antikörpern nach ihrer Ig-Klasse gehören heute in vielen Bereichen der Medizin zu den diagnostischen Routinemethoden. Die Kenntnis der wichtigsten strukturellen und funktionellen Eigenschaften der einzelnen Klassen ist deswegen für das Verständnis vieler Befunde wichtig.

- **IgM-Antikörper** werden nach Erstkontakt des Immunsystems mit einem Antigen gebildet. Das IgM-Molekül ist ein Polymer aus fünf Einzelmolekülen, die am Fc-Fragment durch Disulfidbrücken verbunden sind. Es hat deswegen mit etwa 900 000 D eine etwa fünfmal so hohe relative Molekularmasse wie die übrigen Immunglobuline. Vor der Einführung der Immunelektrophorese wurde IgM mit der Ultrazentrifuge als 19-S-Globulin charakterisiert und als Makroglobulin bezeichnet. Die „Makroglobulinämie" bei B-Zell-Lymphomen (Morbus Waldenström) ist Ausdruck einer hohen Konzentration von monoklonalem IgM bei dieser Erkrankung.
- **IgG** bildet normalerweise den Hauptanteil der Gamma-Globulinfraktion. Es wird bei Antigenerstkontakt später als IgM gebildet. Wegen seines niedrigeren Molekulargewichts kann es im Gegensatz zu IgM die Plazenta passieren. Es übernimmt damit den initialen Schutz des neugeborenen Kindes. IgG-Antikörper gegen Rh-Antigene sind für die Hämolyse bei Rh-Inkompatibilität (➤ Kap. 6.10.6) verantwortlich.
  Innerhalb der IgG-Klasse werden 4 Subklassen, IgG1–IgG4, unterschieden. Alle außer IgG4 können nach Bindung an spezifische Antigene Komplement aktivieren. IgG1 und IgG3 sind für die Opsonisation von Bakterien mit einer Polysaccharidkapsel notwendig.
- **IgA** nimmt dadurch eine Sonderstellung ein, dass es nicht nur wie die übrigen Immunglobuline im Serum und in Körperflüssigkeiten verbreitet ist, sondern als „sekretorisches IgA" von submukös

1

Tab. 1.2 Wichtige Eigenschaften der Immunglobuline und Normalbereiche bei Erwachsenen

Ig-Klasse	Bezeichnung der Schwerkette	Serumkonzentration mg/dl	Relative Molekülmasse	Halbwertszeit im Blut (Tage)
IgG	γ (1,2,3,4)	600–1800	150 000	21
IgA	α (1,2)	80–320	170 000	6
IgM	μ	50–150	890 000	5
IgD	δ (1,2)	< 5	150 000	3
IgE	ε	< 0,1	190 000	1

Tab. 1.3 Altersabhängigkeit der Immunglobulinkonzentrationen. Angegeben sind die Mittelwerte in mg/dl mit 95%-Konfidenzintervall

	IgG		IgA		IgM	
Geburt	1150	(750–1500)	0		12	(11–35)
3. Monat	380	(270–780)	30	(6–60)	70	(15–90)
1 Jahr	730	(350–1180)	80	(40–170)	80	(40–105)
3 Jahre	870	(500–1350)	80	(45–170)	95	(50–190)
10 Jahre	1070	(730–350)	140	(70–220)	110	(80–150)

gelegenen Plasmazellen lokal gebildet wird. Das in den äußeren Sekreten (Darmflüssigkeit, Speichel, Bronchialsekret) enthaltene sekretorische IgA ist ein Dimer, das an ein zusätzliches Sekretstück gebunden ist. Es trägt dazu bei, das Eindringen von Mikroorganismen durch die inneren Körperoberflächen zu verhindern. Von IgA sind beim Menschen 2 Subklassen bekannt. Das in der Muttermilch vorhandene IgA spielt eine herausragende Rolle für den Infektionsschutz des Säuglings.

- **IgD** ist in sehr niedriger Konzentration im Serum vorhanden. Es erscheint etwas später als IgM in der Entwicklung der B-Lymphozyten als Rezeptor auf der Oberfläche. Deswegen wird angenommen, dass es für die Antigenerkennung und Induktion der spezifischen Antikörpersynthese wichtig ist.
- **IgE** entspricht der Antikörperklasse der Reagine, die für die allergische Reaktion vom Soforttyp, z. B. für die Anaphylaxie, verantwortlich sind. Dabei spielt eine Rolle, dass sein Fc-Fragment besondere Affinitätsrezeptoren auf Gewebs- und Blutbasophilen besitzt. Auch IgE wird lokal in Schleimhäuten gebildet und findet sich in den äußeren Sekreten. Die Serumkonzentration ist so niedrig, dass im Gegensatz zu den anderen Immunglobulinen die Bestimmung mit Immundiffusion oder Nephelometrie nicht möglich ist. Zur Bestimmung verwendet man den Radioimmunosorbenttest (RIST), der nach dem Muster anderer Radioimmuntests abläuft. Durch eine Modifikation dieses Tests (Radioallergosorbenttest, RAST) ist es auch möglich, IgE-Anteile gegen bestimmte Allergene quantitativ zu bestimmen (sog. spezifisches IgE).

Angaben über Normalwerte und wichtige Eigenschaften der einzelnen Immunglobuline finden sich in ➤ Tabelle 1.2. Bei Neugeborenen liegen die Serumkonzentrationen niedrig; sie steigen erst im Adoleszentenalter auf die Erwachsenenwerte an (➤ Tab. 1.3). Eine Ausnahme macht lediglich das IgG, das beim Neugeborenen die Konzentration im mütterlichen Blut erreicht und im ersten Trimenon wieder abfällt.

1.3.7 Regulation der Blutbildung: Zytokine und Wachstumsfaktoren

Wie viele fundamentale physiologische und pathologische Abläufe werden Bildung, Reifung, Aktivierung, Apoptose und Abbau der Blutzellen durch **endokrine** (Hormone, -poetine) und durch **para- oder autokrin** wirksame Faktoren **(Zytokine)** gesteuert. Im Gegensatz zu den Hormonen sind Zytokine pleiogen – werden also von verschiedenen (aber keineswegs von allen!), meist verwandten Zellarten gebildet – und pleiotrop – wirken also auf verschiedene Zellen. Die Wirkung der Zytokine wird über spezifische Rezeptoren vermittelt, deren Expression in verschiedenen Zellreihen und Entwicklungsstadien dieser Zellreihen unterschiedlich ist. Die Bindung hemmt die Apoptose und induziert Proliferation, Rezeptor-, Protein- oder Zytokinproduktion. Dies hat zur Folge, dass die Stimulation einer Zellart meist zu einer Kaskade weiterer Zell- und Zytokinaktivierungen führt. Den **hämatopoetischen Wachstumsfaktoren** fällt die Aufgabe zu, die Stammzellen zur Proliferation und Differenzierung anzuregen, den Verstärkereffekt in den determinierten Vorläuferkompartimenten zu regulieren und periphere Effektorzellen funktionell zu aktivieren. Neben den in ➤ Tabelle 1.4 aufgeführten Beispielen gibt es in jeder Gruppe eine Vielzahl weiterer Zytokine. Sie bilden durch wechselseitige Stimulation und Hemmung der Zytokinbildung selber in vivo ein komplexes regulatives Netzwerk, dessen Einzelheiten noch keineswegs vollständig bekannt sind. Neben den hämatopoetischen Wachstumsfaktoren sind die eng verwandten **Interleukine (IL)**, die **Interferone (IFN)** und die **Tumornekrosefaktoren (TNF)** für die Hämatologie von besonderer Bedeutung. Die Bezeichnung als „Interleukin" oder „Wachstumsfaktor" hat teilweise nur historische Gründe, es gibt keine klare Abgrenzung.

Ein Teil dieser Faktoren steht in rekombinanter Form zur Anwendung beim Menschen zur Verfügung und wird in der Therapie hämatologischer Erkrankungen eingesetzt, z. B. Erythropoetin bei renaler Anämie und der Anämie der Frühgeborenen, G-CSF zur Dauerbehandlung der kongenitalen Neutropenie und zur Beschleunigung der hämatopoetischen Regeneration nach intensiver zytostatischer Behandlung oder Interferon zur zytoreduktiven Behandlung einiger hämatopoetischer Neoplasien. Die bei Drucklegung dieses Buches als Medikamente zugelassenen oder in klinischen Studien getesteten Zytokine (➤ Tab. 4.1) werden in ➤ Kapitel 4.4 besprochen. Gezielte therapeutische Eingriffe sind darüber hinaus mit monoklonalen Anti-Zytokin- und

Tab. 1.4 Übersicht über die verschiedenen Typen der für das Blutsystem wichtigen Zytokine. Zum Vergleich werden zwei „klassische" Hormone mit aufgeführt. Erythropoetin und Thrombopoetin nehmen eine Zwischenstellung ein; sie werden trotz ihres Hormoncharakters zu den hämatopoetischen Wachstumsfaktoren gerechnet. Aus jeder Gruppe werden nur ein besonders wichtiges Zytokin und seine wichtigsten Bildungs- und Zielzellen als Beispiel angeführt

	Bildung	Wirkung auf
Hormone		
T_3 = Trijodthyronin	Schilddrüse	Muskel, Leber
TSH = Thyreotropin TRH = TSH releasing hormone	Hypophyse Hypothalamus	Schilddrüse Hypophyse
Erythropoetin	Niere	hämatopoetische Zellen
Zytokine		
Wachstumsfaktoren		
GM-CSF	T-Lymphozyten Makrophagen Endothelzellen	hämatopoetische Zellen Granulozyten Makrophagen
Interleukine		
IL-1	Makrophagen Endothelzellen Fibroblasten	Leber, Muskel T-Zellen Endothelzellen
Interferone		
IFN-α	Lymphozyten Makrophagen	NK-Zellen hämatopoetische Zellen Tumorzellen
Andere		
Tumornekrosefaktor-α	Monozyten T-Zellen	viele Zellen Hemmung, Stimulation

Anti-Rezeptor-Antikörpern möglich, die teilweise noch Gegenstand der experimentellen und klinischen Forschung sind, aber auch bereits therapeutisch eingesetzt werden.

In den letzten Jahrzehnten wurde ein Teil der Mechanismen entschlüsselt, die intrazellulär für die Regulation der Zellfunktionen verantwortlich sind. Hämatopoetische Zellen interagieren über Rezeptoren mit verschiedenen Botenstoffen und Zytokinen sowie im direkten Zellkontakt mit Oberflächenmolekülen von Nachbarzellen. Hierdurch können sowohl kurzfristige Effekte wie z. B. die Entleerung präformierter Granula als auch – über die Veränderung der Transkription im Zellkern – langfristige Veränderungen ausgelöst werden. Die Rezeptoren und die durch sie induzierten Signalkaskaden können in verschiedene Gruppen eingeteilt werden, wobei sich unterschiedliche Signalwege kreuzen oder konvergieren können, abhängig vom zellulären Kontext, in dem sie ausgelöst werden. Ionenkanalrezeptoren sind die prototypischen Rezeptoren in der schnellen Signalübertragung des Nervensystems, spielen aber auch bei der Aktivierung von Lymphozyten eine Rolle. G-Protein-gekoppelte Rezeptoren (z. B. Rezeptoren der Chemokine) können über nachgeschaltete Signalwege sowohl schnelle Effekte auslösen als auch über andere Signalkaskaden in die Transkription eingreifen. Die Stimulation von Rezeptoren mit Tyrosinkinase-Aktivität (z. B. der M-CSF-Rezeptor) oder Rezeptoren, die an Tyrosinkinasen gekoppelt sind (z. B. der Epo-Rezeptor) führen über die Phosphorylierung von regulatorischen Proteinen zur Aktivierung von Transkriptionsfaktoren im Zellkern. Eine besondere Bedeutung hat hier die Aktivierung von Transkriptionsfaktoren der STAT-Familie durch rezeptorgekoppelte JAK-Kinasen.

Das Muster an transkribierter RNA bestimmt die weitere Funktion der Zellen. So muss z. B. bei einer akuten Blutung in erythropoetischen Vorläuferzellen die Transkription der Faktoren verstärkt werden, die für eine vermehrte Proliferation notwendig ist. In den ausreifenden Erythroblasten werden all diese Gene nicht mehr transkribiert. Dafür wird in großer Menge RNA benötigt, die für Hämoglobin kodiert. In den letzten beiden Jahrzehnten wurde eine Reihe von Transkriptionsfaktoren gefunden, die für eine bestimmte Richtung der Differenzierung von zentraler Bedeutung sind. Beispiele sind der Transkriptionsfaktor PU.1, der für die Entwicklung der Monozyten und B-Zellen benötigt wird, oder der Faktor C/EBP-α, der essenziell für myeloische Zellen (und Hepatozyten) ist. Pathologische Veränderungen an Transkriptionsfaktoren oder Signaltransduktionsmolekülen können eine wesentliche Rolle für die Entstehung maligner Erkrankungen spielen: Einerseits kann durch den Verlust einer regulatorischen Domäne direkt ein unregulierter Wachstumsstimulus induziert werden, andererseits können durch das Fehlen eines differenzierungsinduzierenden Faktors unreife, für den Organismus nutzlose Zellen produziert werden.

1.4 Betriebsstörungen des Blutzellsystems

Die Mehrzahl der hämatologischen Erkrankungen kann auf einige allgemeine Störungstypen zurückgeführt werden, deren Kenntnis eine pathophysiologisch orientierte, somit gezielte rationelle Diagnostik und das Verständnis der Therapie und der Therapiekontrollen erleichtert. Diese Störungstypen werden deswegen an einigen Beispielen erklärt. Klinisch relevante spezielle Störungsmechanismen finden sich bei den einzelnen Erkrankungen.

1.4.1 Verminderung der Zellproduktion

Eine Störung der Zellproduktion kann auf verschiedenen Ebenen der in ➤ Abbildung 1.1 dargestellten Blutzellbildung wirksam werden und damit zu verschiedenen Mosaiken von Blutbildveränderungen führen. Einer Verminderung der Zellproduktion kann dabei sowohl eine Störung der Zellvermehrung als auch der Zelldifferenzierung zugrunde liegen, wie die folgenden Beispiele zeigen:

- Prototyp einer **Zellbildungsstörung** ist die **aplastische Anämie** (➤ Kap. 8.1), bei der die hämatopoetischen Zellen in allen morphologisch und funktionell erfassbaren Abschnitten in Blut und Knochenmark vermindert sind. Im Blutbild findet sich eine Panzytopenie ohne Regenerationszeichen; im Knochenmark ist der hämatopoetische Anteil weitgehend durch Fettmark ersetzt. Ist eine solche Zellbildungsstörung auf höhere Differenzierungsstufen und damit auf einzelne Zellreihen beschränkt, so resultieren Krankheitsbilder wie die isolierte aplastische Anämie mit Fehlen der Erythroblasten im sonst normalen Knochenmark oder isolierte Bildungsstörungen der Megakaryozyten und Granulozyten.

- Ebenso wie bei der aplastischen Anämie ist auch die u. U. sehr schwere Leuko- und Thrombozytopenie nach hoch dosierter Zytostatikabehandlung durch einen Produktionsausfall bedingt. Er resultiert aus der reversiblen Schädigung späterer zelllinienspezifischer Stamm- und Vorläuferzellen und wird deswegen innerhalb von 10–20 Tagen durch reaktive Mehrproduktion ausgeglichen.
- Bei der chronischen lymphatischen Leukämie (➤ Kap. 5.6.11) ist die Anzahl reifer B-Lymphozyten durch Mehrbildung und Apoptosehemmung akkumulativ vermehrt, die weitere Differenzierung zu Plasmazellen aber gestört; der Plasmazellanteil im Knochenmark und die Konzentration der Immunglobuline im Serum ist vermindert. In der Spätphase wird die Morbidität und Mortalität wesentlich durch ein Antikörpermangelsyndrom bestimmt.
- Als **ineffektive Hämatopoese** werden Zustände bezeichnet, bei denen die Zellvermehrung in den Stammzellabschnitten nicht beeinträchtigt ist und bedarfsadäquat gesteigert werden kann, bei denen aber die **Zellreifung** im Knochenmark gestört ist und hämatopoetische Zellen vor Ausschwemmung in das periphere Blut abgebaut werden, sodass sich die **effektive** Blutzellproduktion vermindert. Im Blutbild sind solche Zustände von den echten Aplasien nicht zu unterscheiden. Bei der Knochenmarkuntersuchung findet man aber keine Hypo-, sondern eine Hyperplasie der hämatopoetischen Zellen. Eine ineffektive Hämatopoese zeigt sich z. B. bei **megaloblastären Anämien** (➤ Kap. 6.8). Die Hyperbilirubinämie ist dabei durch den Farbstoffanfall aus dem intramedullären Abbau bereits hämoglobinisierter Erythroblasten bedingt. Die Vermehrung der megaloblastär veränderten roten Vorstufen im Knochenmark ist dadurch bedingt, dass die aus der ineffektiven Erythropoese resultierende Anämie über eine Steigerung der Erythropoetinproduktion zur Verminderung der Apoptose im Vorläuferspeicher mit erhöhter Proerythroblastenbildung führt.
  Eine ineffektive Zellbildung mit hyperplastischem Knochenmarkbild findet man auch bei den **Myelodysplasien** als Folge der durch die Transformation bedingten Änderung der Genexpression intrazellulärer Regulationsmoleküle, die für die Kontrolle der Apoptose und die Entwicklung der spezifischen Ausreifungsmerkmale notwendig sind.

1.4.2 Erhöhter Zellverlust

Eine Verminderung von Blutzellen kann nicht nur auf einer verminderten Bildung, sondern auch auf einem erhöhten Verlust mit Verkürzung der Verweildauer der Funktionszellen im peripheren Blut beruhen. Zu unterscheiden sind dabei:

- ein „äußerer Verlust" durch Blutungen und
- ein „innerer Verlust" durch beschleunigten Zellabbau.

Die Auswirkungen einer Blutung auf das Blutbild sind für die einzelnen Blutzellreihen verschieden: Der Zellverlust macht sich umso deutlicher bemerkbar, je länger die Verweildauer einer Zellform im peripheren Blut und je geringer die relative Zellbildungsrate ist. Damit ist zu erklären, warum bei Blutungen eine Anämie entsteht, aber keine Thrombozyto- und Granulozytopenie. Üblicherweise müssen auch bei großen Blutverlusten nur Erythrozyten und Plasmabestandteile ersetzt werden. Lediglich bei Massentransfusionen, z. B. bei polytraumatisierten Patienten, kommen Blutungsthrombozytopenien vor, die eine zusätzliche Substitution von Blutplättchen erfordern. Granulozytopenien werden wegen der Kapazität der Reservespeicher und der hohen Neubildungsrate auch bei stärksten Blutverlusten nicht beobachtet, obwohl die übertragenen Blutkonserven keine lebensfähigen Granulozyten enthalten!

Hämolyse, beschleunigte Thrombozytendestruktion (z. B. Verbrauchskoagulopathie, Immunthrombozytopenie) und beschleunigte Granulozytendestruktion (z. B. akute Agranulozytose) können auch als „innerer" Zellverlust bezeichnet werden. Im Gegensatz zum äußeren Blutverlust ist dabei meist eine bestimmte Zellreihe selektiv betroffen. Als Beispiele seltener vorkommender Kombinationsformen seien angeführt:

- Hämolytische Anämie und Thrombozytopenie bei Autoimmunerkrankungen mit gleichzeitiger Autoantikörperbildung gegen beide Zellreihen (sog. Evans-Syndrom).
- Hämolytische Anämie, Thrombozytopenie und Verbrauchskoagulopathie bei thrombotischer thrombozytopenischer Purpura (TTP) oder bei metastasierenden Tumoren (➤ Kap. 7.2.5 und ➤ 7.2.6).

Bei intakter Markfunktion führt jeder Zellverlust zu einer kompensatorischen Mehrproduktion, die in allen Systemen bei maximaler Anforderung mehr als das 10fache der Norm erreichen kann! Die Mehrproduktion der Erythrozyten wird bei chronischen oder wiederholten äußeren Verlusten allerdings durch Eisenmangel limitiert.

Wichtig für die Diagnostik ist die richtige Interpretation der Laborbefunde bei kompensatorisch erhöhter Zellproduktion und erhöhtem Zellabbau. Sie lassen sich in drei Gruppen gliedern:

- Erhöhter Anteil jugendlicher Zellen im peripheren Blut: In der Erythropoese sind dies die polychromatischen Erythrozyten oder Retikulozyten, in der Thrombozytopoese die Riesenthrombozyten. Bei den kurzlebigen Zellen der Granulopoese ist eine quantitative Erfassung des Anteils junger Zellen nicht möglich. Für die Lymphopoese fehlen entsprechende morphologische Erkennungszeichen.
- Vermehrung von Abbauprodukten der betroffenen Zellen: Spezifische Parameter kennt man hier nur für die Erythropoese: Am wichtigsten ist die Erhöhung des indirekt reagierenden (nicht glukuronierten) **Bilirubins** im Serum. Ein erhöhter Anteil findet sich allerdings auch bei gesteigerter, aber ineffektiver Erythropoese. Wegweisend, aber keineswegs spezifisch ist eine erhöhte Serumkonzentration der **Lactat-Dehydrogenase (LDH).**
- Erhöhter Verbrauch von Bindungspartnern für Zellabbauprodukte: In der praktischen Diagnostik wird hier lediglich der **Plasmahaptoglobinspiegel** verwendet. Bei gesteigerter Hämolyse entstehen Haptoglobin-Hämoglobin-Komplexe, die rasch aus dem Plasma verschwinden. Eine Verminderung des Serumhaptoglobins ist ein besonders sensitiver Hinweis auf eine intravasale Hämolyse.

Für die Beurteilung des Zellumsatzes in der Erythropoese stehen also wesentlich bessere Verfahren zur Verfügung als für die anderen Zellreihen, bei denen die sichere Einordnung des Störungstyps fast immer eine Knochenmarkuntersuchung erfordert.

1.4.3 Steigerung der Zellproduktion

Die Vermehrung von Zellen des peripheren Blutes beruht mit Ausnahme der meist kurzfristigen Verteilungsstörungen im Wesentlichen auf einer Steigerung der effektiven Zellbildung im Knochenmark und/oder in lymphatischen Organen. Sie kann bedingt sein durch

- bedarfsbedingte Regulationsvorgänge: Beispiele sind die Erythrozytose bei Hypoxie oder die neutrophile Leukozytose bei bakteriellen Infektionen
- „Rebound“-Mechanismen unter Stimulation: Beispiele sind die passager erhöhten Leuko- oder Thrombozytenzahlen nach akuter Agranulozytose oder zytostatikabedingter Panzytopenie
- paraneoplastische oder durch Medikamente ausgelöste Stimulationsvorgänge
- Verlust der Proliferationskontrolle und der bedarfsgesteuerten Apoptose bei Neoplasien der Hämatopoese

Vor allem bei den letztgenannten Formen kann die Zellvermehrung per se zur Gefährdung durch rheologische Komplikationen (z. B. Mikroangiopathie bei Polycythaemia vera oder Leukostasesyndrom), Organinfiltrate oder eine Bildungsstörung funktionsnotwendiger normaler Blutzellen führen.

1.4.4 Störungen der Blutzellverteilung

Die Blutzellen sind im Zirkulationsraum nicht gleichmäßig verteilt. Von klinischer Bedeutung ist vor allem die Anreicherung von neutrophilen Leukozyten in den Gefäßen des Knochenmarks und im Randstrom der übrigen arteriellen Gefäße (sog. „marginaler Zellpool“) und die Anreicherung von Thrombozyten in der Milz. Dagegen spielt die normale Milz als Erythrozytenspeicher beim Menschen keine Rolle.

Eine kurz- oder längerfristige Umverteilung kann zu verschiedenen Normabweichungen in der Zusammensetzung des Venen- oder Kapillarblutes führen:

- **Situationsleukozytosen** bei akutem körperlichem oder psychischem Stress entstehen durch Verschiebung neutrophiler Granulozyten aus dem marginalen Leukozytenpool. Dies erklärt die kurzfristigen Schwankungen der Leukozytenzahl unter verschiedenen Abnahmebedingungen.
- Bei Milzvergrößerung mit Vermehrung der blutreichen roten Pulpa zirkuliert ein hoher Erythrozyten-, Thrombozyten- und Leukozytenanteil langsam in der Milz. Diese Verteilungsstörung führt zusammen mit einem gesteigerten Zellabbau in den vermehrten Milzmakrophagen zur Panzytopenie, die den **Hypersplenismus** auszeichnet (➤ Kap. 8.5).
- Die Splenektomie bewirkt eine vorübergehende, seltener eine langjährig anhaltende Thrombozytose. Sie wird durch Wegfall des Milzspeichers bei zunächst gleichbleibender Thrombozytenproduktion erklärt.
- Eine **Pseudopolyglobulie** (➤ Kap. 3.2) entsteht durch Verminderung des Plasmaanteils bei normalem zirkulierendem Erythrozytenvolumen.

1.4.5 Funktionsstörungen der Blutzellen

Nicht nur die Zahl, sondern auch die funktionelle Qualität der Blutzellen kann durch erbliche Defekte, Umgebungsfaktoren oder neoplastische Entartung verändert sein. Kombinierte quantitative und qualitative Veränderungen sind nicht selten. Nach der Hauptfunktion der einzelnen Blutzellreihen kann man unterscheiden:

- Störungen des **Sauerstofftransports** durch erbliche Veränderungen des Hämoglobinmoleküls mit Methämoglobinbildung oder funktionell ungünstige Verschiebung der O_2-Bindungskurve: Bei ungenügender O_2-Abgabe an die Gewebe kommt es dabei zur Erythrozytose (➤ Kap. 3.3.2).
- Störungen der **hämostatischen Funktion** durch Thrombozytenfunktionsdefekte bei hereditären Thrombozytopathien, bei myeloproliferativen Erkrankungen mit Thrombozytose, bei akuten myeloischen Leukämien und unter der Einwirkung von Medikamenten: Von großer praktischer Bedeutung ist die Hemmung der Thrombozytenaggregation durch nichtsteroidale Analgetika. Bei Patienten mit hohem Risiko arterieller Thrombosen wird eine solche Thrombozytenfunktionsstörung bewusst induziert, z. B. durch Acetylsalicylsäure.
- **Angeborene Störungen** der **Granulozytenfunktion** mit Infektanfälligkeit trotz normaler Granulozytenzahl und normaler Funktion des spezifischen Immunsystems: Prototyp einer solchen Granulozytenstörung ist die angeborene chronische granulomatöse Erkrankung des Kindesalters („chronic granulomatous disease of childhood"). Dabei können die Granulozyten auf Bakterienprodukte chemotaktisch reagieren, die Bakterien auch phagozytieren, aufgrund eines Stoffwechseldefekts aber nicht abtöten. Histologisch manifestiert sich diese Erkrankung vor allem in einer Granulombildung in Milz und Leber. Angeborene Störungen anderer Teilfunktionen, z. B. der Chemotaxis und der Phagozytose, sind selten und nur in Laboratorien zu beweisen, die sich speziell mit der schwierigen und fehleranfälligen Testung von Granulozyteneigenschaften beschäftigen.
- **Erworbene Störungen** der Abwehrfunktion der Granulozyten findet man u. a. bei myelodysplastischen Syndromen, obwohl dabei die Granulozyten soweit ausreifen, dass sie morphologisch als stab- und segmentkernige Neutrophile erkennbar sind. Auch durch Medikamente, z. B. Kortikosteroide und nichtsteroidale Analgetika, wird die Granulozytenfunktion beeinträchtigt. Werden bei Granulozytopenie Kortikoide zur „Stimulation der Granulopoese" gegeben, so steigen die neutrophilen Leukozyten oft kurzfristig an; dieser Anstieg ist aber nicht die Folge einer gesteigerten Granulozytenbildung, sondern Ausdruck der Verschiebung aus Reservespeichern und einer Funktionsstörung mit vermindertem Auswandern aus dem Gefäßsystem. Die Infektgefährdung des Patienten wird nicht vermindert; die Gefahr einer lokalen Gewebeinfektion erhöht sich vielmehr!
- Störungen der **Lymphozytenfunktion** als Veränderung funktioneller Eigenschaften bestimmter

Subklassen lassen sich bisher noch nicht definieren. Die funktionellen Störungen des Gesamtsystems, z. B. eine gestörte primäre oder sekundäre Immunantwort auf mikrobielle Erreger, werden derzeit vor allem mit Verminderung einzelner Subpopulationen im Rahmen einer gestörten Immunregulation erklärt. Klassisches Beispiel ist die Verminderung der CD4-Lymphozyten bei HIV-Infektion. Wahrscheinlich wird die zukünftige Forschung auch hier Funktionsausfälle entdecken, die an Einzelzellen fassbar und molekularbiologisch erklärbar sind.

KAPITEL

2 Die wichtigsten diagnostischen Methoden

Stefan Krause

Die Arbeitsteilung im Bereich der Laboratoriumsdiagnostik hat sich im vergangenen Jahrzehnt erheblich verändert. Untersuchungen werden bei den Patienten niedergelassener Ärzte heute überwiegend in großen Laborgemeinschaften durchgeführt, bei Krankenhauspatienten in Zentrallaboratorien. Nur wenige Methoden werden noch direkt vor Ort vorgehalten. Aus Gründen der Wirtschaftlichkeit und der Analysenqualität sollten in der eigenen Praxis nur regelmäßig anfallende Untersuchungen durchgeführt werden. Nur dann lohnt sich die Qualitätskontrolle, die heute zu Recht auch für kleine Laboratorien gefordert wird.

Die weitgehende Zentralisierung der hämatologischen Diagnostik hat allerdings dazu geführt, dass einerseits der behandelnde Arzt mit den Verfahren und ihren Fehlerquellen kaum mehr vertraut ist, andererseits der verantwortliche Laborleiter den Patienten und die Gründe für die Anforderung nicht kennt. Die sachgerechte Interpretation übermittelter Befunde setzt die Kenntnis der methodischen Prinzipien und der Fehlermöglichkeiten voraus. Deswegen werden im Folgenden die für die hämatologische Diagnostik wichtigsten Untersuchungsverfahren beschrieben. Methoden, die nur für eine spezifische Krankheit oder Differenzialdiagnose wichtig sind, werden im entsprechenden Kapitel aufgeführt.

2.1 Blutbild

Das **kleine Blutbild** umfasst die Zählung der Erythrozyten, Leukozyten und Thrombozyten, die Hämoglobin- und Hämatokritbestimmung sowie die Bestimmung der Färbeindizes der Erythrozyten. Für ein **großes Blutbild** wird zusätzlich zu diesen Parametern ein **Differenzialblutbild** angefertigt, entweder durch die mikroskopische Beurteilung und Auszählung der kernhaltigen Zellen im panoptisch gefärbten Blutausstrich mit gleichzeitiger Beurteilung der Erythrozytenmorphologie oder – heute häufiger – durch die durchflusszytometrische Differenzierung der verschiedenen Leukozytenformen. Ein ergänzender fakultativer Bestandteil des Blutbilds ist die Zählung der Retikulozyten.

Die minimale apparative Ausstattung zur Blutbilduntersuchung in der Praxis besteht aus einem Photometer zur Hämoglobinbestimmung, einer Hämatokritzentrifuge, Mischpipetten sowie Zählkammern und einem Mikroskop zur Zellzählung. Mit geeichten Zählkammern und Mischpipetten lassen sich bei sorgfältiger Ausführung ausreichend gute Ergebnisse erreichen. Aufgrund des hohen Arbeitsaufwands sind die Methoden zur manuellen Bestimmung der Parameter des kleinen Blutbildes aber fast vollständig verlassen. Stattdessen erfolgt die Messung in kleineren Analysegeräten vor Ort in der Praxis, oder die Proben werden an Großlaboratorien geschickt, die Vollautomaten verwenden.

Die Versuche, zu einer internationalen Einigung über Messgrößen und Einheiten zu kommen, haben im deutschen Sprachgebiet nicht dazu geführt, dass allseits konsequent nur SI-Einheiten verwendet werden. SI-Einheiten und konventionelle Einheiten sind unten gegenübergestellt (➤ Tab. 2.1).

Blutentnahme und präanalytische Fehlerquellen

Als Untersuchungsmaterial wurde früher Kapillarblut aus Fingerbeere oder Ohrläppchen verwendet. Inzwischen hat sich die Verwendung von Venenblut auch für die Blutbilduntersuchung durchgesetzt. Die Unterschiede zwischen Kapillar- und Venenblut (Ohrläppchenleukozytose) sind bei korrekter Abnahmetechnik unbedeutend. Kapillarblut wird nur noch bei kleinen Kindern und Patienten mit schlechten Venen verwendet. Die geringe Blutmenge genügt nur für die manuelle Zellzählung oder für speziell auf die Bedürfnisse der Pädiatrie eingerichtete Analyseautomaten.

Zur Gerinnungshemmung für die Blutbildanalytik dient das Calcium bindende EDTA (Kaliumsalz der Ethylendiamintetraessigsäure) in einer Konzentration von etwa 1 mg/ml Blut, das als Trockensubstanz in kommerziell erhältlichen Blutbildröhrchen enthalten ist.

Mögliche **Fehlerquellen** liegen nicht nur bei der Messung und Zählung der einzelnen Blutbestandteile, sondern auch bei der Vorbereitung der Messproben (Präanalytik):

Tab. 2.1 Konventionelle Einheiten und SI-Einheiten der Blutbildparameter

	Konventionelle Einheit	Mittlerer Normalwert	Bereich	SI-Einheit	Mittlerer Normalwert	Weitere Einheit	Mittlerer Normalwert
Erythrozyten	10^6/µl	5	4,0–5,9	**T/l**	**5**	1/pl	5
Hämoglobin	**g/dl**	**15 (m)** 14 (w)	12,0–17,0	g/l	150 (m) 140 (w)	mmol/l	9 (m) 8,4 (w)
Hämatokrit	%	44	36–48	**1/1**	**0,44**		
MCH	**pg**	**32**	28–34	pg	32	fmol	2,0
MCV	**fl**	**85**	80–96	**fl**	85		
MCHC	**g/dl**	**34**	30–36	g/l	340		
Leukozyten	1/µl	5000	4000–10 000	**G/l**	**5**	1/nl	5
Thrombozyten	1/µl	200 000	150 000–450 000	**G/l**	**200**	1/nl	200
Retikulozyten (Anteil)	‰	**10**	5–20	%	1		
Retikulozyten (absolut)	1/µ	50 000	25 000–75 000	**G/l**	**50**		

Die Werte können je nach Messmethode von Labor zu Labor geringfügig schwanken und sind nur als Anhaltspunkt zu sehen (Abkürzungen: m, männlich; w, weiblich; l, Liter; µl, Mikroliter; dl, Deziliter: 1 dl = 100 ml; nl, Nanoliter: 1 nl = 10^{-9} l; pl, Picoliter: 1 pl = 10^{-12}; fl, Femtoliter: 1 fl = 10^{-15} l; pg, Picogramm: 1 pg = 10^{-12}g; G, Giga: 1 G = 10^9; T, Tera: 1 T = 10^{12}). Die in diesem Buch verwendeten Einheiten – in der Mehrzahl entsprechen sie den derzeit in Befundausdrucken gebrauchten – sind durch Fettdruck hervorgehoben.

- Bei Kapillarblutabnahme kann das Blut durch Gewebeflüssigkeit verdünnt werden, wenn zu starker Druck auf Fingerbeere oder Ohrläppchen ausgeübt wird (sog. „Melken“). Umgekehrt kommt es bei ungenügender Durchblutung zum Anstieg der Zellkonzentration mit besonderer Anreicherung von Monozyten.
- Eine Stauung von mehreren Minuten vor Abnahme von Venenblut führt zum Anstieg der Zellkonzentration, damit auch des Hämoglobins und des Hämatokrits.
- Die Suspension Blut entmischt sich beim Stehen innerhalb kurzer Zeit, besonders bei stark beschleunigter Blutsenkungsgeschwindigkeit. Jede nicht sofort verwendete Blutprobe muss also vor der Messung oder Entnahme von Einzelvolumina gründlich durch mehrfaches Kippen durchmischt werden!
- Werden die EDTA-haltigen Probenröhrchen zu weit gefüllt oder direkt nach der Abnahme nicht mehrmals gewendet, so kann das Blut teilweise gerinnen. Solche angeronnenen Blutproben dürfen nicht zur Analyse verwendet werden.
- Werden EDTA-haltige Probenröhrchen zu wenig gefüllt, kommt es zur Schrumpfung der Erythrozyten durch die zu hohe Osmolarität: Hämatokrit und MCV werden zu niedrig gemessen.
- Bei mehrstündigem Stehen der EDTA-haltigen Blutproben verändern sich die kernhaltigen Zellen, sodass ihre Identifikation in gefärbten Blutausstrichen erschwert wird. Ausstriche sollen also möglichst rasch nach der Abnahme hergestellt werden, auch wenn sie erst später gefärbt werden.
- Bei etwa 1 % aller Patienten kommt es durch EDTA zur Aggregation der Thrombozyten und dadurch zu einer Pseudothrombozytopenie (s. unten und ➤ Kap. 7).

2.1.1 Komponenten der Blutbildbestimmung

Hämoglobin

Die Hämoglobinkonzentration (Hb) wird aus hämolysierten Vollblutproben bestimmt. Die Standardmethoden beruhten traditionell, unabhängig von den technisch-apparativen Einzelheiten, auf der Überführung der instabilen nativen Hämoglobinlösung in Cyanmethämoglobin und der photometrischen Konzentrationsmessung. In modernen Blutbildautomaten finden auch cyanfreie Reaktionslösungen den Weg in die Routine.

Die Angabe der Hämoglobinkonzentration erfolgt nach SI in g/l oder traditionell in g/dl (➤ Tab. 2.1), vor allem in den neuen Bundesländern auch teilweise in mmol/l. Umrechnungsfaktor: Hb (g/dl) × 0,6206 = Hb (mmol/l).

Bei Patienten mit ausgeprägter Lipämie oder mit Leukozytenzahlen > 100 g/l werden zu hohe Hämoglobinwerte gemessen, da die Chylomikronen oder die suspendierten Zellkerne das Licht streuen. Da sich diese Messfehler nur auf die Hb-Messung, aber nicht auf die Erythrozytenzählung auswirken, werden in der Folge abnorme Färbeindizes errechnet. Zuverlässig ist in diesen Fällen die Hämatokritbestimmung durch Zentrifugation in Kapillaren.

Hämatokrit

Der Hämatokritwert (Hkt) gibt den Volumenanteil der Erythrozyten im Vollblut an. Da die Hämoglobinmenge in einem bestimmten Volumen gepackter Erythrozyten bei den meisten Anämien nicht verändert ist, gehen Veränderungen des Hkt und des Hb weitgehend parallel. Für die Anämie- und Polyzythämiekontrolle wäre die Bestimmung des Hb *oder* des Hkt ausreichend. Traditionell wird zur Beschreibung einer Polyglobulie eher der Hkt angegeben, zur Beschreibung einer Anämie der Hb. Hämatokritwerte werden im täglichen Sprachgebrauch in Volumenprozent, SI-konform als Anteil ohne Einheit ausgedrückt (➤ Tab. 2.1).

Der Hämatokrit wurde traditionell durch Zentrifugieren von 7,5 cm langen Glaskapillaren bestimmt. Bei aufmerksamer Ablesung kann eine stark erhöhte Leukozytenzahl durch Vergrößerung dieser auch als „buffy coat" bezeichneten oberen Schicht erkannt werden. Auf diesen separaten Arbeitsgang zur direkten Hkt-Bestimmung wird heute im Routinefall verzichtet.

Die elektronischen Zählgeräte bestimmen den Hkt nicht direkt, sondern berechnen den Wert aus der Zahl und der Volumenverteilung der Erythrozyten. Bei Anämien mit stark abnormer Erythrozytenverformbarkeit, bei hochtitrigen Kälteagglutininen, bei ausgeprägter Erythrozytose oder hochkonzentrierten Paraproteinen können stärkere Abweichungen zwischen dem Zentrifugen- und dem berechneten Hkt auftreten.

Erythrozytenzählung

Die Zahl der Erythrozyten pro Blutvolumen ist zur Feststellung einer Anämie oder Polyglobulie nicht geeignet. Sie ist aber notwendig für die Bestimmung der Erythrozytenindizes und damit für die Differenzialdiagnose der Anämien (➤ Kap. 6) sowie für die indirekte Bestimmung des Hkt in den Blutbildautomaten. Die Erythrozytenzählung erfolgt heute fast ausschließlich maschinell.

Erythrozytenindizes

Die heute verwendeten Analysengeräte berechnen die sog. Erythrozytenindizes aus Hämoglobinkonzentration, Erythrozytenzahl und Verteilung der direkt gemessenen Einzelzellvolumina und geben die berechneten Werte aus (Referenzwerte ➤ Tab. 2.1).

Das mittlere korpuskuläre Hämoglobin (MCH), früher auch als mittlerer Hämoglobingehalt des Erythrozyten (HbE) bezeichnet, gibt den durchschnittlichen Hämoglobingehalt eines Erythrozyten an. Eine Verminderung wird als **Hypochromie,** eine Erhöhung als **Hyperchromie** bezeichnet.

Das mittlere korpuskuläre Volumen (MCV) gibt das durchschnittliche Volumen eines Erythrozyten an. Eine Verminderung wird als **Mikrozytose,** eine Erhöhung als **Makrozytose** bezeichnet. Mit denselben Bezeichnungen wird auch eine Veränderung der im Mikroskop sichtbaren Projektionsflächen der Erythrozyten benannt, durch deren Ausmessung die früher diagnostisch verwendete Price-Jones-Kurve zustande kam. Die Veränderung der mikroskopisch sichtbaren Projektionsfläche geht nicht immer mit dem Einzelzellvolumen parallel, da sie u. a. von der Verformbarkeit der Erythrozyten auf dem Ausstrich abhängig ist.

Die mittlere korpuskuläre Hämoglobinkonzentration (MCHC) gibt die Masse Hämoglobin in 100 ml gepackten Erythrozyten an. Sie wird von Analysengeräten mit angegeben, ist aber für die Diagnostik selten von Bedeutung. Abweichungen vom Normbereich weisen fast immer auf Analysefehler hin. Ausnahmen sind die Verminderung des MCHC bei schweren Eisenmangelanämien und die Erhöhung bei hereditärer Sphärozytose.

Leukozytenzählung

Die Zählung erfolgt ganz überwiegend in Blutbildautomaten zusammen mit Erythrozytenzählung und Thrombozytenzählung. Die Thrombozyten stören wegen ihrer Kleinheit im Normalfall die Leukozytenzählung nicht; Riesenthrombozyten oder kleine Thromobozytenaggregate können dagegen zu Fehlbestimmungen führen.

Die manuelle Zählkammermethode wird nur noch angewandt, wenn kein Automat vor Ort zur Verfügung steht und rasch ein Ergebnis benötigt wird. Mit der Leukozytenzählung in der Zählkammer und bei einem Teil der Blutbildautomaten werden alle kernhaltigen Zellen erfasst, neben den Granulozyten, Lymphozyten und Monozyten also auch normalerweise nicht im peripheren Blut vorhandene Zellen, insbesondere kernhaltige Vorstufen der Erythrozyten.

Thrombozytenzählung

Nach der Blutabnahme ist besonders auf eine korrekte Füllung der Probengefäße und eine sofortige ausreichende Durchmischung zu sorgen, um Teilgerinnung mit Thrombozytenverlust zu verhindern. Auch hier erfolgt die Zählung bei der Bestimmung des kleinen Blutbildes im Automaten. Diese haben heute ein so gutes Auflösungsvermögen, dass die Thrombozyten zuverlässig aus Vollblutproben gezählt werden können.

Eine grobe Schätzung der Thrombozytenzahl ist in einem technisch einwandfreien, normal gefärbten Blutausstrich möglich. Finden sich in einem Ausstrich mindestens 1–2 Thrombozyten pro Gesichtsfeld mit dem 100er Ölimmersionsobjektiv, so kann eine schwere Thrombozytopenie als Ursache einer Blutung auch ohne Zählung ausgeschlossen werden.

Die Kammerzählung kommt nur noch als Reservemethode zur Anwendung. Sie wird durch die Kleinheit der Zellen und ihre physiologische Tendenz zur Adhäsion und Aggregation erschwert. Bei sorgfältiger Ausführung kann sie zuverlässige Ergebnisse bringen und hat den Vorteil, dass bei sehr niedrigen Thrombozytenzahlen mit reduzierten Blutverdünnungen gearbeitet werden kann.

Die wichtigste Fehlerquelle bei der Bestimmung ist bei einzelnen Patienten die Thrombozytenaggregatbildung in vitro, die im Laufe von Minuten bis wenigen Stunden im Abnahmeröhrchen auch bei korrekter Abnahmetechnik stattfindet. Da dieses Artefakt bei einem großen Teil der Betroffenen nur nach Antikoagulation mit EDTA, nicht aber mit Heparin und/oder Citrat auftritt, hat man sie auch als EDTA-Thrombozytopenie oder **Pseudothrombozytopenie** bezeichnet. Sie kann aus der Diskrepanz zwischen meist stark verminderter Thrombozytenzahl und fehlender Blutungsneigung vermutet und bei Durchsicht des Blutausstrichs nachgewiesen werden, in dem sich insbesondere in der Fahne am Ausstrichende große Thrombozytenaggregate finden. Die Zählung sollte im Verdachtsfall sofort nach der Abnahme vergleichend in einer mit Heparin oder Citrat ungerinnbar gemachten Blutprobe wiederholt werden. Sofort nach Abnahme wird man sowohl in EDTA-Blut als auch in Citrat- oder Heparinblut normale Werte finden. Bei der Kontrolle nach einer Stunde sind die Thrombozytenwerte im EDTA-Blut dann stark erniedrigt, während nach Antikoagulation mit Citrat oder Heparin ähnliche Werte gemessen werden wie direkt nach Abnahme.

Falsch hohe Thrombozytenzahlen können durch Erfassung von Plasmafragmenten oder kleinen Fragmentozyten im Thrombozytenfenster des Automaten gemessen werden und zu einer Unterschätzung des Blutungsrisikos führen.

2.1.2 Automatisierte Blutbildbestimmung

Halb- oder vollautomatische Analysengeräte bestimmen Hämoglobinkonzentration, Erythrozyten-, Leukozytenzahl mit Leukozytendifferenzierung und

2

Thrombozytenzahl in einem Arbeitsgang für den Bediener; geräteintern werden mehrere Analysenschritte abgearbeitet.

Die Hämoglobinkonzentration wird in der Regel nach Lyse der Erythrozyten photometrisch gemessen. Für die Zellzählung werden die Zellen „im Gänsemarsch" an einer oder mehreren Messzellen vorbeigeführt und eine wesentlich größere Zahl von Einzelzellen gemessen als bei den manuellen Zählkammermethoden. Kleinere Geräte können die Parameter des kleinen Blutbildes bestimmen, größere Geräte auch ein Differenzialblutbild und die Höhe der Retikulozyten.

Die erste Messmethode, die zur Serienreife gebracht wurde, war das Impedanzprinzip (Coulter), d. h. die Registrierung der Widerstandsänderung im elektrischen Feld bei Durchtritt von Zellen durch die Messkammer. Der elektrische Impuls ist hierbei abhängig von der Zellgröße; (normale) Thrombozyten können so zuverlässig von größeren Zellen separiert werden. Die Impedanzmethode kann dadurch variiert werden, dass anstatt einer Gleichspannung ein hochfrequentes elektrisches Feld verwendet wird. Bei dieser Messmethode können nicht nur Größen-, sondern auch Strukturunterschiede von Zellen differenziert werden. Alternativ zu elektrischen Feldern kann zur Messung Laserlicht verwendet werden. Das bei Durchtritt der Einzelzellen abgestrahlte Licht wird in verschiedenen Winkeln aufgenommen, und die resultierenden Messwerte gestatten Rückschlüsse auf die Größe und Struktur der Zellen. In einigen Geräten kann zusätzlich Fluoreszenz gemessen werden.

Vor der eigentlichen Zellmessung müssen die Zellen je nach Messprinzip und im jeweiligen Kanal gemessenen Zelltyp vorbehandelt werden, z. B. mit sanfter Detergenzienbehandlung, um gleichförmig kugelige Erythrozyten zu erhalten, mit Reagenzien zur vollständigen Lyse der Erythrozyten für die Leukozytenmessung oder zur teilweisen Lyse der Leukozyten für die Leukozytendifferenzierung. In manchen Geräten wird zusätzlich eine zytochemische Färbung der Peroxidase (Technikon-Siemens) oder eine Nukleinsäurefärbung (Sysmex) durchgeführt. Diese Vorbehandlungen geschehen automatisiert direkt im Gerät und müssen exakt justiert sein, um Fehlmessungen zu vermeiden.

Tab. 2.2 Mögliche Fehlerquellen bei der Blutbildbestimmung. Moderne Geräte können die Fehler teilweise erkennen und korrigieren oder zumindest einen Warnhinweis geben

Ursache	Möglicher Effekt auf die Messwerte
Lipidämie	Hb-Werte und MCH zu hoch
Massive Leukozytose oder Thrombozytose	Hb-Werte und MCH zu hoch
Massive Hyperglykämie	MCV zu hoch, MCHC zu niedrig
Kernhaltige erythropoetische Vorläuferzellen im Blut	Leukozyten zu hoch
Lyseresistente Erythrozyten (Neugeborene, hohe Retikulozyten u. a.)	Leukozyten zu hoch
Erythrozytenfragmente, Zytoplasmaabsprengungen von Leukozyten	Thrombozyten zu hoch
Riesenthrombozyten	Thrombozytenzahlen zu niedrig Leukozytenzahlen zu hoch
Thrombozytenaggregate	Thrombozyten zu niedrig Leukozyten zu hoch
Fragile Leukozyten	Leukozyten zu niedrig
Kälteagglutinine, Kryoglobuline	Ery zu niedrig, MCHC zu hoch
Kryoglobuline	Leukozyten zu hoch (Proteinaggregate)

Für die quantitativen Blutbildparameter existieren industriell hergestellte Richtigkeitskontrollproben. Frühere Erfahrungen mit wiederholten erheblichen Fehlbestimmungen in einzelnen Laboratorien zeigen, wie wichtig es ist, Qualitätskontrollen durchzuführen und auch für das Blutbild an Ringversuchen entsprechend den Richtlinien der Bundesärztekammer teilzunehmen.

Automatisiertes Differenzialblutbild

Die methodischen Grundlagen der Zellerkennung sind, wie oben beschrieben, je nach Gerät verschieden, wobei häufig mehrere Messmethoden (z. B. Impedanzmessung plus Anwendung von Laserlicht) kombiniert werden. Unabhängig von der Messme-

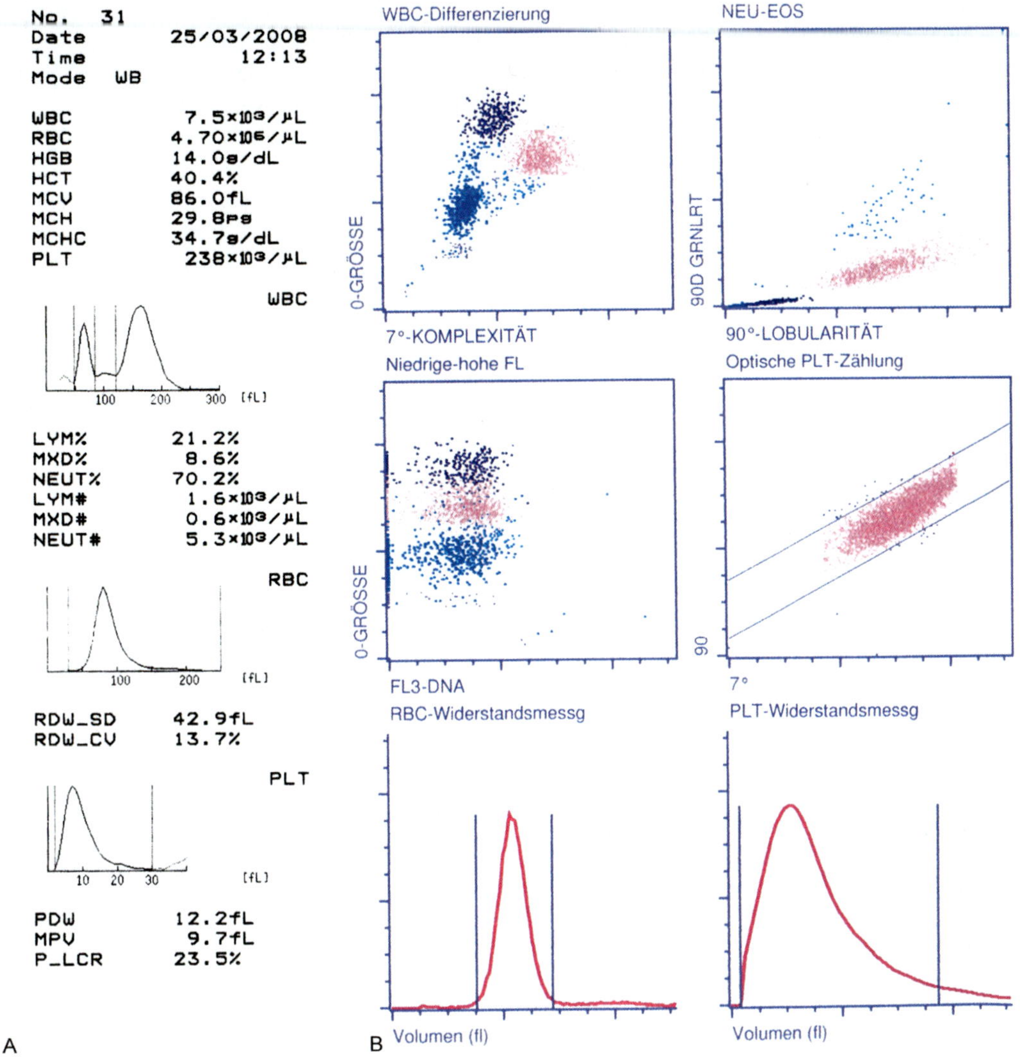

Abb. 2.1 Ergebnisausdruck durchflusszytometrisch erstellter („Automaten"-)Blutbilder. **A:** Beispiel für ein kleines Tischgerät (Sysmex KX-21N). Das Gerät arbeitet nach dem Widerstandsmessprinzip für Leukozyten (oben), Thrombozyten (unten) und Erythrozyten (Mitte) sowie mit Photometrie für den Hb. Eine Leukozytendifferenzierung ist nur orientierend möglich, das kleine Blutbild wird aber in der Regel zuverlässig gemessen. **B:** Beispiel für ein Gerät mit kombinierten Messmethoden (Abbott Cell-Dyn Sapphire). Durchflusszytometrie für die Leukozytendifferenzierung (oben), Messung der Thrombozyten (Mitte rechts) sowie Suche nach kernhaltigen roten Vorläufern. Nukleinsäurefärbung für die Beurteilung der Zellintegrität (Mitte links) und Retikulozytenzählung. Widerstandsmessung für Thrombozyten und Erythrozyten (unten). Photometrie für den Hb. Eine Zelldifferenzierung ist bei Normalpatienten und vielen reaktiven Veränderungen zuverlässig möglich. Durch die Messung einiger Parameter mit mehreren Methoden findet eine interne Plausibilitätskontrolle statt. Die zugehörige Ausgabe der Zahlenwerte ist aus Platzgründen nicht dargestellt.

thode werden bei modernen Geräten die Anteile der normalerweise im peripheren Blut anzutreffenden Leukozytenformen mit weit höherer Präzision und mit geringerem Zeitaufwand bestimmt als bei der mikrokopischen Zählung.

Dabei werden stabkernige und segmentkernige neutrophile Granulozyten nicht wie im Mikroskop differenziert; eine Linksverschiebung ist daher nicht in gewohnter Weise zu erkennen. Ein Teil der Geräte kann aber „jugendliche" Granulozyten erkennen.

2

Ein Problem der Automaten ist auch die korrekte Zuordnung kernhaltiger roter Vorläuferzellen, die dann fälschlicherweise als „Leukozyten" gezählt werden können. Um diese Fehlerquelle möglichst auszuschalten, verfügen moderne Geräte über spezielle Messalgorithmen.

Die Ergebnisse werden sowohl als Prozentanteile jeder Zellklasse als auch als Zahl pro Volumeneinheit Vollblut mitgeteilt. Zusätzlich erhält der Bediener eine zweidimensionale graphische Ergebnisdarstellung sowie eine Ausgabe interner Kontrollparameter der Maschine, die bei ausreichender Erfahrung Hilfestellung bei der Bewertung pathologischer Veränderungen geben können. Beispiele für einen solchen Ausdruck zeigt ➤ Abbildung 2.1.

„Absolute" Zellzahlen, d. h. die Zahl einer einzelnen Zellart pro Volumen, spiegeln eine Störung eines Zellsystems besser wider als die relativen Werte. Absolute Werte werden aus Prozentzahl und Leukozytenzahl ermittelt (altersabhängige Werte ➤ Tab. 2.3). Typisches Beispiel einer Fehlinterpretation ist die Überweisung eines Patienten, bei dem 70 % Lymphozyten, 10 % Monozyten und 20 % Stab- und Segmentkernige bei einer Gesamtleukozytenzahl von 3 G/l festgestellt wurden, wegen „Lymphozytose". Die entscheidende absolute Lymphozytenzahl ist aber mit 2,1 G/l völlig normal. Es besteht eine ausgeprägte Granulozytopenie mit 0,6 G/l!

Die Problematik der automatisierten Leukozytendifferenzierung liegt u. a. in der Tatsache, dass der anfordernde Arzt als Endnutzer der erstellten Befunde keine genaue Einsicht in die Analysentechnik hat, die methodenspezifischen Fehlerquellen nicht kennt und deswegen die Befunde als gegeben hinnimmt. Es ist wichtig zu wissen, dass morphologisch anomale Zellen nicht zuverlässig klassifiziert werden können. Atypische Zellen wie leukämische Blasten oder aktivierte Lymphozyten führen zu Warnsignalen des Geräts oder werden als große unklassifizierbare Zellen (*large unstained cells*, LUC, Technicon-Siemens) ausgegeben. In solchen Fällen ist die mikroskopische Beurteilung des Ausstrichs durch einen morphologisch geschulten Untersucher notwendig.

Es können jedoch auch echte Fehlklassifikationen vorkommen, ohne dass das Gerät mit einem Warnsignal darauf hinweist. Kleine lymphozytenähnliche atypische Zellen, z. B. bei akuten lymphatischen

Tab. 2.3 Altersabhängige Normalwerte für das rote und weiße Blutbild

Alter	Hb (g/dl)	Ery (T/l)	Hkt (%)	Thrombozyten (G/l)	Leukozyten (G/l)	Neutrophile % (G/l)	Eosinophile % (G/l)	Lymphozyten % (G/l)	Monozyten % (G/l)
Nach Geburt	19,8 (16,5–25)	5,5 (4,5–6,5)	58 (40–70)		18 (8–30)	61 (6–26)	2,2 (0–0,8)	36 (3,2–11)	5,8% (0,4–3,1)
2 Monate	11,5 (9,5–15)	3,8 (3,2–4,3)	34 (30–38)	350–660	11 (6–18)	34 (1–9)	2,7 (0,1–0,8)	64 (3,8–11)	5,9% (0,1–1,8)
1 Jahr	12,3 (11–14)	4,9 (4,2–5,5)	39 (35–43)	280–510	11 (6–17)	31 (1,5–8,5)	2,6 (0,1–0,7)	67 (4–11)	4,8% (0,1–1,1)
6 Jahre	13,4 (12–14,8)	5,1 (4,5–5,5)	37 (32–41)		8,5 (5–14)	51 (1,5–8,0)	2,7 (0–0,6)	46 (2,3–6,4)	4,7% (0–0,8)
14 Jahre	14,6 (12,8–18)	5,4 (4,3–5,7)	42 (35–49)	250–440	7,9 (4,4–13)	56 (1,8–8,0)	2,5 (0–0,5)	42 (1,7–5,4)	4,7% (0–0,8)
Erwachsene männlich	15 (13–18)	5 (4,8–5,9)	43 (36–48)	180–370	7,8 (4,4–11,3)	59 (1,8–7)	2,7 (0–0,5)	43 (1,5–5)	4,0% (0–0,8)
Erwachsene weiblich	14 (12–16)	4,5 (4,3–5,5)	40 (35–45)	180–410	7,8 (4,4–11,3)	59 1,8–7,7)	2,7 (0–0,5)	43 (1,5–5)	4,0% (0–0,8)

Der Bereich der Absolutwerte für die verschiedenen Leukozyten ist in Klammern unter den Prozentzahlen angegeben. Der Anteil der Basophilen liegt im Mittelwert in jedem Alter unter 1 %. Die in der Literatur publizierten Referenzwerte unterscheiden sich teilweise geringfügig.

Leukämien oder Haarzellleukämie werden u. U. als (normale) Lymphozyten registriert. Auch kernhaltige rote Vorstufen werden nicht von allen Geräten zuverlässig erkannt; ebenso ist die Bestimmung der Basophilenzahl bei manchen Geräten problematisch. Auf die häufig fehlende Unterscheidung von Stab- und Segmentkernigen wurde bereits hingewiesen.

Zur Vermeidung schwerwiegender Fehldiagnosen müssen die Ergebnisse von den mit dem verwendeten Gerät und der Hämatomorphologie vertrauten Labormitarbeitern sorgfältig auf Plausibilität geprüft werden. Der anfordernde Arzt muss die prinzipiellen Beschränkungen des automatisierten Differenzialblutbilds kennen und die Fehlermöglichkeiten des konkret verwendeten Geräts ggf. erfragen. Bei bestimmten Verdachtsdiagnosen wie z. B. beim Verdacht auf eine Leukämie ist auf jeden Fall die zusätzliche Anfertigung eines mikroskopischen Differenzialblutbildes indiziert.

2.1.3 Das mikroskopische Differenzialblutbild

Die Betrachtung und Beurteilung der Blutzellen im Ausstrich erlaubt vielfältige Aussagen bei hämatologischen Erkrankungen und bei diagnostisch wichtigen sekundären Blutbildveränderungen. Im Vergleich zum automatischen Differenzialblutbild können atypische kernhaltige Zellen besser eingeordnet werden; so gelingt bereits aus dem Blutbild in vielen Fällen die eindeutige Diagnosestellung (z. B. einer akuten myeloischen Leukämie). Daneben können morphologische Veränderungen der Erythrozyten genau erfasst werden, was in manchen Situationen unverzichtbare Befunde für die Diagnosestellung und Behandlung erbringt. Die Quantifizierung der normalen Leukozyten ist aufgrund der geringeren Zahl beurteilter Zellen ungenauer als mit Blutbildautomaten. Bei der Bewertung der Einzelzahlen ist zu beachten, dass der zufallsbedingte relative Fehler umso höher wird, je kleiner der Anteil einer bestimmten Zellart ist. Beispielsweise liegt der „wahre" Wert des Eosinophilenanteils bei einer einmaligen Zählung von 4/100 Zellen mit 95%iger Wahrscheinlichkeit in dem weiten Bereich zwischen 1 und 8 %.

Ausstrich

Eine saubere technische Ausführung der Ausstriche ist zwingende Voraussetzung für die weiteren Schritte. Es ist erstaunlich, wie häufig selbst in Laboratorien, in denen man große Summen für vergleichsweise geringfügige Verbesserungen der apparativen Analysen ausgibt, ungeeignete Blutausstriche angefertigt werden. Für die Herstellung technisch korrekter Ausstriche sind folgende Punkte besonders zu beachten:

Tab. 2.4 Maschinelles versus mikroskopisches Differenzialblutbild

	Maschine	Mikroskop
Investition	mittel bis groß	klein bis mittel
Zeitaufwand ab Probeneingang im Labor	wenige Minuten	1–2 Stunden
Arbeitsaufwand pro Bestimmung	gering	hoch
Nötige Erfahrung des Personals	mittel	sehr hoch
Zellzählung normaler Populationen	genau	ungenau (statistische Streuung)
Erkennung atypischer kernhaltiger Zellen	mäßig bis gut	sehr gut
Zuordnung atypischer kernhaltiger Zellen	schlecht (evtl. Hinweise aus den ausgegebenen Diagrammen)	gut (z. T. diagnoseweisend)
Größenverteilung der Erythrozyten	quantitativ	qualitativ
Erkennung von Erythrozytenanomalien	schlecht	gut (z. T. diagnoseweisend)
Größenverteilung der Thrombozyten	quantitativ	qualitativ
Erkennung der Pseudothrombopenie	indirekt über Vergleichsserien	gut (Thrombozytenaggregate)
Zusätzliche diagnostische Hinweise	–	Geldrollenbildung, Parasiten etc.

- EDTA-Blut soll von der Abnahme bis zum Ausstreichen nicht länger als 6 h stehen und muss vor Probenentnahme nochmals gut geschwenkt werden.
- Ein (kleiner) Tropfen Blut wird am Rand eines Objektträgers aufgebracht. Ein Deckgläschen oder ein schräg aufgesetzter zweiter Objektträger wird an den Bluttropfen geführt und wieder weggezogen, sodass ein dünner Blutfilm entsteht.
- Der Blutfilm soll nicht mehr als ¾ des Objektträgers bedecken, damit am Ausstrichende eine zungenförmige Abrisszone, die sog. „Fahne" (➤ Abb. 2.2), entsteht.
- Die Länge des Blutfilms lässt sich durch die Ausstrichgeschwindigkeit und die Ausstrichdicke durch den Aufsatzwinkel regulieren (bei Anämien: Winkel > 45°, bei Erythrozytosen: < 45°).
- Ausstriche müssen rasch und vollständig getrocknet werden (evtl. Ventilator) und dürfen vor der Fixierung nicht hoher Luftfeuchtigkeit oder Wasserdampf ausgesetzt werden.
- Getrocknete ungefärbte Ausstriche lassen sich gut zur weiteren Verarbeitung versenden.

Färbung

Die besten Ergebnisse der Färbung erreicht man bis heute mit der in Deutschland üblichen May-Grünwald-Giemsa-Färbung nach Pappenheim. Die Küvettenfärbung mit senkrecht stehenden Objektträgern bringt bessere Ergebnisse als das Aufgießen von Färbelösungen auf horizontal liegende Objektträger auf Färbebänken. Färbeküvetten gibt es in unterschiedlichen Größen für unterschiedlich hohen Probendurchsatz. „Färberezepte" gibt es in verschiedenen Modifikationen. Ein unbefriedigendes Ergebnis mit schlechter Differenzierung der Zellbestandteile findet man insbesondere bei zu sauren oder zu basischen Färbeansätzen. Bessere Ergebnisse lassen sich oft mit verdünntem Puffer (10 mM Phosphatpuffer, pH 6,8) statt mit Aqua dest. erreichen. Bei optimalem pH sind die Erythrozyten leicht rötlichgrau. Für die Küvettenfärbung hat sich z. B. das in ➤ Tabelle 2.5 angegebene Rezept bewährt: Schnellfärbungen, die einen geringeren Zeitaufwand erfordern, werden als Fertigpackungen angeboten. Der effektive Zeitgewinn ist bei guter Organisation der Laborarbeit gering. Die Qualität erreicht nicht die der Pappenheimfärbung, sodass letztere vorzuziehen ist.

Beurteilung

Die heute verkauften Mikroskope namhafter Hersteller entsprechen auch bei einfacher Ausführung den Erfordernissen des hämatologischen Labors. Wichtig ist die Qualität der Objektive; insbesondere bei den Ölimmersionsobjektiven sind die einfachsten Varianten von der Detailauflösung und Randschärfe her nicht ausreichend. Häufige Fehlerquellen sind verkratzte oder verölte Objektfrontlinsen und das Arbeiten bei gesenktem Kondensor oder eng gestellter Kondensorblende. „Abblenden" durch Verengung der Kondensorblende gilt bei der Beurteilung des Blutausstrichs als schwerer Fehler. Eine Verminderung der Helligkeit darf nur durch Verminderung der Lampenspannung oder durch Neutralfilter erfolgen!

Tab. 2.5 Färbung nach Pappenheim (May-Grünwald-Giemsa)

Küvette 1	Methanol (Fixation)		10 min
Küvette 2	May-Grünwald-Lösung Aqua dest. oder Puffer	70 ml 30 ml	5 min
Küvette 3	Giemsa-Lösung Aqua dest. oder Puffer	15 ml 85 ml	20 min
Küvette 4	Aqua dest. oder Puffer		1 min
Küvette 5	Aqua dest. oder Puffer		10 min
Lufttrocknen			

Die Lösungen werden täglich, spätestens jeden zweiten Tag frisch angesetzt und müssen in entsprechendem Sondermüll entsorgt werden. Methanoldämpfe sind giftig.

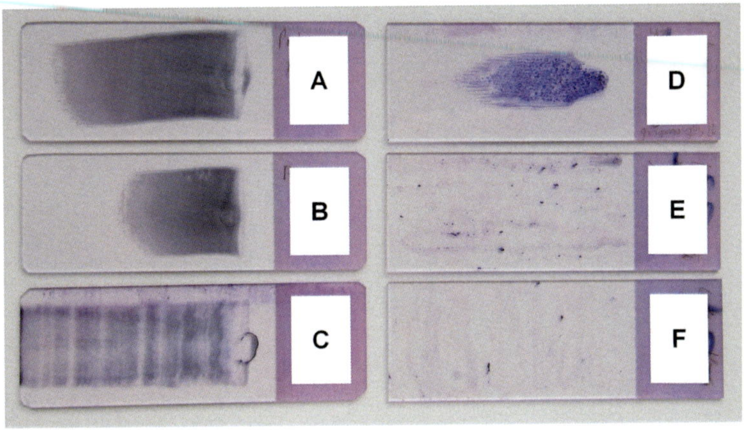

Abb. 2.2 Verschiedene Blut- und Knochenmarkausstriche. **A, B:** Korrekte Technik. Zellen liegen hinter der Fahne einzeln ausgestrichen (➤ Abb. 2.3). **C:** Missglückter Ausstrich (zu langsam oder zu großer Tropfen Blut). In diesem Präparat wird man keine gut beurteilbaren Areale finden. **D:** Knochenmarkquetschpräparat. Bei sauberer Ausführung gute Beurteilbarkeit, aber hohes Risiko, die Zellen zu stark zu quetschen. **E, F:** Hier sind wenige Knochenmarkbröckel mäanderförmig mit einem Holzstäbchen über den Objektträger gestrichen. Optimale Ausbeute an beurteilbaren Zellen, wenn nur wenig Bröckel gewonnen werden können.

Die Beurteilung des gefärbten Ausstrichs beginnt immer mit dem Übersichtsobjektiv. Dabei wird die Ausstrichqualität beurteilt, die Leukozytenzahl geschätzt und ein Bereich im Präparat gesucht, wo die Zellen einzeln nebeneinanderliegen und gut beurteilt werden können. Mit ausreichender Übung erkennt man bereits bei dieser Vergrößerung oder mit einem 20×-Objektiv besonders ausgeprägte Veränderungen der Erythrozytenmorphologie und stark atypische kernhaltige Zellen, die dann mit der Ölimmersion genau betrachtet werden können.

BOX 2.1

Arbeitsgang bei der Mikroskopie des Differenzialblutbildes

Übersichtsobjektiv (10×)

- Beurteilung der Ausstrichqualität. Suche nach geeignetem Bereich für die weitere Beurteilung.
- Schätzung der Leukozytenzahl und des Verhältnisses zwischen stab- und segmentkernigen sowie mononukleären Leukozytenformen.
- Durchmustern nach atypischen kernhaltigen Zellen, die dann mit der Ölimmersion genauer untersucht werden (evtl. mit 20×-Objektiv).

Immersionsobjektiv (63× oder 100×)

- Schätzung der Thrombozytenzahl (Aggregate in der Fahne?).
- Beurteilung der Erythrozytenform; Schätzung des Anteils polychromatischer Erythrozyten, Suche nach Veränderungen wie Fragmentozyten, basophiler Tüpfelung, Jolly-Körpern oder Malariaplasmodien.
- Beurteilung von morphologischen Veränderungen normaler Leukozyten (z. B. toxische Granulation, Übersegmentation der Neutrophilen).
- Suche nach abnormen kernhaltigen Zellen und deren Einordnung (Vorstufen der Granulopoese und Erythropoese, Plasmazellen, leukämische Blasten etc.).
- Schätzung der Verteilung der normalen, im peripheren Blut vorhandenen kernhaltigen Zellformen (Eosinophilie, Basophilie, Monozytose, Neutropenie, Linksverschiebung?). Für quantitativen Befund: Auszählen der kernhaltigen Zellen.

Das Auszählen wird in der Regel durch technische Assistenten geleistet, die ebenfalls vor dem Zählen den Ausstrich durchmustern und bei nicht sicher identifizierten Zellen den Arzt zu Rate ziehen. Eine sorgfältige Durchsicht ist in der Primärdiagnostik wichtiger als die Auszählung, die vor allem der Verlaufskontrolle dient.

Zur Erstellung des Differenzialblutbildes werden in der Regel 100 Leukozyten ausgezählt und der Anteil der einzelnen Zellformen in Prozent angegeben. Rote Vorläuferzellen werden zusätzlich erfasst. Nach neueren Empfehlungen werden beim Ausstreichen zerstörte Zellen beim Zählen nicht übersprungen, sondern separat als „Kernschatten" aufgeführt, weil sich sonst insbesondere bei der CLL missverständliche Befunde ergeben. Bei der Bewertung ist zu beachten, dass die kernhaltigen Zellen auf dem Objektträger nicht ganz gleichmäßig verteilt sind. Reife Granulozyten und Monozyten sammeln sich am

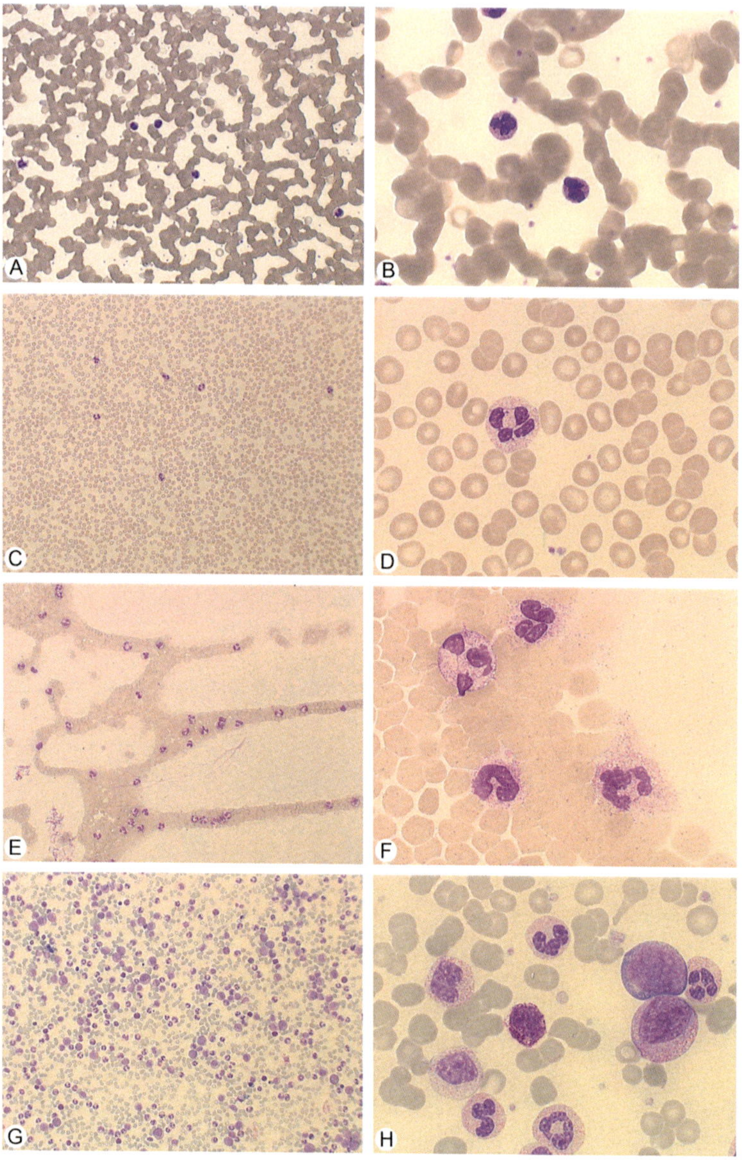

Abb. 2.3 Verschiedene Areale des Blutausstrichs. Normalbefund und CML. Jeweils Aufnahme mit Übersichtsobjektiv (10x) und Ölobjektiv (63x). **A und B:** Dicke Stelle des Präparats, für die Zellbeurteilung nicht verwertbar. **C und D:** Optimale Stelle kurz hinter der Fahne. **E und F:** In der Fahne, Anreicherung der Leukozyten, aber Zellen teilweise zerstört und nicht mehr sauber zu beurteilen. **G und H:** Massive Vermehrung der Leukozyten bei CML.

Ausstrichende. Repräsentative Werte erhält man nur bei korrekter Ausstrichtechnik und Zählung im dünnen Ausstrichbereich vor der „Fahne". Um zu vermeiden, dass dieselben Zellen zweimal gezählt werden, wird dieser Bereich mäanderförmig durchfahren. Atypische Zellen, die nur in 1–2 % der kernhaltigen Zellen anzutreffen sind, können dem Untersucher entgehen, wenn nur 100 Zellen beurteilt werden.

2.1.4 Retikulozytenzählung

Werden die Blutzellen nicht wie bei den panoptischen Färbemethoden fixiert, sondern in wässriger Lösung mit basischen Farbstoffen wie Brillantkresylblau oder Methylenblau behandelt, so werden in neu gebildeten Erythrozyten aus der verbliebenen RNA klumpig-fädige, dunkelblau angefärbte Strukturen. Erythrozyten mit solchen Strukturen bezeichnet man als Retikulozyten. Sie sind mit den im panoptisch gefärbten Blutausstrich sichtbaren polychromatischen Erythrozyten identisch; letztere sind aber nicht zuverlässig zu erkennen und zu zählen.

Auch die Retikulozytenzählung ist heute mittels Durchflusszytometrie möglich und wird bei großen Blutbildautomaten als zusätzliche Bestimmung in einem Arbeitsgang mit durchgeführt. Die RNA-Reste werden dazu mit Fluoreszenzfarbstoffen wie Acridinorange angefärbt.

Retikulozyten werden im deutschen Sprachgebiet teilweise noch in Promille (‰), in anderen Ländern in Prozent (%) angegeben. Für viele Fragestellungen ist die absolute Retikulozytenzahl, d. h. die echte Zahl junger Erythrozyten/µl aussagekräftiger, da sie der effektiven Erythrozytenbildung etwa parallel geht.

Berechnung: Retikulozyten/µl = Erythrozyten/µl × Retikulozyten (%) × 0,01.

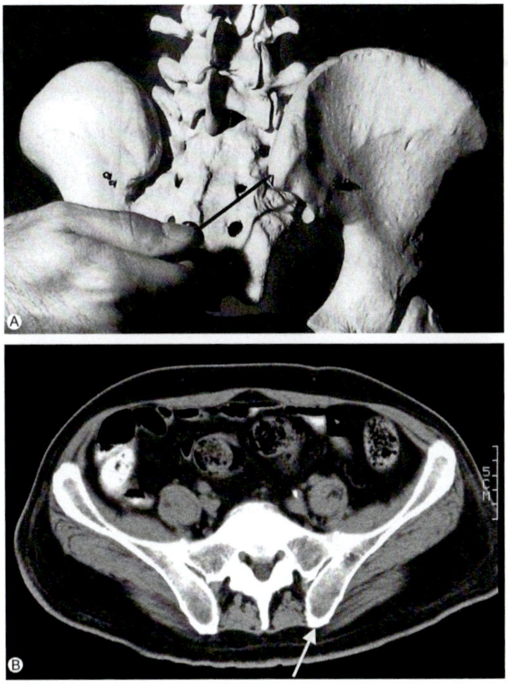

Abb. 2.4 Knochenmarkentnahme. Die optimale Punktionsrichtung geht nach anterior leicht lateral. **A:** Korrekter Punktionsort. **B:** Punktionsrichtung dargestellt an einem Schnitt durch das Becken.

2.2 Zytologische und histologische Knochenmarkdiagnostik

Die zytologische Untersuchung des aspirierten Knochenmarks gilt nach dem Blutbild bis heute bei vielen hämatologischen Erkrankungen als die diagnostisch wichtigste Untersuchung.

2.2.1 Aspirationszytologie

Die Markaspiration erfolgt an der Spina iliaca posterior superior (➤ Abb. 2.4), bei Kindern unter 2 Jahren auch am Tibiakopf. Die Beckenkammpunktion ist technisch ebenso einfach, aber ungefährlicher und psychologisch für den Patienten weniger belastend als die früher häufig durchgeführte Sternalpunktion. Sie hat zudem den Vorteil, dass an einer Entnahmestelle gleichzeitig eine Stanzbiopsie für die histologische Untersuchung entnommen werden kann. Die Sternalpunktion wird nur noch bei spezieller Indikation (starke Adipositas, Vorbestrahlung der Beckenregion) angewandt. Bei korrekter Technik ist das Risiko der Punktion am Beckenkamm für den Patienten minimal. Eine Blutung nach innen nach versehentlichem Durchstoßen der inneren Kompakta des Beckenknochens kann in sehr seltenen Fällen zu einer bedrohlichen Blutung führen. Zustände mit verminderter Infektabwehr und Thrombozytopenie sind keine Kontraindikation. Die Gefahr der Nachblutung ist bei ausgeprägter Thrombozytopenie, bei sehr hohen Thrombozytenzahlen bei myeloproliferativen Neoplasien (MPN) und vor allem unter Gabe von Thrombozytenaggregationshemmern mäßig erhöht, bei schweren plasmatischen Gerinnungsstörungen, z. B. bei der Hämophilie A, ist sie hingegen deutlich erhöht. Bei solchen Blutstillungsstörungen und bei schwerer symptomatischer Thrombozytopenie sollte deshalb vor Punktion eine Verbesserung der Gerinnungssituation erreicht werden. Eine subkutane Blutung lässt sich durch Kompression in aller Regel gut beherrschen. Man verwendet am Beckenkamm eine einfache, mit einem eingepassten Mandrin versehene Aspirationsnadel mit einem Außendurchmesser von etwa 1,8 mm, für die Sternalpunktion immer mit höhenverstellbarer Schutzplatte. Heute kommen überwiegend Einmalartikel zur Anwendung.

In den zur Aspiration verwendeten 20-ml-Spritzen werden für die Anfertigung von Ausstrichpräparaten zur morphologischen Beurteilung etwa 1–2 ml 1,1%iger EDTA-Lösung vorgelegt, alternativ Citrat. Für die Immunzytologie und Zytogenetik wird bevorzugt Heparin verwendet. Knochenmark sollte innerhalb von einer Stunde nach Entnahme ausgestrichen werden, bevorzugt direkt am Patientenbett. Einsendung des aspirierten Marks und Präparation im Labor des Beurteilers sind deswegen meist nicht möglich.

Die diagnostische Ausbeute hängt entscheidend von der Qualität der Materialgewinnung und -verarbeitung ab. Zunächst wird das antikoagulierte Aspirat in ein flaches Gefäß gegeben und sanft geschwenkt, sodass sich die Knochenmarkbröckel (= kleine Gewebeverbände) am Rand absetzen. Die besten Präparate, in denen auch eine semiquantitative Schätzung der Zelldichte möglich ist, erhält man, wenn man mehrere Bröckel auf einen Objektträger aufbringt und anschließend durch sanftes Quetschen mit einem zweiten Objektträger ausstreicht (➤ Abb. 2.3). Können nur wenige Bröckel gewonnen werden oder fehlt die notwendige Routine für die Technik der Quetschpräparate, so können alternativ einzelne Bröckel mit einem angespitzten Holzstäbchen über den Objektträger gerollt werden. Zusätzlich werden Knochenmarkblutausstriche hergestellt, in denen sich die Einzelzellen zuverlässig beurteilen lassen. Es empfiehlt sich, mehr Ausstriche anzufertigen, als für die primäre Diagnostik benötigt werden, sodass Reserven für Versand und/oder Spezialfärbungen vorhanden sind. Die getrockneten Ausstriche werden nach Pappenheim gefärbt, wie für Blutausstriche oben beschrieben.

Versand: Es sollten ungefärbte Präparate versandt werden, wenn verfügbar mindestens drei Quetschpräparate oder Abrollpräparate, ein Knochenmarkblutausstrich und ein peripherer Blutausstrich. Wichtig ist die Mitteilung der Fragestellung und des kleinen Blutbildes. Parallel dazu wird bei Bedarf Frischmaterial für Spezialuntersuchungen versandt.

Zytochemie

In Einzelzellen aus dem peripheren Blut und dem Knochenmark kann eine Reihe von Enzymen und Substraten zytochemisch nachgewiesen werden. Diese Untersuchungen werden an frisch ausgestrichenen, luftgetrockneten Objektträgern durchgeführt. In vielen Bereichen wurden diese Spezialfärbungen durch die Immunzytologie ersetzt. Für einige Fragestellungen in der Hämatologie wird die Zytochemie weiterhin regelhaft eingesetzt:

- Nachweis von Nichthäm-Eisen mithilfe der Berliner-Blau-Reaktion, wichtig insb. in der Diagnostik der Myelodysplasien.
- Peroxidase: Hinweis auf Zugehörigkeit einer Zelle zur Granulopoese; Standardreaktion für die zytologische Klassifikation der akuten Leukämien; Peroxidasemangel als Hinweis für Myelodysplasien.
- Sog. unspezifische Esterase, z. B. α-Naphtholesterase; Hinweis auf Zugehörigkeit einer Zelle zur Monozytenreihe; wichtig für die Diagnostik bei akuten Leukämien.

Andere zytochemische Färbungen haben ihre Bedeutung weitgehend verloren:

- Alkalische Neutrophilen-Phosphatase (ANP) war früher für die Diagnose der CML (➤ Kap. 5.3.1) von großer Bedeutung. Heute wird jedoch in aller Regel zeitnah und mit verbesserter diagnostischer Wertigkeit eine Zytogenetik und/oder molekularbiologische Untersuchung auf bcr/abl durchgeführt.
- Saure Phosphatase: Hinweis auf T-Zell-Natur einer akuten lymphatischen Leukämie, heute abgelöst durch die Immunzytologie.
- Nachweis von Mukopolysacchariden mit der PAS-(Periodic Acid Schiff)Reaktion: Charakteristische Reaktionsausfälle bei einem Teil der akuten lymphatischen Leukämien, heute abgelöst durch die Immunzytologie; aberranter Nachweis in roten Vorläufern als Dysplasiezeichen (nicht sensitiv).

2.2.2 Knochenmarkhistologie

Die histologische Knochenmarkuntersuchung erfolgt an Stanzzylindern, die an gleicher Stelle entnommen werden wie das Material für die Aspirationszytologie (➤ Abb. 2.4). Für hämatologische Fragestellungen reicht die Entnahme mit einer einfachen Stanznadel (z. B. nach Yamshidi, Außendurchmesser etwa 3 mm) aus der Spina iliaca dorsalis aus. Diese Technik ist kaum aufwändiger und nicht schmerzhafter als die Knochenmarkaspiration. Die Verarbeitung des gewonnenen Zylinders ist langwieriger als die Zytologie. Um gut beurteilbare Schnitte zu erhalten, muss vor Paraffineinbettung mit spezieller Technik schonend entkalkt werden. Die histologische und ggf. immunhistologische Untersuchung erlaubt zuverlässigere Aussagen über die Zelldichte und Infiltration durch knochenmarkfremde Zellen. Zelluläre Details, wichtig vor allem in der Diagnostik der Leukämien und der Myelodysplasien, sind jedoch auch bei optimaler Verarbeitung in der Histologie schwerer zu erkennen als in der Aspirationszytologie.

Indikationen zur Knochenmarkhistologie sind:

- Diagnostik und Stadieneinteilung maligner Lymphome (insb. in Kombination mit Immunhistologie).
- Erstdiagnostik myeloproliferativer Neoplasien (MPN).
- Verdacht auf aplastische Anämie, granulomatöse Markveränderungen, Markfibrose oder Knochenmarkmetastasen.
- Notwendigkeit der Mitbeurteilung des Knochens und der Gefäße.
- Diskrepanz zwischen Blutbild und Befund der Knochenmarkaspirationszytologie.
- Punctio sicca oder ungenügende Markgewinnung bei der Aspiration.

Arbeitsgang Knochenmarkentnahme

Die Knochenmarkaspiration und -biopsie kann ambulant durchgeführt werden. Da es sich um eine invasive Methode handelt, muss eine klare Indikation zu diesem Eingriff bestehen und eine ausreichende Aufklärung des Patienten erfolgen. Selbstverständlich sind die Regeln der Asepsis zu beachten:

- Lagerung des Patienten auf der Seite mit angebeugten Beinen.
- Fakultativ in Absprache mit dem Patienten unter Beachtung von Nebenwirkungen und Kontraindikationen: Sedierung z. B. mit Midazolam.
- Palpation der oben liegenden Spina iliaca posterior superior (identisch mit den äußeren Punkten der Michaelischen Raute). Hilfreich ist eine Palpation mit dem Daumen bei Platzieren der Finger auf dem Beckenkamm. Markierung der Punktionsstelle.
- Hautdesinfektion.
- Lokalanästhesie der Haut: Unter Gabe von kleinen subkutanen Depots von Lokalanästhetikum Vorschieben der Nadel und Aufsuchen der Punktionsstelle am Knochen. Wenn sich die Wirkung des Lokalanästhetikums am Knochen entfaltet: Kontrolle der korrekten Stelle mit kräftigerem Druck der Nadel. Wenn bei adipösen Patienten die optimale Stichrichtung nicht richtig geschätzt wurde: Versetzen der Einstichstelle an der Haut.
- Nochmalige Hautdesinfektion; sterile Handschuhe für den Untersucher; sterile Abdeckung der Einstichstelle; steriles Tuch zum Ablegen der Utensilien.
- Vorbereitung des Entnahmematerials (steril): 20-ml-Spritzen mit Antikoagulans, Aspirationsnadel, bei Bedarf Biopsienadel plus spitzes Skalpell.
- Einbringen der Aspirationsnadel mit Mandrin bis an den Knochen; Durchstechen der Kompakta unter Drehbewegungen; nach Eindringen in die Spongiosa (geringerer Widerstand) Nadel noch 1–2 cm weiter vorschieben.
- Mandrin entfernen und Entnahmespritze ansetzen. Stempel der Spritze ruckartig und fest anziehen, sodass ausreichend Bröckel mit dem Knochenmarkblut mitgerissen werden. Dies kann trotz Lokalanästhesie schmerzhaft sein. Patienten vorwarnen und evtl. durch tiefes Atemholen ablenken.
- Wenn nur kein oder nur sehr wenig Material zu Tage tritt: Stempel zurückziehen und festhalten, sodass ein Unterdruck bestehen bleibt. Gleichzeitig Aspirationsnadel unter leichtem „Wackeln" millimeterweise rückwärts ziehen.
- Spritze von der Aspirationsnadel abziehen und schwenken, sodass das Knochenmarkblut sich sofort mit dem Antikoagulans vermischt. Prozedur bei Bedarf mit einer zweiten Spritze wiederholen.
- Wenn möglich, fertigt eine zweite Person direkt am Patientenbett Ausstriche an und beurteilt die

Menge der gewonnenen Bröckel, sodass ggf. weiteres Material gewonnen werden kann.
- Für die Stanzbiopsie: Kleine Hautinzision mit einem Skalpell; Vorführen der Biopsienadel bis an den Knochen.
- Entfernen des Mandrins. Geradliniges Vorschieben der Nadel unter drehenden Bewegungen, um einen Zylinder aus dem Knochen zu schneiden (Ziel: 2–3 cm Länge). Leichtes Zurückziehen und schräges Vorschieben, um den Zylinder in den Innenraum der Nadel abzuscheren. Nadel zurückziehen.
- Fakultativ: Vor Verlassen der Kompakta vorsichtiger Test mit dem Mandrin, ob sich ein ausreichender Zylinder in der Nadel befindet.
- Nadel abziehen und Punktionsstelle sofort mit steriler Kompresse abdrücken. Knochenzylinder von der Nadelspitze her aus der Nadel herausschieben.
- Fakultativ bei P. sicca: Abrollen des Stanzzylinders auf einem Objektträger.
- Zylinder in ein vorbereitetes Formalinröhrchen einbringen.
- Punktionsstelle verbinden und Patienten ca. 30 min mit einem Sandsack unter der Punktionsstelle auf dem Rücken lagern. Anschließend Kontrolle auf Nachblutung.

2.3 Zytogenetische und molekulargenetische Untersuchungen

Neoplasien sind mit erworbenen genetischen Veränderungen vergesellschaftet. Bei einem Teil der Leukämien und Lymphome lassen sich diese Veränderungen mithilfe der konventionellen Bänderungsfärbung an Metaphasechromosomen nachweisen. Im Unterschied zu vielen Karzinomen, deren Chromosomensatz häufig aneuploid, instabil und heterogen ist, finden sich bei hämatologischen Neoplasien vielfach homogene Veränderungen wie z. B. einzelne Translokationen.

Zytogenetik an Metaphasen

Da hämatopoetische Zellen vielfach eine hohe Teilungsrate haben oder durch spezifische Stimulation zur Zellteilung angeregt werden können, ist die Präparation von Chromosomen in der Metaphase gut möglich. Allerdings proliferieren auch normale hämatopoetische Vorläuferzellen sehr gut, weshalb insbesondere bei niedrigerer Proliferationsrate der neoplastischen Zellen und/oder geringer Infiltration nur Metaphasen der gesunden Resthämatopoese analysiert und Aberrationen des Malignoms übersehen werden können, z. B. beim multiplen Myelom. Die Kulturen sollten mit frisch entnommenen Knochenmarkzellen angesetzt werden. Ersatzweise kann insbesondere bei Ausschwemmung von leukämischen Blasten peripheres Blut verwendet werden. Chromosomenanalysen an verschicktem Material sind möglich. Die Einsendemodalitäten sind mit dem jeweiligen Labor zu vereinbaren. Als Antikoagulans werden einige Tropfen – bevorzugt konservierungsmittelfreies – Heparin verwendet.

Die Zytogenetik der Metaphasen ist von u. a. praktisch-diagnostischer Bedeutung für:
- Die Abtrennung der chronisch myeloischen Leukämie von anderen Formen der myeloproliferativen Neoplasien (MPN) durch den Nachweis des Philadelphia-Chromosoms,
- die Diagnose myelodysplastischer Syndrome,
- die prognostische Beurteilung und die Therapiewahl bei akuten Leukämien und Non-Hodgkin-Lymphomen.

Für die Diagnostik werden in der Regel 20–25 Metaphasen beurteilt und evtl. heterogene Ergebnisse (z. B. eine bestimmte Aberration nur in einer von 20 ausgewerteten Metaphasen) mit angegeben. Die Nomenklatur richtet sich nach den Banden am kurzen (p) oder langen (q) Arm der beteiligten Chromosomen. Beispiele:
- del(5)(q22,23): Verlust des Segments zwischen Band 2.2 und 2.3 des langen Arms von Chromosom 5 (häufig bei Myelodysplasien und akuten myeloischen Leukämien).
- t(9;22)(q34,q11): Translokation (reziproker Austausch) der Chromosomensegmente von Chromosom 9 distal von Band 3.4 und von Chromosom 22 distal von Band 1.1 (typische Aberration bei CML).

Molekulargenetische Untersuchungen

Konventionelle zytogenetische Untersuchungen werden zunehmend durch molekulargenetische Methoden ergänzt und ersetzt. Diese haben den Vorteil, dass sie auch an ruhenden Zellen und teilweise auch an bereits fixiertem Zellmaterial durchführbar sind. Im Unterschied zur konventionellen Zytogenetik werden aber jeweils nur einzelne Gene oder kurze Chromosomenabschnitte gezielt untersucht.

Mit der Fluoreszenzmarkierung durch In-situ-Hybridisierung (FISH) können kurze Genabschnitte auf Deletion, Translokation oder Duplikation hin untersucht werden. Im Gegensatz zur morphologischen Chromosomenanalyse ist FISH auch an Interphasezellen möglich. Die Auswertung erfolgt mittels Fluoreszenzmikroskop. In der Regel werden 100 Zellen beurteilt, sodass die Sensitivität etwas höher ist als bei der Metaphasenzytogenetik. Die Methode kann zur Erhöhung der Sensitivität auch an Zellen durchgeführt werden, die zuvor aus einer Zellsuspension nach Antikörpermarkierung angereichert wurden (z. B. Myelom- oder Lymphomzellen).

Mit der Polymerase-Ketten-Reaktion (PCR) werden einzelne Translokationen oder Mutationen nachgewiesen. Diese Methode ist besonders empfindlich (bei günstigen Bedingungen etwa eine aberrante Zelle auf eine Million normale Zellen), lässt sich gut automatisieren und teilweise quantifizieren. Sie wird deswegen zunehmend zum Nachweis residueller Leukämiezellen nach Behandlung eingesetzt. Andererseits ist die Methodik störanfällig (auch falsch positive Befunde durch Kontamination) und wenig standardisiert.

Nicht alle Laboratorien liefern mit den beschriebenen Methoden, die auf dem Weg vom Forschungslabor in die Klinik sind, gleich zuverlässige Ergebnisse. Im Zweifel hilft eine Rücksprache mit den Referenzlabors der großen Multicenterstudien. Wahl des Probenmaterials und Versand sollten immer mit dem Einsendelabor abgesprochen werden.

2.4 Immunologische Zelltypisierung

In den vergangenen 30 Jahren sind zahlreiche Antigene normaler und pathologischer Zellen aller Art definiert worden. Die Verwendung der entsprechenden Antikörper in der Immunhistologie ist inzwischen zum selbstverständlichen Bestandteil der Histopathologie geworden und für die präzise Zuordnung von Lymphomen und anderen hämatologischen Neoplasien teilweise unabdingbar.

Bei den hämatologischen Neoplasien hat sich ein zusätzlicher Sonderweg dadurch aufgetan, dass die Beurteilung der Einzelzellen oft wichtiger ist als die Analyse von Gewebeverbänden und dass für die Diagnostik häufig frisches Suspensionsmaterial (Blut, Knochenmark, Ergüsse) zur Verfügung steht. Wie in der Immunhistologie können für zytologische Untersuchungen enzymgekoppelte Antikörper verwendet werden, die bei spezifischer Bindung an die antigentragenden, auf Objektträgern fixierten Zellen nach entsprechender Färbereaktion zu einem Farbniederschlag führen, sodass die markierten Zellen im Mikroskop ausgezählt werden können.

Für die hämatologischen Neoplasien und für die Quantifizierung normaler Zellpopulationen wie CD34-positive hämatopoetische Vorläuferzellen oder CD4-positive Helferzellen hat sich jedoch die Durchflusszytometrie durchgesetzt, auch FACS-Analyse genannt (von Fluorescence Assisted Cell Sorter). Die Antikörper-markierten Zellen laufen einzeln an einem Laserstrahl vorbei. Als Basisinformation wird von jeder Zelle die Lichtabstrahlung in der Anregungswellenlänge (ohne Fluoreszenz) in zwei Parametern gemessen: Die Vorwärts-Lichtstreuung (forward scatter, FSC) korreliert mit der Größe der Zellen, die Seitwärts-Lichtstreuung (sideward scatter, SSC) mit der Granularität der Zellen. Parallel wird für jede Zelle die Intensität der Fluoreszenz analysiert, die von Fluoreszenzfarbstoff-markierten Antikörpern herrührt. Heutzutage werden hierfür in jedem einzelnen Probenröhrchen mehrere Antikörper gleichzeitig eingesetzt, die mit unterschiedlichen Farbstoffen gekoppelt sind. Es wird z. B. in drei Emissionswellenlängen gemessen, die passend zu drei verschiedenen Fluoreszenzfarbstoffen gewählt wurden. Es ergibt sich eine Liste von

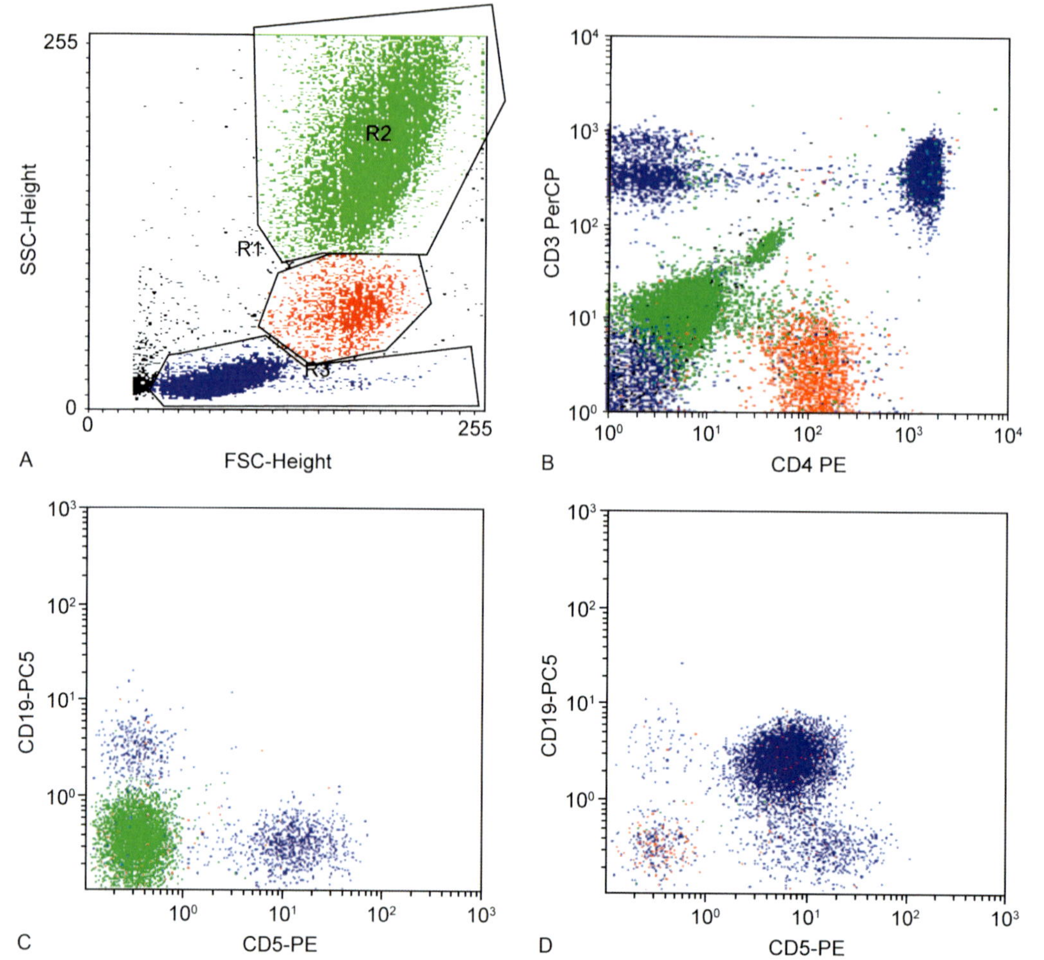

Abb. 2.5 Beispiele Durchflusszytometrie.
Beispiel für die Darstellung durchflusszytometrischer Daten in Dot Plots. **A:** Leukozyten aus Vollblut eines gesunden Spenders nach Antikörperfärbung und Lyse der Erythrozyten. Die wichtigsten Zellpopulationen sind bereits nach ihren Streulichteigenschaften ohne Verwendung der Daten aus der Antikörperfärbung zu differenzieren. Als Lymphozyten imponierende Zellen sind blau markiert, Monozyten rot, Granulozyten grün. **B:** Man sieht, dass diese Markierung mit der Immunfärbung korreliert: Die blauen Zellen (Lymphozyten) sind überwiegend CD3-positive T-Zellen, davon der größere Teil CD4 stark positiv. B-Zellen und NK-Zellen sind CD3-negativ und CD4-negativ. Die roten Zellen sind homogen CD4 schwach positiv und CD3-negativ, passend zu Monozyten. Die grünen Zellen (Granulozyten) sind überwiegend für keines der beiden Antigene positiv; die leichte Verschiebung in die Mitte des Plots rührt von einer im Vergleich zu den blauen Lymphozyten stärkeren Hintergrundfluoreszenz her. Eine grüne Subpopulation ist anscheinend ganz schwach positiv für CD3 und CD4; dies wird jedoch von der sehr starken Autofluoreszenz der Eosinophilen hervorgerufen. **C:** Ebenfalls normale Probe. Analyse von CD19 und CD5. CD19-positive B-Zellen und CD5-positive T-Zellen sind klar separierte Populationen. Die meisten Zellen (Granulozyten) tragen keines der beiden Antigene. **D:** Die dominante Population ist doppelt positiv für CD19 und CD5 bei einer typischen B-CLL, kaum andere Zellen.

Messungen einzelner Zellen („events“) mit jeweils fünf gemessenen Parametern. Die semiquantitative Beschreibung einer einzelnen Zelle könnte dann z. B. lauten: FSC hoch, SSC niedrig–mittel, CD4 schwach positiv, CD3 negativ, CD8 negativ (= ein typischer Monozyt). Die Zahlenwerte für die einzelnen Parameter sind keine Absolutwerte, sondern werden lokal für das einzelne Gerät so eingestellt, dass sich eine gute Auflösung über den Messbereich ergibt. Für eine Einzelmessung werden etwa 10 000 bis 50 000 Zellen analysiert und je nach Fragestellung mehrere Röhrchen mit verschiedenen Antikörperkombinationen gemessen. Die Analyse intrazellulärer Antigene ist mit entsprechenden Färbemethoden ebenfalls möglich und z. B. für die Diagnostik akuter Leukämien unverzichtbar. Eine Liste mit Beispielen wichtiger Antigene findet sich in ➤ Tabelle 2.6.

Die Rohdaten der Messungen werden anschließend für die Befunderstellung aufgearbeitet. Bewährt hat sich für die Beurteilung insbesondere die Darstellung von jeweils zwei Parametern in sog. **Dot Plots** (➤ Abb. 2.5). Da mehr als zwei Parameter gemessen werden, sind jeweils mehrere Dot Plots für die Beschreibung der Zelleigenschaften einer Messung notwendig. Bei der Auswertung wird dies genutzt, indem eine Teilpopulation der gemessenen Zellen mit zwei Parametern in einem Plot definiert wird, um dann die Eigenschaften dieser Population in Bezug auf andere Parameter zu betrachten. Dies ist besonders dann wertvoll, wenn sich erst aus der Betrachtung mehrerer Marker ein eindeutiger Befund ergibt. Beispiele: Koexpression von CD5 und CD19 bei B-CLL und Mantelzelllymphom, Koexpression von lymphatischen und myeloischen Markern bei akuten Leukämien.

Für die Diagnostik einer weitgehend homogenen Zellpopulation atypischer Zellen – z. B. bei einer neu diagnostizierten akuten Leukämie mit hoher Blastenzahl – kann häufig einfach entschieden werden, ob auf den untersuchten Zellen myeloische oder lymphatische Antigene exprimiert werden. Im Befund wird dann neben einer zusammenfassenden Beurteilung vielfach eine Liste ausgegeben, die die Zahl der Zellen beschreibt, die ein bestimmtes Antigen jeweils stärker exprimieren als die Hintergrundfluoreszenz (Beispiel: CD34 – 68 %, CD33 – 72 %, CD13 – 60 % usw.). Eine solche Liste gibt keine Information über die Stärke der Expression, die von diagnostischer Bedeutung sein kann. Für kleine Populationen sollten immer mehrere Zelleigenschaften gleichzeitig beschrieben werden (Beispiel: 5 % atypische Lymphozyten mit Koexpression von CD19, CD5 und CD23).

Messungen CD34-positiver Vorläuferzellen und die Differenzierung von Lymphozytenpopulationen beruhen auf kräftigen und eindeutigen Reaktionen der Antikörper und sind bei ausreichender Sorgfalt gut reproduzierbar. Für die Immunzytometrie maligner Erkrankungen ist deutlich mehr Erfahrung des Untersuchers notwendig. Neben einer sauberen Probenverarbeitung und Messung müssen im entsprechenden Labor praktische Kenntnisse aus regelmäßigen und zahlreichen Messungen an Lymphomen und Leukämien vorhanden sein.

Tab. 2.6 Wichtige Antigene für die Immunzytologie in der Hämatologie

Name (Synonym)	Physiologische Expression*	Funktion	Bedeutung in der Diagnostik
CD1a	Thymozyten, dendritische Zellen	Präsentation von Nicht-Peptid-Antigenen	T-ALL(0,5P**), T-NHL
CD2 (LFA2)	T-Zellen, NK-Zellen	Adhäsion, Kostimulation	T-ALL(1P), T-NHL
CD3	T-Zellen	Assoziation mit dem T-Zell-Rezeptor, Signaltransduktion	T-ALL(2P), T-NHL, Quantifizierung von T-Zell-Subpopulationen
CD4	T-Helferzellen, Monozyten und myeloische Vorläufer (schwach)	Korezeptor für HLA-Klasse II	T-ALL, AML, T-NHL, Quantifizierung von T-Zell-Subpopulationen
CD5	T-Zellen, wenige B-Zellen	Adhäsion, Korezeptor (?)	T-ALL(2P), T-NHL, koexprimiert bei MCL und B-CLL
CD7	T-Zellen, Vorläuferzellen	unbekannt	T-ALL(0,5), T-NHL, aberrante Expression bei AML und MDS
CD8	zytotoxische T-Zellen	Korezeptor für HLA-Klasse I	T-ALL(1P), T-NHL, Quantifizierung von T-Zell-Subpopulationen

Tab. 2.6 Wichtige Antigene für die Immunzytologie in der Hämatologie (Forts.)

Name (Synonym)	Physiologische Expression*	Funktion	Bedeutung in der Diagnostik
CD10 (CALLA)	B-Zell-Vorläufer, Granulozyten	Zink-Metalloproteinase	B-ALL***(1P), T-ALL(1P), B-NHL (insb. FL und Burkitt)
CD11b	myeloische Zellen, NK-Zellen	Adhäsion (Integrin), Komplementbindung (CR3)	AML
CD11c	myeloische Zellen	Adhäsion (Integrin) Komplementbindung (CR4)	AML, Haarzellleukämie
CD13	Granulozyten, myeloische Vorläufer	Aminopeptidase N, Zink-Metalloproteinase	AML (1P)
CD14	Monozyten, Granulozyten schwach	LPS-Korezeptor	monozytäre AML (0,5P), Quantifizierung von Monozyten, PNH
CD15	Granulozyten, auch Monozyten	Lewis-x-Antigen	AML (0,5P)
CD16a	NK-Zellen, Monozyten teilweise	Fc-γR III, vermittelt Phagozytose und Zytotoxizität	T/NK-NHL, Quantifizierung von NK Zellen
CD16b	Granulozyten	wie CD16a, aber GPI-verankert	AML, PNH
CD19	B-Zellen und deren Vorläufer	Korezeptor auf B-Zellen	B-ALL (1P), B-NHL, Quantifizierung von B-Zellen
CD20	B-Zellen	B-Zell-Aktivierung (?)	B-ALL(1P), B-NHL, B-CLL
CD22	B-Zellen, Basophile	Zelladhäsion	B-ALL(2P)
CD23	aktivierte B-Zellen, Eosinophile	Fc-epsilon R II, Immunregulation	B-CLL (im Unterschied zu MCL)
CD24	B-Zellen, Granulozyten	Aktivierung?	B-ALL(0,5P)
CD25	aktivierte T-Zellen, regulatorische T-Zellen	IL-2R-α-Kette	Haarzellleukämie, Immunstatus
CD28	T- und B-Zellen (reguliert)	Kostimulation	Immunstatus
CD30 (Ki1)	aktivierte T- und B-Zellen	Kostimulation	M. Hodgkin, NHL (Histologie)
CD33	myeloische Vorläufer, Monozyten	bindet Sialokonjugate	AML(1P)
CD34	Vorläuferzellen	Adhäsion	AML, ALL, Quantifizierung von Vorläuferzellen
CD38	aktivierte T-Zellen, Plasmazellen, Vorläuferzellen	Kostimulation	multiples Myelom, Risikofaktor bei CLL, Differenzierung von Vorläuferzellen
CD41 (GPIIb)	Megakaryozyten, Thrombozyten	Adhäsion, Thrombozytenaktivierung	AML, Quantifizierung von Thrombozyten
CD43	Leukozyten außer ruhende B-Zellen	Adhäsion	B-NHL
CD45 (LCA)	alle Leukozyten (heterogene Intensität)	Signalverstärkung	Leukämien, NHL
CD45RA	u. a. naive T-Helferzellen		Immunstatus
CD45R0	u. a. T-Gedächtniszellen		Immunstatus
CD55 (DAF)	Ery, Leukozyten und andere Zellen	Zerfall beschleunigender Faktor, reduziert Komplementaktivierung	PNH

Tab. 2.6 Wichtige Antigene für die Immunzytologie in der Hämatologie (Forts.)

Name (Synonym)	Physiologische Expression*	Funktion	Bedeutung in der Diagnostik
CD56	NK-Zellen, aktivierte T-Zellen, Nervengewebe	Isoform von NCAM, Adhäsion	T/NK-NHL, selten AML
CD57	NK-Zellen, aktivierte T-Zellen, Nervengewebe	unbekannt	T/NK NHL, Immunstatus
CD59	Ery, Leukozyten und andere Zellen	schützt gegen Komplement-induzierte Lyse	PNH
CD61 (GP IIIa)	Megakaryozyten, Thrombozyten	Adhäsion, Thrombozytenaktivierung	AML, Quantifizierung von Thrombozyten
CD64	Monozyten, Makrophagen	Fc-gamma R I, Phagozytose, Zytotoxizität	AML(0,5P)
CD65	myeloische Zellen	Oligosaccharid, unbekannt	AML(1P)
CD71	proliferierende Zellen, insb. Ery-Vorläufer	Transferrin-Rezeptor	AML
CD79a	B-Zellen (intrazellulär)	Signaltransduktion	B-ALL(2P)
CD103	intraepitheliale Lymphozyten	Adhäsion, Koaktivierung	Haarzellleukämie, T-NHL
CD117 (c-kit)	(myeloische) Vorläufer	Stammzellfaktor-Rezeptor	AML(1P)
CD138	Plasmazellen, B-Zell-Vorläufer	bindet Kollagen	multiples Myelom
CD235a (Glykophorin A)	Erythrozyten und deren Vorläufer	unbekannt	AML
Ig-Leichtketten	B-Zellen, Plasmazellen (intrazellulär)	spez. Immunabwehr	B-ALL, B-NHL (Klonalität κ/λ)
IgM	B-Zellen	spez. Immunabwehr	B-ALL, B-NHL
HLA-DR	B-Zellen, Monozyten, Vorläuferzellen, aktivierte T-Zellen	Antigenpräsentation	Leukämien, Immunstatus
Myeloperoxidase	myeloische Zellen (intrazellulär)	Zytotoxizität	AML(2P)
TdT	B- und T-Vorläuferzellen (intrazellulär)	Desoxynucleotidyl-Transferase, Ig und TCR-Rearrangement	B-ALL(1P), T-ALL(1P)
TCR	T-Zellen	Antigenerkennung	T-ALL(2P)

* nicht notwendigerweise vollständig, insb. in Bezug auf nichthämatopoetische Zellen.
** P = Punkte nach den Vorschlägen der EGIL für die Zuordnung zur Differenzierungsreihe (B-Zell, T-Zell oder myeloisch) bei akuten Leukämien. > 2P = eindeutige Linienzuordnung bzw. biphänotypisch, falls für mehrere Reihen erreicht.
*** B-ALL steht hier der Kürze wegen auch für B-Vorläufer ALL.

2.5 Weitere Labormethoden

2.5.1 Hämolysetests

Unter dieser unscharfen, aber eingeführten Bezeichnung werden zwei Gruppen von Laboruntersuchungen zusammengefasst: Zum einen Parameter, die auf einen erhöhten Umsatz von Erythrozyten und/oder Hämoglobin hinweisen (z. B. Retikulozytenzahl, (indirektes) Serumbilirubin, LDH, Haptoglobin), zum anderen Parameter, mit denen spezielle Hämolyseformen nachgewiesen werden:

- Der **direkte Coombs-Test** oder direkte Antiglobulintest dient dem Nachweis erythrozytär gebundener Auto- oder Alloantikörper (letztere nach Transfusionen oder bei Neugeborenen). Routinemäßig wird zusätzlich nach erythrozytär gebundenem Komplement C3d gesucht. Der Test wird bei Erwachsenen vor allem bei Verdacht auf Autoimmunhämolyse durchgeführt (➤ Kap. 6.10.6). Der alleinige Nachweis von C3d wird weniger bei der Autoimmunhämolyse durch Wärmeantikörper als bei Kälteantikörpern gefunden. Ein schwach positiver direkter Coombs-Test muss keinen Krankheitswert besitzen. Nur in etwa 2 % der autoimmunhämolytischen Anämien ist der konventionelle Antiglobulintest negativ, gebundene Antikörper lassen sich aber dann doch mit sensitiveren Methoden nachweisen.

- Der **Kälteagglutinintiter** muss bei Verdacht auf eine chronische Kälteagglutininkrankheit an warm transportiertem Blut oder warm abgetrenntem Serum bestimmt werden. Kalt transportierte Proben imponieren durch die Agglutination wie geronnen und lassen sich schlecht ausstreichen. Wichtig für die klinische Beurteilung ist die Bestimmung der Temperaturamplitude. Agglutination mit niedrigem Titer und nur bei niedrigen Temperaturen (4 °C) ist ohne klinische Relevanz. Der Antiglobulintest ist erythrozytär fixiertes C3d positiv. In der Regel lassen sich meist monoklonale, hochtitrige Anti-I-Antikörper der IgM-Klasse nachweisen.
- Bei der **osmotischen Erythrozytenresistenz** untersucht man in einer Verdünnungsreihe hypotoner Kochsalzlösung, bei welcher Kochsalzkonzentration die Erythrozyten lysiert werden. Die Normalwerte liegen bei etwa 0,45 % für die beginnende Lyse und bei ca. 0,3 % für die vollständige Lyse. Die osmotische Resistenz ist insbesondere bei hereditärer Sphärozytose erniedrigt, dieser Befund ist aber nicht krankheitsspezifisch.
- Bei V. a. hereditäre Sphärozytose (➤ Kap. 6.10.2) kann die Bindung von **Eosin-5-maleimid (EMA)** an die Erythrozytenmembran durchflusszytometrisch quantifiziert werden. Bei Sphärozytose und seltenen anderen Membranopathien ist die Bindung von EMA erniedrigt.
- Die biochemische Bestimmung von **Enzymen und Substraten** und die Untersuchung der **Membranproteine** der Erythrozyten ist auf Speziallaboratorien beschränkt. Diese Verfahren sind bei den vielfältigen Formen der hereditären hämolytischen Anämien für den exakten Diagnosebeweis notwendig.

Einsendung: Bei den hier genannten serologischen Tests muss Vollblut unter kontrollierten Bedingungen (Präservationsmittel, Zeit, Temperatur) in das Labor gelangen. In der Regel wird die Blutabnahme deswegen an der Stelle erfolgen, die das Material untersucht. Ein möglicher Versand ist jeweils vorher mit dem Labor abzusprechen.

2.5.2 Hämoglobinanalyse

Thalassämiesyndrome und die Sichelzellerkrankung kommen u. a. im Mittelmeerraum mit einer Prävalenz von bis zu 10 % vor. Die Standardmethode beim Verdacht auf eine β-Thalassämie ist eine Hämoglobinelektrophorese. Mit ihrer Hilfe und anderen Analysemethoden können auch andere Formen der Thalassämie und Hämoglobinanomalien erkannt werden. Die genaue Einordnung erfordert teilweise die zusätzliche Analyse der DNA. Hämoglobinanalysen sollten immer in spezialisierten Laboratorien durchgeführt werden. Adressen können an universitären Abteilungen für pädiatrische Hämatologie erfragt werden. Die methodenabhängigen Normalwerte und die Interpretation sollten mit dem Befund mitgeteilt werden. **Einsendung:** 10 ml Citrat- oder EDTA-Blut, in der Regel nach Voranmeldung.

2.5.3 Mononukleoseschnelltest

Bei akuten Infektionen mit Epstein-Barr-Virus (EBV) kann sich die Differenzialdiagnose gegenüber hämatologischen Systemerkrankungen stellen. Die Diagnose einer infektiösen Mononukleose lässt sich durch den Nachweis von Heteroagglutininen gegen Pferdeerythrozyten führen, die in haltbarer Suspension als diagnostisches Reagenz hergestellt werden (Mononukleoseschnelltest). Bei passender Symptomatik und positivem Schnelltest kann auf eine komplette serologische Untersuchung mit dem spezifischen Nachweis von Antikörpern gegen die verschiedenen Antigene des EBV verzichtet werden. Letztere ist nur bei diagnostischen Problemfällen erforderlich.

2.5.4 Immunglobuline

Serumelektrophorese

Normale Immunglobuline (Ig) laufen überwiegend in der γ-Fraktion, die dementsprechend die Bestimmung ihrer Gesamtkonzentration erlaubt. Monoklonale Ig (ältere Bezeichnung Paraproteine) in höherer Konzentration sind als Verformung des γ-Gipfels (➤ Abb. 5.6), insbesondere bei IgA der β-Fraktion zu erkennen, müssen aber mithilfe der Immunfixation einmalig klassifiziert werden (s. unten). Mit letzterer können auch niedrige, in der Serumelektrophorese nicht erkennbare monoklonale Ig-Konzentrationen nachgewiesen und densitometrisch quantifiziert werden. Für die Verlaufskontrolle bei vorbekanntem monoklonalem Ig reicht die Serumelektrophorese aus, ebenso für die Quantifizierung eines vermuteten sekundären Immunglobulinmangels z. B. bei malignen Lymphomen.

Quantitative Immunglobulinbestimmung

Die Bestimmung der Serumkonzentration der einzelnen Immunglobuline dient bei Patienten mit Zeichen der Infektabwehrschwäche dem Nachweis oder (häufiger!) dem Ausschluss eines Antikörpermangelsyndroms. Primäre humorale Immundefekte werden durch quantitative Immunglobulinbestimmung und Subklassendefekte durch die zusätzliche Bestimmung von IgG 1–4 diagnostiziert. Die Bestimmung erfolgt bei kleinem Probenanfall durch quantitative Immundiffusion auf kommerziell vorgefertigten Agarplatten (sog. Mancini-Technik), sonst mit der Nephelo- oder Turbidimetrie. Da die Immunglobulinproduktion vom Alter und von der mikrobiellen Umwelt abhängig ist und starken adaptiven Schwankungen unterliegt, sind die Normalbereiche sehr weit (➤ Tab. 1.2 und Tab. 1.3).

Zum Nachweis klonaler Ig ist die quantitative Immunglobulinbestimmung mit Nephelometrie nicht gut geeignet, denn sie ist deutlich weniger sensitiv als die Einweißelektrophorese und auf die Detektion von polyklonalen Ig geeicht. Sehr stark erhöhte Werte einer einzelnen Fraktion sind allerdings verdächtig auf das Vorliegen eines monoklonalen Ig, das dann mit der Immunfixation nachgewiesen werden muss.

Ergänzend wird seit einigen Jahren die Bestimmung der „freien Leichtketten" angeboten, die insbesondere bei Leichtketten-Myelomen wertvoll ist (➤ Kap. 5.8.1).

Nachweis monoklonaler Immunglobuline

Der Nachweis eines monoklonalen Ig erfolgt durch Immunfixationselektrophorese auf Agarosefolien mithilfe spezifischer Antiseren. Mit der Immunfixation kann man feststellen, zu welchen Immunglobulinfraktionen ein bestimmtes monoklonales Ig gehört und ob es κ- oder λ-Leichtketten trägt. Zur Quantifizierung der Ig ist die Methode dagegen nicht geeignet, wenn sich auch eine ausgeprägte Vermehrung oder Verminderung erkennen lässt. Die Methode kann auch an Urinproben durchgeführt werden.

2.5.5 Granulozytenfunktionstests

Die für die Abwehr wichtigsten Eigenschaften der Granulozyten (u. a. Chemotaxis, Migration, Phagozytose, Abtötung von Keimen) und die damit verbundenen Stoffwechselvorgänge sowie die Zellenzyme lassen sich in vitro erfassen. Eine Korrelation zwischen der klinischen Symptomatik und dem Laborergebnis ist allerdings oft nicht gegeben. Das liegt einerseits daran, dass die Tests nicht standardisiert sind und somit zwischen verschiedenen Laboratorien auch nicht verglichen werden können. Andererseits werden die Granulozytenfunktionen durch viele Faktoren, u. a. durch Infekte und Medikamente, sekundär verändert. Somit wird verständlich, dass in vitro häufig Defekte nachgewiesen werden, für die es in vivo kein Korrelat gibt. Eine Prüfung der Granulozytenfunktion ist nur bei unerklärten häufigen und besonders schweren bakteriellen Infektionen angezeigt. Die Durchführung der Tests bleibt spezialisierten Laboratorien vorbehalten. Eine Einsendung ist nicht sinnvoll. Die Blutentnahme muss direkt am Ort des Labors erfolgen.

2.6 Bildgebende Verfahren und Isotopendiagnostik

2.6.1 Ultraschalldiagnostik

Die Sonographie ist heute die Standardmethode für die Suche nach vergrößerten Lymphknoten sowie für die Verlaufskontrollen von Raumforderungen aller Art. Für mediastinale Raumforderungen ist sie nicht geeignet. Die Qualität der Befunde hängt vom Untersucher und vom Patienten ab (schlechte Untersuchungsbedingungen bei Adipositas). Trotz dieser Einschränkungen ist eine Sonographie für viele Therapiesituationen zum Staging und zur Verlaufskontrolle ausreichend, in der Nachsorge oft in Zusammenschau mit einer konventionellen Röntgenuntersuchung des Thorax. Auf eine Bilddokumentation für Verlaufskontrollen ist zu achten.

2.6.2 Computertomographie

Die Computertomographie (CT) ist die Standardmethode zur Suche nach Raumforderungen oder für ein Staging mit Definition und Ausmessung aller Befallsorte. Moderne Geräte lassen die Untersuchung des gesamten Körperstamms vom Hals bis zum Becken in einem einzelnen Untersuchungsgang zu und erreichen eine hohe räumliche Auflösung. Für eine optimale diagnostische Ausbeute ist allerdings nicht nur ein hochauflösendes Gerät notwendig, sondern auch eine sorgfältige Untersuchungstechnik mit einer optimalen zeitlichen Abstimmung der oralen und intravenösen Kontrastmittelapplikation auf die untersuchten Körperregionen. Für einen vollständigen Befund bei der Tumordiagnostik ist die untersuchte Körperregion auch im „Knochenfenster“ durchzumustern, um mögliche Osteolysen zu finden. Die normale CT ist mit einer wesentlich höheren Strahlenbelastung verbunden als konventionelle Röntgenaufnahmen. Unverträglichkeiten gegenüber intravenösem Kontrastmittel sind nicht selten. Intravenöse Kontrastmittel können weiterhin eine vorbestehende Niereninsuffizienz verschlechtern; besonders hoch ist das Risiko hierfür beim multiplen Myelom.

2.6.3 Kernspintomographie

Die Kernspintomographie ist der Computertomographie zum Nachweis von Veränderungen des Nervensystems überlegen. Sie erlaubt darüber hinaus die Erkennung nichtosteolytischer fokaler Veränderungen des Knochenmarks und der Ausbreitung normaler oder neoplastischer Hämatopoese in genuine Fettmarkbereich, z. B. bei Lymphomen, oder den Ersatz der Hämatopoese durch Fettmark bei der aplastischen Anämie. Bei den parenchymatösen Oberbauchorganen können sich für einzelne Fragestellungen Vorteile gegenüber der CT ergeben. Die räumliche Auflösung ist geringer als bei der CT, Veränderungen an der Knochenstruktur und im Lungenparenchym werden im CT besser erkannt. Die Kernspintomographie ist zeitaufwändiger und teurer als die CT, und bei einer Untersuchung kann nur eine einzelne Körperregion abgebildet werden. Sie bleibt somit eine Reservemethode für gezielte Fragestellungen und ist zum allgemeinen Staging bei Systemerkrankungen nicht geeignet.

2.6.4 Nuklarmedizinische Diagnostik

Nuklearmedizinische Funktionsdiagnostik der Hämatopoese

Obwohl die nuklearmedizinische Funktionsdiagnostik der Hämatopoese viel zum Verständnis der Physiologie und Pathophysiologie beigetragen hat, ist ihre praktische Anwendung heute auf wenige Verfahren und seltene diagnostische Situationen reduziert. Die Erythrozytenmarkierung mit 51-Cr zur Bestimmung des zirkulierenden Erythrozytenvolumens bei Erythrozytosen war früher ein Kriterium für die Diagnostik der Polycythaemia vera (PV), ist heute aber nachrangig hinter anderen diagnostischen Maßnahmen (➤ Kap. 5.3.2). Die Messung der Erythrozytenlebenszeit und der Nachweis des Erythrozytenabbaus in der Milz können als Entscheidungshilfe für die Splenektomie bei manchen hämolytischen Anämien herangezogen werden (➤ Kap. 6.10). Der Schilling-Test (Resorption von radioaktiv markiertem Vitamin B_{12}) wird nur noch selten zur Abtrennung der perniziösen Anämie durch Mangel an Intrinsic-Faktor von anderen megaloblastären Anämien eingesetzt (➤ Kap. 6.8).

Szintigraphie

Die Skelettszintigraphie lässt den reaktiven Knochenanbau nach Frakturen oder bei malignen Läsionen des Skeletts erkennen. Rein osteolytische Läsionen ohne Anbaureaktion, wie sie beim multiplen Myelom die Regel sind, werden jedoch teilweise übersehen, sodass eine Skelettszintigraphie dort nicht empfohlen wird.

Eine atypische Verteilung des blutbildenden Marks innerhalb des Skeletts ist szintigraphisch nach Injektion radioaktiv markierter Anti-Granulozytenantikörper zu erkennen. Gleichzeitig werden Granulozytenansammlungen im Gewebe, z. B. bei Phlegmonen, erfasst.

Positronenemissionstomographie (PET)

Die PET nutzt den Nachweis lokaler Stoffwechselaktivität durch Anreicherung isotopenmarkierter Substrate, deren Positronenstrahlung mit entsprechenden Detektoren aufgenommen wird. Die Daten werden für die Darstellung von Schnittbildern aufbereitet. Die räumliche Auflösung ist höher als bei der konventionellen Szintigraphie. Die neueren Geräte kombinieren die Messung der Positronen mit einer synchron angefertigten CT (PET-CT), sodass sich die Areale mit erhöhter Stoffwechselaktivität räumlich exakt zuordnen lassen. Die Standardmethode verwendet mit radioaktivem ^{18}Fluor markierte ^{18}F-Desoxyglucose (FDG), die wie Glucose in die Zellen aufgenommen, dort aber nicht weiter verstoffwechselt wird. Viele maligne Prozesse lassen sich so durch einen erhöhten ^{18}F-Einbau darstellen; es werden aber in gleicher Weise auch entzündliche Prozesse markiert. Die Sensitivität bei Morbus Hodgkin und aggressiven Lymphomen ist hoch, bei indolenten Lymphomen jedoch schlechter. Als möglicherweise wertvolles Einsatzgebiet kristallisiert sich im Bereich der Hämatologie die Untersuchung von Restbefunden nach der Therapie maligner Lymphome heraus. Die Methode lässt sich auch beim initialen Staging erfolgreich einsetzen, ohne dass im Bereich der Lymphome bisher gezeigt wurde, dass die erheblichen Kosten durch eine effektivere Therapieführung gerechtfertigt wären.

KAPITEL

3 Leitsymptome und ihre diagnostischen Konsequenzen

Hermann Heimpel

3.1 Anämie

Veränderungen des roten Blutbildes führen früher als Veränderungen der übrigen Zellreihen zu Symptomen und zu Veränderungen im Aussehen des Patienten. Während z. B. eine Verminderung der Granulozyten- oder Thrombozytenzahl auf die Hälfte der Norm asymptomatisch bleibt, macht sich eine vergleichbare Senkung der Hämoglobinkonzentration durch **Einschränkung der Leistungsfähigkeit, Ermüdbarkeit, Herzklopfen und Dyspnoe** bei Anstrengungen, **Schwindel** und **Kopfschmerzen** bemerkbar. Ein charakteristisches Symptom einer ausgeprägten Anämie ist **Ohrensausen** als Zeichen eines erhöhten Kreislaufzeitvolumens mit erhöhter arterieller Strömungsgeschwindigkeit.

Klinische Zeichen sind **Blässe, Belastungs- oder Ruhetachykardie, Erhöhung der Blutdruckamplitude** und evtl. **funktionelle systolische Herzgeräusche.** Wichtige Gesichtspunkte für die Bewertung derartiger Anämiesymptome können stichwortartig zusammengefasst werden:

- Zwischen dem Grad der Anämie, d. h. der Hämoglobinkonzentration und der Ausprägung der klinischen Symptomatik besteht keine einfache Korrelation. Die Symptomatik wird durch Anpassungszeit an die Anämie, Lebensalter und Kompensationsbreite des kardiopulmonalen Systems bestimmt. Kreislaufgesunde junge Menschen mit chronischer Anämie können eine Verminderung des Hämoglobinwertes bis zu 5 g/dl ohne ausgeprägte Beschwerden tolerieren; ältere Menschen mit koronarer Herzkrankheit oder Lungenemphysem bemerken dagegen bereits bei Werten von 10 g/dl eine Verstärkung ihrer Beschwerden.
- Anämiesymptome sind charakteristisch, aber keineswegs spezifisch. Sie werden bei älteren Menschen nicht selten als Zeichen einer Herzinsuffizienz fehlgedeutet und behandelt. Bei Symptomen einer kardiopulmonalen Insuffizienz sollen deswegen Schleimhäute und Handflächen sorgfältig inspiziert werden. Umgekehrt ist festzuhalten, dass mäßig verminderte Hämoglobinkonzentrationen von 10–13 g/dl für sich allein asymptomatisch bleiben; die Frage, ob kardiopulmonale Insuffizienzzeichen bei derartigen Werten allein aus einer Herz-Lungen-Erkrankung resultieren oder ob die Symptomatik durch die Anämie mitbedingt ist, muss im Einzelfall abgeschätzt werden.
- Bei auffallender Hautblässe muss immer an eine Anämie gedacht werden; die Blässe der Haut kann aber auch ohne Anämie kreislaufbedingt oder konstitutionell sein. Junge Frauen mit Eisenmangel zeigen andererseits nicht selten eine Weitstellung der peripheren Kapillaren, die die Aspektdiagnose der Anämie kaschiert.

Als Definition der Anämie gilt eine Verminderung der **Hämoglobinkonzentration** unter den alters- und geschlechtsspezifischen Normalwert.

Auch der **Hämatokrit** ist als Definitionskriterium verwendbar, da die mittlere Hämoglobinkonzentration der Erythrozyten (MCHC) auch bei Anämien fast immer konstant bleibt. Dagegen ist die Erythrozytenzahl als Definitionskriterium und primäre diagnostische Suchmethode nicht geeignet. Sie ist bei leichteren hypochrom-mikrozytären Anämien (Eisenmangel, Thalassämie) nicht vermindert, sondern gelegentlich sogar erhöht, wenn infolge der niedrigen Hämoglobinkonzentration die Bildung von Erythropoetin (Epo) und konsekutiv die Erythrozytenbildung gesteigert wird.

Die Normalwerte der Hämoglobinkonzentration sind alters- und geschlechtsabhängig (➤ Tab. 2.3). Sowohl im unteren als auch im oberen Grenzbereich überlappen sich normale und mäßig pathologische Werte. Bei Werten im unteren Grenzbereich empfiehlt sich – es sei denn, dass eine Grundkrankheit bekannt ist, die eine leichte Anämie erklärt – folgendes Vorgehen:

- Wiederholung der Hämoglobinbestimmung; bei erneut gefundenen Grenzwerten:
  - Körperliche Untersuchung, Differenzialblutbild mit Durchsicht des Ausstrichs, BSG oder CRP als Suchtest für eine Entzündung. Normale Befunde dieser zusätzlichen Untersuchungen, besonders Normalwerte von MCH und MCV, sprechen für niedrig normale Werte, die im Abstand von 4 Wochen sicherheitshalber nochmals kontrolliert werden sollten. Bei pathologischen Werten dieser Zusatzuntersuchungen oder bei Hämoglobinwerten, die von vornherein eindeutig pathologisch sind, muss zunächst die Genese der Anämie geklärt werden.

Hinweise für die Praxis

Jede Anämie ist ein Signal zur Ermittlung der zugrunde liegenden Störung. Vorher sollte keine Behandlung erfolgen. Anämien, die bei Erstuntersuchung so schwer sind, dass sie einer unmittelbaren Behandlung bedürfen, erfordern die Einweisung in die Klinik.

Tab. 3.1 Gruppendiagnose der wichtigsten Anämieformen nach Bestimmung des mittleren Erythrozytenvolumens (MCV), des mittleren Hämoglobingehalts (MCH), des Serumferritins und der Retikulozytenzahl, * auch Makrozytose ohne Anämie

Hb und/oder Hkt vermindert ↓	↓	↓
Hypochrom-mikrozytär	Normochrom-normozytär	Hyperchrom-makrozytär
Ferritin vermindert: • Eisenmangelanämie **Ferritin normal oder erhöht:** • Anämie bei chronischer Krankheit (Tumor und Entzündung **Ferritin erhöht:** • Thalassämie • seltene Anämieformen bei Eisenverwertungsstörung	**Retikulozyten vermindert:** • renale Anämie • passagere aregeneratorische Anämie des Kleinkindes **Retikulozyten normal:** • Anämie bei Tumor und Entzündung **Retikulozyten erhöht:** • hämolytische Anämie • Blutungsanämie	**Retikulozyten normal:** Megaloblastäre Anämie: • Vitamin-B_{12}-, Folsäuremangel • Alkoholismus* • Lebererkrankungen • multiples Myelom • nach Zytostatika **Retikulozyten erhöht:** • hämolytische Anämie • Blutungsanämie

Für die Diagnostik einer in der Praxis festgestellten Anämie ist von verschiedenen Situationen auszugehen:

- Weisen die klinische Untersuchung oder weitere Labordaten (z. B. Kreatinin/Harnstoff, Transaminasen, alkalische Phosphatase im Serum, CRP) auf eine Grundkrankheit anderer Organsysteme hin, so wird diese Spur weiterverfolgt.
- Sind die anderen hämatologischen Zellsysteme eindeutig verändert (Thrombozytopenie/Leukopenie; ausgeprägte Leukozytose, atypische Zellen im Differenzialblutbild), so besteht der Verdacht auf eine schwerwiegende Bluterkrankung, die fachhämatologische Diagnostik einschließlich der Knochenmarkuntersuchung verlangt.

3.2 Erythrozytose

Als **Erythrozytose** bezeichnet man eine Vermehrung der roten Blutkörperchen über den oberen Normalwert. Häufig wird synonym noch der ältere Ausdruck Polyglobulie verwendet. Da die normale Lebensdauer der roten Blutkörperchen zwar pathologisch verkürzt, niemals jedoch verlängert sein kann, weist eine Erythrozytose immer auf eine Erhöhung der Erythrozyten**produktion** hin. Eine Ausnahme macht lediglich die sog. „Stress"- oder Pseudopolyglobulie, die auf einer Hämokonzentration durch Verminderung des Plasmaanteils beruht.

Die Einschätzung der pathophysiologischen Bedeutung und damit der möglichen Gefährdung des Patienten richtet sich traditionell im Gegensatz zu den Anämien nach dem Hämatokritwert. Bei Werten > 55 % oder einer Hämoglobinkonzentration > 19 g/dl ist unabhängig von der Genese der Erythrozytose mit einem kritischen Anstieg der Blutviskosität und mit einer negativen Wirkung auf die Organdurchblutung zu rechnen, die durch die erhöhte O_2-Transportkapazität nicht mehr kompensiert wird. Hämatokritwerte > 60 % bedeuten eine akute Gefährdung der Organdurchblutung mit zunehmender Häufigkeit thrombembolischer Komplikationen. Ein solcher Befund verlangt die sofortige diagnostische Abklärung und evtl. den Beginn einer Aderlassbehandlung. Bei der **physiologischen Erythrozytose des Neugeborenen** wird ein Hämatokritwert > 70 % – besonders bei Neugeborenen diabetischer Mütter vorkommend – als kritisch betrachtet.

Eine Übersicht über die pathophysiologische und klinische Einteilung der Erythrozytosen und die differenzialdiagnostisch wichtigsten Merkmale gibt ➤ Tabelle 3.2. Die Epo-Konzentration ist bei den primären Erythrozytosen vermindert, bei den sekundären erhöht, bei der Stresserythrozytose normal.

Tab. 3.2 Einteilung der Erythrozytosen

Pathophysiologie	Krankheitsbilder	Weitere Befunde
Primäre Erythrozytosen	• myeloproliferative Neoplasien: Polycythaemia vera, selten Frühstadien der Myelofibrose • seltene hereditäre Formen: Z. B. Veränderungen des Epo-Rezeptors oder der Epo-Signaltransduktion	Häufig Thrombozytose, neutrophile Leukozytose, Basophilie, Splenomegalie, meist isolierte Erythrozytose
Sekundäre Erythrozytose durch arterielle Hypoxie („sekundäre Polyglobulie")	• obstruktive oder restriktive Ventilationsstörung • Herz-Gefäß-Anomalien mit venös-arteriellem Shunt • längerer Aufenthalt in großer Höhe • Schlafapnoe-Syndrom	Zyanose, pathologische Blutgasanalyse, Symptomatik der bekannten Grundkrankheit oft im Vordergrund stehend
Sekundäre Erythrozytosen bei O_2-Transportstörung	• leichter Eisenmangel, Thalassaemia minor • chronische CO-Vergiftung bei starken Rauchern • Selten: Hämoglobinopathie mit O_2-Abgabestörungen	Hb/Hkt vermindert
Sekundäre paraneoplastische Erythrozytosen (➤ Kap. 9)	• Nierenkarzinom, zerebrale Angiome, Wilms-Tumor oder andere Tumoren, die Erythropoetin bilden oder induzieren	Thrombozytose und Leukozytose als unspezifische Tumorzeichen können vorhanden sein
„Stresserythrozytose" (Pseudopolyglobulie)	• konstitutionell, vor allem bei vegetativ labilen jüngeren Männern	Erythrozyten/Hb/Hkt grenzwertig oder wechselnd erhöht, sonst normale Befunde

Diagnosebeweis, genaue Einordnung und Therapieleitung der primären Erythrozytosen fällt in den Bereich des Spezialisten. Diese Krankheitsbilder werden in ➤ Kapitel 5.3 genauer beschrieben. Dagegen kann die Differenzialdiagnose der sekundären Erythrozytosen in der Praxis des Allgemeinarztes oder Internisten versucht werden. Bei grenzwertigen Erythrozytosen ist es besonders wichtig, die seltenen paraneoplastischen Formen nicht zu übersehen. Die wichtigsten diagnostischen Kriterien sind ➤ Tabelle 3.2 zu entnehmen. Zusätzlich sind einige Erläuterungen notwendig.

- Bei geringer Erhöhung der Erythrozytenzahl, niedriger Hämoglobinkonzentration und ausgeprägter Verminderung von MCV und MCH ist an eine Hämoglobinbildungsstörung mit reaktiver Mehrbildung von kleinen, hämoglobinarmen Erythrozyten zu denken. Häufigste Ursache ist ein leichterer Eisenmangel oder die heterozygote Form einer Thalassämie (➤ Kap. 6.3). Es kann sich aber auch um die Frühform einer Polycythaemia vera handeln, da bei dieser Erkrankung gehäuft okkulte gastrointestinale Blutungen mit sekundärem Eisenmangel vorkommen.
- Grenzwertige Erythrozytosen kommen am häufigsten durch chronische Erhöhung des Kohlenmonoxidhämoglobins infolge **starken Rauchens** zustande. Erythrozytenzahl, Hämoglobin und Hämatokrit sind im Gegensatz zur vorhergehenden Gruppe gleichsinnig erhöht. Dasselbe gilt für die sog. „Stress"- oder Pseudopolyglobulie. Bei starken Inhalationsrauchern kommen anscheinend beide Mechanismen (erhöhte Erythrozytenbildung und Verminderung des Plasmavolumens) gleichzeitig vor. Beweisend für die Diagnose ist die Normalisierung der roten Blutbildwerte einige Wochen nach Beendigung des Rauchens.
- Die Abgrenzung einer Erythrozytose bei **Nierenkarzinomen** von Frühstadien der Polycythaemia vera, Stresspolyglobulie oder seltenen Erythrozytoseformen ist schwierig. Vor Annahme einer solchen Erythrozytoseform ist bei nicht vollständig gesicherter Diagnose bei Erwachsenen daher der Ausschluss der genannten Tumoren notwendig.

3.3 Blutungsneigung

Eine verstärkte Blutungsneigung ist meist Zeichen einer Störung der Thrombozyten oder des plasmatischen Gerinnungssystems. Sie kann jedoch auch vaskulär bedingt sein oder durch lokale Gewebedestruktion (Neoplasma, Ulkus, Kaverne, hämorrhagische Schleimhautentzündung) vorgetäuscht werden.

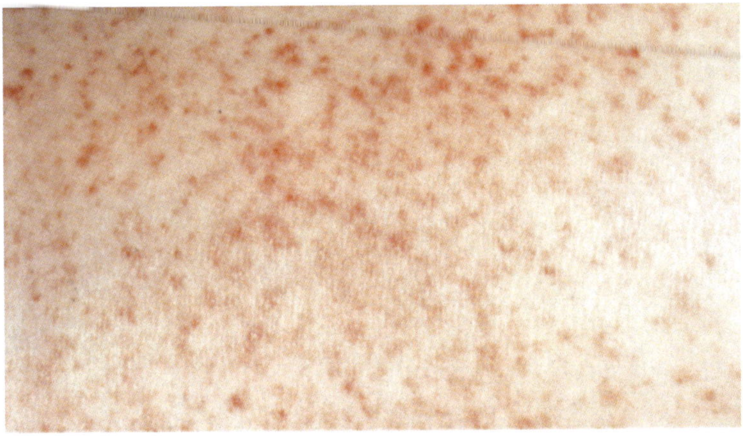

Abb. 3.1 Petechiale Blutungen bei Autoimmunthrombozytopenie.

Für die Differenzialdiagnose ist es sinnvoll, von den klassischen Blutungstypen auszugehen. Allerdings manifestieren sich schwere Störungen, z. B. ausgeprägte Thrombozytopenien; oft im gleichzeitigen Auftreten verschiedener Blutungstypen.

Petechiale Blutungen (➤ Abb. 3.1) sind der klassische Blutungstyp bei Thrombozytopenien und den seltenen Thrombozytopathien. Sie treten zuerst an abhängigen Körperpartien (Unterschenkel, Knöchel) und Druckstellen (Büstenhalter, Gummizüge in der Unterwäsche) auf. Der Grad der Blutungsneigung entspricht etwa dem Ausmaß der Thrombozytenverminderung (➤ Tab. 3.3). Die Beziehung zwischen Thrombozytenzahl und Stärke der hämorrhagischen Diathese wird durch folgende Faktoren modifiziert:

- Ältere Menschen zeigen früher Blutungszeichen und sind stärker durch zerebrale Blutungen gefährdet.
- Eine zusätzliche durch Medikamente, vor allem durch Acetylsalicylsäure, bedingte Funktionsstörung verstärkt die Blutungsneigung.
- Thrombozytopenien durch Produktionsstörung (z. B. akute myeloische Leukämien, aplastische Anämie, durch zytostatische Behandlung) bewirken eine stärkere Blutungsneigung als eine gleichstarke Thrombozytopenie durch erhöhte periphere Destruktion (z. B. Immunthrombozytopenie).
- Eine besonders schwere Blutungsneigung zeigen Patienten mit Thrombozytopenie und gleichzeitiger Koagulopathie im Rahmen einer disseminierten intravasalen Gerinnung (DIC) oder bei Infektionen.

Tab. 3.3 Thrombozytenzahl und Blutungsneigung

Thrombozytenzahl G/l	Klinische Manifestation
> 100	Keine Blutungsneigung
50–100	Verstärkte Blutung bei Verletzungen
20–50	Verstärkte Hautblutungen bei Mikrotraumen („blaue Flecken"), diskrete petechiale Blutungen an prädisponierten Körperpartien
< 20 < 10	Zunehmend Petechien, Hämatome Gefahr zerebraler und intestinaler Blutungen

Die wichtigste Differenzialdiagnose beim petechialen Blutungstyp sind vaskuläre Purpuraformen, am häufigsten hämorrhagische Arzneimittelexantheme oder die anaphylaktoide Purpura (➤ Abb. 3.2). Teleangiektasien bei Morbus Osler können Petechien ähnlich sein, finden sich aber an anderen Körperstellen, z. B. Fingerspitzen, Lippen oder Zungenspitze, und sind konstant (➤ Abb. 3.3).

Flächenhafte Haut- und Schleimhautblutungen sieht man bei Störungen der plasmatischen Gerinnung, aber auch bei ausgeprägter Verminderung der Thrombozyten (➤ Abb. 3.4). Kleinere Blutungen werden als Hämatome, größere als Ekchymosen bezeichnet. Die Art der Verfärbung wechselt von rot über blaurot, grün, gelblich nach braun und lässt auf das Stadium des Hämoglobinabbaus und damit auf das Alter der Blutung schließen. Beweis oder Ausschluss einer hämorrhagischen Diathese erfolgt durch Thrombozytenzählung und die Globaltests

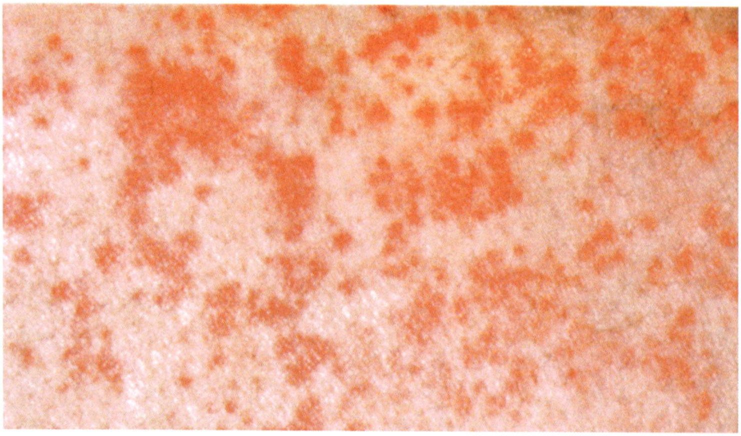

Abb. 3.2 Anaphylaktoide Purpura; die Thrombozytenzahl ist normal!

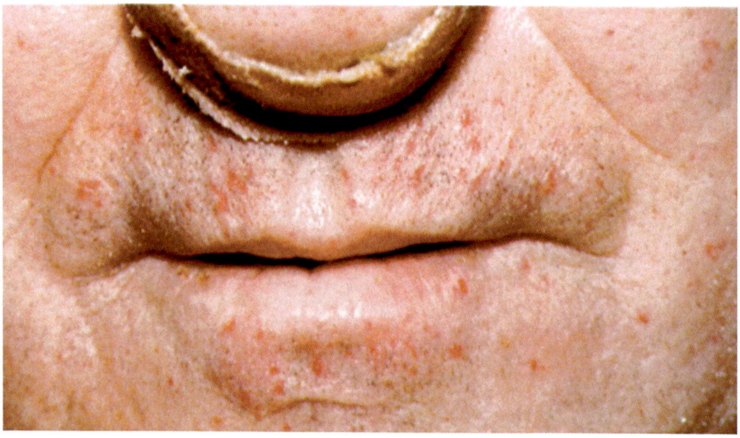

Abb. 3.3 Teleangiektasien bei Morbus Osler.

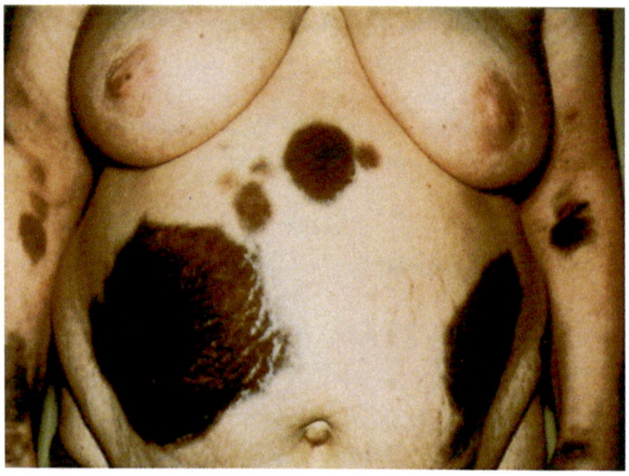

Abb. 3.4 Ausgedehnte flächenhafte Blutungen bei schwerer Thrombozytopenie bei einer 76-Jährigen.

der Gerinnung (➤ Kap. 10). Sind diese Werte normal oder grenzwertig, so kommen folgende Möglichkeiten in Betracht:

- Verstärkte venöse Gefäßfragilität ohne Krankheitswert, vor allem bei Frauen in der Peri- und Postmenopause. Kleinere Hämatome finden sich dabei vor allem an den Oberschenkeln in Tischhöhe und an den Armen.
- Purpura senilis: Die „landkartenartig" abgesetzten Hautblutungen sind meist so typisch, dass die Diagnose allein aus dem Aspekt gestellt werden kann (➤ Abb. 3.5). Die Veränderungen sind vaskulär bedingt und ohne Krankheitswert.
- Traumatische Hämatome, bei Kindern vor allem beim Spielen erworben oder Folge von Misshandlungen, bei Erwachsenen durch Selbsttraumatisierung im Rahmen eines Münchhausen-Syndroms. Bei angeborenen Blutungsübeln oft unverhältnismäßig große Hämatome bei Bagatelltraumen (z. B. Hämophilie) oder Schleimhautblutungen (von-Willebrand-Jürgens-Syndrom oder Hämophilie).

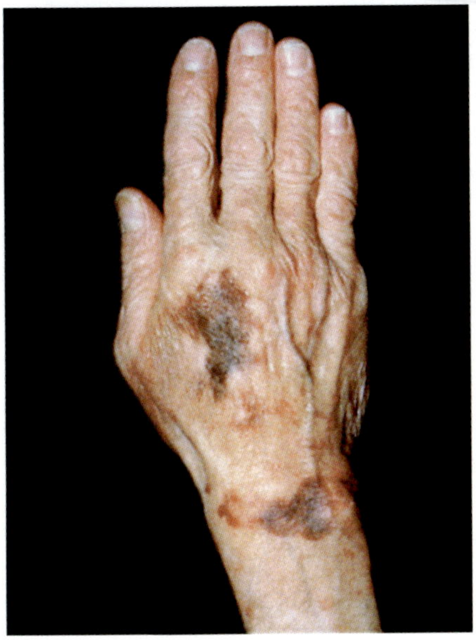

Abb. 3.5 Purpura senilis.

- Thrombozytopathien mit erhöhter Gefäßfragilität bei Niereninsuffizienz: Dabei besteht häufig gleichzeitig eine renale Anämie, sodass die Fehldiagnose einer hämatologischen Erkrankung nahe liegt.
- Vaskuläre Blutungen bei Vitamin-C-Mangel (Skorbut) sind in Mitteleuropa extrem selten.

Gelenk- und Weichteilblutungen sind typisch für humorale Gerinnungsstörungen, vor allem für die Hämophilie. Sie können dem Kinderarzt als primäres Symptom bei negativer Familienanamnese begegnen: 40 % der Hämophilien treten als Neumutationen auf. Labordiagnostische Leitbefunde sind die Globalwerte der Gerinnung.

Lokalisierte Blutungen sind selten Erstsymptome einer hämorrhagischen Diathese. Sie beruhen meist auf Gefäßveränderungen oder Neoplasien. Bei besonders heftiger oder häufiger Blutung ist jedoch die Ausschlussdiagnostik durch Thrombozytenzählung und Globaltests der Gerinnung notwendig.

3.4 Lymphknotenschwellung und Splenomegalie

Periphere Lymphknoten und Milz sind der Selbstbeobachtung des Patienten und der körperlichen Untersuchung durch den Arzt unmittelbar zugänglich; ihre Vergrößerung ist deswegen ein wichtiges Früh- und Leitsymptom. Beide Organe sind Bildungsstätten der Zellen des Immunsystems. Die Milz enthält darüber hinaus das Sinussystem der roten Pulpa, das bei erhöhtem Druck im Pfortadersystem und bei länger dauernder, erhöhter Zellphagozytose, beispielsweise bei vielen chronischen hämolytischen Anämien, eine Milzvergrößerung bewirkt. Die Milz ist außerdem ein bevorzugter Ort der extramedullären Blutbildung bei myeloproliferativen Neoplasien. Eine praxisorientierte Einteilung der Lymphknotenschwellungen und der wichtigsten diagnostischen Unterscheidungsmerkmale zeigt ➤ Tabelle 3.4.

Bei Verdacht auf eine neoplastische Lymphknotenschwellung oder bei einer über 3 Wochen ungeklärten Lymphknotenschwellung muss immer eine Biopsie veranlasst werden, falls die Diagnose nicht einfacher, bei leukämischen Formen z. B. durch das Blutbild, gestellt werden kann.
Das Fehlen von allgemeinen Krankheitszeichen oder von Blutbildveränderungen sowie normale Knochenmarkbefunde reichen für den Beweis oder Ausschluss eines malignen Lymphoms nicht aus!

Bei **generalisierten Lymphknotenschwellungen** werden vorzugsweise supraklavikuläre oder zervikale Lymphknoten (LK) entnommen, da axilläre und noch stärker inguinale LK häufig unspezifisch-entzündliche Veränderungen nach infizierten Verletzungen der Extremitäten, Schweißdrüsenabszessen oder entzündlichen Prozessen im Urogenitalbereich aufweisen. Der Operateur sollte von einer frischen Schnittfläche der Biopsie Abklatschpräparate anfertigen, die bei schwierigen Befunden die Interpretation erleichtern. Ist bei Verdacht auf Lymphknotenmetastasen der Primärtumor lokalisierbar und der Biopsie zugänglich, so sollte die Biopsie daraus erfolgen.

Die **Feinnadelpunktion** peripherer Lymphknoten ist bei deutlich vergrößerten Knoten technisch

Tab. 3.4 Einteilung und differenzialdiagnostische Merkmale peripherer Lymphknotenschwellungen

Erkrankungstyp	Lokalisation und Beschaffenheit der vergrößerten Lymphknoten
Neoplasien des lymphatischen Gewebes	• Morbus Hodgkin: Fast immer lokal oder regionär, meist obere Körperhälfte; derb, nur selten verbacken • Non-Hodgkin-Lymphome (NHL): Häufiger generalisiert, vor allem bei leukämischen Formen (Prototyp: chronische lymphatische Leukämie) • Akute lymphatische Leukämie (vor allem bei Kindern): Schmerzlos, derb, im Frühstadium oft ohne sonstige Symptome. Abdominelle Lymphome der Ileozökalregion, nicht selten Manifestation mit Invagination: Burkitt-Lymphom. Vorderes oberes Mediastinum, obere Einflussstauung, Reizhusten: NHL vom T-Zell-Typ (T-ALL)
Lymphknotenmetastasen anderer Neoplasien	• Lokal oder regionär, meist im Drainagebereich des Primärtumors • Schmerzlos, derb bis fest, verbacken, nicht verschieblich
Infektiöse Lymphknotenschwellungen	• Tuberkulose, Yersiniose: schmerzlos, derb • Lues, Toxoplasmose, lymphotrophe Virusinfekte, besonders EBV, Lymphadenopathiesyndrom bei HIV-Infektion: weich, gelegentlich schmerzhaft • Bakteriell: Lokoregionär im Drainagegebiet eitriger Entzündungen, schmerzhaft, oft Perilymphadenitis mit Hautrötung und Überwärmung, bei Kindern häufig Lymphadenitis colli
Nichtinfektiöse reaktive Lymphknotenschwellungen	• Lupus erythematodes • Morbus Boeck, seltene Formen der Immunreaktion, medikamentös induziert: weich bis derb, Schmerzhaftigkeit und Lokalisation variabel

einfach und fast schmerzlos. Abdominelle und mediastinale LK können Ultraschall- oder CT-gesteuert erreicht werden. Sie liefert sehr rasch verfügbare, für die Anschlussdiagnostik wegweisende Befunde, kann aber nur bei großer Erfahrung des Untersuchers und eindeutiger, klinisch plausibler zytologischer Diagnose die histologische Sicherung ersetzen.

Schwierig ist das Problem grenzwertiger Palpationsbefunde. Bei Kindern und Jugendlichen sind normale zervikale, retroaurikuläre und nuchale Lymphknoten deutlich tastbar, in allen Altersklassen axilläre und inguinale. Bei Kindern im 1. Lebensjahrzehnt kann es im Zusammenhang mit Infekten der oberen Luftwege zu lang dauernden und gelegentlich ausgeprägten Lymphknotenschwellungen, besonders im Halsbereich, kommen (Polyadenopathie). Von größerer Bedeutung sind tastbare, auch kleinere Lymphknoten supraklavikulär oder an atypischen Stellen. Angaben des Patienten oder von Angehörigen über selbst beobachtete Größenzunahme sind wichtig, aber oft unzuverlässig. Von indolenten Patienten wird gelegentlich bei eindeutiger, sogar sichtbarer Vergrößerung, die sich bei Exzision als Lymphom oder Metastase erweist, angegeben, „dies sei immer schon so gewesen". Andere Menschen drängen bei noch normalem Lymphknotenpalpationsbefund auf intensive Diagnostik; die Anamnese ergibt dann häufig, dass in der Familie oder im Bekanntenkreis eine maligne Lymphknotenerkrankung aufgetreten ist. Die Bewertung dieser Grenzbefunde kann nur durch eigene Erfahrungen erlernt werden.

Die weitere Diagnostik bei Leukämien und Lymphomen wird in den ➤ Kapiteln 5.4 und 5.5 beschrieben. Aus der Vielzahl der reaktiv-entzündlichen Lymphknotenschwellungen sollen diejenigen näher besprochen werden, die erfahrungsgemäß häufig den Verdacht auf eine hämatologische Erkrankung aufkommen lassen:

- Bei **Tuberkulose** und **Morbus Boeck** erlauben Lokalisation, Konsistenz und Begleitbefunde oft keine sichere Abgrenzung gegenüber dem Morbus Hodgkin und anderen malignen Lymphomen. Die histologische Untersuchung ist deswegen meist notwendig. Falls klinisch der Verdacht auf eine Tuberkulose besteht oder der Tuberkulintest stark positiv ausfällt, muss ein Teil des entnommenen Gewebes unfixiert zur Mikroskopie- und Kulturuntersuchung an ein bakteriologisches Labor eingesandt werden. Bei der Überweisung zum Chirurgen ist bei entsprechendem Verdacht daher auf die Möglichkeit einer Tuberkulose hinzuweisen. Zunehmend bei Kindern: Atypische Mykobakteriosen als Ursache von ausgeprägten zervikalen Lymphomen, sehr therapieresistent. Cave Biopsie: Fistelungen. Ggf. Totalexstirpation.

- Die **infektiöse Mononukleose** bei Kindern, Adoleszenten und jungen Erwachsenen kann mit generalisierten Lymphknotenschwellungen, Splenomegalie, Tonsillitis, Fieber und Blutbildveränderungen (➤ Abb. 9.1) den Verdacht auf ein Lymphom oder eine akute lymphatische Leukämie aufkommen lassen. Sie wurde vor Aufdeckung als Epstein-Barr-Virus-(EBV-)Infektion zu den hämatologischen Erkrankungen gezählt. Für die Diagnose sprechen die fast immer erhöhten Transaminasen. Beweisend ist ein positiver Heteroagglutinationstest in Form des Schnelltests (Monospot) mit formalinisierten Pferdeerythrozyten und ein über 1 : 64 erhöhter Titer des Anti-EBV-IgM. Erhöhte Titer der IgG-Antikörper sind bei der weiten Verbreitung des Virus dagegen nicht diagnostisch verwertbar. Aber Vorsicht: Falsch negative Ergebnisse der Tests auf heterophile Antikörper sind möglich, in der ersten Krankheitswoche bis zu 20 %!
  Etwa 10 % der infektiösen Mononukleosen bleiben seronegativ. Dabei handelt es sich um andere Virusinfekte, z. B. durch Zytomegalieviren oder HIV, um Toxoplasmose oder Listeriose. In jedem Zweifelsfall ist die Überweisung zum Facharzt gerechtfertigt.
- Bei Kindern gehen banale Virusinfekte und exanthemische Viruskrankheiten oft mit deutlichen Lymphknotenschwellungen einher, vor allem im Hals- und Kopfbereich. Gleichzeitig können reaktive Blutbildveränderungen mit Lymphozytose und Neutropenie auftreten. Bei der seltenen infektiösen Lymphozytose werden vorübergehend Lymphozytenzahlen bis zu 50 G/l erreicht.
- Eine Lymphadenopathie bei Lupus erythematodes disseminatus wird in etwa 10 % der Fälle in frühen Krankheitsstadien beobachtet. Fast immer sind zum gleichen Zeitpunkt Manifestationen an anderen Geweben, vor allem in der Form von Arthralgien, Hautveränderungen oder Proteinurie vorhanden. Die Lymphknotenbiopsie erübrigt sich, wenn der eindeutige serologische Nachweis antinukleärer Antikörper und von Anti-DNA geführt werden kann. Der Nachweis antinukleärer Antikörper als Einzelbefund reicht nicht aus, da derartige Antikörper im niedrigen Titer auch bei gesunden Menschen im höheren Lebensalter und bei chronisch-rheumatischen Erkrankungen vorkommen.
- Bei Patienten mit zerebralen Krampfleiden muss an die Möglichkeit eines sog. Pseudolymphoms als Folge der Einnahme von Hydantoinpräparaten gedacht werden.

Lymphknoten an den der Palpation und Inspektion nicht zugänglichen Stellen können durch Thoraxröntgenaufnahme, Sonographie, CT oder MRT sichtbar gemacht und ihre Stoffwechselaktivität durch Positronenemissionstomographie (PET) beurteilt werden. Vergrößerungen dieser Lymphknoten können ebenso Leitsymptom sein wie die Vergrößerung peripherer Lymphknoten, z. B. wenn sie bei routinemäßig oder aus anderer Indikation durchgeführten Röntgenkontrollen des Thorax entdeckt werden. Die differenzialdiagnostischen Überlegungen sind im Prinzip die Gleichen wie bei der Vergrößerung peripherer Lymphknoten, die Abstufung der Wahrscheinlichkeit der einzelnen Diagnosen aber verschieden. Bei intrathorakalen Lymphknotenvergrößerungen ist bei symmetrisch-bilateraler Ausprägung vor allem an die Boeck-Erkrankung, bei einseitiger besonders an den Morbus Hodgkin und das Bronchialkarzinom zu denken. Abdominelle Lymphknotenpakete kommen vor allem bei Metastasen intestinaler oder urogenitaler Tumoren, bei NHL vom follikulären Typ und bei der Yersiniose vor. In vielen Fällen ist die Artdiagnose mithilfe der sonographisch oder CT-gesteuerten Feinnadelpunktion möglich. Bei eindeutigem positivem Befund können invasive Techniken wie Mediastinoskopie, bronchoskopische transbronchiale Biopsie oder explorative Laparotomie entfallen. Trotzdem sollte zunächst immer nach gleichzeitig vorhandenen peripheren Lymphknotenschwellungen gesucht werden, deren Biopsie die Diagnose bei geringerer Gefährdung des Patienten gestattet.

Die **Milz** ist bei gesunden Kindern und Erwachsenen im normalen Ernährungszustand nicht tastbar. Von dieser Regel gibt es Ausnahmen: Bei asthenischen Adoleszenten kann bei sorgfältiger bimanueller Untersuchung die Milz in tiefer Inspiration gelegentlich getastet werden, ohne dass sonstige Untersuchungsbefunde oder Verlaufsbeobachtungen Hinweise auf eine Erkrankung erbringen. Die Milz wird meist erst bei einer Vergrößerung auf etwa 400 g,

d. h. auf das 2- bis 3fache der Norm sicher unter dem linken Rippenbogen palpabel. Dies entspricht etwa einem sonographisch festgestellten Längsdurchmesser von 13–16 cm. Für Kinder gibt es sonographisch ermittelte Normalwerte.

Eine starke Milzvergrößerung ist bereits bei der Inspektion feststellbar und wird oft vom Patienten selbst bemerkt. Bei langsamer Größenzunahme führt die Splenomegalie lange Zeit nicht zu subjektiven Beschwerden, falls keine Infarkte auftreten, die akut starke, meist stechende, atemabhängige Schmerzen verursachen. Dagegen werden bei nur mäßig vergrößerter, aber rasch gewachsener Milz bei Infektionskrankheiten und rasch progredienter akuter Leukämie häufig linksseitige Bauchbeschwerden durch Kapselspannung angegeben. Dabei besteht auch die erhöhte Gefahr einer spontanen oder traumatischen Milzruptur.

Eine Aufstellung der in Mitteleuropa wichtigsten Ursachen der **Splenomegalie** zeigt ➤ Tabelle 3.5. Wichtige differenzialdiagnostische Hinweise sind die Druckdolenz (Hinweis auf rasche Größenzunahme), die Konsistenz und die Größe bei Erstfeststellung. Die Regel, dass Milztumoren bei Neoplasien und extramedullärer Blutbildung fest oder hart, bei infektiöser oder entzündlicher Milzschwellung weich sind, gilt nicht ohne Ausnahmen. Starke Vergrößerungen sind immer das Endstadium einer Krankheitsentwicklung, sodass bei diesen Erkrankungen in Frühstadien auch kleinere Milztumoren gefunden werden. Starke Milzvergrößerungen als Erstbefund finden sich naturgemäß bei Erkrankungen, die lange Zeit asymptomatisch bleiben, z. B. bei Osteomyelosklerose, chronisch-myeloischer Leukämie, bei Speicherkrankheiten, Kala-Azar oder Haarzellleukämie.

Tab. 3.5 Ursachen einer Splenomegalie

Neoplasien der Lymphopoese	Hodgkin- und Non-Hodgkin-Lymphome Haarzellleukämie
Neoplasien der Myelopoese	Myeloproliferative Neoplasien (MPN) akute myeloische/myelomonozytäre Leukämien
Speicherkrankheiten	Morbus Gaucher, verschiedene seltene Formen
Kongestive Splenomegalie	Leberzirrhose, Pfortader-, Milzvenenthrombose
Arbeitshyperplasie der roten Pulpa	Chronische hämolytische Anämien
Infektiöse und nichtinfektiöse Granulome	Tuberkulose, Sarkoidose, Brucellose
Bakterielle Infekte	Sepsis, Endocarditis lenta, Typhus abdominalis
Virusinfekte	Infektiöse Mononukleose, Hepatitis, bei Kindern auch banale Virusinfekte
Parasitäre Infekte	Malaria, Leishmaniose („Kala-Azar")
Entzündlich, nicht infektiös	SLE, rheumatoide Arthritis (Felty-Syndrom)

Thalassämie, Leishmaniose und Malaria als Ursache einer Splenomegalie sind heute auch für den in mitteleuropäischen Ländern praktizierenden Arzt von Bedeutung. Letztgenannte Infektionskrankheiten kommen nicht mehr nur im Mittelmeerraum, Asien oder Afrika vor, sondern im Zeitalter des Ferntourismus auch bei Einheimischen nach ihrer Rückkehr aus diesen Gebieten. Die Diagnosesicherung erfolgt mit hämatologischen Methoden, nämlich dem Nachweis der Leishmanien im Knochenmarkaspirat und der Plasmodien im peripheren Blutausstrich, ergänzt durch die spezifischen serologischen Reaktionen.

Für die diagnostische Einordnung einer Splenomegalie sind neben Dolenz, Konsistenz und Größe des Organs die spezifischen Manifestationen der in ➤ Tabelle 3.5 genannten Erkrankungen von Bedeutung. Wichtig ist die Suche nach den Zeichen einer Lebererkrankung und/oder portalen Hypertonie und nach peripheren Lymphknotenschwellungen. Im Blutbild können sich die Zeichen eines Hypersplenismus (➤ Kap. 8.5), die für eine infektiöse Mononukleose typischen Zellen, Hinweise auf eine hämolytische Anämie oder Thalassämie oder die Zellen der zugrunde liegenden Neoplasie (Leukämien und leukämische Lymphome) finden.

Die genaue Diagnose bzw. der endgültige Diagnosebeweis wird bei nichtinfektiöser Milzvergrößerung häufig erst beim spezialisierten Facharzt oder in der Klinik möglich sein. Herdförmige Veränderungen sind in der Sonographie und/oder Computertomographie zu erkennen. In Einzelfällen kann allerdings auch der Hämatologe die endgültige Diagnose erst durch die histologische Milzuntersuchung stellen. Die blinde oder laparoskopische Milzpunktion ist möglich, ergibt jedoch nur selten diagnostisch ausreichendes Material. Bei großen, diagnostisch nicht abklärbaren Milztumoren mit Hypersplenismus oder Verdacht auf das Vorliegen einer Neoplasie bleibt in solchen Fällen nur die explorative Laparotomie und ggf. Milzexstirpation.

Bei der diagnostischen Bewertung einer nur **sonographisch** vergrößerten, aber nicht tastbaren Milz ist Vorsicht angebracht, wenn das Ausmaß der „Splenomegalie" im Befund nicht quantifiziert wird. In Lehrbüchern niedergelegte Erfahrungen über die diagnostische Bedeutung einer Splenomegalie (auch die Angaben in diesem Kapitel) basieren meistens auf der **palpatorisch** definierten Splenomegalie. Ausreichende Kasuistiken über die diagnostische Bedeutung einer „subklinischen" Splenomegalie bei hämatologischen Erkrankungen existieren bisher nicht.

Die Bedeutung der sonographischen Milzgrößenbestimmung liegt in der höheren Sensitivität, der Bewertung fraglicher Tastbefunde, der Milzgrößenbestimmung bei adipösen Patienten, der Erkennung von Infarkten und Abszessen und der Abgrenzung von anderen Resistenzen im linken Oberbauch, z. B. von Nierentumoren, Hydronephrosen oder einem Kolonkarzinom.

3.5 Infektanfälligkeit

Neben der Integrität von Haut und Schleimhäuten, der normalen Zusammensetzung der nichtpathogenen Haut- und Schleimhautflora und unspezifischen humoralen Faktoren sind es zelluläre und humorale Produkte der Lymphopoese und Myelopoese, die die Resistenz des Menschen gegenüber einem Eindringen potenziell pathogener Mikroorganismen in die Gewebe garantieren. Qualitative und quantitative Defekte des lymphozytär-plasmazellulären und des Granulozyten-Makrophagen-Systems führen zur Verminderung der normalen Infektresistenz (➤ Kap. 11). Sie äußert sich in gehäuften, besonders schwer oder atypisch verlaufenden infektiösen Erkrankungen. Besonders verdächtig auf eine solche Resistenzschwäche sind systemische Infektionen mit Keimen niedriger Virulenz, z. B. mit Pilzen, atypischen Mykobakterien, gramnegativen Stäbchen der normalen Darmflora und niedrig pathogenen Staphylokokken. Für die klinische Expression der Infektabwehrschwäche sind Erkrankungsalter (kongenital/erworben), die Natur und Schwere des Defekts und evtl. zusätzliche anatomische Veränderungen oder Organerkrankungen von Bedeutung.

Infektionsverläufe, die als Erst- oder Frühsymptom den Verdacht auf eine hämatologische Erkrankung lenken müssen, sind in ➤ Tabelle 3.6 zusammengefasst. Die in der Allgemeinpraxis angegebene echte oder von Patienten angenommene Häufung unspezifischer „grippaler" Infekte, der rezidivierenden Bronchitis und Zystourethritis und Furunkulosen sind dagegen meist auf Umgebungsfaktoren, anatomische Veränderungen oder Erkrankungen anderer Organsysteme (Leberzirrhose, Mangelernährung, Diabetes mellitus) zurückzuführen. Für die Anfälligkeit gegenüber leichten banalen Infekten sind außerdem weitere, bisher nicht eindeutig fassbare Dispositionsfaktoren verantwortlich.

Tab. 3.6 Infektanfälligkeit als Symptom hämatologischer Erkrankungen

Klinische Erscheinungen	Grundkrankheit
Therapieresistente Tonsillitis, Stomatitis, Phlegmonen, pararektale Abszesse, Sepsis durch gramnegative Bakterien und niedrig pathogene Staphylokokken, Mukocandidose	Myeloische oder myelomonozytäre Leukämie, Neutropenie verschiedener Genese, Agranulozytose
Sinubronchiales Syndrom, rezidivierende Bronchitis, Bronchiektasen, Pneumokokken-, Hämophilus-Infektionen	Angeborene oder erworbene Antikörpermangelsyndrome, Lymphom, multiples Myelom
Sinubronchiales Syndrom, Malabsorption, rezidivierende Zystopyelitis	Selektiver IgA-Mangel
Gehäufte schwere Virusinfekte, Viruspneumonien, Zoster, Reaktivierung oder maligner Verlauf von Tuberkulosen, Erkrankungen durch atypische Mykobakterien, *Pneumocystis carinii*	Störung der zellulären Immunität, z. B. bei M. Hodgkin, AIDS, IgG-Subklassendefekte, Komplementdefekte (selten) unter Zytostatikatherapie

Ein Teil der in ➤ Tabelle 3.6 genannten Störungen der Infektresistenz kann im eigenen Labor oder durch Einsendung einer Blutprobe erkannt oder ausgeschlossen werden. Die wichtigsten Methoden sind neben gezielter Anamnese und körperlicher Untersuchung die Leukozytenzahl und Leukozytendifferenzierung, die quantitative Bestimmung der Immunglobuline, der HIV-Status und die Zahl der CD4-Lymphozyten. Gerade bei Verdacht auf eine allgemeine Infektabwehrschwäche ist das Prinzip der Stufendiagnostik zu beachten.

Hinweise für die Praxis

Ein ungezielter „Immunstatus" führt häufig zur Fehldiagnose einer in Wahrheit nicht vorhandenen Immundefizienz, die den Patienten verunsichert, die Diagnose einer psychischen oder einer anderen körperlichen Erkrankung verzögert und unnötige teure Behandlungsversuche zur Folge hat!

Gering unter der Norm liegende Messwerte bewirken keine Infektanfälligkeit! Diese ist erst bei Neutrophilenzahlen < 0,5 G/l oder einer IgG-Konzentration < 500 mg/dl zu erwarten. Pathologische Befunde erfordern die Überweisung zum Hämatologen zur genauen Einordnung des zugrunde liegenden Defekts. Dasselbe gilt für einen weiterbestehenden Verdacht auf immunologische oder zelluläre Infektresistenzschwäche bei normalen Befunden. Störungen der **Granulozytenfunktion** bei normaler Granulozytenzahl sind mit einer Reihe biologischer Tests in spezialisierten Laboratorien zu erfassen. Die Durchführung von Einzeltests an eingesandten Blutproben erbringt keine verwertbaren Ergebnisse!

3.6 Blutbildveränderungen ohne spezifische Symptomatik

Blutbildveränderungen ohne davon direkt abhängige subjektive Symptome oder sichtbare Veränderungen werden häufiger zum Ausgangspunkt differenzialdiagnostischer Überlegungen, seitdem die Automatisierung der Blutzellzählung routinemäßig alle Einzelbefunde des Blutbildes liefert (➤ Kap. 2.1). Damit wächst die Chance einer frühen, u. U. „zufälligen" Diagnose hämatologischer Erkrankungen, aber auch die Gefahr, dass falsch pathologische oder grenzwertige Einzelbefunde unnötige diagnostische Maßnahmen auslösen. Vom Allgemeinarzt und vom niedergelassenen Internisten wird zunehmend die kritische Interpretation des „großen" Blutbildes verlangt. Er hat dabei vor dem Spezialisten in der Überweisungspraxis oder in der Klinik oft den Vorteil, frühere Werte desselben Patienten zu kennen. Grenzwerte können durch Beobachtung zeitlicher Veränderungen besser interpretiert werden.

3.6.1 Leukozytose

Alle kernhaltigen Zellen des peripheren Blutes werden bei den üblichen Zählverfahren gemeinsam als Leukozyten gezählt, unabhängig davon, ob es sich dabei um die normalerweise im peripheren Blut vorkommenden reifen Zellen oder unreife Zellen wie z. B. bei hämatologischen Neoplasien handelt.

Hinweise für die Praxis

Jede unerklärte pathologische Veränderung der Gesamtleukozytenzahl erfordert neben der Kontrolle dieses Wertes die Durchsicht des gefärbten Blutausstrichs und die Anfertigung eines Differenzialblutbildes.

Die weitere Differenzialdiagnose bei Leukozytosen und Leukopenien richtet sich nach dem Befund im Differenzialblutbild, also den absoluten Zahlen der einzelnen Zellklassen.

Vermehrung der neutrophilen Leukozyten

Da die neutrophilen Leukozyten normalerweise nur Stunden im peripheren Blut verweilen, ändert sich die Neutrophilenzahl kurzfristig mit der Zellproduktion. Diese kann sich bei normaler Knochenmarkfunktion dem Bedarf des Organismus in seiner Auseinandersetzung mit der mikrobiellen Umwelt rasch und flexibel anpassen. Kurzfristige Schwankungen resultieren außerdem aus Verschiebungen der intravasalen Speicher, z. B. bei Adrenalinausschüttung. Auf diese Weise werden Situationsleukozytosen nach großen Mahlzeiten, körperlichen oder psychischen Belastungen erklärt. Bei der Entnahme muss darauf Rücksicht genommen werden, wenn auch eine streng nüchterne Abnahme nicht notwendig ist. Ebenso rasch wie die Gesamtneutrophilenzahl kann sich auch der Anteil von stabkernigen Zellen ändern. Chronische neutrophile Leukozytosen finden sich bei starken Zigarettenrauchern, bei denen die „Normalwerte" zwischen 3 und 15 G/l schwanken!

In ➤ Box 3.1 werden die neutrophilen Leukozytosen nach dem Grad der Zellvermehrung geordnet. Erkrankungen mit hoher Leukozytenzahl können je nach Ausprägung und Krankheitsstadium selbstverständlich auch mit geringeren Zahlen einhergehen. Die Angaben beziehen sich auf „absolute" Neutrophilenzahlen, d. h. auf die Anzahl von Jugendlichen, Stabkernigen und Segmentkernigen pro Volumeneinheit Vollblut. Bei ausgeprägten Leukozytosen mit relativer oder absoluter Lymphopenie kann die Neutrophilenzahl der Gesamtleukozytenzahl praktisch gleichgesetzt werden.

BOX 3.1

Neutrophile Leukozytose

Grenzwertig bis mäßig (8–15 G/l):
- Situationsleukozytose (postprandial, akuter Stress, Kälteexposition, Ketoazidose)
- Raucherleukozytose
- Medikamentös induzierte Leukozytose (Kortikoide, Lithium, Antikonzeptiva)
- Schwangerschaft, postpartal
- Akute Blutungen
- Gewebedestruktion (z. B. Myokardinfarkt, arterielle Thrombembolie, Trauma)
- Bakterielle Infektionen, Zoster
- Malignome (Karzinome, Sarkome, Morbus Hodgkin)
- Zustand nach Splenektomie

Mäßig bis ausgeprägt (15–50 G/l):
- Akuter Blutverlust, nach zerebralem Krampfanfall
- Bakterielle, vor allem pyogene Infektionen
- Karzinome (z. B. Magen, Pankreas, Gallenblase, Bronchus)
- Chronische myeloische Leukämie, myeloproliferative Neoplasien

Stark (> 50 G/l):
- Chronische myeloische Leukämie
- Selten Osteomyelofibrose, Karzinome, chronische bakterielle Infekte
- Unter Therapie mit G-CSF

- Bei bakteriellen, vor allem bei pyogenen Infekten, sieht man häufig eine **Linksverschiebung** und fast immer eine **toxische Granulation.** Bei lokalisierten pyogenen Infekten können diese Veränderungen auch bei normalen Gesamtleukozytenzahlen auftreten. Die toxische Granulation ist auch bei ausgeprägten Tumorleukozytosen zu sehen, die in Einzelfällen Zellzahlen von über 100 G/l erreichen können, ohne dass eine ausgeprägte Linksverschiebung zu erkennen ist. Im Gegensatz dazu ist die Granulation der reifen Neutrophilen bei chronischer myeloischer Leukämie (CML) oft auffallend gering.
- Eine gleichzeitig bestehende Anämie weist auf einen Tumor oder chronischen Infekt hin. Eine gleichzeitige Thrombozytose kommt bei CML und anderen myeloproliferativen Erkrankungen vor, gelegentlich aber auch bei Tumoren, vor allem wenn gleichzeitig ein Eisenmangel besteht.
- Gelegentlich sieht man klinisch gesunde Menschen im jüngeren und mittleren Lebensalter, die über lange Zeit immer wieder eine neutrophile Leukozytose von 10–20 G/l aufweisen. Die Leukozytose verschwindet nach Zigarettenentzug oder spontan nach einigen Jahren. In anderen Fällen bleibt sie bestehen und wird u. U. auch bei Geschwistern gefunden. Die Pathogenese derartiger **„benigner" Neutrophilien** ist unklar.

In ➤ Box 3.1 finden sich nur die wichtigsten Erkrankungen, bei denen die neutrophile Leukozytose Erst- oder Leitsymptom sein kann. Mäßige Leukozytosen kommen im Rahmen vieler weiterer Erkrankungen vor, bei denen andere Krankheitszeichen diagnostisch im Vordergrund stehen, z. B. beim Gichtanfall, bei Morbus Cushing, bei Vergiftungen, schwerer Hypoxie und akuten Schüben rheumatischer Erkrankungen.

3

Vermehrung der Monozyten

Bei der Mehrzahl der Monozytosen ist die Vermehrung dieser Zellen so gering, dass sie sich nur als relative Monozytenvermehrung bei noch normalen oder grenzwertigen Gesamtleukozyten zeigt. Eine Ausnahme machen die myelomonozytären und die seltenen monozytären Leukämien.

Wegen der großen Adhäsionsfähigkeit der Monozyten sind Monozytosen durch technische Artefakte besonders häufig. Sie entstehen z. B. bei Entnahme aus ungenügend durchbluteten Kapillargebieten (kalte Fingerbeeren, Ohrläppchen) oder durch Anreicherung der Monozyten in Teilbereichen schlechter Blutausstriche.

Unter den **Infektionskrankheiten** gehen vor allem Tuberkulose, Brucellose, Listeriose, Shigellose, Endocarditis lenta sowie Protozoen- und Rickettsieninfektionen mit einer deutlichen Monozytose einher; unter den nichtinfektiösen entzündlichen Erkrankungen sind es die Kollagenkrankheiten, die Colitis ulcerosa und der Morbus Crohn.

Makrophagenaktivierungssyndrom (MAS) infolge rheumatischer oder Autoimmunerkrankung oder infektionsassoziiert (hämophagozytische Lymphohistiozytose, HLH): Zytopenie, hohe Triglyzeride, Ferritin > 500 µg/ml, lösliches CD25 stark erhöht. Zytologie: Hämophagozytosen im Knochenmark.

Bei akuten bakteriellen Infekten überwiegt zunächst die Neutrophilie, im Abheilungsstadium die Monozytose; diese von Schilling genau untersuchte Reihenfolge der zellulären Abwehrphasen wird heute durch die Antibiotikabehandlung oft überspielt. Eine absolute und relative Monozytenvermehrung findet sich bei manchen kongenitalen Neutropenien.

Bei **Karzinomen** gehen Monozytose und neutrophile Leukozytose im Allgemeinen parallel, sodass keine relative Monozytose auffällt.

Vermehrung der Eosinophilen

Die Vermehrung der Eosinophilen ist nicht selten ein Überraschungsbefund, der erhebliche differenzialdiagnostische Probleme aufgeben kann. Obwohl heute molekulargenetische Befunde oft eine Abgrenzung der Eosinophilenleukämien von reaktiven Eosinophilen erlauben, bleibt bei einzelnen Patienten mit ausgeprägter Eosinophilie die Ursache trotz intensiver Untersuchungen in hämatologischen und tropenmedizinischen Fachkliniken ungeklärt.

- Eine **leichte bis mäßige Eosinophilie** mit Relativwerten von 10–30 % ohne sichere Erhöhung der Gesamtleukozytenzahl kommt bei verschiedenen allergischen Zuständen vor, die sich als Rhinitis, Asthma bronchiale, Urtikaria, angioneurotisches Ödem, Nahrungsmittelallergie oder arzneimittelinduzierte Cholestase äußern. Dasselbe gilt für eine Reihe von Hautkrankheiten, deren allergische Genese nicht bewiesen ist, und für Patienten mit Morbus Addison. Viele Medikamente, vor allem **Penicillin, Cephalosporine, andere Antibiotika, Antiarrhythmika und Antiepileptika** können ohne sonstige Zeichen einer Allergie zur Eosinophilie führen.
- **Deutliche Eosinophilien** von über 30 % mit Erhöhung der Gesamtleukozytenzahl finden sich bei Parasitosen, insbesondere bei Wurmkrankheiten, u. a. Trichinose, Kollagenosen und bei den eosinophilen Lungenerkrankungen wie dem Churg-Strauss-Syndrom. Bei älteren Menschen ist eine unerklärbare Eosinophilie immer verdächtig auf ein unentdecktes Karzinom!
- Unter den **hämatologischen Erkrankungen** sind der Morbus Hodgkin, selten andere Lymphome und das multiple Myelom zu nennen. Bei CML und bei anderen myeloproliferativen Neoplasien findet sich eine Eosinophilie (und gleichzeitig Basophilie) bei gleichzeitiger neutrophiler Leukozytose.
- **Ausgeprägte Eosinophilien** mit Werten > 30 G/l sind immer Zeichen einer schwerwiegenden Erkrankung und müssen fachinternistisch oder

fachhämatologisch abgeklärt werden. Neben Malignomen, Periarteriitis nodosa und gewebeinvasiven Parasitosen kommen das hypereosinophile Syndrom mit multiplen Gewebeinfiltraten und die verschiedenen Subtypen der eosinophilen Leukämien, bei Kindern die eosinophile Granulomatose in Frage.

- Länger bestehende ausgeprägte Eosinophilien führen unabhängig von ihrer Genese zur Endokardfibrose mit Trikuspidal- und Rechtsherzinsuffizienz.

Vermehrung der Basophilen

Eine Vermehrung der Basophilen findet sich gemeinsam mit einer neutrophilen Leukozytose und oft mit einer Eosinophilenvermehrung bei CML und anderen myeloproliferativen Neoplasien. Basophilie bei Erythrozytose spricht für eine Polycythaemia vera und gegen eine sekundäre Erythrozytose. Eine leichte, nur relative Basophilie ohne sonstige Blutbildveränderungen kommt passager ohne erkennbare Ursache vor.

Vermehrung der Lymphozyten

Hinweise für die Praxis

Reaktive Lymphozytosen kommen vor allem bei Säuglingen und jungen Kindern vor. Kinder reagieren auf Infekte, die bei Erwachsenen eine neutrophile Leukozytose auslösen, oft mit einer Lymphozytose.

- Eine absolute Lymphozytenvermehrung sieht man bei Keuchhusten und bei Virusinfekten, vor allem bei der infektiösen Lymphozytose, wobei Leukozytenzahlen bis zu 50 G/l erreicht werden können.
- Bei Erwachsenen sind derartige starke reaktive Lymphozytosen selten. Häufig sind dagegen relative und/oder absolute Lymphozytosen bei normalen oder durch Neutropenie verminderten Gesamtleukozytenzahlen, z. B. bei Virusinfekten und bei der Hyperthyreose.
- Bei jüngeren, vegetativ labilen Erwachsenen finden sich gelegentlich chronische relative Lymphozytosen von 30–60 % mit gleichzeitiger grenzwertiger Neutropenie. Bei unauffälligem körperlichem Befund und nach Ausschluss einer Hyperthyreose sind lediglich Kontrollen in größeren zeitlichen Abständen notwendig.
- Bei asymptomatischer absoluter chronischer Lymphozytose bei Menschen jenseits des 40. Lebensjahres liegt dagegen fast immer eine beginnende chronisch lymphatische Leukämie vor.
- Bei schlechter Ausstrichtechnik können die Lymphoblasten der kindlichen akuten lymphatischen Leukämie (ALL) als normale, reaktiv vermehrte Lymphozyten verkannt werden.

3.6.2 Leukopenie

Leukopenie ist immer Ausdruck einer Verminderung der neutrophilen Granulozyten. Eine Verminderung der Eosinophilen, Basophilen oder Monozyten *allein* führt wegen des physiologischerweise niedrigen Anteils dieser Zellen nicht zu einer sicheren Unterschreitung der unteren Normgrenze. Dasselbe gilt für die seltene Lymphopenie, die z. B. bei Morbus Hodgkin, Karzinomen oder bakteriellen Infekten mit einer neutrophilen Leukozytose, d. h. mit normalen oder erhöhten Gesamtleukozytenzahlen einhergeht. Viele zytostatische Therapien induzieren Lymphopenien, die über viele Monate persistieren, während sich die anderen Zellreihen rasch wieder erholen.

Die Verminderung der Basophilen und Eosinophilen kommt zwar bei einigen Erkrankungen (Hyperkortizismus, Akromegalie, bakterielle Infekte) vor, hat aber in der Allgemeinpraxis keine diagnostische Bedeutung, da schon aus methodisch-statistischen Gründen die Verminderung im Differenzialblutbild nicht sicher feststellbar ist. Für spezielle Fragestellungen gibt es direkte Zählmethoden, die aber nur in wenigen Fachlaboratorien zuverlässig durchgeführt werden.

Die Neutropenie bleibt bis zu Werten von 1,0 G/l asymptomatisch. Unter 0,5 G/l kommt es gelegentlich und bei lang andauernden Neutropenien immer zu klinisch manifesten Infektionen. Pathophysiologisch liegt der Neutropenie eine Produktionsstörung durch Bildungsstörung (z. B. Panmyelopathie), Reifungsstörung (z. B. megaloblastische Anämie), Verteilungsstörung (z. B. Hypersplenismus) oder eine rapide periphere Destruktion (z. B. arzneimittelallergische Agranulozytose) zugrunde. Im Gegensatz zu den Anämien, bei denen die Retikulozytenzählung eine Abschätzung der Zellproduktion und der Lebensdauer der Zellen erlaubt, gibt es keine einfachen Labormethoden, um die verschiedenen Mechanismen der Neutropenie zu unterscheiden. Die Abklärung schwerer und/oder chronischer Neutropenien verlangt immer fachhämatologische Diagnostik, insbesondere die Untersuchung des Knochenmarks (➤ Tab. 3.7; Neutropenie durch HLH oder MAS: ➤ Kap. 5.9.2).

3.6.3 Thrombozytose

Seit Einführung der automatisierten Thrombozytenzählung aus dem Vollblut werden asymptomatische Veränderungen der Thrombozytenzahl häufiger als Zufallsbefund registriert. Mäßige Thrombozytosen von meist nicht über 600 G/l kommen kurzzeitig nach Blutungen, großen chirurgischen Eingriffen und Verletzungen, länger anhaltend bei Entzündungen, z. B. bei chronisch entzündlichen Darmerkrankungen, Eisenmangel und Malignomen, sowie reaktiv nach Infektionen vor. Sie haben lediglich diagnostische, aber keine pathophysiologische Bedeutung.

Noch höhere Thrombozytenzahlen müssen den Verdacht auf eine myeloproliferative Neoplasie lenken (➤ Kap. 5.3). Meistens besteht gleichzeitig eine Erythrozytose (Verdacht auf Polycythaemia vera) oder eine neutrophile und basophil-eosinophile Leukozytose (CML, primäre Myelofibrose). Myeloproliferative Neoplasien mit ausgeprägter isolierter Thrombozytose werden als essenzielle Thrombozyth-

Tab. 3.7 Neutropenien

Virusinfektionen	Mäßige passagere Neutropenie Lymphozyten normal oder erhöht
Bakterielle Infektion (Typhus, Brucellose, Miliartuberkulose)	Fieber, oft relative Monozytose
Malaria, Kala-Azar	Fieber, Splenomegalie
Schilddrüsenfunktionsstörungen, Lebererkrankung, schwere Unterernährung	Meist mäßige relative Neutropenie, oft relative Lymphozytose
Aplastische Anämie, Zytostatikabehandlung	Im Rahmen einer Panzytopenie
Arzneimittelbedingte Neutropenie bzw. Agranulozytose	In schweren symptomatischen Fällen vollständiges Fehlen bei gleichzeitiger Lymphopenie
Megaloblastäre Anämie	Panzytopenie mit prädominanter makrozytärer Anämie
Hypersplenismus	Wechselnde Leukopenie bei gleichzeitiger Lymphopenie, fast immer Thrombozytopenie, häufig Anämie mit Retikulozytose
LED und andere Kollagenosen	Oft Panzytopenie
MDS, aleukämische	Meist Panzytopenie
Infiltrative Knochenmarkerkrankung (Lymphom, Haarzellleukämie, Karzinom)	Meist Panzytopenie
Seltene Formen der Neutropenie	• Angeborene Agranulozytose (Morbus Kostmann) • Zyklische Neutropenie, idiopathische Neutropenien, Isoimmunneutropenien des Neugeborenen, benigne chronische Neutropenie des Kleinkindes, arzneimittelinduzierte und Autoimmunneutropenie, Large Granular Lymphocyte(LGL)-Leukämie • MAS und HLH

ämie bezeichnet (➤ Kap. 5.3.3). Auch einige Formen des myelodysplastischen Syndroms (MDS) gehen initial mit einer Thrombozytenvermehrung einher. Im Gegensatz zu den reaktiven Thrombozytosen ist das Risiko thrombembolischer Ereignisse und bei Werten > 1000 G/l zusätzlich die Gefahr von Blutungen deutlich erhöht.

3.6.4 Thrombozytopenie

Die verstärkte Blutungsneigung bei Thrombozytopenien wird in ➤ Kapitel 3.3 erörtert. Bei Thrombozytopenien im Rahmen einer Panzytopenie handelt es sich oft um einen Teilbefund im Rahmen einer hämatopoetischen Insuffizienz, z. B. bei aplastischer Anämie oder bei infiltrativen Knochenmarkerkrankungen, oder um den Ausdruck einer Verteilungsstörung bei Hypersplenismus. Erkrankungen mit isolierter oder ganz im Vordergrund stehender Thrombozytopenie werden im ➤ Kapitel 7 besprochen. Bei asymptomatischer Thrombozytenveränderung ist auch an Pseudothrombozytopenie (➤ Kap. 2) zu denken!

3.6.5 Qualitative Veränderungen im Blutausstrich

Im gefärbten Blutausstrich lassen sich Änderungen von Größe, Form und Hämoglobingehalt der Erythrozyten erkennen. Eine über das physiologische Maß hinausgehende Größenvariation der Erythrozyten bezeichnet man als **Anisozytose,** Formveränderungen als **Poikilozytose.** Poikilozyten werden je nach ihrer Gestalt als Elliptozyten oder Ovalozyten, Schistozyten, Eierschalenformen, Dreiecksformen, Tränentropfen, Stechapfelformen oder Akanthozyten etc. bezeichnet. **Anisochromasie** bedeutet sehr unterschiedliche Hämoglobinfüllung, **Polychromasie** verstärkte Blaufärbung durch Rest-RNA in jugendlichen Zellen

Die typischen Veränderungen der kernhaltigen Zellen bei Leukämien und leukämischen Lymphomen werden in den entsprechenden Kapiteln beschrieben. Auch bei anderen hämatologischen und sonstigen Erkrankungen können pathologische Zellformen und Zellkonstellationen die Bedeutung eines Leitsymptoms haben.

Kernhaltige rote Vorstufen können bei normaler Struktur des Knochenmarks nur in kleiner Zahl in die Marksinus und damit in das periphere Blut gelangen. Sie werden normalerweise sofort in der Milz festgehalten und phagozytiert. Einzelne Erythroblasten finden sich deswegen nach Splenektomie oder Milzaplasie mit Verlust der Sequestrationsfunktion. Gleichzeitig sieht man dabei sog. **Jolly-Körper,** also rundliche Chromatinreste in kernlosen Erythrozyten.

Bei erhaltener Milzfunktion weisen Erythroblasten im peripheren Blut auf eine stark gesteigerte Erythropoese, eine extramedulläre Blutbildung oder die Zerstörung der normalen Sinusstruktur bei Knochenmarkmetastasen hin. Zur ersten Gruppe gehört die Erythroblastose beim Morbus haemolyticus neonatorum und bei schweren hämolytischen Anämien. Pathophysiologisch ungeklärt ist das Vorkommen von Erythroblasten bei schweren Azidosen und bei schwerer akuter Hypoxie. Bei myeloproliferativen Neoplasien, vor allem bei der Osteomyelofibrose, kann die periphere Erythroblastose phasenweise die

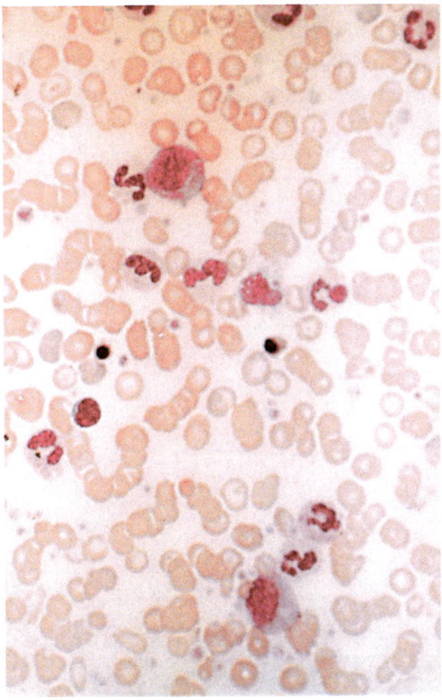

Abb. 3.6 Leukoerythroblastisches Blutbild.

auffälligste Veränderung im peripheren Blutausstrich sein; die Erythroblasten stammen dabei sowohl aus den extramedullären Blutbildungsstätten als auch aus dem durch die Fibrose in seiner Struktur veränderten Knochenmark (➤ Abb. 3.6).

Bei gleichzeitigem Auftreten von Erythroblasten und Vorstufen der Granulopoese (Myelozyten, Promyelozyten und vereinzelte Myeloblasten) spricht man von einem **leukoerythroblastischen Blutbild.**

Derartige Blutbildveränderungen sind typisch für myeloproliferative Erkrankungen mit extramedullärer Blutbildung und für eine ausgedehnte Knochenmarkmetastasierung durch nichthämatologische Neoplasien, die vorwiegend bei kleinzelligen Bronchialkarzinomen, bei Mamma-, Prostata- oder Magenkarzinom vorkommt. Nicht selten bestehen gleichzeitig die Zeichen einer mikroangiopathischen hämolytischen Anämie. Bei einer solchen Blutbildkonstellation sollte sofort eine Calciumbestimmung zum Ausschluss einer gleichzeitigen, evtl. lebensbedrohlichen Hyperkalzämie erfolgen. Die Differenzialdiagnose ist Aufgabe der Klinik, wobei die Skelettszintigraphie, die Knochenmarkbiopsie und die Untersuchung der Ausgangsorgane der genannten Tumoren am wichtigsten sind.

Plasmazellen im peripheren Blut sieht man bei Virusinfekten (bei Kindern besonders Röteln und Masern), bei Erwachsenen mit einem terminalen multiplen Myelom und der seltenen Plasmazellleukämie.

Die Blutbildveränderungen bei **infektiöser Mononukleose** wurden bereits in ➤ Kapitel 3.4 besprochen. Bei den sog. „Pfeiffer"-Zellen handelt es sich nicht um Abkömmlinge der Monozytenreihe, sondern um reaktiv stimulierte T-Lymphozyten. Gleichzeitig sieht man aber oft eine Vermehrung echter Monozyten, woraus das ausgeprägt bunte Blutbild der infektiösen Mononukleose resultiert.

So genannte **atypische Lymphozyten** mit deutlich sichtbaren Nucleoli, regelmäßig geformten Kernen oder auffälliger Zellgröße kommen gelegentlich im normalen Blutausstrich ohne erkennbare Ursache vor. Sie finden sich vermehrt bei Virusinfekten oder anderen Zuständen, die mit einer Stimulation des Immunsystems einhergehen.

Hinweise für die Praxis

Werden im automatisch oder im mikroskopisch erstellten Differenzialblutbild „atypische Zellen" oder „atypische Lymphozyten" angegeben, so sollte der Arzt das Blutbild selbst durchmustern und in Zweifelsfällen zur Beurteilung an einen Hämatologen einsenden.

Die Erfahrung zeigt, dass es sich bei solchen atypischen „Lymphozyten" in Wirklichkeit um Erythroblasten oder unreife Vorstufen der Granulopoese handeln kann. Bei einem größeren Anteil atypischer Lymphozyten muss auch an eine akute lymphatische Leukämie oder an leukämische maligne Lymphome gedacht werden; die Differenzialdiagnose ist schwierig und oft nur durch die Knochenmarkuntersuchung möglich.

KAPITEL

4 Behandlungsverfahren und Behandlungsprinzipien

Ernst Holler

4.1 Therapie bei primären Erkrankungen anderer Organsysteme

Blutbildveränderungen gehen häufig nicht auf primäre Veränderungen der Hämatopoese selbst, sondern auf Erkrankungen anderer Organsysteme zurück. In diesem Fall ist nur dann eine „symptomatische" Behandlung der Blutbildveränderungen indiziert, wenn die Grunderkrankung nicht beeinflussbar ist und wenn die Blutbildveränderungen den Patienten gefährden oder seine Lebensqualität erheblich beeinträchtigen. Zur Verdeutlichung seien einige Beispiele aufgeführt:

- Bei **renalen Anämien** ist vor der Gabe von Transfusionen die Erythropoetintherapie auszuschöpfen.
- Bei lang dauernden und schwerwiegenden **Infektionen** entsteht häufig eine Anämie multifaktorieller Genese, die mit der erfolgreichen Infektbekämpfung wieder ausgeglichen wird. Gerade unter **intensivmedizinischer** Therapie schwerer Systemkomplikationen ist auch ohne Blutverluste die komplizierende Anämie häufig. Hier muss zwischen der Erythrozytensubstitution und der nur mittelfristig wirksamen Erythropoetingabe abgewogen werden.
- Kommt es bei Sepsis oder konsumierenden Tumorleiden zu einer **Verbrauchskoagulopathie,** so kann vorübergehend und abhängig von der Prognose der Grunderkrankung die Substitution von Gerinnungsfaktoren, in seltenen Fällen auch Thrombozyten, erforderlich sein.
- Bei **sekundärer Polyglobulie,** z. B. im Rahmen chronischer Lungenerkrankungen mit Hypoxie, kann ein Aderlass bei Hämatokritwerten > 55 % zur Behebung der Hyperviskosität erforderlich sein. Im Vordergrund steht aber die Verbesserung von Ventilation und Sauerstoffaufnahme.

4.2 Beseitigung externer Schadensfaktoren

Bei Blutbildveränderungen durch **externe** Schadensfaktoren wie Medikamente oder Umweltgifte steht die Beendigung der Exposition an erster Stelle. Da Methoden zur eindeutigen Identifikation einzelner Schadensfaktoren häufig nicht zur Verfügung stehen, steht die Eliminierung **potenzieller** Schadensfaktoren im Vordergrund. Die Normalisierung der Blutbildveränderungen bestätigt dann retrospektiv die Ätiologie. Der primär betreuende Arzt, der den Verlauf und die Begleitmedikation des Patienten kennt, hat in der Expositionserkennung sowie Beendigung und Sekundärprophylaxe eine besondere Bedeutung. Dies gilt z. B. für folgende Veränderungen:

- Megaloblastische Anämien nach Einnahme von Hydantoin-Präparaten.
- Hämolytische Anämien durch Cephalosporine oder Penicilline.
- Agranulozytosen unter trizyklischen Antidepressiva, Thyreostatika, ACE-Hemmern, Ticlopidin, Metimazol u. a.
- Thrombozytopenien nach Chinin, Chinidin oder unter Heparingabe.
- Alkoholbedingte Anämien und Thrombozytopenien.
- Hämolytische Anämien bei Drogenkonsum.

4.3 Substitution von Mangelfaktoren

Der Begriff Blutbildungsfaktoren geht auf Minot und Murphy zurück, die ohne Kenntnis der Pathophysiologie 1925 erstmals Remissionen der gefürchteten perniziösen Anämie durch große Mengen von Rohleber erreichten. Aus diesen ersten Beobachtungen hat sich die Behandlung mit Leberextrakten und Leberdiäten entwickelt, die später durch reine Vitamin-B_{12}-Präparate in Form des Cyanocobalamins ersetzt wurden.

Heute erfolgt die Substitution von Mangelfaktoren pathophysiologisch orientiert. Im Einzelnen sind folgende Substanzen zur Substitution bei Mangelzuständen erforderlich:

- **Vitamin B_{12}** in Form des Cyano- oder Hydroxycobolamins zur parenteralen Anwendung. Einzige Indikation ist ein gesicherter Vitamin-B_{12}-Mangel (➤ Kap. 6.8.1).
- **Folsäure** bei Folsäuremangelzuständen (z. B. Fehlernährung bei Alkoholikern oder bei Malab-

sorption) oder bei medikamentös induzierten megaloblastären Anämien.
- Eisen bei nachgewiesenem Eisenmangel zum Ausgleich eines Eisendefizits: Eisen wird in der Regel oral gegeben; die intravenöse Gabe beschränkt sich nach sorgfältiger klinischer Abwägung auf Einzelfälle.
- **Erythropoetin** oder Analoga bei nachgewiesenem Erythropoetinmangel, z. B. im Rahmen der renalen Anämie.

Die Gabe von Vitamin B_{12}, Folsäure oder Eisen bei Hämozytopenien verschiedener Genese (wie z. B nach Zytostatikagabe, bei hämolytischer Anämie, tumorassoziierter Anämie mit Eisenverwertungsstörung oder bei Neoplasien der Hämatopoese) ist wirkungslos und nicht indiziert. Auch stehen vor Erythopoetingabe zunächst die Abklärung der Anämie und eine differenzierte Indikationsstellung im Vordergrund.

4.4 Hämatopoetische Wachstumsfaktoren

4.4.1 Physiologie

Hämatopoetische Wachstumsfaktoren wurden aufgrund ihrer Fähigkeit, in Kulturen von Knochenmarkzellen das Wachstum linienspezifischer hämatopoetischer Kolonien zu stimulieren, als sog. Kolonie-stimulierende Faktoren (CSFs) charakterisiert. Physiologischerweise gehören sie zur Gruppe der Zytokine; sie werden von Zellen des Immunsystems und des Knochenmarkstromas gebildet und steuern meist auto- oder parakrin das Wachstum von Vorläuferzellen im Knochenmark sowie die Ausdifferenzierung und Funktion der einzelnen hämatopoetischen Zellreihen. Sie sind eingebunden in das pleiotrope Netzwerk der Zytokine und haben häufig auch immunmodulierende Eigenschaften. Wachstumsfaktoren entfalten ihre Wirkung über spezifische Rezeptoren, die sowohl auf physiologischen als auch auf den korrespondierenden malignen Vorläuferzellen gefunden werden. Eine Sonderstellung innerhalb der hämatopoetischen Wachstumsfaktoren nimmt das in der Niere gebildete Erythropoetin ein.

Mit ihrer gentechnologischen Herstellung haben die Wachstumsfaktoren einen wichtigen Platz in der Behandlung der primären und sekundären Knochenmarkinsuffizienz eingenommen. In den letzten Jahren wurden zahlreiche Fortentwicklungen dieser rekombinanten Zytokine eingeführt, etwa die Verlängerung der Halbwertszeit durch Pegylierung (z. B. beim Peg-Filgastrim) oder Aminosäureaustausch (z. B. beim Darbepoetin). Zusätzlich werden neue Medikamentenklassen entwickelt, die auf einer direkten Rezeptorstimulation (z. B. Stimulation des Thrombopoetin-Rezeptors mit spezifischen Peptiden oder Liganden) beruhen.

Die breit wirksamen (pleiotropen) hämatopoetischen Wachstumsfaktoren Interleukin-3, GM-CSF und Interleukin-11 haben klinisch nicht den erhofften spezifischen Erfolg gezeigt; lediglich der **Granulozyten-Makrophagen-Kolonie-stimulierende Faktor** (GM-CSF) kommt noch zum klinischen Einsatz. Er aktiviert die gemeinsame Vorläuferzelle von Granulozyten und Makrophagen und hat deshalb neben der stimulierenden Wirkung auf die Granulopoese auch eine breite immunstimulierende und funktionssteigernde Wirkung auf diese Zellreihen.

Linienspezifische hämatopoetische Wachstumsfaktoren sind hingegen G-CSF, Erythropoetin und Thrombopoetin.

Der **Granulozyten-Kolonie-stimulierende Faktor (G-CSF)** wirkt entsprechend der Verteilung des G-CSF-Rezeptors sowohl auf Vorläuferzellen der Myelopoese als auch auf reife Zellen der Granulopoese. Bei klinischer Anwendung resultieren eine Leukozytose mit Linksverschiebung sowie eine Steigerung der Granulozytenfunktionen wie z. B. des oxidativen Burst.

Erythropoetin (Epo) wird – getriggert durch Hypoxie – in den juxtatubulären endothelialen und interstitiellen Zellen der Niere gebildet. Es stimuliert die Vorläufer der Erythropoese und führt zur Steigerung von Retikulozyten und Hämatokrit. Für die Fetal- und Neugeborenenperiode werden zusätzliche neuroprotektive und angiogenetische Effekte diskutiert.

Thrombopoetin (TPO) und der Megakaryocyte Growth and Developmental Factor (MGDF) sind spezifische Wachstumsfaktoren der Thrombopoese. Sie sind selbst nicht therapeutisch verwendbar; allerdings sind kleinmolekulare TPO-Mimetika in der klinischen Erprobung, die in der Lage sind, den spezifischen Rezeptor zu stimulieren (➤ Tab. 4.1).

Hämatopoetische Wachstumsfaktoren wie G-CSF und Erythropoetin werden zur Behandlung der primären und sekundären Knochenmarkinsuffizienz eingesetzt. Nach intensiver Chemotherapie können sie zu einer Reduktion der Frequenz neutropenischer Infektionen führen und erlauben ggf. auch eine Dosisintensivierung. Der Einsatz zur Mobilisierung hämatopoetischer Stammzellen hat die Transplantation von Blutstammzellen zu einem etablierten Therapieverfahren gemacht. Neu eingeführte Entwicklungen erlauben aufgrund längerer Halbwertszeit eine Behandlung mit einmaliger oder seltener Applikation; ferner werden zukünftig TPO-Mimetika zur Verfügung stehen.

4.4.2 Indikationen für Wachstumsfaktoren

Der klinische Einsatz hämatopoetischer Wachstumsfaktoren erfolgt mit drei wesentlichen Zielsetzungen:

- Reduktion der Myelosuppression nach Zytostatikatherapie durch Beschleunigung der Knochenmarkregeneration, um die Komplikationsrate (Infektionen, Transfusionsbedürftigkeit) zu senken und eine Steigerung der Intensität der Chemotherapie zu ermöglichen.
- Behandlung einer erworbenen krankheitsassoziierten oder angeborenen Knochenmarkinsuffizienz.
- Mobilisierung hämatopoetischer Stammzellen für die autologe und allogene Stammzelltransplantation.

Behandlung und Prophylaxe der Knochenmarkinsuffizienz nach Chemotherapie

Die tägliche Anwendung von **G-CSF** sowie die einmalige Anwendung von Peg-Filgastrim führen nach Chemotherapie und Hochdosistherapie mit Stammzellunterstützung zu einer Verkürzung der Neutropeniedauer und zur Reduktion von Fieberepisoden, Antibiotikaverbrauch und Hospitalisationstagen wegen infektiöser Komplikationen. Nach international akzeptierten Leitlinien wird heute bei einem erwarteten Risiko für das Auftreten einer febrilen Neutropenie von mehr als 20 % der prophylaktische Einsatz bei den mit dem jeweiligen Schema behandelten Patienten empfohlen; dasselbe gilt, wenn zusätzliche Risikofaktoren für eine febrile Neutropenie (Komorbidität, hohes Alter, febrile Neutropenie unter vorhergehenden Zyklen) vorliegen. Bei der prophylaktischen Gabe ist immer darauf zu achten, dass ein Abstand von 24–72 Stunden zum Ende der letzten Chemotherapieapplikation eingehalten wird, um eine zusätzliche Schädigung hämatopoetischer Stammzellen im Sinne einer Sensibilisierung durch die Wachstumsfaktoren zu vermeiden. Bei akuter myeloischer Leukämie ist der Einsatz von G-CSF nach erfolgter Chemotherapie bei Risikopatienten möglich; hier muss auf eine mögliche Verfälschung des Knochenmarkbefundes geachtet werden. Bei myelodysplastischen Syndromen mit Blastenvermehrung sollte G-CSF wegen der möglichen Stimulation der Blasten nur im Einzelfall und dann interventionell bei Infektionen eingesetzt werden.

Eine weitere wichtige Indikation ist der Einsatz von G-CSF mit dem Ziel der Dosisintensivierung konventioneller Chemotherapie. Bei lymphatischen Neoplasien ist dadurch eine Verkürzung des Therapieintervalls auf 14 Tage möglich geworden, was zu einer Verlängerung des krankheitsfreien Überlebens geführt hat.

Aufgrund der pleiotropen Zytokinwirkung kommt der Gabe von **GM-CSF** bei der Behandlung und Prophylaxe der Knochenmarkinsuffizienz mittlerweile nur noch geringe Bedeutung zu. Heute wird dieses Zytokin eher als Adjuvans in Vakzinierungskonzepten eingesetzt.

Die **Erythropoetintherapie** kann bei Abfall der Hämoglobinwerte < 10 g/dl unter intensiver Chemotherapie zur Vermeidung von Transfusionen eingesetzt werden: Ziel ist die Korrektur auf Werte > 10 g/dl, jedoch nicht in den hochnormalen Bereich, da aktuell auch negative Langzeiteffekte diskutiert werden. Bei unzureichendem Ansprechen ist auf zusätzliche Faktoren der Anämie, insbesondere auf den absoluten und funktionellen Eisenmangel zu achten, der dann entsprechend mitbehandelt werden muss.

Tab. 4.1 Klinisch angewandte hämatopoetische Zytokine und rezeptorstimulierende Substanzen

Zytokin	Indikation	Empfohlene Dosis	Applikationsform
G-CSF:			
• Filgastrim (Neupogen®) • Lenograstim (Granocyte®)	• Verkürzung der Neutropeniedauer nach Chemotherapie und Hochdosischemotherapie • Langzeittherapie bei kongenitaler oder erworbener Neutropenie • Mobilisierung von Blutstammzellen	5 µg/kg	s.c., täglich bis zur Leukozytenregeneration
• Peg-Filgastrim (Neulasta®)	• Verkürzung der Neutropeniedauer bei Chemotherapie und Hochdosischemotherapie	6 mg	einmalig s.c.
GM-CSF:			
• Sargramostim	• Mobilisierung von Blutstammzellen • Nach Stammzelltransplantation	250 µg/m²	i.v. oder s.c., täglich
Erythropoetin:			
• Epoetin (Erypo®) • Erythropoetin β (Neorecormon®)	• Therapiebedingte Anämie bei Malignomen oder HIV-Erkrankung	10 000 E, 3×/Wo., oder 40 000 E, 1×/Wo. bis 20 µg/kg 3×/Wo., dann Dosisanpassung	s.c.
• Darbepoetin (Aranesp®)	• Tumorbedingte Anämie • MDS • Renale Anämie	150 µg/Wo., renale Anämie 1,35 µg/kg	s.c./i.v., alle 3 Wo.
Thrombopoese-stimulierende Faktoren:			
• Romiplostim (AMG 531; an den TPO-Rezeptor bindender Peptibody)	• ITP (Phase III) • Thrombopenie bei chronischer Hepatitis C (Phase II) • Thrombopenie bei hämatologischen Systemerkrankungen	1–5 µg/kg	s.c., wöchentlich
• Elthrombopag (Thrombopoetin-Mimetikum)	• ITP • Thrombopenie bei Leberzirrhose	vermutlich 50–75 mg/d	p.o., täglich

Zytokine zur Behandlung der erworbenen oder angeborenen Knochenmarkinsuffizienz

Innerhalb der hämatologischen Neoplasien hat der Einsatz von **Epo** als supportive Maßnahme beim Niedrigrisiko-MDS einen klaren Stellenwert. Bei niedrigen Epo-Spiegeln (< 200–500 U/ml) und im Vordergrund stehender Anämie führt die Epo-Therapie bei bis zu 50 % der Patienten zu einer deutlichen Stabilisierung des Hämoglobinwertes. Die durch Verdrängung und Therapie bei niedrigmalignen Lymphomen und beim multiplen Myelom induzierte Anämie spricht in Einzelfällen gut auf Epo an; hier steht aber immer die spezifische Therapie im Vordergrund.

Die wichtigste nichthämatologische Indikation für die Epo-Gabe ist die renale Anämie. Darüber hinaus kann es im Rahmen der HIV-Infektion und der erforderlichen antiretroviralen Therapie sowohl zu Neutropenien als auch Anämien kommen, die den passageren Einsatz von Epo und G-CSF erfordern. Eine weitere Indikation für Epo stellt die Anämie des Frühgeborenen dar.

Bei der erworbenen **aplastischen Anämie** ist der Einsatz hämatopoetischer Wachstumsfaktoren nicht standardisiert. Während für die Gabe von Epo als Zusatz zur immunsuppressiven Therapie keine schlüssigen Daten vorliegen, erhöht der Zusatz von G-CSF eindeutig den Anteil der Patienten mit Neutrophilenregeneration. Allerdings sind die Langzeiteffekte der G-CSF umstritten, da einerseits ein besseres dauerhaftes Ansprechen, andererseits eine erhöhte Rate an sekundären myelodysplastischen Syndromen berichtet wurde. Patienten mit seltenen angeborenen Formen des Knochenmarkversagens wie die Fanconi-Anämie oder die Blackfan-Diamond-Anämie profitierten nicht vom zusätzlichen Einsatz von Wachstumsfaktoren. Hingegen kann bei den meisten Kindern mit schwerer kongenitaler Neutropenie (Kostmann-Syndrom) und bei Patienten mit schwerer zyklischer Neutropenie (➤ Kap. 11.1.3) die langfristige Gabe von G-CSF die Neutrophilenzahlen stabilisieren und so zu einer erheblichen Reduktion infektiöser Komplikationen beitragen.

Mobilisierung von Stammzellen

Die Hochdosischemotherapie als Therapieintensivierung ist heute fester Bestandteil des therapeutischen Repertoires bei lymphatischen Neoplasien im Rezidiv sowie beim multiplen Myelom. Weil dabei stark myelotoxische Substanzen zum Einsatz kommen, kann diese Therapie nur in Verbindung mit einer anschließenden Reinfusion (Transplantation) patienteneigener **autologer** Blutstammzellen durchgeführt werden. Diese Stammzellen führen innerhalb von 10–14 Tagen zur Regeneration der Blutbildung. In großem Umfang anwendbar wurde dieses Therapieverfahren erst durch die Beobachtung, dass die Gabe von G-CSF im Anschluss an eine intensive Chemotherapie zur Ausschwemmung (Mobilisierung) von Vorläuferzellen in das periphere Blut führt. Auf diese Weise mobilisierte Blutstammzellen werden patientenschonend über eine Leukapherese gesammelt, weisen einen höheren Gehalt an determinierten Vorläuferzellen auf als Knochenmarkstammzellen und führen damit zu einer raschen Regeneration von Neutrophilen und Thrombozyten (➤ Kap. 4.10). Auch bei der Gewinnung **allogener** hämatopoetischer Stammzellen von gesunden Spendern hat die Mobilisierung von Stammzellen durch G-CSF mit anschließender Leukapherese die Knochenmarkentnahme heute in vielen Bereichen abgelöst.

Neue Ansätze

Während G-CSF, Erythropoetin und die jeweiligen Fortentwicklungen mittlerweile ihren festen Stellenwert in der supportiven Therapie haben, hat sich die Entwicklung der thrombozytären Wachstumsfaktoren TPO und MDGF kompliziert gestaltet: Nach Stammzelltransplantation und intensiver Chemotherapie konnte durch TPO-Gabe zwar eine überschießende Regeneration der Thrombozyten erreicht werden, allerdings blieben Nadir und Dauer der schweren Thrombopenie unbeeinflusst. Bei weniger intensiver Therapie und bei gesunden Spendern war die Stimulation der Thrombopoese erfolgreich; bei einigen Normalpersonen kam es jedoch zur Entwicklung von Autoantikörpern mit sekundärer Thrombopenie, sodass die Entwicklung dieser Substanzen abgebrochen wurde. Zweitgenerationsmedikamente auf der Basis kleiner Thrombopoetin-Peptide [Romiplostim (AMG 531), an IgG1 Fc gebundenes TPO-Peptid] oder aber Nichtpeptid-TPO-Mimetika wie die oral zugeführten Substanzen Eltrombopag (ein Hydrazon) haben in randomisierten Studien deutliche Effekte bei der ITP oder auch bei Thrombopenien im Rahmen von Lebererkrankungen gezeigt. Neben diesen neuen Molekülklassen sind zusätzlich agonistische Antikörper in der klinischen Erprobung.

Ähnlich wie bei der Entwicklung thrombopoetischer Agonisten wird auch an Nachfolgemedikamenten des Erythropoetins wie z. B. Epo-mimetischen Peptiden und oralen Stabilisatoren des Hypoxia-Inducible Factor 1 als endogenem Stimulus der Erythropoetinproduktion gearbeitet.

Nebenwirkungen der Therapie mit hämatopoetischen Wachstumsfaktoren

G-CSF hat sich gegenüber GM-CSF wegen der reduzierten Nebenwirkungsrate durchgesetzt. Im Vordergrund stehen bei G-CSF Knochenschmerzen bei bis zu 20 % der Patienten und Spender, seltener grippeähnliche Symptome und Kopfschmerzen. Bei gesunden Spendern ist auf die Vermeidung von Hyperleukozytosen und einer seltenen Milzvergrößerung zu achten; sehr selten wurde im Zusammenhang mit der Leukozytenregeneration das Auftreten eines ARDS berichtet. Erythropoetin ist beim Einsatz zur Behandlung der Chemotherapie-assoziierten Anämie nebenwirkungsarm; an Nebenwirkungen stehen Hypertonie und eine leicht erhöhte Thromboserate im

Vordergrund. Da auch Tumorzellen Epo-Rezeptoren exprimieren können, Epo darüber hinaus die Angiogenese stimulieren kann und zwei kleine Studien einen potenziellen Überlebensnachteil zeigten, wird aktuell empfohlen, das potenzielle Risiko mit dem Patienten zu diskutieren. Die Behandlung sollte nur bis zum Erreichen des unteren Hämoglobinnormalwertes erfolgen. Sehr selten kommt es unter Epo zur Bildung von Antikörpern mit isolierter aplastischer Anämie. Unter der Gabe der neuen TPO-Mimetika wurde lediglich über Fatigue und bei wenigen Patienten nach Langzeitgabe über eine Vermehrung von Retikulinfasern im Knochenmark berichtet.

4.5 Supportive Therapie

Die supportive Therapie stellt im Rahmen der intensiven Polychemotherapie und Hochdosistherapie einen entscheidenden Faktor der Komplikationsprophylaxe und -reduktion dar und rückt in der palliativen Situation in das Zentrum der therapeutischen Bemühungen.

Die supportive Therapie zielt auf die Reduktion oder Vermeidung der wesentlichen Nebenwirkungen der intensiven Polychemotherapie ab: Dazu gehören Übelkeit und Erbrechen, die schmerzhafte Mukositis, bakterielle und Pilzinfektionen aufgrund von lang anhaltender Neutropenie, virale Infektionen bei T-Zell-Defekten sowie bakterielle und virale Infektionen bei B-Zell-Defekten und Antikörpermangel. Der Bekämpfung tumorbedingter Symptome dienen die bedarfsgerecht zu eskalierende Schmerztherapie, die Therapie der Tumorkachexie sowie der Einsatz von Bisphosphonaten.

4.5.1 Antiemetische Therapie

Ziel ist die Prophylaxe und Behandlung des Chemotherapie-induzierten Erbrechens als der häufigsten Nebenwirkung einer Polychemotherapie. Entscheidend ist der Beginn der antiemetischen Behandlung **rechtzeitig vor** der Chemotherapie sowie die ausreichend lange, in der Regel über 3–4 Tage fortgeführte antiemetische Therapie, die die verzögerte Emesis verhindern soll. Ein zentraler Grundsatz der antiemetischen Therapie ist die Anpassung des prophylaktischen Regimes an das **Emesisrisiko,** das spezifisch für die individuellen Zytostatika und die jeweilig eingesetzten Kombinationen abgeschätzt werden muss. Die wichtigsten Substanzen der antiemetischen Therapie sind neben dem Aprepitant die 5-HT3-Antagonisten und Dexamethason. Ergänzt werden diese drei Medikamente bei akuter, trotz Prophylaxe auftretender Emesis durch Benzamidderivate wie Metoclopramid (Paspertin®), durch Psychopharmaka wie Phenothiazine (Chlorpromazin, Neurocil®) und Benzodiazepine. Benzodiazepine, insb. Lorazepam (Tavor®), werden auch zur Prophylaxe des sog. antizipatorischen Erbrechens eingesetzt (➤ Tab. 4.2).

Tab. 4.2 Grundsätze der antiemetischen Prophylaxe nach Chemotherapie

Emesisrisiko	Prophylaxe des akuten Erbrechens	Prophylaxe des verzögerten Erbrechens (Tag +2 bis +4)
Hoch (> 90 %) (z. B. Cisplatin > 50 mg/m², Hochdosis-Melphalan, BCNU)	5-HT3-Antagonist* + Dexamethason 12–20 mg/Tag + Aprepitant** 125 mg/Tag p.o.	Dexamethason 2 × 8 mg/Tag + Aprepitant** 80 mg/Tag p.o. 2 Tage
Moderat (> 30 %) (z. B. Anthracycline, Cyclophosphamid)	5-HT3-Antagonist + Dexamethason 12–20 mg/Tag	Dexamethason 2 × 4–8 mg/Tag
Niedrig (10–30 %) (z. B. niedrig dosiertes Methotrexat und Cytarabin)	Dexamethason 8–12 mg/Tag oder 5-HT3-Antagonist oder Metoclopramid*** 10–40 mg/Tag	Dexamethason 2 × 4–8 mg/Tag

* 5-HT3-Antagonisten: Dolasetron (Anemet®), Granisetron (Kevatril®), Ondansetron (Zofran®), Tropisetron (Navoban®)
** Aprepitant = Neurokinin-1-Rezeptorantagonist (Emend®)
*** Metoclopramid (Paspertin®): Cave: Dosisunabhängiges Auftreten von Dyskinesien, Therapie mit Biperiden (Akineton®) 2,5–5 mg im Bolus, Alizaprid (Vergentan®)

4.5.2 Prophylaxe und Therapie von Infektionen

Neutropenische Infektionen

Im Zentrum der Prophylaxe von Infektionen steht die Vermeidung von bakteriellen und Pilzinfektionen, die durch die chemotherapieinduzierte Neutropenie entstehen: Entscheidend dabei sind die Therapieintensität, die voraussichtliche Neutropeniedauer, patientenspezifische Kofaktoren und ob beim Patienten ein geringes, mittleres oder hohes Risiko neutropenischer Infektionen besteht. Bei mittlerem und hohem Risiko wird eine antibiotische und antimykotische, in Sonderfällen auch eine antivirale Prophylaxe durchgeführt.

Kommt es trotz der risikoadaptierten Prophylaxe zu **neutropenischem Fieber**, so liegt in ca. 30 % der Fälle Fieber unklaren Ursprungs und bei den restlichen Patienten eine mikrobiologisch oder klinisch dokumentierte Infektion vor. Relevante Komponenten der Infektion sind neben der Neutropenie die begleitende Mukositis, zentralvenöse Katheter und zusätzliche zelluläre und humorale Immundefekte in Abhängigkeit von der Grunderkrankung. Innerhalb der Bakteriämien sind grampositive und gramnegative Erreger annähernd gleich häufig. Entscheidend ist die rasche Diagnostik (körperliche Untersuchung, Blut- und Urinkulturen, Röntgenaufnahme des Thorax) und nach Probengewinnung die unverzügliche Einleitung einer empirischen antimikrobiellen Therapie. Diese kann bei Niedrigrisikopatienten zunächst oral und ambulant erfolgen, während Patienten mit mittlerem und hohem Risiko eine intravenöse Kombinationstherapie benötigen, z.B. mit einem *Pseudomonas*-wirksamen Penicillin und einem β-Lactamase-Inhibitor oder einem Cephalosporin der 3. Generation. In Abhängigkeit von den spezifischen Untersuchungsbefunden und dem Kolonisations- und Keimprofil des Patienten sollte diese empirische Therapie primär erweitert werden. Bei Nachweis von Lungeninfiltraten muss die Diagnostik durch ein Computertomogramm vervollständigt werden. Bei radiologischen Zeichen einer Pilzinfektion oder fehlender Verfügbarkeit der CT-Diagnostik wird eine *Aspergillus*-wirksame antimykotische Therapie zugesetzt. Die empirische antimikrobielle Therapie wird unter sorgfältiger Überwachung für mindestens 72 Stunden fortgeführt; bei weiter bestehendem Fieber und klinischen Zeichen des Nichtansprechens wird die Therapie erweitert oder umgestellt, z. B. durch Gabe von Vancomycin oder Antimykotika. Bei fremdkörperassoziierten Infektionen (z. B. Kathetersepsis oder Portinfektion) ist häufig die Entfernung des Fremdkörpers notwendig. Bei Lungeninfiltraten und Nichtansprechen auf die Primärtherapie ist die spezifische Diagnostik mittels Erregernachweis aus der bronchoalveolären Lavage zu diskutieren.

Tab. 4.3 Antiinfektiöse Prophylaxe in Abhängigkeit vom individuellen Infektionsrisiko

Risikogruppe	Erkrankung/ Therapie	Empfohlene Prophylaxe
Niedriges Risiko (erwartete Neutropeniedauer < 7 Tage)	• Standardchemotherapie solider Tumoren	• Antibakteriell: keine • Antimykotisch: keine • Antiviral: nur bei Anamnese einer *Herpes-simplex*-Mukositis
Mittleres Risiko (erwartete Neutropeniedauer 7–10 Tage)	• Autologe SZT • Lymphome • Multiples Myleom • CLL • Therapie mit Purinanaloga	• Antibakteriell: Fluorchinolon (z. B. Ciprofloxacin 2 × 500 mg) • Antimykotisch: Fluconazol 1 × 400 mg • Antiviral: z. B. Aciclovir 4 × 200 mg für die Dauer der Neutropenie bis 30 Tage nach Therapieende
Hohes Risiko (erwartete Neutropeniedauer > 10 Tage)	• Allogene SZT und Patienten mit GvHD • Akute Leukämien unter Induktion und Konsolidierung • Alemtuzumab-Therapie	• Antibakteriell: Fluorochinolone (z. B. Ciprofloxacin 2 × 500 mg) • Antimykotisch: Fluconazol 1 × 400 mg, bei akuten Leukämien und GvHD ggf. Posaconazol (300–400 mg) • Antiviral: z. B. Aciclovir 4 × 200 mg für die Dauer der Neutropenie und bis 30 Tage danach (Alemtuzumab, allogene SZT und GvHD)

Infektionen im Rahmen zellulärer und humoraler Immundefekte

Neben der Neutropenie als Hauptrisikofaktor liegen bei hämatologischen Patienten häufig krankheitsbedingte (z. B. im Rahmen der Graft-versus-Host-Erkrankung nach allogener Stammzelltransplantation) oder therapieinduzierte zusätzliche **Abwehrdefekte** vor, die weitere opportunistische Infektionen begünstigen: Die Behandlung mit hohen Kortikosteroiddosen, Purinanaloga oder dem gegen das Panleukozytenantigen CD52 gerichteten Antikörper Alemtuzumab führen zur Störung der **lymphozytären** Abwehr und zu vermehrten viralen Infektionen mit *Herpes simplex* oder dem Zytomegalievirus (CMV). Ebenso werden durch diese Medikamente Infektionen mit intrazellulär aufgenommenen Erregern, insbesondere durch *Pneumocystis jirovecii,* begünstigt, sodass generell eine Prophylaxe mit Trimethoprim-Sulfamethoxazol empfohlen wird. Bei pulmonalen Symptomen ist die spezifische Diagnostik und ggf. hoch dosierte Therapie mit diesem Medikament indiziert.

Schwerer **Immunglobulinmangel** und Störungen der Milzfunktion bzw. eine erfolgte Splenektomie begünstigen fulminante Infektionen mit kapselbildenden Bakterien (➤ Kap. 4.8). Auch der in der Lymphomtherapie breit eingesetzte Antikörper Rituximab beeinflusst die B-Zell-Funktion: Hier ist bei Patienten, die eine Hepatitis B überwunden haben, auf deren manchmal fulminante Reaktivierung zu achten; eine antivirale Prophylaxe mit Lamivudin wird empfohlen. Als weitere opportunistische Infektionen bei kombinierten B-und T-Zell-Defekten ist die Reaktivierung des *Varicella-Zoster*-Virus in Form eines Herpes zoster häufig, der nicht selten mit starken Schmerzen beginnt und bei Fehlen von Hautläsionen zunächst verkannt wird.

4.5.3 Prophylaxe und Therapie der Mukositis

Vor allem nach hoch dosierter Methotrexat-Therapie und im Rahmen von Hochdosistherapien und Ganzkörperbestrahlungen ist die assoziierte Mukositis eine häufige Komplikation. Sie wird durch Mundspülungen und eine adäquate Schmerztherapie, auch unter Einsatz von Morphinderivaten, behandelt. Als neue Möglichkeit zur Prophylaxe der Mukositis steht heute die Gabe des rekombinanten Keratinozytenwachstumsfaktors (KGF) Palifermin (Kepivance®) zur Verfügung.

4.5.4 Immunglobulingabe

Hochgereinigte humane Immunglobulinpräparationen werden zur Behandlung des **schweren Antikörpermangelsyndroms** bei primären angeborenen Immundefekten [Agammaglobulinämie, kombinierter angeborener Immundefekt, Common Variable Immunodeficiency (CVID)] sowie bei schweren sekundären Antikörpermangelzuständen (bei chronischer lymphatischer Leukämie, nach allogener Stammzelltransplantation) eingesetzt. Die empfohlene Dosis bei Antikörpermangelsyndromen liegt zwischen 200 und 400 mg/kg KG und sollte entsprechend der Halbwertszeit der Immunglobuline alle 3–4 Wochen gegeben werden. Neben der intravenösen Applikation stehen auch Präparate zur subkutanen Behandlung zur Verfügung, die vor allem bei häufigen Nebenwirkungen unter intravenöser Gabe sowie für die Selbstbehandlung entsprechend trainierter Patienten zum Einsatz kommen. Bei der Applikation intravenöser Immunglobuline muss auf anaphylaktische Reaktionen vor allem bei IgA-Mangel geachtet werden; zur Vermeidung febriler Transfusionsreaktionen sollte die Infusionsgeschwindigkeit langsam gesteigert werden; die Patienten sind während der Infusion zu überwachen.

4.5.5 Weitere supportive Therapiemaßnahmen

Die **Schmerztherapie** steht bei hämatologischen Neoplasien weniger häufig im Vordergrund, sollte aber gemäß dem WHO-Schema nach den gleichen Grundsätzen der Stufentherapie erfolgen wie bei soliden Tumoren. Bei den Nichtopiod-Schmerztherapeutika der WHO-Stufe I kann die durch nichtsteroidale Antiphlogistika (NSAID) induzierte Thrombozytenfunktionshemmung ebenso wie die als Nebeneffekt auftretende Fiebersenkung für hämatologische Patienten unerwünscht sein, sodass dann auf Medikamente der Stufe II (schwach wirksame Opioide) und ggf. der Stufe III (stark wirksame Opioide) gewechselt werden muss. Die **parenterale Ernährung** ist vor allem im Rahmen von Hochdosistherapien und schwerer Mukositis von Bedeutung. Bei intensiven Therapien werden die Patienten dafür mit zentralvenösen Kathetern (Jugularis- oder Hickman-Katheter) versorgt.

Die Substanzklasse der **Bisphosphonate** (Clodronsäure, Ibandronsäure, Pamidronsäure und Zoledronsäure) wird zur Prävention von osteolysebedingten Frakturen beim multiplen Myelom eingesetzt. Bisphosphonate stellen aber auch die wichtigsten Medikamente zur Behandlung der tumorbedingten **Hyperkalzämie** dar, die am häufigsten beim multiplen Myelom, seltener bei anderen hämatologischen Neoplasien beobachtet wird. Bei Langzeit-Kortikosteroidbehandlung und nachgewiesener Osteoporose werden Bisposphonate neben Vitamin-D-Präparaten und Calcium gegeben. Allerdings sind wegen der unter Bisphosphonatgabe beobachteten Kiefer- und anderen Osteonekrosen die Kontraindikationen und der nötige Abstand zu kieferorthopädischen Eingriffen zu beachten.

Standen früher für die Behandlung des **Tumorlyse-Syndroms** ausschließlich supportive Maßnahmen zur Verfügung, so kann heute zur Prophylaxe der Tumorlyse sowie zur Behandlung der schweren Hyperurikämie mit drohendem Nierenversagen die rekombinante Rasburicase (Fasturtec®) gegeben werden: Gerade bei aggressiven lymphatischen Neoplasien wie z. B. der akuten lymphatischen Leukämie können diese schweren Komplikationen mittlerweile erfolgreich behandelt und vermieden werden.

Die **transfusionsbedingte Hämosiderose** mit sekundären Organschäden ist eine Langzeitkomplikation bei Patienten mit Niedrigrisiko-MDS, aplastischer Anämie, schweren angeborenen Anämien und häufigen (< 20–30) Bluttransfusionen: Als Alternative zur subkutanen Gabe von Chelatbildnern steht die Gabe des oralen Chelators Desferasirox (Exjade®) zur Verfügung (➤ Kap. 4.11)

4.6 Immunsuppression

Die meisten Zytostatika wirken **immunsuppressiv** und unterdrücken sowohl zelluläre Effektorfunktionen der natürlichen und erworbenen Immunabwehr als auch die humorale Immunantwort, sodass unter Chemotherapie die primäre oder sekundäre Antikörperantwort bei Infektionen oder nach Impfung ausbleiben kann. Einige zytostatisch wirksame Medikamente werden wegen ihrer besonderen Wirkung auf Lymphozyten auch gezielt als Immunsuppressiva eingesetzt: Hierzu gehören Cyclophosphamid (Endoxan®), Azathioprin (Imurek®) und Methotrexat, aber auch die Purinanaloga Fludarabin (z. B. im Rahmen der Konditionierung vor dosisreduzierter allogener Stammzelltransplantation) und 2'-Desoxycoformin (Pentostatin®).

Während die immunsuppressiv wirksamen Zytostatika spezifische Einsatzgebiete haben, sind die klassischen Immunsuppressiva in vielen Kombinationstherapien, z. B. bei der Organ- und Stammzelltransplantation, enthalten: Hierzu gehören mit einem breiten Wirkspektrum – da auf Phagozyten und Lymphozyten wirkendes Immunsuppressivum – die Nebennierenrindensteroide: Aufgrund der Hormonfunktion ist das Nebenwirkungsspektrum entsprechend breit (Gewichtszunahme, Steroiddiabetes, Cushingoid, Osteoporose und Osteonekrose, Katarakt, Hypertonus, psychotische Reaktionen, Beeinträchtigung der Infektabwehr vor allem für Mykosen) und die Indikation demzufolge streng zu stellen. Für die **Langzeitimmunsuppression** eignen sich besser selektivere, vorwiegend über die Unterdrückung lymphozytärer Funktionen wirkende Immunsuppressiva wie die **Calcineurininhibitoren** Ciclosporin (Sandimmun®) und Tacrolimus (Prograf®). Die Hauptnebenwirkungen der Calcineurinihibitoren sind aufgrund einer spezifischen Endothel- und Nephrotoxizität, Hypertonus, Nierenfunktionsstörungen, ZNS-Toxizität und Tremor und seltener die transplantationsassoziierte Mikroangiopathie. Ergänzt werden diese chemischen Immunsuppressiva durch die neueren m-ToR-Inhibitoren Sirolimus (Rapamycin®) und Everolimus (Certican®), in deren Folge Zytopenien und Mikroangiopathien auftreten können; ein weiterer häufiger Kombinationspartner ist das Mycophenolat-Mofetil (Cellcept®, Myfortic®), das über die Hemmung der Neusynthese von Purinen wirkt und bei dem gastrointestinale Nebenwirkungen im Vordergrund stehen.

Zur initialen Behandlung der aplastischen Anämie und des Niedrigrisiko-MDS sowie zur GvHD-Prophylaxe und GvHD-Therapie werden häufig immunsuppressive **Induktionstherapien** eingesetzt. Hierbei wird die Gabe von Langzeitimmunsuppressiva durch Zyklen mit lymphozytendepletierenden **polyklonalen Kaninchenantikörpern** (Antithymozyten-Globulinen) ergänzt: Als akute Nebenwirkungen können Allergien gegen das Fremdeiweiß, durch die Zytokinfreisetzung bedingte First-dose-Reaktionen mit Schüttelfrost und Fieber sowie selten ein Capillary-leakage-Syndrom auftreten; deshalb sollten diese Antikörper nur unter intensiver und fachkundiger Überwachung eingesetzt werden. 10–14 Tage nach Therapieeinleitung kann es zu einer Serumkrankheit kommen. **Monoklonale Antikörper** gegen T-Lymphozyten (Orthoclone OKT3) und gegen Aktivierungsantigene auf Lymphozyten [Interleukin-2-Rezeptor, z. B. Daclizumab (Zenapax®)oder Basiliximab (Simulect®)] ergänzen das Spektrum der heute eingesetzten Therapeutika ebenso wie der Panlymphozytenantikörper Alemtuzumab (Mabcampath®). Vorwiegend auf B-Zellen und auf die Produktion von Autoantikörpern wirken die Anti-CD20-Antikörper (z. B. Mabthera, Rituximab®), die bei Autoimmunzytopenien, aber auch in der Rheumatologie Anwendung finden. Trotz der Selektivität für B-Zellen können infektiöse Komplikationen, vor allem durch Virusreaktivierungen, auftreten.

Neben immunsuppressiv wirksamen Zytostatika zählen Calcineurin- und m-ToR-Inhibitoren sowie Mycophenolat-Mofetil zu den auf die T-Zell-Funktionen zielenden spezifischen Immunsuppressiva. Kortikosteroide sowie mono- und polyklonale Antikörper sind in der Regel breitere und stärker immunsuppressive Medikamente, die mit einer höheren Nebenwirkungsrate einhergehen.

4.7 Antineoplastische Chemo- und zielgerichtete Therapie

Die Pharmakotherapie der Blutkrankheiten wurde lange durch die Entwicklung der **antineoplastischen Chemotherapie** bestimmt, die im Hinblick auf die Wirkung der synergistischen, bezüglich ihrer Nebenwirkungen möglichst wenig überlappenden Kombinationstherapien optimiert wurde. Diese Kombinationstherapien sind hochgradig effektiv, haben aber auch ein hohes Potenzial an schweren und lebensbedrohlichen Nebenwirkungen und sollten deshalb durch erfahrene Hämatologen/Onkologen überwacht und gesteuert werden. Die intensive Induktionsbehandlung bei myeloischen und lymphatischen Systemerkrankungen muss durch eine umfassende supportive Therapie begleitet werden, wie sie in spezialisierten Zentren sichergestellt wird. Ein unverzichtbares Instrument der Qualitätssicherung für hämatologische Systemerkrankungen ist die Behandlung der Patienten im Rahmen multizentrischer Studien. In den Studiengruppen wird eine weitere Therapieoptimierung ermöglicht, aber auch der rasche Zugang zu innovativen Medikamenten sichergestellt; darüber hinaus wird dem behandelnden Arzt ein umfangreiches Netzwerk an Information und Beratung angeboten.

Die antineoplastische Chemotherapie wirkt in der Regel nicht ausschließlich auf transformierte Zellen, sondern trifft die Zellteilung und Proliferation insgesamt und erzeugt somit entsprechende Nebenwirkungen an Normalgeweben. In den letzten 15 Jahren wurden jedoch zunehmend Medikamente entwickelt, die gezielt an pathophysiologisch relevanten Zielstrukturen (Wachstumsrezeptoren, Onkogenen) oder Mechanismen (Neoangiogenese) des malignen Wachstums angreifen. Prototyp dieser sog. **„targeted therapy“** mit niedermolekularen Substanzen ist der Tyrosinkinasehemmer Imatinib (Glivec®), der die bcr/abl-Tyrosinkinase bei Philadelphia-Chromosom-positiver CML und ALL hemmt. Inzwischen sind zahlreiche Nachfolgemedikamente zur Behandlung der CML zugelassen. Für die Therapie der akuten Leukämien werden derzeit neben den Multikinase-Inhibitoren wie Sorafenib und Sunitinib auch Flt3-Kinase-Inhibitoren sowie der Farnesyltransferase-Inhibitor Tipifarnib und PKC-Inhibitoren getestet.

Ergänzt wird das Repertoire der zielgerichteten Therapie durch **monoklonale Antikörper** gegen relevante Strukturen auf malignen Zellen (z. B. CD20 auf malignen B-Zellen, gegen VEGF als Wachstumsfaktor der tumorinduzierten Neoangiogenese). Monoklonale Antikörper wirken an der Zielzelle entweder über die Induktion einer komplementabhängigen Lyse, einer antikörpervermittelten zellulären Immunreaktion (ADCC) oder über Rezeptorstimulation oder Blockade und Apoptoseinduktion. **Immuntoxine** erlauben die zielgerichtete Behandlung mit Zytostatika

Tab. 4.4 Antineoplastische Chemotherapie bei hämatologischen Neoplasien

Generikaname	Handelsname	Wichtigste Nebenwirkungen
Adriamycin	Adriblastin®	Mukositis, Übelkeit, Haarausfall, Gewebenekrose bei Paravasat, kumulative Kardiotoxizität
Amsacrin	Amsidyl®	Mukositis, Übelkeit, Haarausfall, Herzrhythmusstörungen
Arsentrioxid	Arsenox®	Rhythmusstörungen, Übelkeit, Abdominalschmerzen, Dermatitis. Leukozytendifferenzierungssyndrom
Asparaginase, PEG-Asparaginase	Asparaginase® Erwinase® Oncaspar®	Gerinnungsstörung (Fibrinogen, Antithrombin III), Hepatotoxizität, Allergien, Übelkeit, ZNS-Toxizität, nekrotisierende Pankreatitis
Azacytidin, 5-Aza-2'-Desoxycytidin	Vidaza®, Decitabin	Übelkeit, Fieber, Schüttelfrost, Fatigue
Bendamustin	Ribomustin®	Herzrhythmusstörungen, Übelkeit, Haarausfall, Neuropathie, Gewebenekrose bei Paravasat
Busulfan	Myleran®, i.v. Busilvex®	Übelkeit, Hepatotoxizität, bei Hochdosistherapie Venenverschlusskrankheit (VOD), Lungenfibrose, Haarausfall
Bleomycin		Fieber, Haarausfall, Pneumonitis und Lungenfibrose
Carmustin/BCNU	Carmubris®	Übelkeit, Haarausfall, Hepatotoxizität, Neurotoxizität, Lungenfibrose
Chlorambucil	Leukeran®	Übelkeit, Hepatotoxizität
Cladribin/2CDA	Leustatin®	Übelkeit, T-Zell-Defizienz
Cisplatin	Cisplatin®, Platinex®	Übelkeit, Elektrolytveränderungen, Nephrotoxizität, Ototoxizität
Cyclophosphamid	Endoxan®	Übelkeit, Haarausfall, hämorrhagische Zystitis
Cytarabin/Cytosinarabinosid	Alexan®, Ara-Cell®, Udicil®	Übelkeit, Diarrhö, Nephrotoxizität, zerebrale/zerebelläre Toxizität, ARDS
Daunorubicin	Daunoblastin®, liposomal DaunoXome®	Mukositis, Übelkeit, Haarausfall, Gewebenekrosen bei Paravasat, Kardiotoxizität
Etoposid/Etoposidphosphat	Vepesid®, Etomedac®, Etopophos®	Übelkeit, Mukositis, Neuropathie, allergische Reaktionen
Fludarabin	Fludara®	Infektion, T-Zell-Immundefizienz
Hydroxy-Harnstoff	Litalir®, Syrea®	Übelkeit, Haarausfall, Exanthem
Idarubicin	Zavedos®	wie Daunorubicin, Kardiotoxizität geringer
Ifosfamid	Holoxan®	wie Cyclophosphamid, Neurotoxizität
Melphalan	Alkeran®	Übelkeit, Mukositis, selten Pneumonitis
Methotrexat		Mukositis, Transaminasenanstieg, Leukenzephalopathie, Nephrotoxizität
6-Mercaptopurin	Purinethol®	Übelkeit, Hepatotoxizität
Mitoxantron	Novantron®	wie Adriblastin
Pentostatin	Nipent®	Übelkeit, Transaminasenanstieg, Enzephalopathie, T-Zell-Defizienz
Procarbazin	Natulan®	Übelkeit, Exanthem, allergische Reaktionen, selten ZNS-Toxizität
6-Thioguanin		Übelkeit, Mukositis
Thiotepa		Übelkeit, Mukositis, Hepatotoxizität, Neurotoxizität
Vinblastin	Velbe®	Mukositis, periphere Neurotoxizität, selten Pneumonitis, Gewebenekrosen bei Paravasat

Tab. 4.4 Antineoplastische Chemotherapie bei hämatologischen Neoplasien (Forts.)

Generikaname	Handelsname	Wichtigste Nebenwirkungen
Vincristin		wie Vinblastin: ausgeprägte Neurotoxizität, auch intestinal
Vindesin	Eldisine®	wie Vinblastin
Fast alle aufgeführten Medikamente führen zur häufigsten Nebenwirkung, einer dosisabhängigen Knochenmarksuppression mit konsekutiver Neutropenie, Thrombopenie und Anämie, die deshalb nicht extra aufgeführt ist. Ähnliches gilt für die Gonadentoxizität und das für alle Zytostatika geltende Risiko der Induktion von Sekundärmalignomen.		

Tab. 4.5 Beispiele für neue gezielte Therapieverfahren bei hämatologischen Neoplasien

Generikaname	Handelsname	Wirkprinzip/Substanzklasse	Nebenwirkungen
Bortezomib	Velcade®	Proteasominhibitor	Knochenmarksuppression, Diarrhö, periphere Neuropathie, Leistungsminderung
Imatinib	Glivec®	selektiver Tyrosinkinase-Inhibitor	Knochenmarksuppression, Übelkeit, Ödemneigung, Dyspnoe
Dasatinib	Sprycel®	Tyrosinkinase-Inhibitor bei Glivec-Resistenz	Thrombopenie, Übelkeit, Flüssigkeitsretention und Ergüsse
Nilotinib	Tasigna®	Tyrosinkinase-Inhibitor bei Glivec-Resistenz	Übelkeit, selten Hautausschlag, selten Perikarderguss
Rituximab	Mabthera®	chimärer Anti-CD20-Antikörper	First-dose-Reaktionen, B-Zell-Suppression
Ibritumomab-Tiuxetan	Zevalin®	^{90}Yttrium-gekoppelter Anti-CD20-Antikörper	First-dose-Reaktionen, prolongierte Myelosuppression, pulmonale Toxizität
Alemtuzumab	MabCampath®	humanisierter Anti-CD52-Antikörper	First-dose-Reaktionen, Fieber, Übelkeit, schwere T-Zell-Defizienz mit Virusreaktivierungen
Gemtuzumab Ozogamacin	Mylotarg®	Immuntoxin: Anti-CD33-Antikörper mit Calicheamicin	Prolongierte Myelosuppression, Übelkeit, Hepatotoxizität bis zur VOD
Thalidomid		immunmodulierendes Medikament	Knochenmarksuppression, Müdigkeit, Obstipation, periphere Neurotoxizität, Thromboseneigung Teratogenität: Kontrazeption zwingend
Lenalidomid	Revlimid®	immunmodulierendes Medikament	Knochenmarksuppression, Obstipation, Müdigkeit, Thromboseneigung Teratogenität: Kontrazeption zwingend

(z. B. der mit einem Zytostatikum gekoppelte Anti-CD33-Antikörper Mylotarg® oder aber mit Radionukliden (z. B. ^{90}Yttrium-Ibritumomab gegen CD20, Zevalin®).

Der therapeutische Einsatz von Zytokinen wie Interleukin-2 oder Interferon-α ist aufgrund der breiten und pleiotropen Zytokinwirkung nebenwirkungsreich und hat deshalb bis auf wenige Indikationen an Bedeutung verloren. Hingegen nimmt die Zytokin- und damit die Wachstumsfaktormodulation durch die immunmodulatorisch wirksamen Medikamente Thalidomid und Revlimid heute einen wichtigen Stellenwert in der Behandlung des multiplen Myeloms sowie des Niedrigrisiko-MDS ein.

In den ➤ Tab. 4.4 und Tab. 4.5 sind die wichtigsten antineoplastischen Chemotherapeutika sowie Vertreter der zielgerichteten Therapie (inkl. der wichtigsten Nebenwirkungen) aufgeführt, soweit sie für die Behandlung hämatologischer Erkrankungen relevant sind.

Die Säulen der antineoplastischen Therapie sind die klassischen Zytostatika, die häufig als synergistische Kombinationstherapie zum Einsatz kommen. Ergänzt werden sie heute durch die passive Immuntherapie mit monoklonalen Antikörpern und durch die in zunehmender Zahl entwickelten molekularen Inhibitoren, die gezielt zentrale Regulationswege in der Tumorzelle (z. B. Tyrosinkinasen) inhibieren und deshalb als *targeted therapy* bezeichnet werden.

Vor jeder Einleitung einer Therapie mit antineoplastischen Substanzen ist das allgemeine **Therapieziel** festzulegen. Kurative Behandlungsstrategien wie bei akuten Leukämien sowie Behandlungsstrategien, die auf ein langes Remissionsintervall abzielen (wie bei der Hochdosistherapie mit autologer Transplantation beim multiplen Myelom), sind von Behandlungen zu unterscheiden, deren Ziel die Lebensverlängerung bei gleichzeitiger Verbesserung der Lebensqualität oder rein palliativ die Symptomlinderung ist. Gerade bei langsam fortschreitenden Erkrankungen wie dem Niedrigrisiko-MDS oder frühen Stadien eines niedrigmalignen Lymphoms muss darüber hinaus überprüft werden, ob zunächst ein abwartendes und beobachtendes Verhalten vorteilhaft ist. Das **Alter** alleine ist heute kein Kriterium für oder gegen eine antineoplastische Chemotherapie; vielmehr muss die Entscheidung in Abhängigkeit von der **Komorbidität,** der funktionalen Integrität und der sozialen Situation der Betroffenen gefällt werden. Bei der Chemotherapie des älteren und alten Patienten sind die eingeschränkte Knochenmarkreserve, die erhöhte Wahrscheinlichkeit pharmakologischer Interaktionen durch Begleitmedikation sowie die häufig veränderte Pharmakokinetik und Pharmakodynamik zu berücksichtigen.

Der primäre Einsatz der **Radiotherapie** bei hämatologischen Neoplasien ist aufgrund der exzellenten Wirkung der Chemotherapie zurückgegangen. Sie hat ihren Stellenwert heute noch in der Nachbehandlung von ausgedehnten Lymphommanifestationen, in der palliativen Therapie lokaler Tumormanifestationen sowie bei der fraktionierten Ganzkörperbestrahlung im Rahmen der Vorbehandlung (Konditionierung) bei Blutstammzelltransplantation.

4.8 Splenektomie

Indikationen zur Splenektomie können sich ergeben:

- Bei primär normaler Milz: Zur Reduktion des **Abbaus veränderter Blutzellen** (klassisches Beispiel ist die hereditäre Sphärozytose);
- bei autoimmunhämolytischen Anämien und ITP: Hier wird sie zur Befundbesserung führen; wird wegen anderer Therapieoptionen und potenzieller Langzeitfolgen nur bei Therapieversagern oder beim Rezidiv eingesetzt (➤ Kap. 7.2.1);
- bei vergrößerter oder veränderter Milz mit **Verdacht auf neoplastischen Befall,** z. B. im Rahmen maligner Lymphome und bei Fehlen weiterer Manifestationen; hier kann die Splenektomie sowohl aus diagnostischen als auch therapeutischen Aspekten erforderlich werden;
- bei **extremer Splenomegalie** mit massiven abdominellen Beschwerden durch Verdrängung und/oder rezidivierende Milzinfarkte.

Die Splenektomie kann offen oder laparoskopisch erfolgen; die Grunderkrankung hat keinen Einfluss auf die Wahl der Technik. Bei geplanter Splenektomie ist auf die **präoperative Vakzinierung** gegen Pneumokokken, bei jüngeren Patienten auch gegen Meningokokken und *Haemophilus influenzae* zu achten, um das Risiko der **Postsplenektomie-Sepsis** zu reduzieren (➤ Kap. 11.2).

Während bei Kindern mit angeborener Asplenie (Ivemark-Syndrom) oder mit funktioneller Asplenie infolge einer Sichelzellanämie die lebenslange Penicillinprophylaxe das Infektionsrisiko senkt, wird bei erwachsenen Splenektomierten eher die sofortige Selbstmedikation mit Pneumokokken-wirksamen Antibiotika bei Fieber (Eingreifreserve) empfohlen. Grundsätzlich ist man im Kindesalter mit der Splenektomie wegen der lebenslang bestehenden Gefahr einer „overwhelming post-splenectomy septicaemic infection" (OPSI) sehr zurückhaltend.

Vor dem Einsatz der Splenektomie als hämatologische Therapiemaßnahme ist die rechtzeitige Pneumokokkenvakzinierung zu beachten. Bei splenektomierten Patienten besteht zeitlebens ein deutlich erhöhtes Risiko fulminanter bakterieller Infektionen, sodass unbedingt Prophylaxemaßnahmen ergriffen werden müssen.

4.9 Substitution von Blutkomponenten

Bei externem oder internem Verlust von Blutzellen oder nicht kurzfristig korrigierbarer verminderter Produktion ist die Transfusion **allogener** Blutzellen im Sinne einer gezielten Komponententherapie erforderlich. Die Langzeitbehandlung hämatologischer Patienten setzt auch beim primär betreuenden Arzt Kenntnisse der Prinzipien, Probleme und Gefahren einer Bluttransfusion sowie der entsprechenden Hämatotherapierichtlinien voraus.

Generelle Gefahren der Bluttransfusion sind das potenzielle **Infektionsrisiko:** Die Übertragung von Protozoen und Bakterien kann durch entsprechende Anamneseerhebung und Ausschlussfristen bei Exposition minimiert werden. Das HIV-Risiko ist seit Einführung der Testung auf das HIV-Genom auf weniger als 1 : 11 Mio. gesunken. Ähnlich niedrig liegen heute in Mitteleuropa die Risiken für Hepatitis B und C. Als weitere Gefahr der Bluttransfusion ist das Auftreten von **febrilen Transfusionsreaktionen durch die Sensibilisierung gegen HLA-Merkmale** zu nennen; dieses Risiko wurde durch die Einführung der Leukozytendepletion von Erythrozytenkonzentraten deutlich gesenkt.

Trotz Leukozytendepletion bleibt bei stark immunsupprimierten Empfängern das Risiko einer **transfusionsbedingten Graft-vs.-Host-Erkrankung** durch mit dem Konzentrat übertragene vitale Spenderlymphozyten. Da diese Form der Graft-vs.-Host-Erkrankung häufig letal verläuft, muss bei Gabe von Erythrozyten, Thrombozyten und Fresh Frozen Plasma bei diesen Patienten zusätzlich eine **Bestrahlung** der Blutkonserve erfolgen. Genauso werden, um Sensibilisierungen im HLA-System zu vermeiden, alle bei Neonaten transfundierten Blutprodukte bestrahlt, da sich so die Induktion einer GvHD-Reaktion bei Kindern mit einem bis dahin unerkannten Immundefekt vermeiden lässt. Grundsätzlich besteht diese Regel natürlich so lange, wie ein primärer Immundefekt nicht ausgeschlossen wurde.

Die Therapie mit Blutkomponenten muss zur Vermeidung transfusionsbedingter Nebenwirkungen nach strengen Richtlinien und sorgfältiger Indikationsstellung erfolgen.

Gerade bei hämatologischen Patienten sind die besonderen Risiken der Sensibilisierung sowie der transfusionsbedingten GvHD-Reaktion zu beachten und durch entsprechende Maßnahmen wie eine Bestrahlung der Blutprodukte zu vermeiden.

4.9.1 Erythrozytenkonzentrate

Erythrozyten sind aufgrund ihrer langen Lebensdauer und der geringen Zahl transfusionsrelevanter Antigene für einen längeren Zeitraum ersetzbar. Zur Vermeidung schwerer und immer wieder letal verlaufender **hämolytischer Transfusionszwischenfälle** sind die Kreuzprobe und die nochmalige Bestimmung der Empfängerblutgruppe im Bedside-Test sowie die eindeutige Identifikation von Empfänger und Konserve erforderlich. Mit einer Wahrscheinlichkeit von 1 : 200 tritt die **febrile nichthämolytische Transfusionsreaktion** 30 Minuten bis 2 Stunden nach der Transfusion auf und ist durch Alloantikörper oder Eiweißunverträglichkeit bedingt, in der Regel aber nicht gravierend und symptomatisch behandelbar. Als langfristige Komplikation wiederholter Erythrozytentransfusionen ist die Transfusionshämosiderose zu nennen; hier besteht heute die Möglichkeit zur Behandlung mit oralen Eisenchelatoren.

Ziel der Erythrozytentransfusion ist die Wiederherstellung der ausreichenden Sauerstoffversorgung. Die Grenzwerte, ab denen eine Erythrozytengabe erfolgen soll, liegen meist bei einem Hämoglobin von 7–8 g/dl. Sie hängen jedoch stark von individuellen Faktoren wie der Adaptation des Herz-Kreislauf-Systems bei lange bestehender Anämie (Grenzwert häufig erst bei 6 g/dl) oder begleitenden pulmonalen oder kardialen Erkrankungen ab (Grenzwert bei manifester koronarer Herzerkrankung mit Angina pectoris häufig 10 g/dl).

4.9.2 Thrombozytenkonzentrate

Thrombozyten leben bis zu 10 Tage. Thrombozytenkonzentrate müssen nach Gewinnung unter Agitation gelagert werden und sollten danach innerhalb von 48 Stunden transfundiert werden. Aufgrund der Expression multipler Antigene und der daraus resultierenden Sensibilisierung ist bei zu erwartender längerer Notwendigkeit zur Thrombozytentransfusion (wie z. B. bei Leukämiepatienten) das über Apherese gewonnene **Einzelspenderkonzentrat** dem **gepoolten Konzentrat aus dem Vollblut** von 4–8 Spendern vorzuziehen, wobei der möglicherweise der Sensibilisierung entgegenwirkende Effekt der Leukozytendepletion derzeit noch nicht endgültig beurteilbar ist. Kommt es trotz Einsatz von Einzelspenderkonzentraten zur Sensibilisierung des Patienten, so ist dies häufig am ausbleibenden Anstieg der Thrombozytenwerte zu erkennen. In diesem Fall muss ggf. und nach entsprechender immunhämatologischer Testung auf partiell HLA-kompatible Konzentrate gewechselt werden. Geschwister, die potenziell später als Stammzellspender für den Patienten dienen, dürfen dabei auf keinen Fall als Spender herangezogen werden.

Die Indikation zur Thrombozytengabe besteht in der Regel bei **Thrombopenien** durch **Produktionsstörungen** (wie bei Leukämien, nach Hochdosistherapie oder bei aplastischer Anämie): Die Grenzwerte liegen bei Patienten unter und nach intensiver Therapie bei unkomplizierter Thrombopenie bei 10 G/l, im Fall einer die hämorrhagische Diathese begünstigenden Begleiterkrankung (wie z. B eine schwere Infektion oder eine schwere intestinale Graft-versus-Host-Erkrankung) bei 20 G/l. In jedem Fall ist die tägliche Untersuchung des Patienten auf Zeichen einer hämorrhagischen Diathese (Visusveränderungen, ausgedehnte petechiale Blutungen) obligat. Besteht mittelfristig keine Aussicht auf Erholung der Thrombozytenproduktion wie etwa bei schwerer aplastischer Anämie, dann sollte der Grenzwert für die Transfusion noch niedriger angesetzt oder nur bei hämorrhagischer Diathese transfundiert werden.

Bei **vermehrtem Thrombozytenverbrauch,** vor allem aufgrund immunologischer Störungen, ist kein ausreichendes Ansprechen auf die Gabe von Thrombozyten zu erwarten, bei bestimmten Erkrankungen wie bei der TTP kann die Thrombozytengabe den Krankheitsprozess sogar verstärken und ist deshalb kontraindiziert. Bei anderen Erkrankungen mit Thrombozytenverbrauch sollte nur bei schweren Blutungen mit vitaler Indikation transfundiert werden. Bei Kindern kann man aufgrund des kleineren Gesamtblutvolumens in Blutungsnotfällen bei akuter ITP signifikante Anstiege der Thrombozytenzahlen und damit vorübergehend eine primäre Hämostase erzielen. Gleichzeitig wird mit hoch dosierten Kortikosteroiden und Immunglobulinen behandelt (➤ Kap. 7.2.1).

4.9.3 Transfusion weiterer Blutkomponenten

Granulozytenkonzentrate werden nur in wenigen spezialisierten Zentren im Rahmen der Therapie Antimykotika-resistenter Pilzinfektionen bei lang anhaltender, aber grundsätzlich reversibler Neutropenie transfundiert. Die Gabe von **Fresh Frozen Plasma** kann im Rahmen schwerer Koagulopathien, z. B. unter Asparaginase-Therapie, die Therapie mit Faktorenkonzentraten unterstützen. Fresh Frozen Plasma wird auch im Rahmen der **Plasmapherese** bei thrombotisch-thrombozytopenischer Purpura eingesetzt.

4.10 Eisendepletion

4.10.1 Pathophysiologie und klinische Konsequenzen

Da der Eisengehalt des Körpers allein durch die Eisenaufnahme reguliert wird, nicht aber durch eine Steigerung der physiologischen Eisenausscheidung von 1–2 mg täglich, führt jede länger dauernde Erhöhung der Eisenzufuhr zur Erhöhung des Reserveeisens. Es entwickelt sich eine sekundäre Hämochromatose, die abgesehen vom Fehlen einer Arthropathie prinzipiell die gleichen Auswirkungen hat wie die primäre Eisenüberladung bei einer genetischen Veränderung der Gene, die die Eisenresorption steuern. Bei einer Erhöhung auf das über 5fache der Norm, also etwa 20 g beim Erwachsenen, kommt es zu einer zunehmenden Absättigung des Serumtransferrins und der Erhöhung des normalerweise nur in Spuren vorhandenen nicht-transferringebundenen Eisens (non-transferrin bound iron, NTBI), das durch die Bildung aggressiver oxidativer Radikale zu einer Organschädigung führt. Betroffen sind folgende Organe:

- Leber (Siderose, Fibrose, Pigmentzirrhose, primäres Leberkarzinom).

- Herzmuskel (dilatative Kardiomyopathie, Herzinsuffizienz).
- Hypophyse (Melaninpigmentierung, Wachstumsverzögerung bei Kindern, sekundäre Hypothyreose).
- Gonaden (Hypogonadismus, Infertilität).
- Inkretorisches Pankreas (Diabetes mellitus).

4.10.2 Ursachen bei hämatologischen Erkrankungen

Erythrozytentransfusionen

- Mit einer Erythrozytentransfusion werden 200–250 mg Eisen zugeführt. Bei 50–100 Transfusionen entwickelt sich immer eine klinisch relevante sekundäre Hämochromatose, es sei denn, die Substitution dient, wie beim schweren Morbus Osler, dem Ausgleich von Blutverlusten oder wird, wie bei Anämien mit gleichzeitiger Thrombozytopenie, von Blutverlusten begleitet. Eine Transfusionshämochromatose kommt vor.
- Bei chronischen erworbenen Erkrankungen: MDS (vor allem niedrig maligne Formen), aplastische Anämie, PRCA.
- Nach Stammzelltransplantation mit hohem Transfusionsbedarf vor und nach der Transplantation.
- Bei hereditären Anämien, bei denen regelmäßige Transfusionen erforderlich sind: Thalassaemia major und schwere Formen der Thalassaemia intermedia (bei denen gleichzeitig die Eisenresorption regulativ erhöht ist), Sichelzellerkrankung.
- Bei schweren hämolytischen Anämien wie dem Pyruvatkinasemangel.

„Eisenladende" Anämien

Alle chronischen Anämien mit ineffektiver Erythropoese führen über die Verminderung der Hepcidinproduktion in der Leber zu einer regulativen Erhöhung der enteralen Eisenresorption. Auch wenn keine regelmäßigen Transfusionen nötig sind, kommt es im Laufe des Lebens zu einer Eisenüberladung, die ähnlich wie bei den primären Hämochromatosen meist erst im mittleren Lebensalter klinisch relevant wird, bei Frauen wegen der Eisenverluste durch die Menstruation später als bei Männern. Zu den eisenladenden Anämien gehören:

- Thalassaemia intermedia und andere Hämoglobinopathien ähnlicher Ausprägung.
- Kongenitale dyserythropoetische Anämien.
- Angeborene sideroblastische Anämien.
- Einzelfälle angeborener hämolytischer Anämien, z. B. bei Pyruvatkinasemangel.

Hinweise für die Praxis

Aufgrund der verbesserten und häufig langfristigen Prognose vieler Patienten mit hämatologischen Erkrankungen ist verstärkt auf die Folgen der sekundären Eisenüberladung zu achten. Bei Sicherung der Diagnose sind zur Therapie heute orale Chelatoren verfügbar.

4.10.3 Diagnostik

Der einfachste und auch für die Verlaufsbeurteilung wichtigste Parameter ist das **Serumferritin.** Allerdings ist zu beachten, dass Ferritin bei allen entzündlichen Prozessen unabhängig von der Eisenbeladung ansteigt. Als Risikogrenze für die Organschädigung ist ein Wert von über 1000 ng/ml anzusehen. Das Serumtransferrin ist bei Eisenüberladung vermindert, die **Transferrinsättigung** ist erhöht; allerdings ist dieser Parameter wegen der diagnostisch fehlenden Aussagefähigkeit der Serumeisenkonzentration nicht zuverlässig und für die Verlaufsbeobachtung wenig geeignet. Der **lösliche Transferrinrezeptor** im Serum ist zwar unabhängig von Entzündungsvorgängen, hängt aber von der bei hämatologischen Erkrankungen meist nicht normalen Gesamtmenge der Erythroblasten ab. Die sicherste Beurteilung erlaubt die nur in einzelnen Zentren verfügbare **Biomagnetometrie** („Squid"), die zunehmend durch die

Kernspintomographie ersetzt wird, seitdem spezielle Rechenprogramme zur Beurteilung des Eisengehalts der Leber und des Herzmuskels zur Verfügung stehen.

4.10.4 Prophylaxe und Therapie

Orale und insbesondere parenterale Eisengaben sind bei allen eisenladenden Anämien zu vermeiden, es sei denn, in Einzelfällen wäre ein schwerer zusätzlicher Eisenmangel eindeutig nachgewiesen. Die Gabe von Erythrozytentransfusionen ist streng zu begrenzen, allerdings häufig nicht zu vermeiden; dies gilt vor allem für Kinder mit Thalassämie in der Wachstumsperiode (➤ Kap. 6.3) und Patienten mit MDS oder aplastischer Anämie. Abgesehen vom regelmäßigen Genuss grünen Tees sind diätetische Maßnahmen nicht effektiv.

Bei organgefährdender sekundärer Hämochromatose muss eine Eisendepletion begonnen und unter Ferritinkontrolle, evtl. langzeitig, weitergeführt werden. Dafür stehen sowohl die Phlebotomie, deren Einsatz immer primär zu prüfen ist, als auch Medikamente zur Verfügung. Wegen der Anämie ist der Einsatz der Phlebotomie im Gegensatz zur primären Hämochromatose begrenzt. Allerdings vertragen auch Patienten mit nur mäßiger Anämie, z. B. nach erfolgreicher Stammzelltransplantation oder Splenektomie, regelmäßige Aderlässe von 200–300 ml ohne wesentliche Einschränkung der Lebensqualität. Die Aderlassmenge und die Intervalle müssen individuell angepasst werden.

Bei der Mehrzahl der Patienten ist jedoch eine Erhöhung der Eisenausscheidung durch Medikamente nötig. Dafür stehen zur Verfügung:

- Deferoxamin (Desferal®), mit Infusionspumpe, 20–40 mg/kg/Tag, meist an 5 Tagen pro Woche. Schwerwiegende Nebenwirkungen durch Schädigung des Gehörorgans und der Retina treten vor allem dann auf, wenn die Dosis bei abfallender Ferritinkonzentration nicht vermindert oder die Infusionen nicht rechtzeitig unterbrochen werden. Die diesbezügliche Formel in der Information des Herstellers ist unbedingt zu beachten! Die Compliance ist vor allem bei Erwachsenen niedrig.
- Deferipron (Ferriprox®), oral gegeben, ist besonders wirksam zur raschen Verminderung der Eisenüberladung des Herzmuskels. Beim MDS wird es wegen der Gefahr einer Agranulozytose nicht empfohlen und ist in Europa nur bei Thalassämie zugelassen; evtl. Kombination mit Deferoxamin.
- Deferasirox (Exjade®) wird in einer Dosis von 10–30 mg/kg/Tag oral gegeben. Die Dosis richtet sich nach dem Therapieziel (Konstanthaltung oder Verminderung des Speichereisens), bei transfundierten Patienten nach der geschätzten täglichen Eisenzufuhr. Schwerwiegende Nebenwirkungen sind selten, wenn Kontraindikationen beachtet werden und die Nierenfunktion regelmäßig kontrolliert wird. Die Zulassung ist bisher auf die Behandlung von Kindern (> 6 Jahre) mit β-Thalassämie oder auf Patienten beschränkt, bei denen Kontraindikationen zur Deferoxaminbehandlung bestehen. Eine Erweiterung der Zulassung ist nach Abschluss weltweit laufender Studien zu erwarten.

4.11 Stammzelltransplantation

Die Transplantation hämatopoetischer Stammzellen im Anschluss an eine Hochdosischemotherapie oder eine Konditionierungstherapie gehört zu den etablierten Therapieverfahren in der Behandlung hämatologischer Systemerkrankungen. Je nach Herkunft der Stammzellen unterscheidet man zwischen **autologer** Stammzelltransplantation (SZT), bei der patienteneigene, kyrokonservierte Stammzellen reinfundiert werden, und der **allogenen** Transplantation von Stammzellen eines gesunden Spenders. Bei der **syngenen** Stammzelltransplantation steht ein eineiiger Zwillingsspender zur Verfügung.

Bei der allogenen Transplantation werden die Stammzellen entweder direkt aus dem Beckenkamm in Vollnarkose entnommen (Knochenmarktransplantation) oder durch Apherese als **periphere Blutstammzellen** vom Spender abgesammelt, nachdem dessen Blutbildung über 5 Tage mit G-CSF stimuliert wurde. Die durch G-CSF einsetzende Mobilisierung von Stammzellen aus dem Knochenmark in das periphere Blut ermöglicht häufig die Sammlung einer höheren Stammzellmenge als aus dem Knochenmark, sodass sich bei geringerer Spenderbelas-

Tab. 4.6 Therapieprinzipien bei autologer und allogener Stammzelltransplantation (SZT)

	Hochdosischemotherapie	Ersatz gesunder Stammzellen	Graft-versus-Leukämie-/ Tumor-Reaktion
Autologe SZT	+ + +	+ +*	-
Allogene SZT	+ +**	+ + +	+ +***

* Autologe SZT: Kontamination des Transplantats durch residuelle Tumorzellen bei vorbestehendem Knochenmarkbefall möglich

** Da die Graft-vs.-Leukämie-Reaktion wesentliches Therapieprinzip der allogenen SZT ist, kann bei älteren und Risikopatienten die Hochdosischemotherapie bei der allogenen SZT im Sinne einer reduzierten Konditionierungsintensität (Reduced Intensity Conditioning, RIC) vermindert werden.

*** Der Beitrag des Graft-vs.-Leukämie-Effekts zur Heilung hängt von der Aggressivität der Grunderkrankung ab. Er ist hoch bei chronischen Leukämien, intermediär bei AML und Myelom und gering bei ALL und hochmalignen Lymphomen.

tung auch bei der allogenen Transplantation die Blutstammzelltransplantation immer mehr durchsetzt. Als weitere Quelle hämatopoetischer Stammzellen kann unmittelbar bei der Entbindung entnommenes und kryokonserviertes **Nabelschnurblut** eingesetzt werden, da zum Zeitpunkt der Geburt noch ausreichend Stammzellen im Blut zirkulieren. Bei 10fach reduzierter Stammzellzahl kann allerdings bei erwachsenen Empfängern das Anwachsen von Nabelschnurblutstammzellen verzögert sein. Bei der autologen Transplantation werden heute nahezu ausschließlich Blutstammzellen eingesetzt.

Insgesamt tragen bei der Transplantation hämatopoetischer Stammzellen drei Therapieprinzipien zum höheren Heilungserfolg dieser Behandlung bei: Die **Hochdosischemotherapie** und die **Ganzkörperbestrahlung** setzen antineoplastische Prinzipien ohne Rücksicht auf die Hauptnebenwirkung, die häufig irreversible Knochenmarksuppression, ein, da die Knochenmarkfunktion ja anschließend durch die transplantierten Stammzellen wiederhergestellt wird. Dadurch sind erhebliche Dosissteigerungen (bis zu einem Faktor 30 und mehr) der eingesetzten Substanzen möglich; dosislimitierend bleiben aber die nichthämatopoetischen Toxizitäten. Als zweites Therapieprinzip kommt der **Stammzellersatz** mit weitgehend bzw. sicher gesunden hämatopoetischen Stammzellen zum Tragen. Da bei der allogenen Transplantation mit den Spenderstammzellen auch reife immunkompetente Zellen des Spenders sowie Vorläuferzellen des Immunsystems transplantiert werden, kommt als drittes Therapieprinzip die **Immunreaktion des Spenders** gegen den Empfänger hinzu. Richtet sich diese als schädliche **Graft-versus-Host-Erkrankung (GvHD)** gegen die Normalgewebe des Empfängers, so kann es zu schweren Organkomplikationen vor allem an Haut, Darm, Leber und Lunge kommen. Da diese Immunreaktion aber auch residuelle Leukämie- und Lymphomzellen des Patienten als fremd erkennen kann, ist sie als **Graft-versus-Leukämie-(GvL-)** oder **Graft-versus-Tumor-Reaktion** ein wesentliches Therapieprinzip, das vor allem bei Leukämien die deutlich höheren Heilungsraten nach allogener gegenüber z. B. syngener Transplantation erklärt.

Da GvHD und GvL-Reaktion schwer steuerbar sind, muss die allogene Transplantation zunächst unter dem Ziel der Verhinderung der GvHD durchgeführt werden. Hierzu gehört die Suche nach einem **HLA-identen Familienspender** oder, heute oft gleichwertig, nach einem komplett **HLA-gematchten unverwandten Fremdspender.** Nur in besonderen Fällen kann auch von HLA-haploidenten Familienspendern transplantiert werden. Zusätzlich muss für mindestens 6 Monate eine immunsuppressive Prophylaxe durchgeführt werden – in der Regel auf der Basis eines Calcineurininhibitors wie Ciclosporin. Selbst unter diesen Maßnahmen entwickeln 30–40 % der allogen transplantierten Patienten eine akute oder verzögert chronische GvHD, die dann den Einsatz weiterer starker Immunsuppressiva nötig macht. Insgesamt führen die GvHD und der verbundene Immundefekt häufig zu schweren Organkomplikationen und opportunistischen Infektionen durch Pilze und Viren, die für die immer noch erhebliche **transplantationsassoziierte Mortalität** von 15–35 % verantwortlich sind. Entsprechend sind deshalb zur Komplikationsprophylaxe und zum Komplikationsmanagement bei allogener Transplantation eine intensive Nachsorge in der Spezialambulanz und eine enge Zusammenarbeit zwischen transplantierender Klinik, Hausarzt und niedergelassenen Hämatologen erforderlich.

Tab. 4.7 Differenzialindikation zur autologen und allogenen Stammzelltransplantation

Erkrankung	Risiko/Stadium	Erforderliches Therapieprinzip	Transplantationsart
Angeborene Immundefizienz	Kinder	Ersatz des Immunsystems	allogen
Knochenmarkversagen (SAA)	jung	Stammzellersatz	allogen, HLAid
	nach IST-Versagen	Stammzellersatz	allogen, auch URD
Akute Leukämien (ALL, AML)	Standardrisiko	Stammzellersatz + GvL	allogen, HLAid
	Hochrisiko	GvL	allogen, auch URD
Multiples Myelom	Standardrisiko	Hochdosistherapie	autolog
	Hochrisiko, jung	Myleom	ggf. allogen
NHL/Hodgkin	frühes 1. Rezidiv	Hochdosistherapie	autolog
Keimzelltumor	Therapieversager frühes Rezidiv	Hochdosistherapie	autolog
CML	Versagen Glivec	Stammzellersatz + GvL	allogen, HLAid + URD
Primäre Myelofibrose	Progression	Stammzellersatz + GvL	allogen, HLAid + URD
MDS	RAEB-I	Stammzellersatz + GvL	allogen, HLAid + URD

SAA = schwere aplastische Anämie; IST = immunsuppressive Therapie; HLAid = HLA-idente Geschwister, URD = HLA-gematchter unverwandter Spender

Die **Differenzialindikation** (➤ Tab. 4.7) für autologe und allogene Transplantation ergibt sich aus

- der Abwägung des hohen Risikos bei allogener Transplantation,
- der erwarteten Wahrscheinlichkeit der Heilung durch Hochdosistherapie als Therapieprinzip,
- dem erwarteten Rezidivrisiko und der dadurch bedingten Notwendigkeit, sicher gesunde Stammzellen zu geben und einen GvL-Effekt zur Leukämiekontrolle zu benötigen.

Die Indikationsstellung sollte bei kurativ behandelbaren Erkrankungen früh im Krankheitsverlauf erfolgen, da in der Regel bei fortgeschrittener Erkrankung das Komplikationsrisiko zu- und die Ansprechwahrscheinlichkeit der Grunderkrankung abnimmt. Grundsätzlich kann die allogene Transplantation bis zu einem Alter von 65 Jahren und die autologe Transplantation bis zum Alter von 70–75 Jahren durchgeführt werden. Entscheidend ist die Komorbidität des Patienten.

Bei der Transplantation autologer Stammzellen im Anschluss an eine Hochdosischemotherapie steht die Dosiseskalation zur Optimierung der Tumorkontrolle im Vordergrund. Hauptindikationen sind das multiple Myelom und rezidivierte Lymphome. Bei der allogenen Stammzelltransplantation sind Ersatz der erkrankten Hämatopoese sowie die Induktion einer Graft-versus-Leukämie-Reaktion wesentliche Therapieprinzipien. Sie wird deshalb vor allem bei angeborener und erworbener Knochenmarkinsuffizienz sowie bei verschiedenen aggressiven Leukämien eingesetzt.

KAPITEL

5

Reinhard Andreesen, Burkhard Hennemann, Stefan Krause und Albrecht Reichle

Neoplasien der Hämatopoese

5.1 Einführung

Reinhard Andreesen und Stefan Krause

5.1.1 Einteilung und Nomenklatur

Die Einteilung und Nomenklatur maligner Krankheiten des Blutes und der lymphatischen Organe hat sich häufig geändert. Sie ist übersichtlicher geworden, seitdem es zunehmend gelingt, maligne Entartungen bestimmten physiologischen Differenzierungsabschnitten des Gesamtsystems der Hämatopoese zuzuordnen. Wenn die Mehrheit der malignen Zellen morphologisch und von ihrer Funktion her gut differenzierten Zellen ähnelt, korreliert dies häufig mit einem eher „chronischen" Verlauf und führt so zu einer entsprechenden Namensgebung, während ein Überwiegen undifferenzierter, „unreifer" Zellen in der Regel bei rasch progredienten „akuten" Erkrankungen vorkommt, ähnlich dem histologischen Grading bei soliden Tumoren. Diese Zuordnung der Biologie zum Differenzierungsgrad gelingt nicht immer gleich gut; zudem ist bei vielen Krankheiten (exemplarisch z. B. bei der Philadelphia-positiven chronischen myeloischen Leukämie) gesichert, dass die entartete „Stammzelle", aus der der maligne Klon stammt, wesentlich unreifer und weniger differenziert ist als die Masse der im Patienten aufgefundenen malignen Zellen.

Maligne Erkrankungen, die regelhaft in Blut und Knochenmark gefunden werden, bezeichnet man meist als „Leukämien", auch wenn sie ohne Ausschwemmung der Leukämiezellen ins Blut verlaufen und nur aus dem Knochenmark zu diagnostizieren sind. Neoplasien des lymphatischen Systems werden überwiegend als „Lymphome" bezeichnet, mit Ausnahme einiger Entitäten, die ganz regelhaft mit leukämischer Aussaat verlaufen und dann ebenfalls überwiegend Leukämien genannt werden. Die Nomenklatur ist wenig intuitiv; wichtig ist es, sich die Zuordnung zu den verschiedenen Diagnosegruppen zu vergegenwärtigen.

Über die letzten Jahrzehnte hinweg wurden immer wieder Versuche unternommen, die Klassifikation und Nomenklatur der hämatologischen Neoplasien international zu vereinheitlichen. Die FAB-(French-American-British)Klassifikation bildete bis vor einigen Jahren für die akuten myeloischen Leukämien und myelodysplastischen Syndrome einen akzeptierten Standard und kommt auch heute noch häufig zur Anwendung, während für die Lymphome mehrere Systeme konkurrierend verwendet wurden. Mit der REAL-(Revised European American Lymphoma) Klassifikation wurde 1994 für die Lymphome ein internationaler Konsens vorgeschlagen, der breiten Anklang fand und 1999 in die WHO-Klassifikation der hämatologischen Neoplasien übernommen wurde. Auch die myeloischen Neoplasien wurden in die WHO-Klassifikation integriert, was in manchen Bereichen zu starken Veränderungen gegenüber der FAB-Klassifikation führte. Im Sinne der internationalen Vergleichbarkeit sollte man sich heute für die Definition maligner Erkrankungen der Hämatopoese auf die WHO-Klassifikation beziehen und konkurrierende Bezeichnungen notfalls ergänzen.

Die WHO-Klassifikation berücksichtigt potenziell alle Merkmale von Krankheiten, die bei der Einteilung und Definition helfen können: Histologie, Zytologie, Immunzytologie, zytogenetische und molekulare Charakteristika sowie klinische Symptome. Entsprechend der wachsenden Kenntnisse über zellbiologische Vorgänge wird molekular definierten Veränderungen ein hoher Stellenwert eingeräumt. Weiterhin wurde gefordert, dass unterschiedliche Untersucher die diskriminierenden Eigenschaften (z. B. in der Histologie) ausreichend reproduzierbar definieren konnten. Dies führte dazu, dass einzelne Krankheiten mit typischen zytogenetischen oder molekularen Veränderungen heute wesentlich genauer als distinkte Entitäten definiert sind (Beispiel: Unterteilung der AML nach pathognomonischen genetischen Veränderungen), während andere Krankheiten unter einer relativ grob definierten Diagnose zusammengefasst werden, weil belastbare Unterscheidungsmerkmale für die weitere Unterteilung derzeit noch fehlen (Beispiele: Diffus großzellige B-Zell-Lymphome, nicht näher klassifizierte periphere T-Zell-Lymphome).

Wenn in der medizinischen Literatur früher zwei verschiedene Krankheitsbegriffe für die lokalisierte und die leukämische Form bei gleicher Pathophysiologie und Zytologie verwendet wurden, so werden diese in der WHO-Klassifikation zu einer Krankheitsentität zusammengefasst (Beispiel: Burkitt-Lymphom und reifzellige B-Zell-akute lymphatische Leukämie). Die WHO-Klassifikation ist darüber hinaus als wachsendes System angelegt, das über die Jahre den Erkenntnissen der Pathophysiologie angepasst wird. 2008 wurde eine Neuauflage vorgelegt, die unter Berücksichtigung neuer pathophysiologischer Zusammenhänge die Definitionen fortschreibt und ergänzt.

Tab. 5.1 WHO-Klassifikation der hämatologischen Neoplasien 2008

Krankheitsgruppe	Diagnosen
Myeloproliferative Neoplasien (MPN), bisher: chronische myeloproliferative Erkrankungen (CMPE)	• chronische myeloische Leukämie, *BCR/ABL*-positiv (CML; ➤ Kap. 5.3.1) • Polycythaemia vera (PV; ➤ Kap. 5.3.2) • primäre Myelofibrose (PMF; ➤ Kap. 5.3.4) • essenzielle Thrombozytämie (ET; ➤ Kap. 5.3.3) • chronische Neutrophilenleukämie (CNL; ➤ Kap. 5.3.6) • chronische Eosinophilenleukämie, nnb (CEL; ➤ Kap. 5.3.7) • Mastozytosen [kutane Mastozytose (CM), systemische Mastozytose (SM), Mastzellsarkom, Mastzellleukämie, extrakutanes Mastozytom; ➤ Kap. 5.3.8] • unklassifizierbare MPN (MPN-u; ➤ Kap. 5.3.5)
Myeloische und lymphatische Neoplasien mit Eosinophilie und Veränderungen von PDGFRA, PDGFRB und FGFR1	unterteilt nach Veränderung des betroffenen Rezeptors ➤ Kap. 5.3.7
Myelodysplastische/ myeloproliferative Neoplasien (MD/MPN; ➤ Kap. 5.2)	• chronische myelomonozytäre Leukämie (CMML) • atypische chronische myeloische Leukämie, *BCR/ABL*-negativ • juvenile myelomonozytäre Leukämie • unklassifizierbare MD/MPN
Myelodysplastische Syndrome (MDS; ➤ Kap. 5.2)	• refraktäre Zytopenien mit unilineärer Dysplasie: refraktäre Anämie (RA), refraktäre Neutropenie, refraktäre Thrombozytopenie • refraktäre Anämie mit Ringsideroblasten (RARS) • refraktäre Zytopenie mit multilineärer Dysplasie (RCMD) • refraktäre Anämie mit Blastenexzess (RAEB1 und RAEB2) • MDS mit isoliertem del(5q) • unklassifizierbare MDS • MDS des Kindesalters (provisorisch)
Akute myeloische Leukämien (AML; ➤ Kap. 5.4) und verwandte Vorläufer-Neoplasien	• AML mit definierten zytogenetischen Veränderungen* – t(8;21) – RUNX1/RUNX1T1 bzw. AML1/ETO – inv(16) – BBFß/MYH11 und Varianten – t(15;17) – PML/RARA und Varianten – t(9;11); (MLLT3-MLL) – t(6;9); DEK-NUP214 – inv(3); RPN1-EVI1 und Varianten – t(1;22); RBM15-MKL1 • AML mit spezifischen Genmutationen – AML mit NPM1-Mutation (provisorisch) – AML mit CEBPA-Mutation (provisorisch) • AML mit MDS-assoziierten Veränderungen • therapieassoziierte myeloische Neoplasien • andere AML (nur morphologisch kategorisiert, M0–M7, akute Panmyelose, akute Basophilenleukämie) • Myelosarkom • Myeloproliferation bei Down-Syndrom – transiente Myeloproliferation – myeloische Leukämie bei Down-Syndrom • Neoplasie blastärer plasmozytoider dendritischer Zellen (Synonym: blastisches NK-Zell-Lymphom)

Tab. 5.1 WHO-Klassifikation der hämatologischen Neoplasien 2008 (Forts.)

Krankheitsgruppe	Diagnosen
Akute Leukämien unklarer Linienzuordnung (➤ Kap. 5.4)	• akute undifferenzierte Leukämie • AL mit gemischtem Phänotyp, *BCR/ABL*-positiv • AL mit gemischtem Phänotyp und t(v;11q23) *MLL*-Rearrangement • AL mit gemischtem Phänotyp T/myeloisch, nnb • weitere seltene AL mit gemischtem Phänotyp
B- und T-Zell-Vorläufer-Neoplasien (➤ Kap. 5.4, 5.6.1)	• B-lymphoblastische/s Leukämie/Lymphom, nnb • B-lymphoblastische/s Leukämie/Lymphom mit spezifischen genetischen Aberrationen (*BCR/ABL*, *MLL*-Rearrangements, t(12;21), t(5;14), t(1;19) Hyperdiploidie) • T-Zell-Vorläufer-Leukämie/Lymphom
Reife B-Zell-Neoplasien	• chronische lymphatische Leukämie (CLL)/kleinzellig lymphozytisches Lymphom (➤ Kap. 5.6.11) • B-Zell-Prolymphozytenleukämie (B-PLL; ➤ Kap. 5.6.12) • lymphoplasmozytisches Lymphom/Morbus Waldenström (➤ Kap. 5.6.13) • Schwerketten-Erkrankungen (➤ Kap. 5.6.14) • Plasmazellneoplasien (multiples Myelom, Krankheiten mit Immunglobulinablagerung; ➤ Kap. 5.8) • splenisches Marginalzonenlymphom (splen. MZL; ➤ Kap. 5.6.8) • unklassifizierbare splenische Lymphome/Leukämien (inkl. Haarzellleukämie-Variante) • Haarzellleukämie (HZL; ➤ Kap. 5.6.7) • extranodales Marginalzonenlymphom (MALT-Lymphom; ➤ Kap. 5.6.9) • nodales Marginalzonenlymphom (nodales MZL; ➤ Kap. 5.6.10) • follikuläres Lymphom (FL; ➤ Kap. 5.6.5) • Mantelzelllymphom (MCL; ➤ Kap. 5.6.6) • diffus großzelliges B-Zell-Lymphom (DLBCL), nnb (➤ Kap. 5.6.3) • Spezielle Subtypen des DLBCL: – T-Zell- und histiozytenreiches B-Zell-Lymphom (➤ Kap. 5.6.3) – primäre DLBCL des ZNS (PZNSL; ➤ Kap. 5.6.22) – primär kutanes DLBCL vom Bein-Typ (➤ Kap. 5.6.24) – EBV-positives DLBCL der Älteren (➤ Kap. 5.6.3) • primär mediastinales großzelliges B-Zell-Lymphom (➤ Kap. 5.6.4) • intravaskuläres großzelliges B-Zell-Lymphom (➤ Kap. 5.6.14) • ALK-positive großzellige B-Zell-Lymphome (➤ Kap. 5.6.14) • plasmablastische Lymphome (➤ Kap. 5.6.15) • DLBCL bei chronischer Entzündung (➤ Kap. 5.6.3) • großzellige B-Zell-Lymphome bei HHV8-assoziiertem M. Castleman (➤ Kap. 5.6.15) • Lymphom mit primärem Erguss (➤ Kap. 5.6.14) • lymphomatoide Granulomatose (➤ Kap. 5.6.14) • Burkitt-Lymphom/-Leukämie (➤ Kap. 5.6.2) • B-Zell-Lymphom, intermediär zwischen DLBCL und Burkitt-Lymphom (➤ Kap. 5.6.2) • B-Zell-Lymphom, intermediär zwischen DLBCL und klassischem Hodgkin-Lymphom (➤ Kap. 5.6.15)

Tab. 5.1 WHO-Klassifikation der hämatologischen Neoplasien 2008 (Forts.)

Krankheitsgruppe	Diagnosen
Reife T- und NK-Zell-Neoplasien	• T-Prolymphozytenleukämie (T-PLL; ➤ Kap. 5.6.18) • T-Zell-Leukämie großer granulärer Leukozyten (T-LGL-Leukämie; ➤ Kap. 5.6.19) • chronische lymphoproliferative Erkrankung der NK-Zellen (➤ Kap. 5.6.21) • aggressive NK-Zell-Leukämie (➤ Kap. 5.6.21) • EBV-positive T-Zell-lymphoproliferative Erkrankung der Kindheit (➤ Kap. 5.6.21) • T-Zell-Leukämie/Lymphom des Erwachsenen (➤ Kap. 5.6.21) • extranodales T/NK-Zell-Lymphom vom nasalen Typ (➤ Kap. 5.6.21) • T-Zell-Lymphom vom Enteropathie-Typ (➤ Kap. 5.6.23) • hepatosplenisches T-Zell-Lymphom (➤ Kap. 5.6.21) • subkutanes pannikulitisches T-Zell-Lymphom (➤ Kap. 5.6.24) • blastisches NK-Zell-Lymphom (➤ Kap. 5.6.21) • Mycosis fungoides (MF; ➤ Kap. 5.6.20) • Sezary-Syndrom (➤ Kap. 5.6.20) • kutane CD30-positive T-Zell-lymphoproliferative Erkrankungen (➤ Kap. 5.6.24) • angioimmunoblastisches T-Zell-Lymphom (AITL; ➤ Kap. 5.6.16) • unklassifiziertes peripheres T-Zell-Lymphom (T-NHL-NOS; ➤ Kap. 5.6.17) • großzellig-anaplastisches Lymphom (ALCL), ALK-positiv (➤ Kap. 5.6.15) • großzellig-anaplastisches Lymphom (ALCL), ALK-negativ (➤ Kap. 5.6.15)
Hodgkin-Lymphome (➤ Kap. 5.5)	• noduläres lymphozytenprädominantes Hodgkin-Lymphom (LPHL) • klassisches Hodgkin-Lymphom – nodulär sklerosierend – gemischte Zellularität – lymphozytenreicher klassischer Hodgkin – lymphozytenarm
Immundefizienzassoziierte lymphoproliferative Erkrankungen	• lymphoproliferative Erkrankungen bei primärer Immundefizienz • HIV-assoziierte Lymphome (➤ Kap. 5.6.25) • transplantationsassoziierte lymphoproliferative Erkrankungen (➤ Kap. 5.7) • lymphoproliferative Erkrankungen bei iatrogener Immundefizienz
Neoplasien der Histiozyten und dendritischen Zellen (➤ Kap. 5.9)	• histiozytisches Sarkom • Langerhans-Zellhistiozytose (LCH), Langerhans-Zellsarkom • Tumor interdigitierender dendritischer Zellen • Tumor follikulärer dendritischer Zellen • andere seltene Tumoren dendritischer Zellen • disseminierte juvenile Xanthogranulome

* Häufig werden auch die AML mit definierten zytogenetischen Veränderungen zusätzlich morphologisch (M0–M7) differenziert.
Manche Diagnosen sind noch weiter in Untergruppen unterteilt, die hier nicht vollständig aufgeführt sind.

5.1.2 Epidemiologie

Der Anteil der Neoplasien der Hämatopoese und des lymphatischen Systems an allen Krebserkrankungen hat im vergangenen Jahrzehnt in Deutschland zugenommen. Bei Männern standen sie 2004 (häufigste Krebsart Lungenkarzinom) mit 10,1 % an vierter, bei Frauen (häufigste Krebsart Mammakarzinom) an dritter Stelle aller in deutschen Krebsregistern gemeldeten Neuzugänge. Begründet wird dies einerseits mit dem Rückgang der Magenkarzinome, mit der Altersverschiebung und der altersunabhängigen Zunahme der Non-Hodgkin-Lymphome, insbesondere der follikulären Lymphome.

➤ Tabelle 5.2 zeigt die Häufigkeitsschätzungen für die wichtigsten, im speziellen Teil dieses Kapitels behandelten Erkrankungen. Sie sind lediglich als Größenordnungen anzusehen, da sie aus verschiedenen Registern zusammengestellt wurden, in denen Klassifikationen und Anpassung für Alters- und Geschlechtsverteilung der erfassten Bevölkerungsgruppe nicht einheitlich sind. Fast alle Entitäten zei-

Tab. 5.2 Jährliche Inzidenz hämatologischer Neoplasien

	Standardisiert		20–40 Jahre		40–60 Jahre		> 60 Jahre	
	m	w	m	w	m	w	m	w
CML	2,8	1,6	0,5	0,3	1,2	1,5	5,1	5,4
PV	0,7	0,7						
ET	0,7	1,0						
PMF	0,3	0,2						
MDS	1,3	0,7	0,3	< 1	0,2	0,2	4,8	3,3
AML	5,8	3,1	1,0	1,1	1,9	1,1	16,6	11,4
ALL	1,8	1,6	1,0	0,6	0,6	0,8	0,6	1,8
CLL	3,3	1,7	0,3	< 1	3,3	1,1	15	10
NHL	16	14	4,4	3,2	18	9,9	53	44
Morbus Hodgkin	3,2	2,4	3,1	2,7	3,3	1,9	4,5	2,7
Multiples Myelom	6,1	5,1	0,3	< 1	3,5	4,7	22	17
Aplastische Anämie	0,2	0,2	0,2	0,1	0,1	0,2	0,3	0,6
Mamma-Ca		124						

Zahl der Neuerkrankungen auf 10^5 Einwohner der BRD. Alterskorrigierter Standard nach BRD (West) 1987. Zahlen für die aplastische Anämie und das weibliche Mammakarzinom zum Vergleich. Zusammenstellung mit Unterstützung des Krebsregisters Saarland

gen einen Anstieg mit dem Lebensalter, der ab dem 50. Lebensjahr besonders deutlich wird. Ausnahmen bilden die akute lymphatische Leukämie (jährliche Inzidenz bei unter 10-Jährigen etwa $5/10^5$) und der Morbus Hodgkin mit einer etwa gleichbleibenden Inzidenz zwischen Adoleszenz und hohem Lebensalter.

Männer sind allgemein etwas häufiger betroffen, wobei die Unterschiede beim Morbus Hodgkin am stärksten ausgeprägt sind. Im longitudinalen Häufigkeitsvergleich in den vergangenen 20 Jahren zeigen die NHL inkl. der CLL nicht nur in Deutschland, sondern auch in anderen europäischen Ländern und den USA einen eindeutigen Anstieg. Die Gründe dafür sind nicht bekannt. Dieser Anstieg lässt sich nicht allein durch Fortschritte der Diagnostik oder Veränderungen der Klassifikation erklären.

Die Prävalenz, d. h. die zu einem Zeitpunkt bestimmte relative Häufigkeit der einzelnen Erkrankungen in einer definierten Bevölkerungsgruppe, ergibt sich aus der Inzidenz und der mittleren Überlebenszeit. Sie kann mithilfe der in den speziellen Abschnitten enthaltenen Angaben abgeschätzt werden. Angaben aus direkter Bestimmung existieren für die meisten Erkrankungen nicht.

Das Deutsche Kinderkrebsregister erfasst seit 30 Jahren die im Kindesalter beobachteten Tumorerkrankungen, die sich im Spektrum bekanntlich erheblich von denen des Erwachsenenalters unterscheiden. Mit der Entwicklung neuer Analysemethoden und durch die Zusammenarbeit mit dem Europäischen *Automated Childhood Cancer Information System* fand sich in Europa und auch in Deutschland eine Zunahme des Trends der Krebshäufigkeit für alle Krebserkrankungen des Kindesalters. Bedingt ist dieser Trend hierzulande vor allem durch eine signifikante lineare Zunahme der ALL in Westdeutschland (+0,7 % pro Jahr) und durch einen nichtlinearen Anstieg in den neuen Ländern (+3,3 % pro Jahr bis 1998 und +0,8 % seit 1998). Diese Zahlen stimmen mit den Beobachtungen für Europa überein.

5

5.1.3 Ätiologie und Pathogenese

Pathogenese

Neoplasien der Blutbildung (Leukämien, Myelodysplasien, myeloproliferative Erkrankungen) und des lymphatischen Systems (maligne Lymphome) entstehen durch die maligne Transformation einzelner Zellen **(klonale Genese)** und sind heute die mit am intensivsten untersuchten und in ihren molekularen Veränderungen am besten beschriebenen Krebserkrankungen.

Während die normale Differenzierung von hämatopoetischen Vorläuferzellen über die konzertierte Aktion von an- und abgeschalteten Genen gesteuert wird und damit die unterschiedlichen Blutzelllinien hervorbringt, unterbrechen und zerstören transformierende Ereignisse diese fein abgestimmten Sequenzen. Differenzierungsarrest und/oder unregulierte Proliferation sind die Folge, Unterbrechung des physiologischen Alterungsprozesses (**Apoptose**) kann zusätzlich zur Tumorzellakkumulation beitragen.

Bei den myeloischen Leukämien, aber auch bei anderen hämatologischen Neoplasien gibt es Hinweise für die Existenz sog. Tumorstammzellen, ruhende (Begriff der *dormancy)* und damit durch zytostatische Therapie schwer zu treffende Zellen, aus denen sich die phänotypisch definierbaren Leukämie- und Lymphomzellen ständig differenzieren. Die CML (➤ Kap. 5.3.1) ist ein Beispiel für eine Erkrankung, bei der der Phänotyp der malignen Stammzelle und der Phänotyp der Masse der malignen Zellen sehr weit auseinanderliegen; das gleiche Prinzip wurde aber auch für die AML gezeigt.

Transgene und Knockout-Mausmodelle haben in den letzten Jahren bewiesen, dass die Mutation oder der Ausfall bereits eines einzelnen Gens ausreichend sein kann, um z. B. eine Leukämie entstehen zu lassen. In vielen Fällen müssen aber mehrere Ereignisse zusammenkommen, um eine manifeste maligne Erkrankung entstehen zu lassen, ähnlich wie dies für die Adenom-Karzinom-Sequenz des kolorektalen Karzinoms beschrieben wurde. Bei vielen Patienten wird die schrittweise Zunahme der Malignität auch klinisch greifbar, wie z. B. bei der Blastenkrise der CML oder der Entwicklung einer AML aus einem MDS.

Eine große Zahl von Genveränderungen in Leukämie- und Lymphomzellen wurde beschrieben, deren Produkte **(Onkoproteine)** für die

- Wachstumsfaktorerkennung (z. B. CSF-1-Rezeptor),
- Signalübertragungswege (z. B. BCR/ABL-Protein) und
- Transkriptionsregulation (z. B. PU.1, RUNX1)

eine Rolle spielen und ursächlich in die maligne Eigenschaft der Zelle einbezogen sind.

Man unterscheidet drei Arten von mit der malignen Transformation assoziierten Genen: Onkogene, Tumorsuppressorgene und für die chromosomale Integrität verantwortliche Gene.

Onkogene entstehen häufig durch Umlagerung von Chromosomenabschnitten (**chromosomale Translokation**) aus physiologischen Genen (Proto-Onkogene) oder ihren Teilen, z. B.

- das Fusionsgen *BCR/ABL* in der t(9;22) bei der CML,
- die *BCL-2*-Aktivierung in der t(14;18) beim B-NHL
- oder die verschiedenen Formen des *MLL*-Rearrangements [z. B. t(4;11)]vor allem bei kindlichen Leukämien.

Auch **somatische Mutationsereignisse** lassen Onkogene entstehen, wie z. B. in den Genen myeloischer Transkriptionsfaktoren (C/EBPA) und Rezeptor-Tyrosinkinasen (FLT-3, c-KIT).

Tumorsuppressorgene sind Gene, die in ihrer normalen Funktion für Differenzierungsvorgänge zuständig sind oder eine ungehemmte Proliferation inhibieren. Der Verlust solcher Gene, z. B. durch **chromosomale Deletion,** Keimbahn- oder erworbene Mutation oder auch durch funktionelle Deaktivierung über epigenetische Mechanismen, führt zur malignen Transformation. Obwohl Deletionen (5q, 7q, 13q, 20q) bei akuten myeloischen Leukämien und der Myelodysplasie häufig vorkommen, gibt es erst wenige Informationen über die beteiligten Gene.

Die dritte Gruppe der bei hämatologischen Neoplasien beteiligten Genveränderungen betrifft Gene, die für die **Reparatur von DNA-Schäden** verantwortlich sind. Chromosomale Instabilität wird besonders häufig bei den sog. Hochrisiko-AML beobachtet und scheint mit der biologischen Aggressivität und oft beobachteten Therapieresistenzentwicklung dieser Leukämien verbunden zu sein.

Insgesamt beobachtet man bei hämatologischen Neoplasien weniger chromosomale Instabilität als bei soliden Tumoren. Während Karzinome beinahe regelhaft erhebliche strukturelle nummerische chromosomale Aberrationen mit erheblichen Variationen innerhalb eines Tumors aufweisen, findet sich bei vielen Leukämien ein stabiler, oft normaler Karyotyp, und nur wenige einzelne Gene sind von den oben beschriebenen Veränderungen betroffen.

Ätiologie

Die Ätiologie der malignen hämatologischen Erkrankungen ist noch immer weitgehend ungeklärt. Obwohl die Rolle von genetischer Prädisposition, viralen und anderen Infektionen, Immunsuppression und Exposition mit Strahlen, Karzinogenen und Umweltfaktoren gesichert ist, bleibt es unklar, weshalb ein bestimmter Faktor oder eine Faktorenkonstellation bei einem Individuum, nicht aber bei anderen, gleichermaßen exponierten Personen zur hämatologischen Neoplasie führt. In der überwiegenden Mehrzahl der Fälle ergeben sich zudem keinerlei Hinweise auf solche äußeren Schadenseinflüsse oder eine familiäre Disposition.

Genetische Disposition

Keimbahnmutierte Gene (erbliche Erkrankungen) tragen zum Leukämierisiko bei: Bei der Trisomie 21 (Down-Syndrom) ist die AML-Inzidenz um den Faktor 10 erhöht, die der megakaryozytischen Variante M6 sogar um das 500fache. Auch die Fanconi-Anämie, die Ataxia teleangiectatica und das Blooms-Syndrom weisen eine deutlich erhöhte Inzidenz von Leukämien auf. Ob allerdings die um den Faktor 2–3 erhöhte Leukämieinzidenz bei Familienmitgliedern eines Patienten (sog. familiäre Häufung) auf genetische oder eher Umgebungsfaktoren zurückzuführen ist, ist noch unklar.

Infektionen, Immunsuppression und Immuninsuffizienz

Ein mittlerweile klassisches Beispiel für die ursächliche Rolle eines infektiösen Agens bei der Entstehung maligner Erkrankungen ist das Bakterium *Helicobacter pylori* beim Mukosa-assoziierten Lymphom des Magens (➤ Kap. 5.6.9). Frühe Stadien dieses Lymphoms werden erfolgreich mit einer Eradikationstherapie behandelt.

Eine Reihe von viralen Infektionen wird mit der Entstehung hämatologischer Neoplasien in Verbindung gebracht. Vor allem bei der HIV-Infektion ist die Inzidenz von in der Regel hochmalignen B-Zell-Lymphomen um den Faktor 50–100 erhöht. Das Virus HTLV-1, endemisch in Japan und Teilen der Karibik, ist mit dem Auftreten der T-Zell-akuten Leukämie und von T-Zell-Lymphomen assoziiert. Das Epstein-Barr-Virus (EBV) findet sich in mehr als 90 % aller Fälle des endemischen Burkitt-Lymphoms in Afrika. Hierzulande wird vor allem eine EBV-induzierte lymphoproliferative Erkrankung unter Immunsuppression nach Organtransplantation beobachtet. Antivirale Therapie und Umstellung der Immunsuppression sind von therapeutischer Bedeutung. Ob die unter Immunsuppression um den Faktor 50 erhöhte Inzidenz von malignen Lymphomen mit EBV zusammenhängt, ist ungeklärt. Auch bei angeborenen Formen der Immunschwäche wie dem schweren kombinierten Immundefekt (SCID) und dem X-chromosomal vererbten Antikörpermangel treten gehäuft maligne Lymphome auf.

Somit ergeben sich aus den oben beschriebenen Befunden drei Faktoren, die zur Krankheitsentstehung betragen könnten: Eine antigengetriggerte Immunproliferation, virale (Proto-)Onkogene sowie Defizite der Immunüberwachung.

Strahlenexposition

Sowohl eine einmalige Exposition mit hohen Dosen (Atombombenexplosion von Hiroshima und Nagasaki) wie auch wiederholte akzidentelle niedrig dosierte ionisierende Bestrahlungen (z. B. in Nuklearfabriken, Arbeit an defekten Radargeräten) führen zu einer erhöhten Inzidenz von Leukämien. So sind Patienten nach Strahlentherapie maligner Lymphome (insb. Morbus Hodgkin), aber auch benigner Krankheiten wie dem Morbus Bechterew und rheumatoider Arthritis einem erhöhten Leukämierisiko ausgesetzt. Belastungsfähige Zahlen zum Zusammenhang zwischen diagnostischen Röntgenuntersuchungen und Leukämieentstehung oder zur Bedeutung der Wohnortnähe zu einem Kernkraftwerk sind kontrovers, da die geringen Strahlendosen schlecht von der Hintergrundbelastung getrennt werden können. Von den meisten Experten wird eine geringe Teratogenität auch niedriger Strahlendosen angenommen.

Der Zusammenhang zwischen elektromagnetischer Strahlung (Starkstromleitung, Mobilfunkantennen, Handygebrauch etc.) und der Entstehung hämatologischer Neoplasien wird kontrovers diskutiert. Im Unterschied zu Röntgenstrahlung wird ein Zusammenhang von den meisten Experten für Dosisbereiche, die für die Normalbevölkerung relevant sind, eher verneint.

Karzinogene

Verschiedene chemische Agenzien sind leukämogen. In Betracht kommen alle Medikamente und Substanzen, die eine knochenmarktoxische Eigenschaft haben. Gesichert ist z. B. der Zusammenhang zwischen langjähriger Benzolexposition und Leukämieentwicklung. Für die Entstehung niedrig maligner Lymphome ist der Einfluss der Exposition mit Pestiziden (DDT) und Herbiziden (Entlaubungsmittel Agent Orange, Seveso-Dioxin) nachgewiesen.

Im klinischen Alltag von besonderer Bedeutung ist die kanzerogene Wirkung von Zytostatika. Solcherart entstandene **Zweitneoplasien** werden überwiegend nach Therapie mit Alkylanzien wie Melphalan und Cyclophosphamid, aber auch nach anderen Zytostatika wie Topoisomerase-II-Inhibitoren beobachtet. Die Anwendung kombinierter Strahlen- und Chemotherapie stellt eine besondere Gefährdung dar. Angesichts der hohen Heilungschancen gerade bei jungen Patienten mit Morbus Hodgkin und anderen hämatologischen Neoplasien, aber auch bei jungen Patientinnen mit Mammakarzinom ist deshalb der Handlungsbedarf groß, die Gefahr für das Auftreten einer Zweitneoplasie durch Deeskalation und Auswahl weniger karzinogener Substanzen zu minimieren.

5.2 Myelodysplastische Syndrome und myelodysplastisch-myeloproliferative Syndrome

Stefan Krause

Synonyme: Präleukämie (wurde insb. für MDS mit Blastenvermehrung verwendet), erworbene sideroblastische oder sideroachrestische Anämie (MDS mit Ringsideroblasten).

Myelodysplastische Syndrome (MDS) sind klonale Veränderungen der Hämatopoese mit sehr variablem Verlauf. Die Grenze zu den akuten myeloischen Leukämien ist fließend und Progressionen zur AML sind ein häufiges Schicksal von Patienten mit MDS. Charakteristisch ist eine Zytopenie einer oder mehrerer Zellreihen des peripheren Blutes mit Hyperplasie der Hämatopoese im Knochenmark (Varianten mit normoplastischem oder hypoplastischem Knochenmark kommen vor) und charakteristischen morphologischen Aberrationen der hämatopoetischen Vorläuferzellen und z. T. auch der peripheren Granulozyten und Erythrozyten. Die morphologischen Veränderungen sind das Korrelat für einen erhöhten Zellumsatz im Knochenmark bei gleichzeitig erhöhter Apoptoserate, d. h. eine ineffektive Blutbildung. Die Krankheit tritt selten auch bereits im Kindesalter auf und wird diagnostiziert bei anhaltend ungeklärter Zytopenie im peripheren Blut, dysplastischen Zeichen im Knochenmark, klonalen Veränderungen hämatopoetischer Zellen und Blastenvermehrung (s. unten).

Die Jahresinzidenz beträgt etwa 4/100 000. Die Inzidenz nimmt mit steigendem Lebensalter zu; überwiegend erkranken ältere und alte Menschen. Etwa 10 % der Fälle sind sekundäre MDS nach vorangegangener Chemotherapie oder Bestrahlung.

Stadieneinteilung und Klassifikation

Die 1982 beschriebene FAB-Klassifikation wurde 1999 durch die genauere WHO-Klassifikation abgelöst. Die Diagnose der refraktären Anämie mit Blastenexzess in Transformation wurde aufgegeben und aufgrund der vergleichbaren Prognose den AML zugeschlagen (➤ Tab. 5.3).

Tab. 5.3 Klassifikation der MDS nach FAB und WHO

MDS nach WHO	Dysplastische Zellreihen[1]	Blastenanteil im Knochenmark (%)	MDS nach FAB
RCUD, refraktäre Zytopenie mit unilineärer Dysplasie (inkl. RA, refraktäre Anämie)	1	< 5	RA
RCMD (refraktäre Zytopenie mit multilineärer Dysplasie)	> 1	< 5	
MDS-u (MDS, unklassifizierbar)[5]	0 - 3	< 5	
MDS mit isoliertem del(5q)[3]	Mega, Ery	< 5	
RARS (refraktäre Anämie mit Ringsideroblasten)[2]	nur Ery	< 5	RARS
RCMD-RS (refraktäre Zytopenie mit multilineärer Dysplasie und Ringsideroblasten)	> 1	< 5	
RAEB-1 (refraktäre Anämie mit Blastenexzess 1)	1–3	5–10	RAEB
RAEB-2 (refraktäre Anämie mit Blastenexzess 2)	1–3	10–20	
(→ AML)[4]	1–3	20–30	RAEB-T (refraktäre Anämie mit Blastenexzess in Transformation)
(CMML → gruppiert zu MDS/MPS)	1–3	< 20 Monozytose > 1 G/l im Blut	CMML (chronische myelomonozytäre Leukämie)

1 Eine Zellreihe wird als dysplastisch gewertet, wenn Dysplasien in 10 % der Zellen dieser Reihe gesehen werden.
2 Die Grenze für die Bezeichnung „mit Ringsideroblasten" liegt bei einem Anteil von 15 % der roten Vorläufer.
3 5q-minus-Syndrom
4 Liegt eine typische AML-definierende Chromosomenaberration wie z. B. t(8;21) vor, so wird die Diagnose einer AML bereits bei unter 20 % Blasten gestellt.
5 Soll z. B. verwendet werden, wenn eine erhebliche Diskrepanz zwischen Zytopenie und Dysplasiezeichen vorliegt.

Die chronische myelomonozytäre Leukämie (CMML), die innerhalb der MDS immer ein Außenseiter war, da bei ihr gleichzeitig dysplastische und myeloproliferative Veränderungen gesehen werden, wurde aus der Gruppe der MDS herausgelöst und in die neu definierte Gruppe der myelodysplastisch-myeloproliferativen Neoplasien (MD/MPN) übergeführt. Auch andere seltene, meist chronisch verlaufende Krankheiten zeigen ein verwandtes Verhalten und wurden in diese Krankheitsgruppe aufgenommen.

Die sog. juvenile myelomonozytäre Leukämie (JMML) wurde früher fälschlich zur Gruppe der chronisch myeloischen Leukämien gezählt. Erst die Beobachtung, dass Patienten mit dem seltenen, durch diverse Dysmorphien gekennzeichneten Noonan-Syndrom gehäuft an JMML leiden, führte zur Entdeckung des *PTPN11*-Gens *(protein tyrosine phosphatase, non-receptor type 11)* auf Chromosom 12. Bei einem Drittel aller Patienten mit JMML ohne Noonan-Syndrom fanden sich ebenfalls Mutationen im *PTPN11*-Gen. Auch bei MDS und MD/MPN bei Erwachsenen wird diese Veränderung gefunden, ist dort aber sehr selten (1–2 % der Fälle). Die MD/MPN sind in Tabelle ➤ Tab. 5.4 aufgeführt.

Verlauf und Prognose

Die Verläufe sind variabel zwischen jahrelang stabil und rasch progredient. Ein Teil der Patienten lebt kaum beeinträchtigt und stirbt schließlich an Krankheiten, die nichts mit dem MDS zu tun haben. Bei einem großen Teil der Patienten entwickelt sich nach Monaten oder Jahren eine akute myeloische Leukämie. Andere Patienten sterben an Infektionen oder Blutungen als Folge ihrer Zytopenien.

Der Blastenanteil im Knochenmark ist ein wichtiger prognostischer Faktor, sodass sich die in der FAB-Klassifikation definierten Varianten des MDS in der Prognose deutlich unterscheiden. In Analysen an Registerdaten wurde gezeigt, dass die Kategorie multilineäre Dysplasie der WHO-Klassifikation die Vorhersage der Prognose verbessert (medianes Überleben bei RARS und RA > 5 Jahre, bei multilineärer Dysplasie um 3 Jahre, bei RAEB-1 1,5 Jahre, RAEB-2 < 1 Jahr).

Der IPSS-(International Prognostic Scoring System)Score (➤ Tab. 5.5), der 1989 noch auf der Basis der FAB-Klassifikation publiziert wurde, bezieht die Zytogenetik als wichtigen prognostischen Faktor ein und war bis jetzt die am meisten verbreitete Einteilung zur Risikoabschätzung. In einer internationalen Kollaboration wurden zusätzliche Registerdaten ausgewertet. Es konnte gezeigt werden, dass sich die prognostischen Informationen aus der WHO-Klassifikation und dem IPSS ergänzen. Die Diagnosen CMML und RAEB-T wurden für dieses „WHO-klassifikationsbasierte prognostische Scoring-System" (WPSS) nicht mehr mitanalysiert, da sie heute nicht mehr zu den MDS gezählt werden (➤ Tab. 5.6).

Die Prognose der MD/MPN ist insgesamt schlechter als die der MPN und besser als die der MDS mit Blastenvermehrung. Für die Therapie kann man sich bei insgesamt spärlichen Daten an die Empfehlungen für die CMML halten.

Tab. 5.4 Myelodysplastisch-myeloproliferative Neoplasien (MD/MPN)

Chronische myelomonozytäre Leukämie (CMML)	• Monozyten im Blut > 1 G/l • Dysplasiezeichen • < 20 % Blastenanteil im KM • *BCR/ABL*-negativ
Atypische chronische myeloische Leukämie, *BCR/ABL*-negativ	• dominante Granulopoese mit Linksverschiebung • Dysplasiezeichen • < 20 % Blastenanteil im KM • *BCR/ABL*-negativ
Juvenile myelomonozytäre Leukämie (JMML)	• meist < 14 Jahren; ähnlich CMML • *BCR/ABL*-negativ
MD/MPN, unklassifiziert	• Zeichen eines MDS und einer MPN • kann keiner der obigen Kategorien und keiner MPN zugeordnet werden • *BCR/ABL*-negativ

Symptomatik und klinischer Befund

Häufigstes Leitsymptom sind Leistungsminderung, Belastungsdyspnoe und Tachykardien aufgrund einer Anämie. Auch Infektionen aufgrund einer Granulozytopenie oder Blutungen (insb. Petechien oder Zahnfleischbluten) bei Thrombozytopenie können den Patienten initial zum Arzt führen. Bei vielen Patienten wird die Zytopenie im Rahmen von Routine-

Tab. 5.5 IPSS (International Prognostic Scoring System) für MDS

	Punkte für Score				
	0	0,5	1,0	1,5	2,0
Blastenanteil im Knochenmark (%)	< 5	5–10	–	11–20	21–30[1]
Karyotyp[2]	günstig	intermediär	ungünstig	–	–
Betroffene Zellreihen[3]	0–1	2–3	–	–	–

1 Fälle mit RAEB-T nach FAB (die heute als AML definiert würden) wurden im Score berücksichtigt.
2 Günstig = normaler Karyotyp, isolierte –y, del(20q), (del)5q. Ungünstig = Veränderungen Chromosom 7, komplexe (> 2) Aberrationen. Intermediär = alle anderen.
3 Bewertet nach peripherer Zytopenie: Neutrophile < 1,5 G/l, Hb < 10 g/dl, Thrombo < 100 G/l

Risikogruppe	IPSS-Score[4]	Mediane Jahre bis AML	Medianes Überleben[5] (Jahre)
Gut	0	> 18	5,7
Intermediär 1	0,5–1	8	3,3
Intermediär 2	1,5–2	3	1,2
Hochrisiko	> 2,5	0,5	0,4

4 Summe der Punkte
5 Daten aus der primären Publikation von Greenberg et al.

Tab. 5.6 WPSS (WHO-klassifikationsbasiertes prognostisches Scoring-System) für MDS

	Punkte für Score			
	0	1	2	3
Diagnose nach WHO	RA, RARS, 5q-	RCMD, RCMD-RS	RAEB-1	RAEB-2
Karyotyp[1]	günstig	intermediär	ungünstig	–
Transfusionsbedarf[2]	nein	regelhaft	–	–

1 Günstig = normaler Karyotyp, isolierte –y, del(20q), (del)5q. Ungünstig = Veränderungen Chromosom 7, komplexe (> 2) Aberrationen. Intermediär = alle anderen.
2 Mindestens eine Transfusion alle 8 Wochen über 4 Monate

Risiko	WPSS-Score[3]	5-Jahres-Risiko für AML	Medianes Überleben[4] (Jahre)
Sehr niedrig	0	0,03	11,7
Niedrig	1	0,14	5,5
Intermediär	2	0,33	4,0
Hoch	3–4	0,54	2,1
Sehr hoch	5–6	0,84	0,7

3 Summe der Punkte
4 Daten aus der Validierungskohorte von Malcovati et al.

kontrollen z. B. vor chirurgischen Eingriffen entdeckt, ohne dass die Patienten über spezifische Symptome berichten.

Diagnostik

In der **Anamnese** müssen differenzialdiagnostisch wichtige Ursachen einer Anämie oder Zytopenie erfragt werden, insb. Blutungszeichen und Medikamentenanamnese, sowie eine Suche nach möglichen anderen Systemerkrankungen (Rheuma, Tumorleiden) erfolgen. Nach früheren Chemotherapien oder Bestrahlungen als möglichen Ursachen eines sekundären MDS muss gezielt gefragt werden, wenn der Patient nicht ohnehin darüber berichtet. Ausmaß der Leistungseinschränkung sowie Blutungs- und Infektneigung sollten erfragt werden, ebenso Herz- und Lungenerkrankungen, die die individuelle Toleranz einer Anämie herabsetzen können.

Für MDS spezifische körperliche Untersuchungsbefunde existieren nicht. Befunde können aber den Weg zu alternativen Ursachen der Zytopenie weisen, z. B. Splenomegalie bei Haarzellleukämie oder Myelofibrose.

Der erste Verdacht auf ein MDS ergibt sich, wenn keine andere Ursache für die Zytopenie gefunden wird. In der **ersten Stufe der Abklärung** sind folgende Untersuchungen hilfreich (weitere Hinweise ➤ Kap. 3):

- Kleines Blutbild: Meist normozytäre oder makrozytäre Anämie.
- Bei Makrozytose: Vitamin B_{12} und Folsäure bestimmen.
- Ferritin (Ausschluss Eisenmangel).
- CRP oder BSG: Deutliche Erhöhung kann Hinweis auf eine Anämie der chronischen Erkrankung sein.
- Retikulozyten: Bei MDS niedrig oder nur leicht erhöht.
- Differenzialblutbild:
  - Dysplasiezeichen der Granulozyten (z. B. Pseudo-Pelger) oder rote Vorstufen?
  - Blasten?
  - Vermehrung (oft atypischer) Monozyten bei CMML.
  - Hinweis auf alternative Diagnosen (Leukämien).
- Bei isolierter Thrombozytopenie: Ausschluss Pseudothrombopenie (➤ Kap. 2).
- Röntgen-Thorax und abdominelle Sonographie (Ausschluss Splenomegalie oder Hinweis auf Tumorleiden).

Die Diagnose wird mittels **Knochenmarkpunktion** gestellt.

- Zytologische Beurteilung nach panoptischer Färbung:

- Rote Reihe: Kernentrundungen, -absprengungen, Vakuolen, megaloblastoide Veränderungen
- Granulopoese: Hypogranulation, Hyposegmentierung, atypische Segmentierung
- Megakaryopoese: Mikromegakaryozyten, Zerfall in Einzelkerne, Hypolobulierung
- Blastenvermehrung?
- Spezialfärbungen:
  - Eisenfärbung: Ringsideroblasten > 15 % qualifizieren für ein MDS, auch wenn die sonstigen Dysplasiezeichen der roten Reihe wenig ausgeprägt sind.
- Stanzbiopsie: Dysplasiezeichen können weniger gut beurteilt werden als in der Zytologie. Wichtig für den Ausschluss alternativer Diagnosen (z. B. aplastische Anämie, Myelofibrose).
- Zytogenetik: Typische Veränderungen finden sich bei knapp 50 % aller MDS-Patienten und können die Diagnose absichern. Außerdem sind sie prognostisch wichtig (s. oben).

Typische Veränderungen der Oberflächenmarker bei MDS wurden beschrieben, sind aber noch nicht gut validiert, sodass die Immunzytologie bislang nicht zur Routinediagnostik zählt.

Die Diskrepanz zwischen der Zytopenie im Blut und der Hyperplasie der jeweiligen Zellreihe im Knochenmark und der Nachweis typischer Dysplasiezeichen ist der Kernpunkt der Diagnostik. Wenn sowohl Dysplasien als auch eine typische Zytogenetik wie z. B. 5q-minus oder Trisomie 8 gefunden werden, steht die Diagnose fest, und auch eine Prognoseabschätzung kann wie oben beschrieben erfolgen. Es muss betont werden, dass morphologische Dysplasiezeichen auch reaktiv entstehen, z. B. nach schweren Infektionen oder Sepsis, induziert durch Viren, Medikamente (insb. Chemotherapien), Blei, Arsen, Vitamin-B_{12}- oder Folsäuremangel. Wenn nicht zusätzlich eine Blastenvermehrung oder eine typische Zytogenetik vorliegen und vor allem die Dysplasiezeichen nicht sehr typisch und ausgeprägt sind, sollte die Diagnose MDS nur nach sicherem Ausschluss alternativer Ursachen gestellt oder ggf. vor einer endgültigen Diagnosestellung der weitere Verlauf beobachtet werden, evtl. mit erneuter Knochenmarkpunktion (➤ Abb. 5.1).

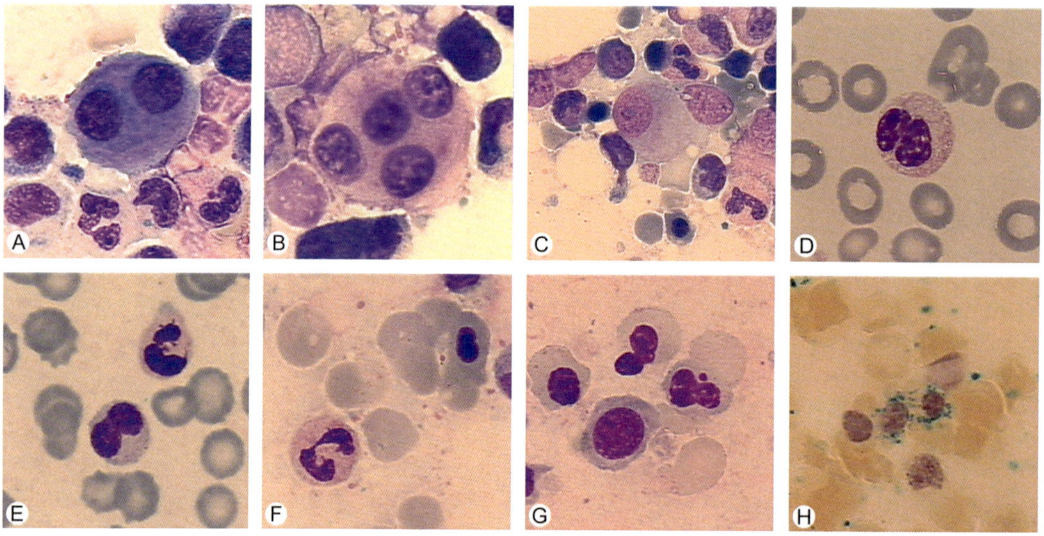

Abb. 5.1 Dysplastische Veränderungen der drei Zellreihen: In **A–C** Megakaryozyten mit hypolobulierten Kernen bzw. distinkten Einzelkernen, in **D–E** atypisch lobulierte neutrophile Granulozyten (Pseudo-Pelger), in **E** mit zusätzlichen Vorwölbungen des Kerns und Hypogranulierung, in **F** und **G** Kernentrundungen und Kernabsprengungen der Erythropoese. In **H** Ringsideroblasten in der Eisenfärbung.

Hinweise für die Praxis

Sekundäre Dysplasien sind vorübergehend. Wenn typische Chromosomenaberrationen fehlen, ist die sichere Abgrenzung zwischen einem MDS und sekundären Veränderungen ohne Verlaufsbeobachtung oft nicht möglich.

Therapie

Ob eine Therapie indiziert ist und welche Therapie ggf. zu wählen ist, orientiert sich am Schweregrad der Zytopenie, der Art und der Prognose des MDS und dem Alter und Allgemeinzustand des Patienten. Bei MDS-Patienten mit ausreichenden, d. h. nicht substitutionsbedürftigen, peripheren Blutwerten und guter Prognose wird zunächst der weitere Verlauf beobachtet. Besteht eine deutliche Symptomatik aufgrund der Zytopenie oder entwickelt sich diese im Verlauf, so muss die Entscheidung zwischen einer gegen die Krankheit gerichteten Therapie und einer rein supportiven Therapie getroffen werden. Zytostatische Therapien sind nur mäßig erfolgreich, sodass für die Mehrheit der Patienten eine supportive Strategie eher adäquat ist. Im Folgenden werden zunächst die therapeutischen Optionen beschrieben, anschließend risikoadaptierte Empfehlungen gegeben.

Stammzelltransplantation

Die allogene Stammzelltransplantation (➤ Kap. 4.11) ist die einzige Therapieoption mit guter kurativer Chance. Alle MDS-Patienten unter 60–65 Jahren sollten deshalb in einem Transplantationszentrum vorgestellt werden, um zu klären, ob eine solche Behandlung für sie in Frage kommt. Wenn keine Kontraindikationen bestehen, sollten Patienten mit schlechter Prognose kurzfristig transplantiert werden. Bei guter Prognose wird man angesichts der hohen transplantationsassoziierten Morbidität und Mortalität zunächst den spontanen Verlauf beobachten. Das Gleiche gilt für Kinder mit MDS.

Chemotherapie

Niedrig dosierte Dauertherapien mit konventionellen Zytostatika (z. B. niedrig dosiertes AraC) haben sich nicht bewährt. Eine Ausnahme stellt die Therapie mit niedrig dosiertem Melphalan (Dauertherapie mit 2 mg/Tag oral) bei den seltenen hypoplastischen MDS dar. Dieses Vorgehen ist in der Literatur zwar nur in kleinen Fallserien dokumentiert; die Erfolge haben sich in der Praxis aber bestätigt.

Bei der CMML und anderen MD/MPN lassen sich Proliferation und Progredienz der Splenomegalie durch eine Dauertherapie mit Hydroxyurea bremsen. Dies ist in der Regel bei deutlicher Leukozytose indiziert, ein Versuch kann aber auch bei Patienten ohne Leukozytose unternommen werden. Bei einem Teil der Patienten verbessern sich Thrombozytopenie und Anämie. Die Anpassung der Dosierung erfolgt nach den Leukozytenzahlen. Die Startdosis ist mit z. B. 1 g/Tag deutlich niedriger als bei der CML. Vorsicht: Schwere Zytopenien bei zu hoher Dosis! Die Blutwerte reagieren erst mit einer Verzögerung von ca. einer Woche ausgeprägt auf Dosisänderungen.

Volldosierte Chemotherapie mit Schemata, wie sie aus der Therapie der AML bekannt sind, können Remissionen induzieren und sind bei Hochrisikopatienten mit RAEB-2 effektiver als eine supportive Strategie. Dauerhafte Remissionen werden allerdings nur selten erreicht, insb. bei ungünstiger Zytogenetik. Seit der Zulassung von 5-Azazytidin ist die Indikation strenger zu stellen. Die Altergrenze liegt je nach Begleiterkrankungen und Allgemeinzustand bei 60–80 Jahren. Diese Behandlung muss immer in einem hämatologischen Zentrum erfolgen.

Weitere Substanzen und Strategien

In den USA wurden mit 5-Azazytidin (Vidaza®) und Decitabin (Dacogen®) zwei neue Substanzen zugelassen, die gleichzeitig zytostatisch und differenzierungsinduzierend wirken und in (relativ kleinen) Studien einer Therapie mit Placebo überlegen waren. 5-Azazytidin ist inzwischen auch bei uns zugelassen. Beide werden zyklisch über mehrere Tage verabreicht und sind deutlich hämatotoxisch, d. h. verschlechtern in der Regel initial die Zytopenie. 5-Azazytidin kann ambulant s.c. verabreicht werden. Für die Gabe von Decitabin ist beim derzeit etablierten Schema (kontinuierlich i.v., Wechsel der Infusion 3 × täglich) eine stationäre Behandlung notwendig. Alternative, ambulant durchführbare Schemata wurden aber beschrieben. Neben einer hämatologischen Verbesserung wurden bei einem Teil der Patienten zytogenetische Remissionen erreicht.

Als Derivat des Thalidomids, das im Bereich der Hämatologie seit einigen Jahren seine Wiedergeburt beim multiplen Myelom erlebt, wurde als eine ganz neue Therapiemöglichkeit Lenalidomid (Revlimid®) entwickelt. Eine besonders gute Wirksamkeit erreicht dieses Medikament bei Patienten mit 5q-minus-Veränderungen (auch in Kombination mit anderen Aberrationen) und Niedrigrisiko-Charakteristika, bei denen sich aber unter Lenalidomid nicht nur die Werte der Hämatopoese verbessern, sondern auch Remissionen erzielt werden. Es ist möglich, dass sich die Therapie mit Lenalidomid für diese Patienten als neuer Standard erweisen wird. Das sehr teure Medikament ist in Deutschland für diese Indikation noch nicht zugelassen.

Zunächst wurde bei hypoplastischen MDS, später auch bei anderen MDS-Formen gezeigt, dass auch immunologische Vorgänge zur Zytopenie beitragen. Es wurden deshalb immunsuppressive Therapien mit Ciclosporin A und/oder Antithymozytenglobulin erprobt, die sich zuvor in der Therapie der aplastischen Anämie bewährt hatten. Mit solchen Strategien wurden Remissionen bei einem Teil der Patienten berichtet. Daten aus randomisierten Studien stehen noch aus.

Erfolge wurden anekdotisch oder in kleinen Fallserien auch für anabole Steroide, hoch dosiertes Vitamin B_6, Valproat, *All-trans*-Retinsäure, Arsentrioxid und weitere Substanzen beschieben. Ein Teil dieser Substanzen und neu entwickelte Pharmaka, befinden sich derzeit in der klinischen Prüfung. Zu einer Anwendung außerhalb von Studien kann derzeit nicht geraten werden.

Supportive Therapie

Bei wenig ausgeprägter Zytopenie wird zunächst der Spontanverlauf beobachtet. Später lässt sich mit einer konsequenten supportiven Therapie, insb. mit Transfusionen, die Symptomatik oft über Monate bis viele Jahre beherrschen und eine relativ gute Lebensqualität erhalten. Alle unten beschriebenen supportiven Interventionen sollten deshalb konsequent eingesetzt werden. Nach kürzerem oder längerem Verlauf wird in der Regel jedoch eine Endphase der Erkrankung erreicht, in der die Maßnahmen nicht mehr ausreichend gut wirken, um eine vernünftige Lebensqualität zu erreichen, etwa wenn Patienten refraktär gegen Thrombozytengaben werden und Blutungen nicht suffizient gestillt werden können. In diesen Fällen sollte in Absprache mit dem Patienten überlegt werden, lebensverlängernde medizinische Maßnahmen im Sinne einer rein palliativen Führung zu reduzieren.

Bei einer Anämie werden regelmäßig **Erythrozytenkonzentrate** transfundiert, wenn der Patient aufgrund sinkender Hb-Werte in seiner Lebensqualität deutlich beeinträchtigt ist (individueller Grenzwert Hb 6–10 g/dl). Von einer großzügigeren Transfusionspolitik ist abzuraten, weil sich dadurch die Entstehung einer Eisenüberladung beschleunigt und evtl. eine Bildung irregulärer Antikörper induziert wird.

Alternativ zu regelmäßigen Transfusionen kann ein Versuch mit rekombinantem **Erythropoetin (Epo)** unternommen werden. Dabei müssen hohe Dosen (z. B. 3 × 10 000 E/Woche) gegeben werden. Ein Versuch mit Epo ist insb. dann erfolgversprechend, wenn die endogenen Epo-Spiegel nicht massiv erhöht sind (< 500 U/l, besser < 100 U/l) und der Transfusionsbedarf noch nicht zu hoch ist (< 2 Konserven/Monat). Führt der Versuch mit Epo nach einigen Wochen nicht zu einer deutlichen Besserung der Anämie oder zur Senkung des Transfusionsbedarfs, sollte er angesichts der hohen Kosten als erfolglos abgebrochen werden.

Regelmäßige Transfusionen führen zu einer Eisenüberladung und damit zum Risiko von Organkomplikationen, vor allem von Herz und Leber. Von Patienten mit Thalassämie weiß man, dass diese Eisenüberladung für die Gesamtprognose limitierend wirkt, wenn nicht durch eine Dauertherapie mit **Eisenchelatoren** gegengesteuert wird. Hierfür stehen Deferoxamin (Desferal®, nur parenteral zu applizieren) und seit kurzem auch der orale Eisenchelator Desferasirox (Exjade®) zur Verfügung (➤ Kap. 4.10). An eine Eisenchelattherapie ist bei solchen MDS-Patienten zu denken, die abgesehen von ihrem Transfusionsbedarf eine gute Prognose aufweisen und bereits eine große Zahl an Transfusionen erhalten haben, ferner auch bei Patienten, für die eine allogene Stammzelltransplantation geplant ist. Für die rationale Definition von Grenzwerten, bei denen mit einer Chelattherapie begonnen werden soll, sind für MDS-Patienten nur wenige, retrospektiv gewonnene Daten verfügbar. Nach den Erfahrungen bei Thalassämie-Patienten könnte man vermuten, dass manifeste Organschäden erst nach jahrelangen Transfusionen auftreten. Fallserien mit MDS-Patienten deuten aber darauf hin, dass mit Organschäden auch schon früher zu rechnen ist. Deshalb wird von einem Teil der Experten ein relativ früher Beginn der Chelattherapie empfohlen (Ferritin > 1000, > 20 Transfusionen); vertretbar ist aber auch ein etwas späterer Beginn.

Bei Patienten mit Thrombozytopenie sollten **Thrombozyten** nur bei manifesten Blutungen (also nicht aufgrund von Laborbefunden und auch nicht bei Petechien oder Zahnfleischbluten als alleinigen Blutungszeichen) transfundiert werden, da mit zunehmender Anzahl an Transfusionen häufig Antikörper gebildet werden, die den erreichten Thrombozytenanstieg immer schlechter werden lassen. Eventuell bieten sich zukünftig auch Thrombopoetin-Analoga als zusätzliche Option an.

Bei Infektionen in **Neutropenie** muss rasch und konsequent mit Antibiotika therapiert werden. Eine begleitende Gabe von G-CSF erscheint sinnvoll. Eine Dauertherapie mit G-CSF ist nicht etabliert.

Hinweise für die Praxis

Die Frequenz der Kontrollen von Labor und Klinik ist abhängig von der momentanen Situation des Patienten und kann zwischen zweimal wöchentlich und einmal pro Quartal schwanken. Die sorgfältige Dokumentation von Klinik und Blutbildverlauf ist wichtig, um die Transfusionsindikation sowie den Erfolg von Therapien mit Zytostatika oder Wachstumsfaktoren zu beurteilen. Wenn möglich, sollten Transfusionen ambulant vorgenommen werden.

In ➤ Tab. 5.7 wird versucht, die wichtigsten der oben beschriebenen Therapiemaßnahmen den einzelnen Risikokonstellationen zuzuordnen. Dabei ist eine regelmäßige Reevaluation nötig. Zumindest bei Änderung der Klinik sollte eine erneute Knochenmarkpunktion erfolgen.

Tab. 5.7 Therapiemaßnahmen nach Risikokonstellationen

Gute Prognose, asymptomatisch	• *Watch and wait* (abwartendes Beobachten)
Gute Prognose, symptomatisch	• Supportive Therapie, ggf. Eisenchelattherapie • jüngere Patienten im Transplantationszentrum vorstellen • immunsuppressive Therapie im Rahmen von Studien
Intermediäre Prognose	• supportive Therapie • Therapie mit 5-Azazytidin • jüngere Patienten im Transplantationszentrum vorstellen
RAEB-2, schlechte Prognose	• Möglichkeit der hoch dosierten Therapie analog zu AML prüfen, je nach Alter und Allgemeinzustand • jüngere Patienten im Transplantationszentrum vorstellen • Therapie mit 5-Azazytidin • supportive Therapie
Übergang in AML	• Therapie wie AML (➤ Kap. 5.4)
5q-minus-Syndrom	• Therapie mit Lenalidomid, wenn verfügbar • supportive Therapie
Hypoplastisches MDS	• supportive Therapie • evtl. Therapieversuch mit niedrig dosiertem Melphalan • jüngere Patienten im Transplantationszentrum vorstellen
CMML	• Therapieversuch mit Hydroxyurea (bei milder Leukozytose fakultativ) • jüngere Patienten im Transplantationszentrum vorstellen • supportive Therapie

MDS und MD/MPN

- Diagnosesicherung und Prognoseabschätzung durch Knochenmarkzytologie und Zytogenetik.
- Individuell adaptierte supportive Therapie sowie konsequente Therapie von Komplikationen (Blutungen, Infekte).
- Bei symptomatischen Patienten in der Altersgruppe bis etwa 60 Jahre rechtzeitig an allogene Knochenmarktransplantation (KMT) denken.
- Intensive Chemotherapie wie bei AML für ausgewählte Patienten mit Blastenvermehrung.
- Neue Therapieoptionen: 5-Azazytidin oder Decitabin bei höherem Risiko, Lenalidomid bei 5q-minus-Veränderungen.
- CMML und andere MD/MPN: Therapie mit Hydroxyurea.

5.3 Myeloproliferative Neoplasien

Synonym: chronische myeloproliferative Erkrankungen

Als myeloproliferative Neoplasien (MPN) werden in der WHO-Klassifikation von 2008 protrahiert verlaufende Neoplasien der Hämatopoese zusammengefasst, bei denen im Gegensatz zu den unreifzelligen akuten Leukämien die von einer transformierten hämatopoetischen Stammzelle abstammenden Blutzellen zunächst noch normal ausreifen. Charakteristisch ist eine ausgeprägte Vermehrung einer oder mehrerer Zellreihen im Knochenmark mit Leuko-, Erythro- oder Thrombozytose im peripheren Blut. Die Zellen sind morphologisch und häufig auch funktionell weitgehend normal. Bei der mikroskopischen Betrachtung des Blutbildes und des Knochenmarks findet man zwar vermehrt unreife Vorstufen und z. T. atypische Zellformen, aber keine deutlich vermehrte Zahl von Blasten.

Die myeloproliferativen Neoplasien sind zunächst durch eine nur langsame Progredienz gekennzeichnet. Während dieser Phase zeigen alle Formen eine mehr oder weniger starke Tendenz zur Fibrosierung des Knochenmarks, die, teilweise mit starker Größenzunahme der Milz, in eine terminale hämatopoetische Insuffizienz (*spent phase*, sekundäre Myelofibrose) münden kann. Je nachdem, welche MPN vorliegt, erleben viele Patienten eine solche Phase der terminalen Fibrose nicht, weil sie an Komplikationen oder anderen Erkrankungen sterben oder zuvor eine Transformation in eine hochmaligne Krankheitsphase eintritt, die man als „Blastenschub" oder „Blastenkrise" bezeichnet und die einer akuten Leukose ähnelt. Aus historischen Gründen werden bei der CML immer die Begriffe Blastenschub oder Blastenkrise verwendet, während diese Krankheitssituation bei den anderen MPN auch „sekundäre AML" genannt wird. Zusätzliche Chromosomenanomalien, die dem Auftreten des Blastenschubs vorausgehen können, sprechen für eine genetische Instabilität des primären aberranten Stammzellklons mit erhöhter Anfälligkeit gegenüber zusätzlichen transformierenden Ereignissen. Die neoplastische Blutbildung bleibt nicht auf das Knochenmark beschränkt. Man findet eine myeloische Metaplasie oder extramedulläre Blutbildung vorzugsweise in Milz und Leber. Ein Befall von Weichteilen, Haut und anderen Geweben wird insb. in der Blastenkrise gesehen.

Die Ätiologie ist wie bei den meisten anderen Neoplasien weitgehend unbekannt. Ionisierende Strahlen und chemische Karzinogene wie Benzol sind als auslösende Ursache für die MPN plausibel. In der überwiegenden Mehrzahl der Fälle lassen sich jedoch keine äußeren Schadensfaktoren ermitteln.

Die einzelnen Krankheitsbilder zeigen eine charakteristische Konstellation hämatologischer und klinischer Befunde (➤ Tab. 5.8) und werden nach ihren Hauptmerkmalen unterschieden. Hierbei spielt die chronische myeloische Leukämie (CML) eine Sonderrolle. Es handelt sich um eine homogene Krankheitsentität, die durch das „Philadelphia-Chromosom", d. h. die Translokation 9;22 bzw. das *BCR/ABL*-Rearrangement, bei Erstdiagnose eindeutig definiert werden kann, während die Zuordnung einer MPN zu einer der anderen Entitäten manchmal schwierig ist. Im Unterschied zu den anderen MPN ist eine *spent phase* bei der CML sehr selten und eine therapierefraktäre Erkrankung mündet nahezu regelhaft in eine Blastenkrise.

Bei einem Teil der Patienten mit „Philadelphia-negativer MPN" sind die typischen Krankheitsmerkmale zum Zeitpunkt der Diagnose noch nicht in charakteristischer Weise ausgeprägt. Man sollte diese Erkrankungsform als „nicht klassifizierbare myeloproliferative Neoplasie" bezeichnen. In der Regel führt der weitere Verlauf zur Ausprägung der in

Tab. 5.8 Myeloproliferative Neoplasien (MPN)

	Genetische Veränderung[1]	Leukozyten	Erythrozyten	Thrombozyten	Fibrose	Splenomegalie	Blastenkrise	Überleben
Chronische myeloische Leukämie (CML)	*BCR/ABL*[2] 100%	++[3]	(+)/-	+	(+)	+	++	> 10 J
Polycythaemia vera (PV)	*JAK2* mut. > 90 %	+	++	+	(+)	+	(+)	> 10 J
Primäre Myelofibrose (PMF))	*JAK2* mut. ≈ 50 %	+/-	-/--	+/-	+	++	+	5 J
Essenzielle Thrombozytämie (ET)	*JAK2* mut. ≈ 50 %	(+)	(+)	++	(+)	(+)	(+)	> 10 J
Unklassifizierbare MPN (MPN-u)	*JAK2* mut. ≈ 50 %?	+	var.	+	(+)	+	(+)	var.
Chronische Eosinophilenleukämie	PDGFR-Rearrangements ≈ 20 % bei CEL?[4]	+	-	(+)	(+)	(+)	(+)	var.
Chronische Neutrophilenleukämie (CNL)	?	++	(+)/-	(+)	-	+	(+)	?

1 Zusätzliche genetische Aberrationen außer den aufgeführten sind bei allen MPN möglich.
2 definierendes Kriterium
3 ++ regelmäßig vorhanden/stark erhöht, + häufig vorhanden/erhöht, (+) selten vorhanden/normal, - meist nicht vorhanden/erniedrigt, -- stark erniedrigt
4 Die Neoplasien mit Eosinophilie und Veränderungen von PDGFRA, PDGFRB und FGFR1 werden seit der WHO-Klassifikation von 2008 als separate Entität geführt.

➤ Tabelle 5.8 zusammengefassten Merkmale und lässt dann die Zuordnung zu einer der genannten Formen zu. Vor wenigen Jahren wurde eine erworbene genetische Veränderung beschrieben, die bei einer großen Zahl von Philadelphia-negativen MPN und ganz besonders bei der Polycythaemia vera (PV) häufig vorkommt: die V617F-Mutation der JAK2-Kinase. Wie für die *BCR/ABL*-Translokation bei der CML konnte im Tierexperiment auch für die *JAK2*-Mutation eine aktive Rolle beim malignen Phänotyp plausibel gemacht werden.

5.3.1 Chronische myeloische Leukämie (CML)

Die Inzidenz der CML gehört mit einer jährlichen Neuerkrankungsrate von etwa 1–2/100 000 Einwohner zu den häufigeren hämatologischen Neoplasien. Sie tritt vorzugsweise im mittleren und höheren Lebensalter auf. Die Erhöhung des Erkrankungsrisikos durch hohe Strahlendosen ist gesichert, durch Exposition zu Benzol und anderen Chemikalien fraglich. Die CML ist das am besten definierte Krankheitsbild in der Gruppe der myeloproliferativen Neoplasien. Kennzeichnend sind die Leukozytose und Linksverschiebung im peripheren Blut und das Auftreten einer spezifischen Chromosomenanomalie, des sog. „Philadelphia-(Ph-)Chromosoms" (Eigenname für das bei der Translokation t(9;22)(q34;q11) entstehende verkürzte Chromosom 22). Bei dieser Translokation kommt es zum Rearrangement der *BCR*- und *ABL*-Gene. Es entsteht ein BCR/ABL-Fusionsprotein mit konstitutiver, unregulierter Kinaseaktivität. Abhängig vom exakten Bruchpunkt auf dem *BCR*-Gen entstehen unterschiedliche Transkripte und unterschiedlich große Proteine. Dabei wird die kleinere Version des BCR/ABL-Proteins (p190) überwiegend, aber nicht ausschließlich bei der Philadelphia-positiven (Ph+) ALL gesehen. Die Diagnose CML ist heute für *BCR/ABL*-positive Erkrankungen reserviert. Bei einem kleinen Teil (um 5 %) der Patienten mit CML kann das Ph-Chromosom in der konventionellen Zytogenetik nicht nachgewiesen werden, da das Rearrangement durch weitere Translokationen maskiert ist. Die zentrale Bedeutung dieses Fusionsproteins für die Pathogenese der CML ist inzwischen ausreichend belegt, auch wenn nicht alle konsekutiven molekularen Ereignisse *downstream* komplett verstanden sind. Eine therapeutisch unzureichend kontrollierte klinisch aktive CML geht regelhaft in einen Blastenschub bzw. eine Blastenkrise mit dem klinischen Bild einer akuten Leukämie über. Die Kenntnis der zentralen Rolle der BCR/ABL-Kinase eröffnete den Weg für eine neue Therapiestrategie mit Imatinib und anderen Tyrosinkinaseinhibitoren (TKI) und eine deutliche Verbesserung der Prognose (s. unten).

5

Stadieneinteilung, Verlauf und Prognose

Man unterscheidet bei der CML drei Krankheitsstadien. Die **chronische Phase** ist gekennzeichnet durch Hyperproliferation mit Linksverschiebung bei nur geringgradiger Blastenvermehrung. Die aus dem malignen Klon ausdifferenzierten Zellen funktionieren weitgehend normal. Die CML in der chronischen Phase ist mit zytoreduktiver Behandlung gut kontrollierbar. In der Literatur wird häufig eine frühe chronische Phase, d. h. früh nach Erstdiagnose, von einer späten chronischen Phase, d. h. nach einer längeren Periode zytoreduktiver Therapie, unterschieden, ohne dass diese Begriffe einheitlich definiert sind. Pathophysiologisch konnte gezeigt werden, dass insb. in der frühen chronischen Phase die Mehrzahl der unreifen frühen Progenitorzellen noch der Ph-negativen, anscheinend gesunden Blutbildung angehören.

In der **Akzelerations-** oder **Transformationsphase** sieht man eine Vermehrung unreifer Vorstufen im peripheren Blut und Knochenmark und/oder erniedrigte Erythrozyten und Thrombozyten. Das relevanteste klinische Kriterium ist eine sekundäre Resistenz gegenüber einer Therapie, unter der die Krankheit zuvor kontrolliert war. Bei einigen Patienten kommt es mit Fortschreiten der Erkrankung zu einer Fibrosierung des Knochenmarks im Sinne einer Myelofibrose. Die Grenzwerte für die Definition der Akzeleration sind international nicht ganz einheitlich definiert (➤ Tab. 5.9).

Die **Blastenkrise** ist definiert als Zunahme der Blasten auf ≥ 30 % in Blut oder Knochenmark. Sie entwickelt sich im natürlichen Verlauf bei allen Patienten, deren Erkrankung durch Transplantation oder medikamentöse Therapie nicht dauerhaft unterdrückt werden kann und die nicht vorher an Komplikationen oder anderen Erkrankungen sterben. Sie tritt meist nach einer Akzelerationsphase unterschiedlicher Dauer auf. Bei etwa einem Viertel der Patienten entsteht sie direkt aus der chronischen Phase. Eine Blastenkrise nur in einzelnen tumorös wachsenden Herden (Chloromen) ist möglich. Nur in seltenen Fällen liegt bereits bei Erstdiagnose eine Blastenkrise vor. Zytomorphologisch können diese

Tab. 5.9 Definitionen der akzelerierten Phase der CML

	WHO	Andere Definitionen
Blastenanzahl	Blasten im peripheren Blut oder Knochenmark 10–20 %	Blasten > 15 % oder Blasten plus Promyelozyten > 30 % im Blut oder Knochenmark, aber Blasten < 30 %
Basophile	im Blut ≥ 20 %	im Blut ≥ 20 %
Thrombozytopenie	persistierend < 100 G/l, nicht therapieinduziert	persistierend < 100 G/l, nicht therapieinduziert
Thrombozytose	> 1000 G/l, therapierefraktär	
Splenomegalie	progredient und therapierefraktär	
Leukozytose	progredient und therapierefraktär	
Zytogenetik	Auftauchen zusätzlicher zytogenetischer Veränderungen	

Fälle als akute Leukämie verkannt werden; die CML wird dann erst durch die zytogenetische Untersuchung erkannt. Die Blasten können einen lymphatischen oder myeloischen Phänotyp aufweisen. Remissionsrate und Remissionsdauer nach Chemotherapie sind ungünstiger als bei primären akuten Leukämien, und die Prognose der Blastenkrise ist schlecht.

In der chronischen Phase bei Erstdiagnose lassen sich prognostische Faktoren zu Scores zusammenfassen, mit denen Patienten mit günstigem und ungünstigem Risikoprofil unterschieden werden können. Der Score nach Sokal et al. wurde aus den Daten von Patienten berechnet, die überwiegend noch mit Busulfan behandelt worden waren; der Score nach Hasford et al. (New Prognostic Score) wurde an einem Patientenkollektiv berechnet, das mit Interferon (IFN) behandelt wurde. Beide Scores behalten mindestens einen Teil ihrer Vorhersagekraft auch bei Patienten, die mit Imatinib behandelt werden. Von entscheidender prognostischer Bedeutung ist zusätzlich das Ansprechen auf die Behandlung: Sowohl auf eine Therapie mit IFN als auch auf eine Therapie mit Imatinib (s. unten).

Tab. 5.10 Prognosescores der CML bei Erstdiagnose

	Sokal	Hasford
Alter	0,116 × (Alter −43,4)	0,666 wenn Alter ≥ 50 J
Milzgröße (cm unter dem Rippenbogen)	0,345 × (Milzgröße −7,51)	0,042 × Milzgröße
Myeloblasten im Blut	0,188 × (Thrombo/700)^2 −0,563)	1,0956, wenn Thrombo ≥ 1500 G/l
Basophile im Blut		0,20399 wenn Basophile > 3%
Eosinophile im Blut		0,0413 × Eosinophile in %
Berechnung	Summe	Summe × 1000
Niedriges Risiko	< 0,8	≤ 780
Intermediäres Risiko	0,8–1,2	781–1480
Hohes Risiko	> 1,2	> 1480

Ein Berechnungsalgorithmus für den *New Prognostic Score* nach Hasford et al. kann im Internet unter http://www.pharmacoepi.de/cmlscore.html abgerufen werden.

Symptomatik und klinischer Befund

Erste Symptome sind wenig spezifisch. Am häufigsten werden Allgemeinsymptome wie auffällige Ermüdbarkeit, Gewichtsabnahme, Nachtschweiß oder Leistungsminderung angegeben. Gelegentlich kann die Vergrößerung der Milz zu Oberbauchbeschwerden, vor allem Druckgefühl nach den Mahlzeiten führen, oder es bestehen Mikrozirkulationsstörungen bei Leukozytose und Thrombozytose. Die Beschwerden lassen sich häufig über Monate, selten über Jahre zurückverfolgen. Bei etwa der Hälfte der Patienten wird die Diagnose zufällig bei einer aus anderem Anlass durchgeführten Blutbilduntersuchung gestellt, ohne dass Symptome bestehen. Die körperliche Untersuchung ist meist bis auf eine oft auch bei asymptomatischen Patienten bereits tastbare Milz unauffällig. Die Milzvergrößerung muss zur Berechnung der Risikoscores unter dem Rippenbogen in Zentimeter vermessen werden.

Diagnostik

Bei Krankheitsverdacht bzw. Erstdiagnose

Das periphere Blutbild erlaubt häufig die Verdachtsdiagnose CML. Ergänzend ist immer eine internistische Basisuntersuchung durchzuführen:

- Blutbild: Gesamtleukozytenzahl oft > 50 G/l, in Einzelfällen bis > 500 G/l. Überwiegend mäßige normochrome Anämie, nur gelegentlich mäßige Erythrozytose. Thrombozytenzahl überwiegend erhöht, kann auch normal oder (selten) erniedrigt sein.
- Im Blutausstrich Linksverschiebung bis zum Promyelozyten und Myeloblasten. Vereinzelte rote Vorstufen möglich. Häufig sind auch die Basophilen (z. T. atypisch hypogranuliert) und/oder Eosinophilen vermehrt.
- LDH, Harnsäure, Kreatinin, Transaminasen, Bilirubin, Quick, PTT.
- Sonographische Bestimmung von Leber- und Milzgröße.
- EKG und Röntgen-Thorax für die Suche nach möglichen Begleiterkrankungen.

Die wichtigsten Differenzialdiagnosen sind reaktive Neutrophilien, z. B. bei Infektionen und Sepsis, nichtinfektiösen Entzündungen wie Myokardinfarkt, Operationen, Tumorerkrankungen, Steroidtherapie. Solche physiologischen Reaktionen führen jedoch kaum zu einer Linksverschiebung bis zum Promyelozyten und Blasten und zu Leukozytosen > 50 G/l. Andererseits bewirkt eine CML in chronischer Phase in aller Regel kein Fieber als B-Symptom, das eine schwere Infektion vortäuschen könnte. Andere wichtige Differenzialdiagnosen sind andere MPN, myelodysplastisch-myeloproliferative Syndrome (➤ Kap. 5.2) sowie ausreifende akute myeloische Leukämien (➤ Kap. 5.4).

Zur Sicherung der Diagnose sind ergänzende Untersuchungen notwendig:

- Multiplex-PCR auf *BCR/ABL*-Transkripte aus dem peripheren Blut oder Knochenmark, alternativ FISH. Mit einer Multiplex-PCR lassen sich auch die Art des Rearrangements, d. h. die Region der Bruchpunkte, und die Größe des Transkripts eingrenzen. Mit diesen Methoden kann die Diagnose innerhalb weniger Tage bestätigt werden.
- Knochenmarkaspiration: Hyperzelluläres Mark bedingt durch eine massive Vermehrung der Granulopoese mit Ausreifung. Vermehrung von Megakaryozyten, häufig kleine Megakaryozyten.
- Zytogenetik: Translokation t(9;22), in seltenen Fällen maskiert durch weitere Translokationen. Zusätzliche Aberrationen sind ein Zeichen der genetischen Instabilität. Bei einer unerklärten Diskrepanz (*BCR/ABL*-positiv und t(9;22)-negativ) sollte die PCR an einer unabhängigen Probe wiederholt werden.
- Knochenmarkhistologie: Quantifizierung der Vermehrung der Megakaryozyten. Fibrose?
- Alkalische Neutrophilen-Phosphatase im peripheren Blut. Der Index ist bei der CML in der chronischen Phase vermindert, bei reaktiven neutrophilen Leukozytosen und anderen MPN dagegen gesteigert. Da die PCR heute sehr rasch spezifische Ergebnisse liefert, ist die Bedeutung dieser Methode in den Hintergrund getreten.

Diagnostik im Verlauf, Remissionsbeurteilung

Angesichts der zahlreichen konkurrierenden Therapieoptionen ist eine präzise Definition des Remissionsstatus unerlässlich. Nach den verwendeten Methoden der Beurteilung unterscheidet man hämatologisches, zytogenetisches und molekulares Ansprechen bzw. Remission.

- Das **hämatologische Ansprechen** kann mit Blutbild inkl. mikroskopischem Differenzialblutbild und klinischer Untersuchung beurteilt werden. Der Begriff „hämatologische Remission" ist durchaus damit vereinbar, dass die Hämatopoese weiterhin überwiegend oder vollständig dem malignen Ph-positiven Klon angehört.
- Die Standardmethode für das **zytogenetische Ansprechen** ist die konventionelle Zytogenetik an Metaphasen (➤ Kap. 2). FISH von Interphasekernen dient als Reservemethode bei den seltenen Ph-negativen, *BCR/ABL*-positiven Patienten sowie für den Fall, dass nicht ausreichend Metaphasen gewonnen werden können.
- Die RT-(Real-Time-)PCR ist die sensitivste Methode für die Detektion *BCR/ABL*-positiver Zellen über den Nachweis von RNA-Transkripten. Sie kann mit vergleichbaren Ergebnissen an Knochenmark oder Blut eingesetzt werden, sodass eine Blutprobe für die Diagnostik ausreicht und üblicherweise verwendet wird. Diese Methode wird erst dann wertvoll, wenn unter Therapie eine zytogenetische Vollremission oder zumindest Teilremission erreicht wird. Für die Beurteilung

Tab. 5.11 Remissionskriterien der CML

Hämatologische Remission	Leukozyten < 10 G/l und keine Metamyelozyten oder noch unreifere Vorstufen und Basophile < 5 % und Thrombozyten < 450 G/l und Milz nicht tastbar vergrößert
Zytogenetisches Ansprechen	• kein: Ph+-Metaphasen > 95 % • minimal: Ph+-Metaphasen 66–95 % • „minor": Ph+-Metaphasen 36–65 % • teilweise: Ph+-Metaphasen 1–35 % • komplette zytogenetische Remission: Ph+-Metaphasen 0 %*
Molekulares Ansprechen	• Major Molecular Response: *BCR/ABL*-Transkripte < 0,1 % des internationalen Standards • Vollremission: *BCR/ABL*-Transkript mit PCR nicht nachweisbar

* Nur verwertbar bei mindestens 20 beurteilbaren Metaphasen

unter Therapie wird routinemäßig eine quantitative RT-PCR eingesetzt. Hierbei wird die Menge an BCR/ABL-RNA, die in der Probe nachgewiesen werden kann, zur RNA-Menge eines stabil exprimierten „Housekeeping"-Gens in Relation gesetzt; für letzteren Zweck wird von den meisten Labors Wildtyp-abl verwendet. In der umfangreichen Dokumentation der IRIS- Studie wurde das errechnete Verhältnis BCR-ABL/ABL in Beziehung zu einer standardisierten Referenzprobe aus einer Mischung der Zellen mehrerer Erstdiagnosepatienten in Beziehung gesetzt. Eine im Vergleich zu dieser Referenz-RNA um drei Logstufen niedrigere Expression wurde als *major molecular remission* definiert. Diese häufig zitierte Reduktion um drei Logstufen wird also nicht intraindividuell gemessen, und ein individueller Ausgangswert ist für die Interpretation nicht notwendig.
In internationalen Kooperationen wurde an der Standardisierung der Methode gearbeitet. Hierfür wurden Anforderungen an Methoden und Kontrollen definiert und die Vergleichbarkeit der Methode in Referenzlabors durch den Versand von entsprechenden Standardproben überprüft. Es wird empfohlen, quantitative *BCR/ABL*-Bestimmungen in Labors in Auftrag zu geben, die sich an entsprechenden Ringversuchen beteiligen. Wird mit der quantitativen PCR kein *BCR/ABL* gefunden, so wird ergänzend eine konventionelle zweistufige „nested" PCR durchgeführt, was zu einer Erhöhung der Sensitivität um etwa eine Logstufe führt (Sensitivität dann etwa 1 auf 1 Mio. Zellen). Für die Beurteilung des Ergebnisses aus einer bestimmten Blutabnahme muss jeweils berücksichtigt werden, ob die gewonnene Probe nach Versand und Aufarbeitung im Labor dazu ausreicht, überhaupt RNA mit der erwarteten Sensitivität nachzuweisen. Dies wird an der Kontroll-RNA wie z. B. ABL überprüft und muss dem entsprechenden Laborergebnis zu entnehmen sein.

- Mutationen der BCR/ABL-Kinase-Domäne können dazu führen, dass TKI nicht oder nicht mehr ansprechen. Der Standardnachweis solcher Mutationen beruht darauf, mittels RT-PCR amplifizierte Genprodukte direkt zu sequenzieren. Diese Methode ist wenig sensitiv und detektiert Mutationen erst, wenn sie in mehr als ca. 20 % der Transkripte vorhanden sind. Sensitivere Methoden zum Nachweis von Mutationen in kleinen Subklonen der Erkrankung sind in Forschungslabors etabliert; ihre Verfügbarkeit für die klinische Diagnostik ist ggf. im entsprechenden Speziallabor zu klären. Mutationsanalysen werden nur bei unzureichendem Ansprechen durchgeführt (s. unten).
- Messungen des Imatinib-Blutspiegels sind nicht routinemäßig notwendig. Bei ungewöhnlich hoher Toxizität oder schlechter Wirkung können im Einzelfall Messungen sinnvoll sein. Seit kurzem bieten erste Labors entsprechende Spiegelmessungen an. Adressen können über die Herstellerfirma oder die Zentrale der deutschen CML-Studiengruppe erfragt werden.

Therapie

Imatinib

Mit Einführung des TKI Imatinib (Glivec®) Ende der 1990er Jahre haben sich die therapeutischen Strategien grundlegend verändert. Imatinib ist heute der therapeutische Standard für die Primärtherapie der CML in der chronischen Phase. Imatinib hemmt selektiv die aberrante TK BCR/ABL, daneben ABL, PDGF-Rα und β, FMS und c-KIT. Es kann in allen Phasen der Erkrankung Remissionen bewirken und wurde in den ersten klinischen Studien zunächst bei Patienten mit weit fortgeschrittenen Erkrankungen erfolgreich eingesetzt. Die beste Effektivität mit einer großen Zahl andauernder Remissionen wird jedoch in der frühen chronischen Phase erreicht.

Unsere wichtigsten Informationen zur längerfristigen Wirksamkeit von Imatinib stammen aus den Daten der IRIS-Studie, in die in den Jahren 2000/2001 Patienten mit neu diagnostizierter CML eingeschlossen wurden. Es muss angemerkt werden, dass sich die in der Studie berichtete ereignisfreie Zeit unter Imatinib auf die Patienten bezieht, die Imatinib weiterhin vertragen und einnehmen (etwa zwei Drittel nach 6 Jahren). Bezüglich des Erreichens einer zytogenetischen oder molekularen Remission war Imatinib um ein Vielfaches wirksamer als die konventionelle Vergleichstherapie mit IFN plus

AraC. Im Überleben wurde kaum ein Unterschied gesehen, da zwei Drittel der Patienten von IFN auf Imatinib wechselten. In vergleichenden Untersuchungen mit historischen Kontrollen wurde aber klar aufgezeigt, dass Imatinib im Vergleich zu den früheren Therapieoptionen einen erheblichen Überlebensvorteil bedeutet. Nach sechs Jahren kann man mit Imatinib eine Überlebensrate von über 85 % erwarten, während diese Zahl vor der Imatinib-Ära bei etwa 70 % lag.

Eine Dosis von 400 mg/Tag ist derzeit die empfohlene Standarddosis, die überwiegend gut vertragen wird. Mit 600 oder 800 mg/Tag wird schneller eine Remission erreicht; es wurde aber bisher nicht gezeigt, dass dies langfristig zu einem Überlebensvorteil führt. Solche höheren Dosen von Imatinib in der Erstlinientherapie werden weltweit in Studien erprobt, desgleichen Kombinationen mit weiteren Medikamenten wie IFN oder AraC oder der primäre Einsatz der neuen TKI.

5

Bei Therapieeinleitung kommt es häufig zu einer Phase von Anämie, Thrombopenie und Leukopenie, was teilweise dadurch erklärt werden kann, dass zunächst der Ph-positive Klon eradiziert wird und die gesunde Hämatopoese Zeit braucht, um sich wieder zu erholen. Entsprechend ist dieser Effekt bei Patienten mit fortgeschrittener Erkrankung (Akzeleration oder Blastenkrise) besonders häufig zu sehen. Ein Teil der Patienten leidet aber auch nach Erreichen einer zytogenetischen Remission unter Zytopenien, sodass auch ein gewisser supprimierender Effekt auf die normale Hämatopoese anzunehmen ist. Bei Anämie und Neutropenie können vorübergehend Epo und/oder G-GSF gegeben werden. Bei einer Thrombopenie < 50 G/l sollte Imatinib pausiert und nach Erholung wieder in der vollen Dosis verabreicht werden. Eine Dosisreduktion auf unter 300 mg/Tag kann zu Resistenzentwicklungen führen und sollte vermieden werden. Nichthämatologische Nebenwirkungen sind periorbitale, selten disseminierte Ödeme, gastrointestinale Nebenwirkungen mit Bauchschmerzen und Übelkeit, Leberwerterhöhungen, Hypophosphatämie, diffuse Knochenschmerzen und Hautausschlag. Häufig können solche Nebenwirkungen mit Begleitmedikation erfolgreich behandelt werden und lassen unter fortgesetzter Therapie nach. Bei stärkeren Nebenwirkungen muss Imatinib pausiert oder abgesetzt werden. Frauen im gebärfähigen Alter müssen eine konsequente Kontrazeption durchführen.

Imatinib muss dauerhaft eingenommen werden. Bei längerem Absetzen sind Rezidive zu erwarten, sogar wenn davor unter Imatinib ein Verschwinden der BCR-ABL-Transkripte erreicht werden konnte. Bei einer konsequenten Dauertherapie sinkt die Rate an Therapieversagern von Jahr zu Jahr über einen jetzt beurteilbaren Zeitraum von sechs Jahren der Nachbeobachtung eher ab.

Das Blutbild muss unter Imatinib bis zum Erreichen einer hämatologischen Remission alle 1–2 Wochen kontrolliert werden, danach etwa monatlich. Bis zum Erreichen einer zytogenetischen Remission sollte die konventionelle Zytogenetik alle 3 Monate durchgeführt werden. Bei gutem Ansprechen ist dann die Überwachung mittels quantitativer PCR aus dem Blut die geeignete Methode und sollte vierteljährlich wiederholt werden. Es wird empfohlen, auch bei gutem Ansprechen jährlich oder alle 2 Jahre eine Knochenmarkpunktion mit konventioneller Zytogenetik zu wiederholen, da nur so zusätzliche Aberrationen sowohl im Ph-positiven Klon als auch in der Ph-negativen Hämatopoese erfasst werden können.

Tab. 5.12 Nebenwirkungen (NW) von Imatinib und Gegenmaßnahmen

Nebenwirkung	Mögliche Gegenmaßnahen
Neutropenie, Anämie	Vorübergehend Wachstumsfaktoren oder Therapiepause
Thrombopenie	> 50 G/l Therapiefortsetzung, < 50 G/l Imatinib Pause
Übelkeit, Bauchschmerzen	Einnahme nach dem Essen, Verteilen der Dosis auf zwei Hälften
Diarrhö	Symptomatische Therapie (z. B. Loperamid)
Periorbitale Ödeme	Evtl. niedrig dosierte Diuretika
Hautausschläge	Vorübergehend lokale oder systemische Kortikoide
Muskelkrämpfe	Versuch mit Ca- und/oder Mg-Tabletten
Knochenschmerzen	Paracetamol, Antiphlogistika (Cave: Leberwerte)
Alle nichthämatologischen NW > Grad 2	Imatinib pausieren oder absetzen

Das Gesamtüberleben aller mit Imatinib behandelten Patienten ist deutlich besser als früher, es lassen sich aber weiterhin prognostische Gruppen differenzieren. Zum einen behalten die Scores bei Erstdiagnose (➤ Tab. 5.10) ihre Bedeutung. Noch wichtiger aber: Der Therapieerfolg unter Imatinib wird zum gewichtigen Prognosefaktor. In der IRIS-Studie wurde gezeigt, dass die Patienten, bei denen sich eine *Major Molecular Response* einstellt, in den bisher beurteilbaren 6 Jahren nach Therapieeinleitung kaum je ein Rezidiv erleiden. Wird dieses Ziel verfehlt, aber eine zytogenetische Vollremission erreicht, ist die Prognose etwas schlechter, und werden beide Remissionskriterien verfehlt, ist die Prognose nochmals schlechter (10 % Progression in die Akzeleration oder Blastenkrise in 5 Jahren). Aufgrund dieser Ergebnisse hat eine internationale Expertenkommission Kriterien zusammengestellt, aus denen hervorgeht, welche Remissionskriterien in einem bestimmten Zeitrahmen erreicht werden sollten (➤ Tab. 5.13).

Muss diesen Kriterien entsprechend ein Therapieversagen konstatiert werden, so ist nach den Ursachen zu suchen. Insbesondere ist nochmals die Compliance der Einnahme zu erfragen. In manchen Fällen wird sich erst jetzt herausstellen, dass der Patient stärker unter Nebenwirkungen leidet als dem Arzt gegenüber zunächst angegeben. Sowohl eine mangelnde Compliance als auch abweichende Metabolisierung kann zu unzureichenden Imatinib-Blutspiegeln und damit zu ungenügendem Ansprechen führen, sodass in Einzelfällen eine Spiegelbestimmung sinnvoll ist. Wenn sich mit den bisher beschriebenen Ansätzen keine Erklärung finden lässt, sollte eine Mutationsanalyse durchgeführt werden, da ein Teil der Mutationen – am häufigsten davon die Mutation T315I – zu einer Resistenz gegen alle verfügbaren Tyrosinkinaseinhibitoren (TKI) führt und die Therapie mit einem alternativen TKI dann als sinnvolle Therapieoption ausscheidet. Bei etwa der Hälfte der Patienten mit einem sekundären Therapieversagen lässt sich eine Mutation nachweisen. Eine erneute Zytogenetik sollte ebenfalls veranlasst werden. Bei einem Therapieversagen ist die Therapie umzustellen. Die möglichen Therapiealternativen sind unten aufgeführt.

Bei suboptimalem Ansprechen ist die Prognose etwas reduziert; dies muss jedoch noch nicht in jedem Fall eine Therapieumstellung induzieren. Eine Erhöhung der Imatinib-Dosis auf 600 oder 800 mg/Tag ist sinnvoll, wenn der Patient die Dosis gut verträgt und keine Imatinib-resistente Mutation gefunden wird. Alternativ kann ein anderer TKI versucht werden. Vor allem bei älteren Patienten, die die Therapie gut vertragen, kann die Imatinib-Therapie unter engmaschigen Kontrollen auch zunächst in glei-

5

Tab. 5.13 Zeitabhängige Beurteilung des Ansprechens unter Imatinib, 400 mg/Tag

	Therapieversagen	Suboptimales Ansprechen	Warnzeichen
Bei Diagnose			Hochrisiko-Score, del 9q, zusätzliche Chromosomenaberrationen
Nach 3 Monaten	keine Besserung des Blutbildes	keine hämatologische Vollremission	
Nach 6 Monaten	keine hämatologische Vollremission oder Ph+ > 95%	keine partielle zytogenetische Remission	
Nach 12 Monaten	keine partielle zytogenetische Remission	keine zytogenetische Vollremission	keine Major Molecular Response
Nach 18 Monaten	keine zytogenetische Vollremission	keine Major Molecular Response	
Zu jedem Zeitpunkt	Verlust der hämatologischen[1] oder zytogenetischen[2] Remission, hochresistente *BCR/ABL*-Mutation	zusätzliche Chromosomenaberrationen in Ph+-Zellen, Verlust der Major Molecular Response[3], *BCR/ABL*-Mutation	steigende Transkriptmenge in der PCR, Aberrationen der Ph-negativen Hämatopoese

[1] muss zweimal nachgewiesen sein, außer bei Akzeleration/Blastenkrise
[2] muss zweimal nachgewiesen sein, außer bei Verlust der hämatologischen Remission oder Akzeleration/Blastenkrise
[3] muss zweimal nachgewiesen sein, außer bei Verlust der hämatologischen oder zytogenetischen Remission

cher Form fortgeführt werden. Warnzeichen als niedrigste Stufe eines möglicherweise gefährdeten Therapieerfolgs bedingen keine therapeutische Konsequenz, sollten aber ebenfalls besonders engmaschige Verlaufskontrollen nach sich ziehen.

Hinweise für die Praxis

Die Einführung von Imatinib hat die Prognose der CML wesentlich verbessert. Nur bei engmaschiger Betreuung der Patienten mit rechtzeitiger Reaktion auf Nebenwirkungen, Beachtung von Complianceproblemen sowie Monitoring des molekularen Ansprechens wird das Potenzial dieses neuen Medikaments voll ausgeschöpft!

Andere Tyrosinkinaseinhibitoren

Als TKI der zweiten Generation stehen seit kurzem Dasatinib (Sprycel®) und Nilotinib (Tasigna®) für die Therapie von Patienten zur Verfügung, die Imatinib nicht vertragen oder bei denen es nicht zu einem ausreichenden Ansprechen kommt. Beide inhibieren BCR-ABL potenter als Imatinib und hemmen das Wachstum von Zellen mit einer Vielzahl von TK-Mutationen, aber nicht Zellen mit einer T315I- oder einer verwandten Mutation. Patienten mit anderen Resistenzmechanismen, d. h. ohne nachweisbare Mutation, profitieren etwa in gleichem Ausmaß wie Patienten mit *BCR/ABL*-Mutation. Qualität und Dauer des Ansprechens hängen von der Krankheitsphase ab: In der chronischen Phase können gute länger dauernde Remissionen erreicht werden (Nachbeobachtungszeiten bisher gut 2 Jahre); in der Blastenkrise ist das Ansprechen häufig inkomplett und im Mittel von kürzerer Dauer. Dasatinib inhibiert mehr Kinasen als Imatinib, was theoretische Vorteile (bessere Wirkung), aber auch Nachteile (Nebenwirkungen) haben könnte. Die Standarddosierung für die akzelerierte Phase oder Blastenkrise beträgt 140 mg/Tag, für die chronische Phase 100 mg/Tag. Nilotinib hat eine höhere Potenz gegen BCR/ABL, aber kein erweitertes Wirkspektrum gegen andere Kinasen. Die Standarddosis beträgt 800 mg/Tag. Bei beiden Medikamenten ist ein ähnliches Nebenwirkungsspektrum wie bei Imatinib zu erwarten; dies muss aber nicht für jeden einzelnen Patienten zutreffen: Patienten mit Nebenwirkungen unter Imatinib vertragen Nilotinib oder Dasatinib in manchen Fällen sehr gut. Die durchschnittliche Verträglichkeit von Nilotinib scheint nach ersten Erfahrungen etwas günstiger zu sein als die von Dasatinib. Als spezielle Nebenwirkung ist bei Dasatinib mit einem hohen Prozentsatz an Pleuraergüssen zu rechnen.

Weitere Kinaseinhibitoren sind in Erprobung, darunter solche mit Aktivität auch bei T315I-Mutation.

Interferon und Immuntherapie

Bis zur Verfügbarkeit von Imatinib war IFN-α die Standardtherapie der CML. Es wirkt vermutlich sowohl über einen direkten toxischen Effekt gegen die CML-Zellen, andererseits aber auch durch Aktivierung des Immunsystems. Ein kleiner Teil der Patienten erreichte unter IFN eine komplette zytogenetische Remission und hatte dann eine sehr gute Prognose, was inzwischen in Nachbeobachtungen von über 20 Jahren dokumentiert ist. Das Ansprechen auf IFN geschieht langsam, sodass in der ersten Phase der Therapie eine Zytoreduktion z. B. mit Hydroxyurea (HU) erfolgt und dann überlappend IFN eingeleitet und HU ausgeschlichen wird. Traditionell wird die Dosis bei der CML von 3 Mio. Einheiten/Tag auf 6–10 Mio. Einheiten/Tag s.c. gesteigert. Diese hohe Dosierung wurde jedoch durch Daten aus den Beneluxstaaten in Frage gestellt, in denen mit 5 × 3 Mio. Einheiten/Woche ähnliche Erfolge erzielt wurden. IFN-α hat bei vielen Patienten deutliche Nebenwirkungen in Form von Fieberreaktionen und Gliederschmerzen, die durch Applikation am Abend und Begleitmedikation mit Paracetamol oft gut gelindert werden können. Problematischer sind Inappetenz mit Gewichtsverlust und insb. Depressionen, die zum Absetzen zwingen können. IFN ist heute ein Reservemedikament für Patienten, die keinen TKI vertragen oder deren Erkrankung auch gegen die TKI der zweiten Generation resistent ist.

Als Konsolidierungstherapien wurden in kleinen Pilotstudien aktive Immunisierungen mit hoffnungsvollen Ergebnissen erprobt. Möglicherweise könnte auch IFN als konsolidierende Therapie geeignet sein. Diese Konzepte sind aber noch weit von einem möglichen Routineeinsatz in der Klinik entfernt.

Konventionelle Zytoreduktion

Das Medikament der ersten Wahl zur Zytoreduktion ist Hydroxyurea (HU). Die Therapie kann als orale Dauertherapie z. B. mit 50 mg/kg KG/Tag begonnen werden – bei hohen Leukozytenzahlen noch bevor das Ergebnis der genetischen Untersuchungen vorliegt. Die Dosis wird entsprechend der Reduktion von Leukozyten und Thrombozyten unter zunächst halbwöchentlichen Blutbildkontrollen angepasst. Dabei ist zu beachten, dass der Effekt von Dosisanpassungen erst mit einer Verzögerung von etwa einer Woche am Blutbild abzulesen ist. Bei raschem Zellabfall muss die Dosis rechtzeitig reduziert werden. Für die Dauertherapie werden häufig um 1–2 g/Tag benötigt. Die Therapie ist insgesamt gut verträglich. Relativ häufig werden Hauterscheinungen als Nebenwirkungen beobachtet. Wird HU zur Zytoreduktion bei Erstdiagnose verwendet, kann nach Bestätigung der Diagnose auf Imatinib umgesetzt werden; eine parallele Gabe kann überlappend für zwei Wochen sinnvoll sein. HU wird außerdem verwendet zur Einleitung und Unterstützung einer IFN-Therapie sowie insb. bei Patienten in weit fortgeschrittenem Alter, die alle anderen Alternativen nicht vertragen.

Subkutan appliziertes AraC (20–40 mg/Tag) kann als Monotherapie nach Versagen und/oder Unverträglichkeit aller anderen geschilderten Therapieoptionen zum Einsatz kommen. AraC, additiv zu IFN gegeben, erhöht zwar die Rate zytogenetischer Remissionen, aber auch die Nebenwirkungen. Da sich gegenüber einer IFN-Monotherapie kein eindeutiger Überlebensvorteil zeigen ließ, wird diese Kombination kaum noch eingesetzt.

Mit intensiven Kombinationschemotherapien wie von der AML bekannt, können auch bei der CML Remissionen erzielt werden, evtl. sogar in Kombination mit einer autologen Stammzelltransplantation. In der Ära der TKI wird eine solche Strategie in chronischer Phase nicht mehr verwendet und kommt nur noch gelegentlich in der Blastenkrise zum Einsatz.

Allogene Stammzelltransplantation

Die allogene Stammzelltransplantation (➤ Kap. 4.11) bietet die Chance, dass Patienten ihre Krankheit überwinden und schließlich frei von Therapie weiterleben können. Sie wurde deshalb bis vor wenigen Jahren für Patienten unter ca. 60 Jahren in gutem Allgemeinzustand grundsätzlich angestrebt. Andererseits führt die Methode zu einer erheblichen Morbidität und therapieassoziierten Todesfällen. Neuere Untersuchungen zeigen, dass sich bereits vor der Imatinib-Ära mit IFN als Vergleichstherapie die Überlebenskurven erst nach ca. 6–8 Jahren schneiden und die transplantationsbedingte Übersterblichkeit erst nach schätzungsweise 15 Jahren ausgeglichen sein wird. Da sich dieses Verhältnis nach Einführung von Imatinib nochmals zuungunsten der Transplantation verschoben hat, wird letztere nur noch als Reserveoption angeboten. Es ist zu be-

Tab. 5.14 EBMT-Risikoscore für die allogene Transplantation bei CML

Risikofaktor		**Punkte**
Alter	< 20 J	0
	20–40 J	1
	> 40 J	2
Zeit von Diagnose bis Transplantation	< 1 J	0
	> 1 J	1
Krankheitsphase	chronisch	0
	akzeleriert	1
	Blastenkrise	2
Geschlecht Spender und Empfänger	weibl. Spender für männl. Empfänger	1
	jede andere Kombination	0
Spender	HLA-identischer Zwilling	0
	jeder andere Spender	1
Risikoscore = Summe der Punkte	**5-Jahres-Überleben (%)**	
0–1	72	
2	62	
3	48	
4	40	
5–7	22	

5

achten, dass sich nicht nur die Erfolge der TKI, sondern auch die Ergebnisse der Transplantation in der Akzeleration und Blastenkrise deutlich verschlechtern. Eine Vortherapie mit Imatinib beeinträchtigt die Erfolgschancen der Transplantation aber wohl nicht. Die Erfolgsaussichten nach Transplantation bei CML lassen sich mithilfe des EBMT-Risikoscores abschätzen.

Nachstehend sind Situationen aufgeführt, in denen man eine Transplantation in Erwägung ziehen wird, falls der Patient von Alter und Allgemeinzustand her grundsätzlich dafür in Frage kommt. Mehrere Punkte können sich addieren. Erfolgschancen und Nebenwirkungsrisiko müssen im Transplantationszentrum abgeschätzt und mit dem Patienten diskutiert werden.

Hauptindikationen:

- Zweite chronische Phase nach Blastenkrise (eine Transplantation aus der nicht beherrschten Blastenkrise heraus ist wegen extrem schlechter Erfolgsaussichten eher kritisch zu sehen).
- Akzeleration oder zweite chronische Phase nach Akzeleration, insb. bei Nachweis zusätzlicher Chromosomenaberrationen.
- TKI-refraktäre *BCR/ABL*-Mutation (z. B. T315I).
- Versagen zweier TKI.

Mögliche Indikationen:

- Sonstige Fälle mit Therapieversagen unter Imatinib (evtl. konsolidierend nach Therapie mit TKI der 2. Generation).
- Sehr jugendliches Alter und sehr niedriger EBMT-Risikoscore.

Therapie in besonderen Situationen

Eine Blastenkrise muss zytologisch und bei Bedarf immunzytologisch typisiert werden, da die Zellen Eigenschaften ähnlich einer AML oder einer ALL haben können. Eine primäre Blastenkrise kann bei einem Teil der Patienten mit höheren Imatinib-Dosen (bei Verträglichkeit 800 mg/Tag) erfolgreich behandelt werden. Nach kleinen Fallserien ist die Kombination mit einer konventionellen Chemotherapie effektiver, wobei zur optimalen Kombination und Sequenz allerdings keine systematischen Untersuchungen existieren. Je nach Phänotyp wird die Therapie an die Schemata der ALL oder AML angelehnt. Es können lang andauernde Zytopenien induziert werden, sodass die Dosis der Chemotherapie gegenüber einer klassischen AML- oder ALL-Therapie reduziert werden sollte. Bei vorheriger Imatinib-Exposition können Dasatinib oder Nilotinib versucht werden. Letztere sind in der Blastenkrise evtl. auch primär wirksamer als Imatinib. Bei jungen Patienten ist eine Konsolidierung mit allogener SZT anzustreben.

Klonale zytogenetische Veränderungen der Ph-negativen Hämatopoese in Remission treten nicht selten auf. Dies sind häufig Aberrationen, wie sie auch bei MDS gefunden werden: +8, -7q, -y. Typischerweise werden sie nur in einer Minderheit der untersuchten Metaphasen gesehen, sind nicht mit weiteren Dysplasiezeichen verbunden und können spontan wieder verschwinden. Wenn keine weiteren Krankheitssymptome vorliegen, kann die Therapie unter zytogenetischen Kontrollen fortgeführt werden.

Eine Schwangerschaft unter TKI ist zu vermeiden; eine erhöhte Fehlbildungsrate ist beschrieben. Im Unterschied dazu ist eine Therapie mit IFN prinzipiell möglich, sodass Frauen mit dringendem Kinderwunsch auf diese Therapie umgesetzt werden können. Eine Frau muss aber selbstverständlich darüber aufgeklärt werden, dass sie auf diese Weise vermutlich nicht die optimale Therapie ihrer Grundkrankheit erhält, dass eine Krankheitsprogression während der Schwangerschaft möglich ist und dass IFN potenzielle hormoninduzierte Depressionen verstärken kann. Falls ein solcher Weg trotzdem gegangen wird, sollte vor dem Versuch der Konzeption zumindest eine mehrmonatige stabile Remission unter IFN erreicht sein.

Chronische myeloische Leukämie

- Die CML ist definiert als myeloproliferative Erkrankung mit einem *BCR/ABL*-Rearrangement als zentraler Aberration.
- Nicht beherrschte Erkrankungen münden in eine Blastenkrise, die auch heute nur sehr unbefriedigend zu therapieren ist.
- Imatinib oder andere TKI hemmen das Wachstum der CML-Zellen spezifisch. Imatinib ist heute der therapeutische Standard.
- Das Therapieansprechen muss auf molekularer Ebene ausreichend engmaschig überwacht werden, um die Therapie umstellen zu können, bevor eine Akzeleration oder Blastenkrise eintritt.
- Jüngere Patienten mit ungenügendem Ansprechen sollten rechtzeitig in einem Transplantationszentrum vorgestellt werden.

5.3.2 Polycythaemia vera

Bei der Polycythaemia vera (PV) steht die Hyperplasie der Erythropoese im Vordergrund. Es kommt zu einer Steigerung der Erythrozytenproduktion mit Erhöhung der Erythrozytenzahl, des zirkulierenden Erythrozytenvolumens und des Gesamtblutvolumens. Ebenso wie bei den anderen myeloproliferativen Neoplasien sind jedoch auch die Granulopoese und Megakaryopoese im Knochenmark gesteigert, mit nachfolgender Leukozytose und Thrombozytose. Man konnte zeigen, dass die neoplastische Transformation in einer multipotenten Stammzelle erfolgt und sich daraus ein maligner Zellklon entwickelt. Dieser bildet im Gegensatz zur normalen Erythropoese unabhängig von Erythropoetin erythropoetische Vorläufer und Erythrozyten. Die oben beschriebene *JAK2*-Mutation kann in über 90 % der PV-Fälle nachgewiesen werden.

Die PV ist eine Erkrankung des höheren Lebensalters, mit Gipfel im 5. und 6. Lebensjahrzehnt. Nur 5 % der Patienten sind bei Diagnosestellung unter 40 Jahre alt. Die Jahresinzidenz beträgt etwa 1 Neuerkrankung/100 000.

Stadieneinteilung, Verlauf und Prognose

Eine Subklassifikation ist nicht definiert. Die fortgeschrittene Erkrankung kann in eine sekundäre Myelofibrose *(spent phase)* oder seltener in einen Blastenschub münden.

Die Erkrankung verläuft in der Regel nur sehr langsam progredient. Die meisten lebensbedrohlichen Komplikationen im Verlauf werden nicht wie bei anderen hämatologischen Erkrankungen durch eine hämatopoetische Insuffizienz, sondern durch thrombembolische Ereignisse ausgelöst. Die folgenden Ereignisse können für das Überleben limitierend sein:

- Typische thrombembolische Komplikationen, die auch sonst bei älteren Patienten häufig vorkommen, deren Inzidenz jedoch bei PV wesentlich erhöht ist, z. B. Myokardinfarkt, apoplektischer Insult, Lungenembolie.
- Atypische Thrombosen, insb. der Pfortader oder der Lebervenen (Budd-Chiari-Syndrom).
- Blutungen aufgrund von Störungen der Thrombozytenfunktion (besonders bei extremer Thrombozytose).
- Sekundäre Knochenmarkfibrose mit Panzytopenie und entsprechenden Komplikationen (Infekte, Blutungen).
- Entwicklung einer sekundären akuten myeloischen Leukämie bzw. Blastenkrise.
- Erhöhtes Thrombembolie- und Blutungsrisiko bei Operationen.

Die mediane Überlebenszeit beträgt bei konsequenter Behandlung im Median > 10 Jahre. Wird die Diagnose im Alter von > 60 Jahren gestellt, so ist das Mortalitätsrisiko nur wenig höher als in der vergleichbaren Bevölkerung allgemein. Liegt die JAK2-Mutation in der Mehrheit der Zellen homozygot vor, so korreliert dies mit der Notwendigkeit einer zytoreduktiven Therapie (s. unten) und ist als negativer prognostischer Faktor zu werten.

Symptomatik und klinischer Befund

Symptomatik und klinische Probleme resultieren aus der Erhöhung des Blutvolumens, der Steigerung der Blutviskosität und einer Thromboseneigung. Die Beschwerden, die den Patienten zum Arzt führen, sind vielfältig und oft wenig spezifisch:

- Bei etwa einem Viertel aller Patienten gehen Thrombembolien verschiedener Gefäßgebiete (Extremitäten, Koronararterien, zerebrovaskulär) mit ihrer charakteristischen Symptomatik der Diagnose voraus. Bei jedem Budd-Chiari-Syndrom und jeder idiopathischen Pfortaderthrombose (sonst sehr seltene Ereignisse) muss nach einer MPN, insb. einer PV oder ET gesucht werden.
- Symptome der zerebralen Minderdurchblutung bestehen in Sehstörungen, Kopfschmerzen, Schwindel, Ohrensausen, Synkopen, Leistungsschwäche oder psychischen Symptomen.
- Durchblutungsstörungen der Extremitäten können das Bild einer arteriellen Verschlusskrankheit vortäuschen oder ein solches aggravieren. Besonders verdächtig sind schmerzhafte blaurote Verfärbungen an Händen und Füßen, sog. Erythromelalgien.

- Hautjucken tritt charakteristischerweise beim heißen Duschen oder nach heißen Bädern auf.
- Das auffälligste Zeichen der Polyglobulie ist häufig die Rötung des Gesichts (Plethora) mit Rötung auch der Schleimhäute und verstärkter konjunktivaler Injektion.

Bei der Anamnese ist nach oben beschriebenen Symptomen gezielt zu fragen, ebenso nach einer Blutungsneigung und Risikofaktoren für eine Arteriosklerose, da sich diese zum erhöhten Risiko aufgrund der PV addieren. Differenzialdiagnostisch wichtig ist die Frage nach möglichen Gründen für eine sekundäre Polyglobulie (Herzfehler, Lungenerkrankungen etc.).

Bei der Inspektion können die oben beschriebenen Hautveränderungen auffallen; daneben ist gezielt nach einer möglichen Milzvergrößerung zu suchen. Auf Veränderungen des kardiopulmonalen Systems achten, die eine sekundäre Polyglobulie erklären könnten!

Diagnostik

Die PV ist vor allem gegenüber sekundären, nichtneoplastischen Polyglobulien abzugrenzen (➤ Kap. 3). Sekundäre Erythrozytosen können wie die PV zur Erhöhung der Blutviskosität und damit zu ähnlicher klinischer Symptomatik führen. Eine isolierte Erythrozytose ohne Leukozytose und Thrombozytose spricht für eine sekundäre, z. B. hypoxiebedingte Polyglobulie. Besonders zu erwähnen ist die „Raucherpolyglobulie“, bei der Hämoglobinwerte bis 18 g/dl beobachtet werden. Sie ist häufig zumindest teilweise als Stress- oder Pseudopolyglobulie zu interpretieren, die nicht durch eine Vermehrung der Erythrozyten, sondern durch eine Verminderung des Plasmaanteils bedingt ist. Nuklearmedizinische Methoden zur Abgrenzung der Pseudopolyglobulie sind verfügbar, werden allerdings in der Routinediagnostik kaum noch verwendet.

Aufbauend auf den Kriterien der PV Study Group wurden nach der Entdeckung der *JAK2*-V617F-Mutation von einer Expertengruppe vereinfachte neue Kriterien vorgeschlagen, die in die neue WHO-Klassifikation integriert wurden.

Tab. 5.15 Vereinfachte WHO-Kriterien (2008) für die Diagnostik der PV

A1:	Hb > 18,5 g/dl bei Männern und > 16,5 g/dl bei Frauen oder Anstieg von > 2 g/dl gegenüber dokumentierten Vorwerten
A2:	JAK2-V617F-Mutation oder andere JAK2 aktivierende Mutation
B1:	typische Panmyelose im Knochenmark
B2:	erniedrigter Epo-Spiegel im Serum
B3:	endogene Bildung erythroider Kolonien in vitro
Die Diagnose ist zu stellen, wenn A1 plus A2 plus ein B-Kriterium oder A1 plus zwei B-Kriterien vorliegen.	

In Anlehnung an die in ➤ Tabelle 5.15 genannten Kriterien werden als **Basisdiagnostik** bei Verdacht auf PV neben Anamnese und körperlicher Untersuchung folgende Untersuchungen vorgeschlagen:

- Blutbild und Differenzialblutbild: Häufig besteht eine Mikrozytose, sodass die Erhöhung von Hb und Hkt geringer ausgeprägt ist als die Steigerung der Erythrozytenzahl. Thrombozytose? Leukozytose?
- Ferritin: Bei okkulter Blutung oder wenn die Zufuhr an Eisen dem Bedarf der hyperproliferierenden Erythropoese nicht entspricht, besteht ein relativer Eisenmangel.
- Routinelabor: LDH, Harnsäure, Kreatinin, Quick, PTT, Elektrolyte (bei Thrombozytose häufig Pseudohyperkaliämie im Serum, nicht im Plasma).
- Bei Verlängerung der PTT und/oder auffälliger Blutungsneigung Suche nach erworbenem von-Willebrand-Syndrom.
- Oberbauchsonographie: Milzvergrößerung? Ausschluss Nierentumor.
- EKG, Echokardiographie.
- Röntgen-Thorax.
- Lungenfunktion mit Blutgasanalyse: Die O_2-Sättigung muss zum Ausschluss einer reaktiven Polyglobulie über 92 % liegen.
- Bei klinischem Verdacht Polysomnographie mit der Frage nach Schlafapnoe-Syndrom.
- Erythropoetin im Serum: Erniedrigt oder niedrignormal bei PV, hoch bei sekundärer Polyglobulie.

Zur weiteren **Diagnosesicherung** bei fortbestehendem Verdacht:

- PCR auf V617F-Mutation des *JAK2*-Gens in Speziallabors.
- Knochenmarkpunktion: Untersuchung in der Zytologie und Histologie. Bei PV sind nicht nur die Zellen der Erythropoese, sondern auch die der Granulopoese und insb. der Megakaryopoese gesteigert. Faserfärbung. Zytogenetische Untersuchung.

In weiterhin unklaren Fällen kann ergänzt werden (➤ Kap. 3):

- CFU-Assay aus Knochenmarkzellen mit und ohne Epo (nur in Speziallabors nach Anfrage).
- Suche nach alternativen seltenen *JAK2*-Veränderungen außer V617F.
- PCR auf *BCR/ABL*-Translokation.
- Bei jungen Patienten: Suche nach atypischen Hämoglobinen, 2,3-DPG-Mangel, Erythropoetinrezeptor-Mutationen.

In manchen Fällen lässt sich zwar eine typische myeloproliferative Erkrankung nachweisen, die Abgrenzung gegenüber anderen MPN gelingt bei nur mäßiger Polyglobulie aber nicht eindeutig. In *JAK2*-V617F-negativen Fällen sollte aufgrund der einschneidenden Konsequenz auf jeden Fall mittels PCR eine *BCR/ABL*-positive CML ausgeschlossen werden. Die eindeutige Zuordnung zu einer der *BCR/ABL*-negativen MPN lässt sich häufig erst im Verlauf treffen.

Therapie

Ziel der Behandlung ist eine Linderung eventueller Symptome, langfristig die Reduktion des vaskulären Risikos und die Verzögerung von Milzwachstum und Markfibrose. Dazu sind eine Normalisierung der peripheren Blutwerte und damit die Verminderung der Blutviskosität durch Reduktion der Erythrozytenmasse nötig. Parallel dazu sollten kardiovaskuläre Risikofaktoren möglichst gut reduziert werden. Zu den Allgemeinmaßnahmen gehören dementsprechend Nikotinverzicht, Gewichtsnormalisierung, Bewegung und effektive Behandlung kardiovaskulärer Krankheiten.

Es gibt keine sehr belastbaren Daten dazu, wie streng Therapieführung und Zytoreduktion sein müssen. Aus älteren Fallserien lässt sich die Empfehlung ableiten, dass eine Reduktion des Hämatokrits auf Werte < 45 % erfolgen sollte, um das kardiovaskuläre Risiko zu minimieren. Diese Notwendigkeit einer sehr strikten Kontrolle des Hkt wird aber durch neuere Arbeiten in Frage gestellt, in denen ein weniger streng eingestellter Hkt nicht mit einer schlechteren Prognose verknüpft war. Bei schlechter Verträglichkeit der Therapie kann der Zielwert des Hkt demnach auch etwas höher gesetzt werden.

Thrombozytenaggregationshemmung

Nach neueren Studien ist eine Therapie mit niedrig dosierter ASS (40–100 mg/Tag) für alle Patienten zu empfehlen, bei denen nicht aufgrund von vorangegangenen Blutungen oder Unverträglichkeit eine Kontraindikation besteht. Bei Patienten mit Thrombozyten > 1000 G/l ist das Blutungsrisiko erhöht. Gegebenenfalls kann nach einem erworbenen von-Willebrand-Syndrom gesucht werden. Bei auffälligem Befund sollte zunächst abgewartet werden, bis sich die vWF-Aktivität unter Reduktion der Thrombozyten normalisiert.

Aderlassbehandlung

Eine Normalisierung des Blutvolumens und der Hyperviskosität wird am einfachsten und schnellsten durch Aderlässe erreicht. Zu Beginn werden ca. 500 ml in 2- bis 3-tägigen Abständen entnommen, bis der Hämatokrit auf 45 % gesunken ist. Ein Volumenausgleich durch Vollelektrolytlösung ist meist nicht notwendig, macht die Intervention aber besser verträglich. Nach Erreichen des Therapieziels (Hkt von 45–50 %) kann die Aderlassfrequenz deutlich gesenkt werden. Der durch die Aderlässe induzierte Eisenmangel ist Teil der Strategie und darf nicht durch Eisengaben ausgeglichen werden. Eine Eisensubstitution darf nur bei klinischen Zeichen eines schweren Eisenmangels oder (vorsichtig!) bei Entwicklung einer Anämie unter myelosuppressiver Behandlung erfolgen – meist in der Spätphase der Erkrankung. Die Aderlassbehandlung senkt nicht die Thrombozytenzahlen, diese steigen teilweise dadurch noch an.

Hinweise für die Praxis

Aderlässe bleiben weiterhin die Basis jeder Therapie der PV. Der dadurch induzierte Eisenmangel ist ein erwünschter Effekt.

Myelosuppressive Behandlung

Die myelosuppressive Behandlung reduziert nicht nur die Erythrozytose, sondern auch die Thrombozytose, die Leukozytose und bei gutem Ansprechen die Splenomegalie. Es gibt nur wenige empirische Daten, die dabei helfen, die Indikationen und den Zeitpunkt zu bestimmen, zu dem die Aderlasstherapie durch eine myelosuppressive Therapie ergänzt werden sollte. Traditionell wurde eine ausgeprägte Thrombozytose als Indikation für eine myelosuppressive Behandlung gesehen, weil hier ein besonders hohes kardiovaskuläres Risiko vermutet wurde. In neueren Untersuchungen wurde jedoch vor allem bei Patienten mit ausgeprägter Leukozytose eine schlechtere Prognose gesehen, sodass eine Leukozytose eine rationale Indikation für eine medikamentöse Zytoreduktion ist. Theoretisch könnte man von einer Zytoreduktion grundsätzlich erhoffen, die Entwicklung einer sekundären Myelofibrose zu verzögern. Harte Daten zu diesem Aspekt fehlen jedoch. Gegen eine Zytoreduktion mit Zytostatika spricht eine theoretische Erhöhung des Risikos für die Entwicklung einer akuten Leukämie (s. unten).

Folgende Indikationen für eine Zytoreduktion zusätzlich zu Aderlässen sind plausibel:

- Aderlässe sind schlecht durchführbar, z. B. bei schlechten Venenverhältnissen.
- Hohe Aderlassfrequenzen, die vom Patienten schlecht akzeptiert werden.
- Die nichthämatologischen Nebenwirkungen des Eisenmangels (Hautveränderungen, Schluckstörungen) werden vom Patienten nicht toleriert.
- Ausgeprägte Thrombozytose, evtl. mit Blutungskomplikationen.
- Vorangegangene thrombembolische Ereignisse.
- Erhebliche, zunehmende Splenomegalie.
- Deutliche Leukozytose.
- Mikrozirkulationsstörungen, die nicht auf ASS ansprechen.

Das Medikament der ersten Wahl zur Zytoreduktion ist Hydroxyurea. Während für Alkylanzien in randomisierten Studien eindeutig eine Erhöhung der Leukämierate nachgewiesen wurde, ist dies bei Hydroxyurea nicht oder nur in wesentlich geringerem Ausmaß der Fall. Die Therapie wird als orale Dauertherapie z. B. mit 20 mg/kg KG/Tag begonnen. Die Dosis ist somit niedriger als bei der CML und wird entsprechend der Reduktion von Leukozyten und Thrombozyten unter zunächst wöchentlichen Blutbildkontrollen angepasst. Zusätzliche Aderlässe sind meist notwendig. Die Therapie ist insgesamt gut verträglich. Relativ häufig werden Hauterscheinungen als Nebenwirkungen beobachtet.

Auch Interferon-α in einer Startdosis von 3 × 3 Mio. E/Woche ist bei PV wirksam, wobei die Dosis nach dem Blutbild angepasst werden muss. Es ist mit den üblichen Nebenwirkungen wie Fieber, Appetitverlust, manchmal Depressionen zu rechnen. Nach einer kleinen Fallserie wirkt sich eine IFN-Therapie günstig auf den Juckreiz mancher Patienten aus.

Die Therapie mit radioaktivem Phosphor (P^{32}) wird heute nur noch ganz vereinzelt bei alten Patienten mit schlechter Compliance und deutlich eingeschränkter Lebenserwartung angewandt. Sie ist subjektiv nebenwirkungsfrei und kann längere therapiefreie Intervalle (2 Jahre) bewirken. Leukämien können induziert werden.

Als Reservemedikament bei anderweitig nicht beherrschbarer Thrombozytose kann Anagrelid (0,5–2 mg/Tag, p.o.) zum Einsatz kommen. Es kann mit den anderen beschriebenen Maßnahmen kombiniert werden.

Allogene Stammzelltransplantation

Angesichts des durchschnittlich hohen Alters bei Erstdiagnose und der insgesamt guten Prognose werden nur wenige Patienten mit PV allogen transplantiert. Wenn bei jüngeren Patienten (< 60–65 Jahre) in gutem Allgemeinzustand eine bis dahin stabile Situation z. B. bei zunehmender Myelofibrose zu „kippen" beginnt, sollten sie rechtzeitig in einem Transplantationszentrum vorgestellt werden, da mit der Transplantation eine prinzipiell kurative Chance besteht.

Begleittherapie

- Bei erhöhter Harnsäure und/oder Gichtsymptomatik: Therapie mit Allopurinol 100–600 mg/Tag.
- Der Juckreiz kann versuchsweise mit Antihistaminika und/oder H_2-Rezeptorblockern (hier liegen insb. Berichte zu Cimetidin vor) behandelt werden. Bei schweren Fällen kann ein Therapieversuch mit Antidepressiva (Serotonin-Wiederaufnahmehemmern wie Paroxetin) erfolgen. Die Patienten sollten heiße Bäder vermeiden, sich vorsichtig abtrocknen und nicht die Haut reiben.

Besondere Situationen

Patienten mit unkontrollierter PV haben bei Operationen, bedingt durch Blutungen und Thrombosen, eine hohe Komplikationsrate und eine erhöhte Mortalität, während diese Gefahren bei Patienten in Remission deutlich reduziert sind. Vor elektiven Operationen soll deswegen immer eine Aderlasstherapie, ggf. zusätzlich eine myelosuppressive Behandlung mit optimaler Einstellung des Blutbildes (Hkt < 45 %, Leukozyten und Thrombozyten im Normbereich), durchgeführt werden.

Bei Patienten mit kardiovaskulären Ereignissen sollte gleichzeitig eine konsequente Therapie des Ereignisses (z. B. Angioplastie) und eine Therapie der PV erfolgen. Bei Notfalloperationen ist zwar mit einem höheren Risiko zu rechnen; dies rechtfertigt aber bei Patienten in einigermaßen gutem Allgemeinzustand keineswegs eine fatalistische Haltung.

Bei therapierefraktärer und stark symptomatischer Splenomegalie oder sekundärer Panzytopenie mit Myelofibrose und Splenomegalie kann eine Splenektomie die Lebensqualität verbessern. Sie ist mit hoher Morbidität und Mortalität verbunden. Risikoabschätzung und Vorbereitung erfordern daher besondere Erfahrung des Hämatologen und des Chirurgen. Alternativ ist eine Milzbestrahlung möglich. Auch geringe Einzeldosen können jedoch zu einer erheblichen Myelosuppression führen.

Fälle mit Budd-Chiari-Syndrom müssen interdisziplinär behandelt werden. Bei jungen Patienten kann eine Lebertransplantation erwogen werden.

Eine PV bei Frauen im gebärfähigen Alter ist sehr selten. Es wird auf den entsprechenden Absatz im Abschnitt über die ET (➤ Kap. 5.3.3) verwiesen.

Verlaufskontrollen

Bei Therapieeinleitung oder -umstellung ist das Blutbild etwa wöchentlich zu kontrollieren, bei stabil eingestellter Erkrankung unter Aderlässen etwa 4-wöchentlich. Kontrolluntersuchungen von klinischem Befund, Labor mit Differenzialblutbild und Milzgröße sollten alle 3–6 Monate erfolgen. Bei Veränderung einer bis dahin stabilen Krankheitsphase oder sonst zumindest bei jüngeren Patienten alle 2–3 Jahre wird zusätzlich eine Knochenmarkpunktion mit Zytogenetik und Stanzbiopsie empfohlen. Im Fall einer Abweichung von einer stabilen Situation sollte unverzüglich die Vorstellung beim Spezialisten erfolgen.

Polycythaemia vera

- Neues diagnostisches Kriterium: *JAK2*-Mutation
- Entscheidendes Risiko: kardiovaskuläre Komplikationen (arteriell und venös)
- Selten, aber typisch: Pfortaderthrombose und Budd-Chiari-Syndrom
- Therapie mit ASS 40–100 mg für alle Patienten ohne Kontraindikation
- Minimierung kardiovaskulärer Risikofaktoren anstreben
- Aderlasstherapie bleibt zentrales Therapieprinzip
- In aller Regel keine Eisensubstitution
- Medikamentöse Zytoreduktion – falls indiziert – bevorzugt mit Hydroxyurea
- Allogene Transplantation für ausgewählte jüngere Patienten mit beginnender Markfibrose

5.3.3 Essenzielle Thrombozytämie (ET)

Synonym: hämorrhagische Thrombozytämie

Es handelt sich um eine Form der myeloproliferativen Neoplasie (MPN), bei der eine exzessive Thrombozytenvermehrung im Vordergrund steht. Die Krankheit wird häufig im mittleren Lebensalter diagnostiziert. Zu anderen Formen der Philadelphia-negativen MPN bestehen fließende Übergänge, vor allem zur Polycythaemia vera und zur Myelofibrose, die ebenfalls mit einer initialen Thrombozytose einhergehen können. Wie bei der PV kommt es zu häufigen Thrombosen. Oft bestehen auch Störungen der Thrombozytenfunktion, die zu erhöhter Blutungsneigung führen können. Es handelt sich bei der ET vermutlich nicht um eine homogene Krankheitsentität. Im Unterschied zu anderen MPN ist nicht geklärt, ob es sich bei allen Fällen um klonale (maligne) Erkrankungen handelt oder ob sich hinter der Diagnose eine Subgruppe mit polyklonaler Hämatopoese (und besserer Prognose?) verbirgt. Bei etwa der Hälfte der Fälle wird die JAK2-V617F-Mutation nachgewiesen. Die Jahresinzidenz liegt bei etwa 1/100 000.

Stadieneinteilung, Verlauf und Prognose

Die Prognose ist mit einem medianen Überleben von deutlich über 10 Jahren insgesamt gut. Hauptrisiko sind thrombembolische Komplikationen. Es kann ein Übergang in eine sekundäre Myelofibrose oder selten in einen Blastenschub bzw. eine akute Leukämie erfolgen.

Eine Stratifikation der Patienten nach ihrem Risiko für thrombembolische Komplikationen hat sich grundsätzlich bewährt. Nur für Hochrisikopatienten wird eine zytoreduktive Therapie empfohlen. Allerdings ist die Hochrisikosituation international nicht einheitlich definiert. Die folgenden Kriterien für die **Definition von Hochrisikopatienten** sind allgemein akzeptiert (ein Kriterium genügt):

- Alter > 60 Jahre.
- Vaskuläre Ereignisse oder Blutungen in Zusammenhang mit der ET in der Vorgeschichte.

Darüber hinaus werden zwei weitere Hochrisikokriterien in der Literatur genannt:

- Thrombozyten exzessiv hoch (> 1000 G/l oder > 1500 G/l).
- Leukozytose (unterschiedliche Grenzwerte publiziert, > normal oder > 15 G/l).

Das Kriterium einer sehr ausgeprägten Thrombozytose scheint plausibel und wird auch in deutschen Studien verwendet, ist jedoch schlecht durch große Fallserien abgesichert. Die Thrombozytose ist aufgrund eines konsekutiven erworbenen vWF-Mangels am ehesten ein Risikofaktor für Blutungen, nicht jedoch für thrombembolische Ereignisse. Die Leukozytose wurde vor kurzem in einer großen retrospektiven Analyse als Risikofaktor für das Gesamtüberleben publiziert, in einer weiteren Studie auch als spezifischer Risikofaktor für vaskuläre Ereignisse.

Symptomatik und klinischer Befund

Die Thrombozytose fällt häufig als Zufallsbefund bei der Blutbildbestimmung im asymptomatischen Stadium auf. Bei anderen Patienten führt ein kardiovaskuläres Erstereignis, z. B. ein Myokardinfarkt, zur Diagnose. Besonders verdächtig sind wie bei der PV atypische oder seltene Thromboselokalisationen wie Pfortader-, Milzvenen- und Lebervenenthrombose. Mikrozirkulationsstörungen (Erythromelalgien) kommen vor. Blutungsereignisse treten vor allem bei exzessiv hohen Thrombozytenzahlen auf, sind aber bezogen auf das Gesamtkollektiv der ET-Patienten für Mortalität und Morbidität weniger relevant als Thrombembolien. Bei der Anamnese ist gezielt nach vaskulären Ereignissen zu fragen, ebenso nach Symptomen möglicher Entzündungen oder Systemerkrankungen, die als Ursache für eine sekundäre Thrombozytose in Frage kommen.

Der Befund der körperlichen Untersuchung ist überwiegend unauffällig. Eine Splenomegalie wird seltener gefunden als bei anderen MPN.

Diagnostik

Für die Diagnose müssen typische Befunde vorliegen und gleichzeitig alternative Ursachen der Thrombozytose ausgeschlossen werden. Die wichtigste differenzialdiagnostische Abgrenzung ist die gegen eine reaktive Thrombozytose. Weiterhin ist eine Abgrenzung gegenüber anderen MPN erforderlich. Nach der WHO-Klassifikation werden Positivkriterien und Negativkriterien formuliert (➤ Box 5.1). Inzwischen wurden modifizierte Kriterien vorgeschlagen, die die *JAK2*-Mutation einbeziehen.

BOX 5.1

WHO-Kriterien (2008) für die Diagnose einer ET

Alle Kriterien müssen erfüllt sein:
- Thrombozyten persistierend > 450 G/l.
- Typische Knochenmarkveränderungen mit Vermehrung von abnorm großen Megakaryozyten; keine ausgeprägte Hyperplasie von Erythropoese und Granulopoese.
- Diagnostische Kriterien für eine andere hämatologische Systemerkrankung (insb. PV, PMF, CML, MDS) sind nicht erfüllt.
- Nachweis von *JAK2*-V617F oder einer anderen genetischen Aberration; wenn keine genetische Aberration nachweisbar: Kein Hinweis für reaktive Thrombozytose.

Aus den in ➤ Box 5.1 angegebenen Kriterien ergibt sich die notwendige Basisdiagnostik:
- Blutbild (mehrfach kontrolliert) und Differenzialblutbild (erhebliche Leukozytose > 30 G/l mit Linksverschiebung passt nicht typischerweise zur ET).
- Ferritin: Erniedrigung zusammen mit Mikrozytose → Fe-Mangel. Erhöhung kann auf chronische Entzündung hinweisen.
- Quick, PTT: Bei PTT-Verlängerung oder Blutungsneigung vWF-Aktivität untersuchen.
- BSG, AP, GOT, LDH, Elektrolyte (häufig Pseudohyperkaliämie im Serum, nicht im Plasma), Kreatinin, Harnsäure.
- Röntgen-Thorax.
- Abdomensonographie.

Wenn sich kein offensichtlicher Hinweis für alternative Ursachen der Thrombozytose ergibt, wird eine erweiterte Diagnostik inkl. Knochenmarkpunktion durchgeführt:
- PCR auf V617F-Mutation des *JAK2*-Gens.
- Zytologie des Knochenmarks.
- Histologie des Knochenmarks mit Faserfärbung.
- Zytogenetische Untersuchung.
- in Zweifelsfällen, insb. wenn JAK2 unauffällig: PCR auf *BCR/ABL*.

Bei Grenzfällen zwischen ET und PV bei Eisenmangel kann evtl. diagnostisch Eisen gegeben werden. Dies ist jedoch nicht ungefährlich, da dadurch bei Demaskierung einer PV in der Polyglobulie das kardiovaskuläre Risiko steigen kann. Wenn ein solcher Versuch begonnen wird, darf dies nur unter sehr engmaschigen Kontrollen und nach Beginn mit ASS geschehen (falls Thrombozyten < 1000 G/l, s. oben). Alternativ wird der Patient als unklassifizierbare MPN geführt.

Therapie

Als Basismaßnahme sollten kardiovaskuläre Risikofaktoren (Übergewicht, Bewegungsmangel, Hypertonie etc.) minimiert werden.

Wenn Hochrisikokriterien vorliegen, ist die Einleitung einer zytoreduktiven Therapie indiziert. In einer großen Studie wurde kürzlich gezeigt, dass das Standardmedikament **Hydroxyurea** dem nur auf die Thrombozytose wirkenden Medikament Anagrelid, überlegen ist. Die Therapie mit Hydroxyurea wird als orale Dauertherapie mit 1 g/Tag begonnen und die Dosis entsprechend der Reduktion der Thrombozyten unter zunächst wöchentlichen Blutbildkontrollen angepasst. Therapieziel sind normale oder nur leicht erhöhte Thrombozytenwerte. Die Therapie ist insgesamt gut verträglich. Relativ häufig werden Hauterscheinungen als Nebenwirkungen beobachtet.

Bei Unverträglichkeit von Hydroxyurea oder wenn das (geringe) Risiko der mutagenen Wirkung dieses Zytostatikums insb. bei jungen Patienten vermieden werden soll, ist **Interferon**-α meist sehr gut bei ET wirksam. Als Startdosis können hier wöchentlich 3 × 3 Mio. E versucht werden. Dosisanpassung erfolgt nach dem Blutbild. Zur Erhaltung sind bei ET manchmal nur sehr geringe Dosen (z. B. 3 × 1 Mio. E/Wo.) notwendig. Es ist mit den üblichen Nebenwirkungen wie Fieber, Appetitverlust, manchmal Depressionen zu rechnen. Insgesamt ist die Verträglichkeit jedoch aufgrund der meist niedrigen Dosen gut.

Als Reservemedikament kann **Anagrelid** (0,5–2 mg/Tag, p.o.) zum Einsatz kommen, wenn Hydroxyurea bzw. IFN nicht vertragen werden oder für eine ausreichende Kontrolle der Thrombozyten IFN oder Hydroxyurea in Dosierungen gegeben werden müssen, die bereits zu einer starken Suppression von Leukozyten und/oder Hb führen. Eine Kombination mit Hydroxyurea oder IFN ist möglich. Die Kombination von ASS und Anagrelid erhöht das Blutungsrisiko geringfügig.

Eine Therapie mit niedrig dosierter **ASS** (40–100 mg/Tag) wird für alle Hochrisikopatienten empfohlen, nachdem die Thrombozytenzahlen unter 1000 G/l gesenkt wurden, wenn nicht aufgrund einer vorangegangenen Blutung oder Unverträglichkeit eine Kontraindikation besteht. Bei Patienten mit erworbenem von-Willebrand-Jürgens-Syndrom muss vor der Gabe von ASS abgewartet werden, ob sich die Werte unter Reduktion der Thrombozyten normalisieren. Die Therapie mit ASS ist bei Patienten ohne Hochrisikomerkmale weniger gut abgesichert, sollte aber insb. bei Patienten mit kardiovaskulären Risikofaktoren erwogen werden.

Allogene Stammzelltransplantation

Angesichts der insgesamt sehr guten Prognose werden nur wenige Patienten mit ET transplantiert. Wenn sich bei jüngeren Patienten (< 60 J) aus einer ET eine sekundäre Myelofibrose mit symptomatischer Zytopenie entwickelt, sollten sie rechtzeitig in einem Transplantationszentrum vorgestellt werden, da mit der Transplantation prinzipiell eine kurative Chance besteht.

Besondere Situationen

Bei Patienten mit kardiovaskulären Ereignissen sollte parallel eine konsequente Therapie des Ereignisses (z. B. Angioplastie) und eine Therapie der ET erfolgen.

Fälle mit Budd-Chiari-Syndrom müssen interdisziplinär behandelt werden. Bei jungen Patienten kann eine Lebertransplantation erwogen werden.

Eine PV kann auch schon bei Frauen im gebärfähigen Alter auftreten. Die Schwangerschaft kann zwar durchaus erfolgreich verlaufen, das Abortrisiko ist aber erhöht. Für die gesamte Dauer der Schwangerschaft ist niedrig dosierte ASS sowie in Analogie zu anderen thrombophilen Situationen eine verlängerte Prophylaxe mit niedermolekularem Heparin im Wochenbett zu empfehlen. Eine länger und höher dosierte Heparintherapie erfolgt bei vorangegangenen vaskulären Ereignissen. Wenn eine Zytoreduktion nötig ist, wird man am ehesten auf IFN zurückgreifen.

Verlaufskontrollen

Je nach Erkrankungssituation ist das Blutbild etwa wöchentlich bis 2-wöchentlich unter aktiver Therapie sowie etwa 3-monatlich bei reiner Beobachtung zu kontrollieren. Kontrollen von Blutbild und klinischem Befund können beim Hausarzt erfolgen. Die Anpassung der Dosis der Zytoreduktion sollte in enger Absprache mit dem behandelnden Hämatologen entschieden werden. Bei stabil eingestellter Erkrankung sollte eine gründliche Kontrolluntersuchung von klinischem Befund, Labor mit Differenzialblutbild und Milzgröße alle 3–6 Monate erfolgen. Bei Abweichung von einer stabil eingestellten Situation sollte unverzüglich die Vorstellung beim Spezialisten erfolgen. Im Fall einer Veränderung einer bis dahin stabilen Krankheitsphase oder alle 2–3 Jahre zumindest bei jüngeren Patienten wird zusätzlich eine Knochenmarkpunktion mit Zytogenetik und Stanzbiopsie empfohlen.

Essenzielle Thrombozytämie

- Häufig Zufallsbefund bei Laborkontrolle
- Abgrenzen von reaktiver Thrombozytose und anderen MPN
- Sehr gute Prognose
- Entscheidendes Risiko: Kardiovaskuläre Komplikationen, deshalb Minimierung kardiovaskulärer Risikofaktoren anstreben
- Bei niedrigem Risiko: → Beobachtung
- Selten aber typisch: Pfortaderthrombose und Budd-Chiari-Syndrom
- Therapie: Mit ASS 100 bei Hochrisikokopatienten ohne Kontraindikationen sowie ggf. bei erhöhtem kardiovaskulärem Risiko
- Blutungsneigung: Ist bei sehr hohen Thrombozytenzahlen (> 1000 G/l) erhöht
- Medikamentöse Zytoreduktion – bei Hochrisikopatienten – bevorzugt mit Hydroxyurea
- Allogene Transplantation für ausgewählte jüngere Patienten nach Übergang in Myelofibrose

5.3.4 Primäre Myelofibrose (PMF)

Synonyme: chronische idiopathische Myelofibrose, Osteomyelofibrose, Osteomyelosklerose, Myelofibrose mit myeloischer Metaplasie, agnogene myeloische Metaplasie, chronische granulozytär-megakaryozytäre Myelose

Die Erkrankung tritt meist im mittleren und höheren Lebensalter (mittleres Erkrankungsalter 60 Jahre) und nur selten bei jüngeren Patienten auf. Die Jahresinzidenz liegt in der Größenordnung von 0,5/100 000. Die Knochenmarkfibrose, die der Krankheit den Namen gibt, kann im Frühstadium noch ganz diskret ausgebildet sein oder fehlen. Im Verlauf tritt aber regelhaft eine ausgeprägte Fibrose des Knochenmarks auf, die schließlich zur hämatopoetischen Insuffizienz führt. Parallel dazu findet man häufig eine Sklerosierung des spongiösen Knochens. Weiterhin entwickeln die Patienten eine erhebliche Splenomegalie und Hepatomegalie, bedingt durch extramedulläre Hämatopoese. Die extramedulläre Blutbildung stellt keinen Kompensationsmechanismus für die ungenügende Zellproduktion im Knochenmark dar, sondern ist primär Ausdruck der myeloproliferativen Erkrankung mit neoplastischer Blutbildung in den hämatopoetischen Organen der Fetalperiode.

Stadieneinteilung, Verlauf und Prognose

Die präfibrotische Frühphase kann von der fibrotischen Phase abgegrenzt werden. Nur bei einer Minderheit der Patienten wird die Diagnose bereits in der präfibrotischen Phase gestellt, bei der die Veränderungen im peripheren Blut noch diskret sein können (häufig leichte Anämie, mäßige Leukozytose und Thrombozytose, LDH-Erhöhung).

Seit der deutlich verbesserten Prognose der Ph-positiven CML durch Imatinib ist die PMF die MPN mit der schlechtesten Prognose. Die Lebenserwartung wird durch die Komplikationen der peripheren Panzytopenie (Infektionen, Blutungen) bestimmt. Von der Lebensqualität her können die Beschwerden durch die Splenomegalie dominieren. Ein Übergang in eine akute Leukämie bzw. Blastenkrise ist mit etwa 10 % der Fälle häufiger als bei den anderen Ph-negativen MPN, aber seltener als bei der CML.

Aus der Analyse einer Vielzahl kleiner bis mittlerer Fallserien wurden verschiedene Risikofaktoren herausgearbeitet, die mit einem schlechteren Überleben assoziiert sind. Die wichtigsten publizierten Risikofaktoren sind: Leukozytose > 30 G/l oder Leukopenie < 4 G/l, Anämie < 10 g/dl, Thrombopenie, Monozytose, B-Symptome, Nachweis leukämischer Blasten im peripheren Blut, Nachweis zytogenetischer Aberrationen. Bei der Zytogenetik ist der Stellenwert der einzelnen Veränderungen noch unklar, die häufigsten Aberrationen 13q- und 20q- scheinen nicht eindeutig prognostisch ungünstig zu sein. Eine routinemäßige Verwendung der Zytogenetik ist angesichts der Fibrose mit konsekutiver Punctio sicca schwierig. Im Gegensatz zur PV wurde eine starke Präsenz der *JAK2*-V617F-Mutation als eher günstig beschrieben. In der größten bisher publizierten Untersuchung wurden verschiedene klinische Scores verglichen. Die beste Trennung wurde dabei bei Verwendung des Mayo-Score erreicht (➤ Tab. 5.16).

Symptomatik und klinischer Befund

Die Symptomatik zum Diagnosezeitpunkt kann einerseits durch die Splenomegalie, andererseits durch die Anämie bedingt sein. Die Patienten klagen über:

- Oberbauchbeschwerden, Schmerzen unter dem Rippenbogen, Gewichtsverlust und Appetitlosigkeit als Folge der Splenomegalie.
- Abgeschlagenheit, Schwäche, Leistungsminderung, Belastungsdyspnoe als Folge der Anämie.

Tab. 5.16 Mayo-Prognosescore der PMF

	Risikofaktoren	**Punkte**
	Hb < 10 g/dl	1
	Leukozyten > 30 G/l oder < 4 G/l	1
	Thrombozyten < 100 G/l	1
	Monozyten > 1 G/l	1
	Medianes Überleben (alle Patienten)	**Medianes Überleben (Patienten < 60 J)**
Niedriges Risiko (0 Punkte)	134 Monate	134 Monate
Mittleres Risiko (1 Punkt)	50 Monate	72 Monate
Hohes Risiko (> 1 Punkt)	29 Monate	28 Monate

- Nicht exakt definierbare „rheumatische" Glieder- und Gelenkschmerzen.

Die Diagnostik kann auch durch ein pathologisches Blutbild (meist Anämie plus Leukozytose) zu einem Zeitpunkt ausgelöst werden, zu dem noch keine relevanten Befindlichkeitsstörungen bestehen.

Auffälligster Befund ist die Splenomegalie. Zum Zeitpunkt der Diagnosestellung ist die Milz in über 95 % der Fälle vergrößert tastbar. Sie kann bereits bei Diagnosestellung sehr groß sein und bis in das kleine Becken reichen. In mehr als der Hälfte der Fälle findet sich auch eine Hepatomegalie.

Diagnostik

Explizite Diagnosekriterien wurden kürzlich in die neue WHO-Klassifikation (➤ Box 5.2) eingeführt.

5

BOX 5.2

WHO-Kriterien für die Diagnose einer PMF

Hauptkriterien:
- Typische Knochenmarkmorphologie mit atypischen Megakaryozyten und Myelofibrose oder mit granulozytär-megakaryozytärer Hyperproliferation.
- Die diagnostischen Kriterien für eine andere hämatologische Systemerkrankung (insb. PV, ET, CML, MDS) sind nicht erfüllt.
- Nachweis von *JAK2*-V617F oder einer anderen genetischen Aberration. Wenn keine genetische Aberration nachweisbar: Kein Hinweis für reaktive Knochenmarkfibrose.

Nebenkriterien:
- Rote Vorstufen im peripheren Blut (leukoerythroblastisches Blutbild)
- Erhöhte LDH
- Anämie
- Tastbare Splenomegalie

Für die Diagnose müssen alle Haupt- und zwei Nebenkriterien erfüllt sein.

In der Praxis können aus Routine-Laboruntersuchungen erste wichtige Hinweise gewonnen werden:
- In der Regel mäßige Leukozytose, gelegentlich normale oder erniedrigte Leukozytenzahlen.
- Differenzialblutbild: Linksverschiebung und erythropoetische Vorstufen.
- Aniso- und Poikilozytose der Erythrozyten; charakteristisch sind Tränentropfenformen.
- Normochrome Anämie: Normale Erythrozytenzahl oder mäßige Erythrozytose sind jedoch möglich.
- Thrombozytenzahl variabel, häufig Riesenthrombozyten.
- Erhöhte Harnsäurewerte und erhöhte LDH.
- Sonographie: Splenomegalie? Vergrößerte Lymphknoten können wichtig für die Differenzialdiagnostik sein.

Wenn der Verdacht auf eine PMF besteht, wird eine erweiterte Diagnostik inkl. Knochenmarkpunktion durchgeführt:
- PCR auf V617F-Mutation des *JAK2*-Gens (in 50 % der Fälle positiv).
- PCR auf *BCR/ABL*, um den atypischen Verlauf einer Ph-positiven CML auszuschließen (nur wenn *JAK2*-Mutation negativ).
- Zytologie des Knochenmarks (häufig nicht gut möglich bei Punctio sicca).
- Histologie des Knochenmarks mit Faserfärbung: Anfangs erkennt man eine erhöhte Zelldichte, eine Vermehrung der Megakaryozyten mit zum Teil atypischen Formen sowie eine Steigerung der Granulopoese. Später überwiegt die Faservermehrung, bei einem Teil der Fälle zur Verbreiterung und Umgestaltung der Knochenbälkchen im Sinne einer Osteosklerose.

Wichtige Differenzialdiagnosen sind andere MPN (insb. eine ET ist von der Frühphase der PMF schwer zu unterscheiden), Haarzellleukämie oder andere NHL sowie eine Knochenmarkkarzinose, bei der ebenfalls häufig ein leukoerythroblastisches Blutbild und eine Punctio sicca gefunden werden.

Therapie

Die entscheidende Säule der Therapie bilden supportive Maßnahmen, um die Folgen der Zytopenie aufzufangen (Transfusionen, Therapie mit Antibiotika, evtl. Chelattherapie etc.). Für die supportive Therapie wird auf die entsprechenden Angaben zum MDS in ➤ Kapitel 5.2 verwiesen, da die Strategie ganz ähnlich ist. Neben diesen allgemeinen Maßnahmen ergeben sich folgende Optionen:

Zytoreduktive Therapie: Die Hyperproliferation in Knochenmark und Milz kann durch Dauergabe von Zytostatika gebremst werden, bevorzugt mit

Hydroxyurea. Der Wert einer solchen Strategie wurde nie in randomisierten Studien nachgewiesen; die Erfahrungen vieler Experten sprechen aber dafür, dass sich der Krankheitsverlauf bremsen und die Lebensqualität in vielen Fällen bessern lassen. Es kann keine eindeutige Empfehlung ausgesprochen werden, in welcher Situation eine zytoreduktive Therapie begonnen werden sollte. Die Autoren schlagen folgende Indikationen vor:

- Deutliche Leukozytose oder Thrombozytose als Zeichen der Hyperproliferation.
- Erhebliche Milzvergrößerung mit Lokalsymptomen oder Zeichen des Hypersplenismus.
- Verschlechterung des Allgemeinzustands oder subjektive Beschwerden, z. B. Skelettschmerzen.

Hydroxyurea ist vor allem zu Beginn vorsichtig zu dosieren (Absolutdosis 0,5–1 g/Tag) und kann dann bei Bedarf gesteigert werden. Im günstigsten Fall sieht man ein Absinken der Leukozytose und gleichzeitig eine Besserung der Anämie. Häufig gehen jedoch die Zellzahlen aller Reihen zurück. Die Dosisanpassung muss immer individuell unter Beachtung aller subjektiven und objektiven Erscheinungen der Krankheit erfolgen.

Alternativ kann IFN-α, Beginn mit 3 Mio. IE s.c. 3 ×/Wo., Dosisanpassung nach Blutbild und Nebenwirkungen bei jüngeren Patienten oder bei Unverträglichkeit von Hydroxyurea versucht werden. Wird die Krankheit nach zunächst guter Einstellung mit Hydroxyurea oder IFN therapierefraktär, so können als alternative Zytostatika – insb. bei Blastenvermehrung – Thioguanin oder niedrig dosiertes Cytarabin versucht werden.

Ansprechraten zwischen 10 und 40 % wurden in mehreren Fallserien für Thalidomid oder Lenalidomid beschrieben. Beide Medikamente müssen niedrig dosiert werden. Eine abschließende Beurteilung des Stellenwertes dieser Medikamente ist derzeit noch nicht möglich.

Bei therapierefraktärer und stark symptomatischer Splenomegalie kann eine **Splenektomie** die Lebensqualität und Zytopenie verbessern. Sie ist jedoch mit einer hohen Morbidität und Mortalität behaftet (Letalität nach 3 Monaten in der Größenordnung von 20 %!). Risikoabschätzung und Vorbereitung erfordern besondere Erfahrung des Hämatologen und des Chirurgen. Alternativ ist eine Milzbestrahlung möglich. Vorgeschlagen werden Einzeldosen von 0,2–0,5 Gy z. B. 2 ×/Wo. unter engmaschiger Blutbildkontrolle. Trotzdem kann es zu einer erheblichen Myelosuppression kommen.

Bei Übergang in eine Blastenkrise bzw. akute Leukose kann zu einer intensiven Therapie analog zur klassischen AML-Therapie nicht geraten werden, da das Risiko einer persistierenden schweren Panzytopenie zu hoch ist.

Allogene Stammzelltransplantation

Mehrere Fallserien zeigen, dass jüngere Patienten (< 60–65 Jahre) mit PMF insb. bei Verwendung einer reduzierten Konditionierung erfolgreich transplantiert werden können und sich eine Fibrose nach erfolgreicher Transplantation wieder zurückbildet. Wenn sich bei jüngeren Patienten mit PMF eine symptomatische Zytopenie entwickelt, sollten sie rechtzeitig in einem Transplantationszentrum vorgestellt werden.

Verlaufskontrollen

Das Blutbild ist unter aktiver Therapie etwa wöchentlich und bei reiner Beobachtung etwa 1- bis 3-monatlich zu kontrollieren. Eine gründliche Kontrolluntersuchung von klinischem Befund, Labor mit Differenzialblutbild und Milzgröße sollte alle 3–6 Monate erfolgen. Bei Veränderung einer bis dahin stabilen Krankheitsphase oder etwa jährlich zumindest bei jüngeren Patienten wird zusätzlich eine Knochenmarkpunktion mit Zytogenetik und Stanzbiopsie empfohlen.

Primäre Myelofibrose (PMF)

- Zunächst Hyperproliferation, später Panzytopenie
- Oft massive Splenomegalie mit Beschwerden
- Mäßige Prognose. Limitierend: Infekte, Blutungen und Übergang in akute Leukose
- Medikamentöse Zytoreduktion – falls indiziert – bevorzugt mit Hydroxyurea
- Allogene Transplantation für ausgewählte jüngere Patienten mit symptomatischer Zytopenie

5.3.5 Unklassifizierbare myeloproliferative Neoplasien (MPN-u)

In der WHO-Klassifikation wird ausdrücklich die Möglichkeit eingeräumt, MPN, die trotz vollständiger Diagnostik nicht weiter klassifiziert werden können, als MPN-u zu führen. Ein *BCR/ABL*-Rearrangement muss ebenso ausgeschlossen sein wie mögliche Ursachen für eine reaktive Myeloproliferation. Eine *JAK2*-Mutation kann vorhanden sein. In einem Teil der Fälle lässt sich im weiteren Verlauf eine Zuordnung zu einer der Diagnosen PV, ET oder PMF treffen. Die Therapie orientiert sich daran, welcher anderen MPN die Erkrankung vom klinischen Verlauf her am ehesten verwandt ist.

5

5.3.6 Chronische Neutrophilenleukämie

Die chronische Neutrophilenleukämie ist eine sehr seltene Erkrankung. Sie zeigt Ähnlichkeiten mit der CML, eine *BCR/ABL*-Translokation besteht jedoch nicht. Man findet eine erhebliche Leukozytose, ein hyperzelluläres Knochenmark und eine Splenomegalie, jedoch nur eine mäßige Linksverschiebung mit weniger als 10 % Metamyelozyten und noch unreiferen Zellelementen im peripheren Blut sowie keine eindeutigen Dysplasiezeichen im Blut und Knochenmark. Die diagnostischen Kriterien einer der anderen MPN oder einer MD/MPN müssen ausgeschlossen sein, ebenso natürlich die Ursachen einer reaktiven Neutrophilie. Da diese Variante der MPN so selten ist, können keine spezifischen Empfehlungen zur Therapie gegeben werden. Man wird sich an die Strategie bei den anderen Philadelphia-negativen MPN halten und bei progredienter Leukozytose und Splenomegalie eine Zytoreduktion am ehesten mit Hydroxyurea einleiten.

5.3.7 Chronische Eosinophilenleukämie (CEL) und hypereosinophiles Syndrom (HES)

einschl. myeloische und lymphatische Neoplasien mit Eosinophilie und Veränderungen von PDGFRA, PDGFRB und FGFR1

Die chronische Eosinophilenleukämie (CEL) und das hypereosinophile Syndrom (HES) sind seltene Erkrankungen. Man findet eine dominante Vermehrung der eosinophilen Granulozyten über 1,5 G/l. Wird ein klonaler Ursprung der Eosinophilen zytogenetisch oder molekularbiologisch nachgewiesen oder ist eine Vermehrung von myeloischen Blasten (> 2 %, aber < 20 %) im peripheren Blut zu sehen, so ist eine CEL zu diagnostizieren. Kann ein solcher Nachweis nicht geführt werden, ist von einem HES zu sprechen. Morphologische Atypien der Eosinophilen sind wenig geeignet, zwischen CEL und HES zu unterscheiden. Zu erwarten ist, dass ein Teil der derzeit als HES zu klassifizierenden Erkrankungen mit der Beschreibung weiterer molekularer Marker in der Literatur zukünftig als CEL einzustufen sein wird. Im strengen Sinne idiopathisch und nichtmaligne ist vermutlich nur ein Teil der HES. Da hier klinisch ein fließender Übergang besteht, werden beide Diagnosen gemeinsam abgehandelt. Limitierend für das Überleben sind Endorganschäden und der Übergang in akute Leukosen.

Als genetische Ursache für einen Teil der CEL wurden in den letzten Jahren spezifische genetische Veränderungen gefunden, bei denen einer der PDGF-*(platelet derived growth factor)*Rezeptoren oder der Fibroblasten-Wachstumsfaktor-Rezeptor 1 (FGFR1) aktiviert werden. Die häufigste dieser Veränderungen ist das FIP1L1-PDGFRA-Rearrangement, das durch eine Deletion auf Chromosom 4q12 entsteht und mit konventioneller Zytogenetik nicht entdeckt wird. In der WHO-Klassifikation von 2008 werden die Neoplasien mit Eosinophilie und Rearrangements von PDGFRA, PDGFRB, oder FGFR1 als separate Entität geführt und offiziell nicht mehr zur CEL gerechnet.

Die Patienten leiden unter Symptomen wie Husten, Angioödemen, Juckreiz, Gelenkbeschwerden, Fieber, Diarrhöen sowie einer allgemeinen Leistungsminderung. Bei einem Teil der Patienten bestehen keine konkreten Symptome und die Blutbildveränderungen werden zufällig entdeckt. Im Verlauf können Komplikationen durch Organmanifestationen auftreten, insb. durch Endokarditis und Myokarditis, pulmonale Beteiligung oder Befall des Nervensystems.

Ursachen für eine reaktive Eosinophilie müssen ausgeschlossen werden: Allergien, Medikamente, Autoimmunerkrankungen, insb. das Churg-Strauss-

Syndrom, Parasitosen, andere Infektionen, Malignome (z. B. Sarkome, T-Zell-Lymphome, Morbus Hodgkin, akute Leukosen, Mastozytose). Weiterhin sind Leukämien abzugrenzen, bei denen es zu einer Expansion der Eosinophilen als Teil des malignen Klons kommen kann (AML, insb. mit inv16, MDS, andere MPN).

Für die Diagnostik sind folgende Untersuchungen sinnvoll:

- Blutbild und Differenzialblutbild
- Klinisch-chemisches Routinelabor
- Suche nach allergischer oder infektiöser Ursache je nach anamnestischen Hinweisen
- Abdomensonographie und Röntgen-Thorax, ggf. weitere bildgebende Verfahren zur Tumorsuche
- Lungenfunktion, Echokardiographie (Organbeteiligung?)
- Knochenmarkbiopsie: Suche nach hämatologischer Neoplasie, Mastozytose, atypischen T-Zellen
- Zytogenetik
- PCR oder FISH für Rearrangements von *PDGFR*- und *FGFR*-Genen
- Ausschluss von *JAK2*-Mutation und *BCR/ABL*-Rearrangement

Bei Neoplasien mit *FIP1L1-PDGFRA*-Rearrangement ist eine Therapie mit Imatinib hochwirksam. Im Unterschied zur CML reicht eine Dosis von 100 mg/Tag aus; höhere Dosen sind einer Publikation zufolge möglicherweise günstiger. Eine Dauertherapie ist notwendig. Nach Absetzen der Therapie sind wie bei der CML Rezidive zu erwarten.

Bei asymptomatischen Fällen von HES ohne Organbeteiligung kann abgewartet werden. Bei Symptomatik wird eine Therapie mit Glukokortikoiden (Start mit Prednisolon, 1 mg/kg) und/oder Hydroxyurea empfohlen. Die Dosis wird so angepasst, dass Eosinophilie und Beschwerden möglichst gut beherrscht werden. Als Reservemedikament steht IFN-α zur Verfügung, in einer Dosierung wie bei anderen MPN. Ein kurzer Therapieversuch mit Imatinib bei Patienten ohne nachgewiesenes *PDGFR*-Rearrangement ist ebenfalls zu rechtfertigen, da sich unter ihnen einzelne Fälle verbergen könnten, deren *PDGFR*-Veränderung mit der Standarddiagnostik nicht erkannt wird.

Eine mögliche Beteiligung des Herzens muss konsequent überwacht werden; ggf. ist eine Antikoagulation bei intrakardialen Thromben oder Zustand nach Embolien sowie eine konservative oder operative Therapie wie bei Herzerkrankungen anderer Genese erforderlich.

5.3.8 Mastozytose

Mastozytosen resultieren aus der pathologischen Proliferation von Mastzellen. In der neuen WHO-Klassifikation von 2008 sind sie den myeloproliferativen Neoplasien (MPN) zugeordnet. Die klinischen Erscheinungsformen der Mastozytosen sind breit und reichen von spontan regredienten Hautläsionen zu hochaggressiven Neoplasien. Das am häufigsten betroffene Organ ist die Haut, gefolgt vom Nachweis der Mastzellen im Knochenmark.

Kutane Mastozytose

Die kutane Mastozytose wird in drei voneinander abgrenzbaren Entitäten beschrieben: Urticaria pigmentosa und makulopapulöse kutane Mastozytose, diffuse kutane Mastozytose sowie Mastozytom der Haut. Die Diagnose wird bei klinischem Verdacht histologisch gesichert. Auch bei der kutanen Mastozytose wird teilweise die unten beschriebene *KIT*-Mutation gefunden. Für weitergehende Informationen wird auf dermatologische Lehrbücher verwiesen.

Systemische Mastozytose (SM)

Bei der SM finden sich Proliferate maligner Mastzellen in verschiedenen Organen. Beschwerden werden meist weniger durch Verdrängung als durch Freisetzung von Mediatoren wie z. B. Histamin verursacht. Symptome können u. a. sein: Allgemeine Schwäche, Fieber, Gewichtsverlust, Juckreiz, Urtikaria, Flush-Symptomatik, Bauchschmerzen, Knochenschmerzen. Diffuse neuropsychiatrische Beschwerden können hinzukommen. Auf molekularer Ebene findet man häufig eine Mutation des SCF-Rezeptors KIT in Kodon 816 (D816V), seltener andere Mutationen des *KIT*-Gens. Die Mutationen induzieren eine unregulierte Aktivität des SCF-Rezeptors.

Die Diagnose wird aus der Histologie befallener Organe gestellt. Die Serumtryptase ist bei systemischer Mastozytose häufig deutlich erhöht, bei kutaner Mastozytose dagegen meist normal oder nur leicht erhöht. Die Tryptase kann als Verlaufsparameter unter Therapie verwendet werden.

BOX 5.3

Diagnostische Kriterien der systemischen Mastozytose (SM)

Hauptkriterium:
- Multifokale Infiltrate von Mastzellen (Aggregate von mehr als 15 Zellen), abgesichert durch Spezialfärbungen (z. B. Tryptasenachweis).

Nebenkriterien:
- Mehr als 25 % der Mastzellen in Biopsien haben eine atypische spindelförmige Morphologie.
- Detektion einer *KIT*-Punktmutation in Kodon 816 (D816V).
- Koexpression von CD117 mit CD2 oder CD25 auf Mastzellen.
- Serumtryptase > 20 ng/ml (nicht verwertbar bei Bestehen anderer myeloischer Neoplasien).

Beweisend sind das Hauptkriterium plus ein Nebenkriterium oder drei Nebenkriterien.

Nach Verteilungsmuster, Histologie und klinischen Auswirkungen wird die SM weiter klassifiziert. Die häufigste Variante ist die indolente SM. Sie wird meistens von kutanen Beschwerden dominiert, die die Patienten stark belästigen können, aber nicht bedrohlich sind. Die Therapie erfolgt symptomatisch mit Antihistaminika und je nach Problematik mit weiteren symptomatisch wirksamen Medikamenten, so z. B. mit oralen Chromoglycinpräparaten bei Beschwerden vonseiten des Darms. Bei der SM mit assoziierter klonaler hämatologischer Erkrankung wird neben einer symptomatischen Therapie die Grundkrankheit zytostatisch behandelt. Die aggressive SM wird definiert durch Organfunktionsstörungen, am häufigsten Zytopenien oder Skelettkomplikationen. Ein Therapieversuch kann mit IFN-α und/oder Steroiden erfolgen. Imatinib (Glivec®) ist über eine Blockade des SCF-Rezeptors bei einer Minderheit von Patienten wirksam, aber gerade nicht bei solchen mit der typischen *D816V*-Mutation. Mastzellsarkome und Mastzellleukämien sind extrem selten und werden wie AML behandelt.

5.4 Akute Leukämien

Albrecht Reichle

Akute Leukämien sind seltene, meist rasch expandierende Erkrankungen einer transformierten hämatopoetischen Vorläufer- bzw. Stammzelle. Die schnelle Akkumulation einer blastären Zellpopulation im Knochenmark führt häufig innerhalb weniger Wochen zur globalen hämatopoetischen Insuffizienz. Anamnestisch findet sich meistens die charakteristische Symptomentrias: Müdigkeit und Belastungsdyspnoe sowie Blutungs- und Infektneigung aufgrund einer von Fall zu Fall unterschiedlich ausgeprägten Anämie, Granulozyto- und Thrombozytopenie. Organe, vor allem Lymphknoten, zentrales Nervensystem (Meningiosis leucaemica), Milz und Leber, seltener Gingiva (Gingivahyperplasie), Haut oder Knochen (Schmerzsyndrome) und Lunge können ebenfalls befallen sein.

Akute Leukämien treten in allen Altersstufen auf, mit zunehmendem Alter jedoch immer häufiger. Bei > 65 Jahren liegt die Inzidenz bei 15/100 000 Einwohner. Die Verteilung der akuten Leukämieformen wechselt mit dem Lebensalter. Akute lymphatische Leukämien (ALL) machen über 90 % der akuten Leukämien im Kindesalter aus. Akute myeloische Leukämien (AML) mit ihren Unterformen sind die typische Leukämie des Erwachsenenalters; mehr als die Hälfte aller Patienten mit AML ist über 60 Jahre alt.

5.4.1 Symptomatik und klinischer Befund

Symptome bedingt durch die Folgen der hämatopoetischen Insuffizienz (Anamnese!):
- Allgemeines Unwohlsein, Leistungsminderung.
- Belastungsdyspnoe, Ödeme und andere Zeichen einer kardiopulmonalen Insuffizienz, bedingt durch Anämie.
- Fieber oder Zeichen bakterieller Infektionen vor allem der oberen Luftwege und der Lunge, bedingt durch Granulozytopenie.
- Hämorrhagische Diathesen mit Petechien, Nasenbluten, Hypermenorrhö, Nachblutungen nach Zahnextraktionen, bedingt durch Thrombopenie.

Die folgenden Symptome sind Folge der **Leukämiezellinfiltration:**

- Kopfschmerzen, Benommenheit und Sehstörungen als Zeichen einer Beteiligung des zentralen Nervensystems.
- Skelett- und Gelenkschmerzen.
- Ikterus oder Oberbauchsymptomatik.

Bei Kindern ist die Häufigkeitsverteilung der initialen Symptome anders als bei Erwachsenen. Hier stehen oft Fieber ohne erklärbare Ursache sowie Skelett- und Gelenkschmerzen im Vordergrund.

Wichtigste klinische Befunde sind:

- Blässe der Haut und Schleimhäute.
- Blutungszeichen.
- Lymphknotenschwellungen in etwa 50 % der akuten lymphatischen Leukämien.
- Hepato- und Splenomegalie.

Seltener sind:

- Nekrotisierende Tonsillitis und Stomatitis.
- Zahnfleischhypertrophie und Gingivitis, insbesondere bei akuten myelomonozytären Leukämien.
- Meningismus.
- Sehstörungen durch Retinablutung oder leukämische Infiltration.
- Hodenvergrößerung.
- Hautinfiltrate.

Oft führt die Vielfalt der Symptomatik zunächst zur Annahme einer unspezifischen primären Erkrankung des Herz-Kreislauf-Systems, der Lunge, der Leber oder des Bewegungsapparates. Daraus resultiert die Gefahr der Behandlungsverzögerung.

Die frühe Verdachtsdiagnose, insb. auch unter Einbeziehung der gezielten Anamnese (Symptomentrias!), ist wichtig, da die Prognose mit dem Stadium der Erkrankung, d. h. der Tumorzellmasse, korreliert. Bei hoher Leukämiezellzahl, extramedullärem Befall, schweren fortgeschrittenen Infektionen oder Blutungen ist das Risiko einer tödlichen Komplikation vor oder während der Therapie sehr hoch.

Anamnestisch muss die Möglichkeit einer sekundären AML (s-AML) aus Myelodysplasie oder einer therapieassoziierten AML (t-AML) erwogen werden. Sind diese ausgeschlossen, spricht man auch von einer De-novo-AML.

5.4.2 Diagnostik

Akute Leukämien sind biologisch eine sehr heterogene Gruppe von Erkrankungen, die durch maligne Transformation von frühen hämatopoetischen Vorläuferzellen entstehen. Ihre exakte zytomorphologische, immunphänotypische, zytogenetische und molekularbiologische Klassifizierung ist von erheblicher prognostischer Bedeutung und heute für die Wahl der Therapie entscheidend. Die offizielle WHO-Klassifikation wird therapeutischen Gesichtspunkten nur wenig gerecht. Ziel einer Klassifikation nach den genannten Gesichtspunkten ist es, nicht nur biologisch einheitliche Subgruppen zu definieren, sondern diese dann auch optimierten Therapieformen zuzuführen. Der Nachweis und die pathophysiologische Bedeutung molekulargenetischer Veränderungen erlaubt zunehmend die Identifizierung neuer therapierelevanter Zielmoleküle in der Leukämiezelle.

Zum anderen erlaubt die Detektion leukämiespezifischer, mit hoher Sensitivität nachweisbarer molekularer Marker die Steuerung der Postremissionstherapie.

Der geschilderten hochspezialisierten Leukämiediagnostik bei Erstdiagnose kommt eine entscheidende klinische Bedeutung zu; sie muss daher subtil geplant und durchgeführt werden.

Wichtige diagnostische Techniken sind Morphologie (Pappenheim-Färbung), Zytochemie, Immunhisto- und Immunzytologie, Zytogenetik und Molekulargenetik (➤ Kap. 2). Wegen ihrer hohen klinischen Relevanz und zunehmenden Komplexität sollte die Leukämiediagnostik nur in spezialisierten Labors durchgeführt werden.

Peripheres Blut

Bei etwa 60 % der Erwachsenen und 30 % der Kinder findet sich eine Leukozytose, meist mit mäßig erhöhter Zellzahl, gelegentlich aber mit Zellzahlen > 200/nl (Leukostase-Syndrom). Bei 10–20 % der Patienten ist die Gesamtleukozytenzahl normal, bei 30 % der Erwachsenen und 50 % der Kinder besteht eine Leukopenie. Morphologisch erkennbare leukämische Blasten sind bei mehr als 80 % der Patienten zum Zeitpunkt der Diagnose im Ausstrich zu finden

5

(➤ Abb. 5.2). Eine normale Leukozytenzahl und das Fehlen von leukämischen Blasten im peripheren Blut schließen eine akute Leukämie nicht aus.

Als Hiatus leucaemicus wird ein morphologisches Bild bezeichnet, bei dem im Blutausstrich unreife leukämische Blasten und reife Granulozyten, aber keine Zwischenformen der Granulopoese zu sehen sind.

Fast immer besteht eine
- Anämie,
- Granulozytopenie und
- Thrombozytopenie.

Letztere sind bei den akuten myeloischen stärker ausgeprägt als bei den akuten lymphatischen Leukämien.

Knochenmark

Entscheidend für die Diagnose ist der zytomorphologische Befund der **Knochenmarkaspiration.** Die Zelldichte ist erheblich gesteigert, bedingt durch eine Infiltration (20 bis > 90 %) mit Leukämiezellen, in der Regel große, mononukleäre Zellen mit unreifem Kern, der deutlich erkennbare Nucleoli aufweist. Das Zytoplasma ist meist basophil, die Kern-Plasma-Relation verändert. Die normale Resthämatopoese, d. h. Zellen der Granulo-, Erythro- und Megakaryopoese, fehlt fast vollständig oder ist deutlich vermindert. Bei morphologisch atypischen Ausreifungsformen der AML ist nicht immer eindeutig zu entscheiden, ob sie der normalen oder der neoplastisch transformierten Zellpopulation angehören. Die durch die Knochenmarkaspiration gewonnenen Zellen werden auch für die weitere immunzytologische, zytochemische, zytogenetische und molekulargenetische Diagnostik benötigt (➤ Tab. 5.17).

Eine Knochenmarkhistologie ist für die Diagnose einer akuten Leukämie meist nur notwendig, wenn bei der Aspiration keine Markbröckel gewonnen werden können. Ursachen für eine Punctio sicca, trotz korrekter Technik, sind ein sehr zelldichtes Mark – die Zellen sind hier so eng aneinander gepackt, dass sie nicht aspiriert werden können – oder eine Faservermehrung.

Morphologie und Zytochemie

Die Klassifizierung, d. h. die Zuordnung zu einer der hämatopoetischen Zellreihen und dem vorherrschenden Reifegrad, erfolgt zunächst aufgrund der Morphologie und Zytochemie der Leukämiezellen im Blut- und Knochenmarkausstrich.

Mithilfe der Pappenheim- oder Wright-Färbung und der zytochemischen Reaktionen lässt sich fest-

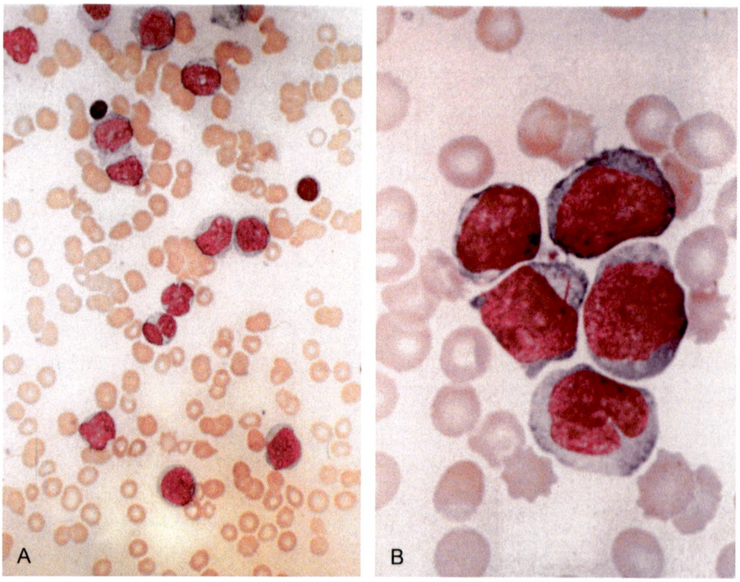

Abb. 5.2 Akute myeloische Leukämie (FAB M1). **A:** Peripheres Blut. **B:** In einem der Blasten erkennt man ein Auerstäbchen.

stellen, ob und um welche Unterform einer AML es sich handelt (➤ Tab. 5.17). Davon kann die Gruppe der ALL abgegrenzt werden, die eine grobschollige positive PAS-Reaktion bei sonst negativen Reaktionen aufweist. Sind alle morphologisch/zytochemischen Reaktionen „negativ", so blieb früher eine Gruppe von Leukämien mit der Ausschlussdiagnose akute undifferenzierte Leukämie übrig (AUL), die heute aber mit immunzytologischen und molekulargenetischen Befunden meist näher spezifiziert werden kann. Die FAB-Klassifikation spielt für die ALL-Typisierung keine Rolle mehr (➤ Tab. 5.17). Bestimmte Phänotypen der AML korrelieren sehr eng mit zytogenetischen und molekulargenetischen Veränderungen (z. B. die M4eo mit der inv16, die M5a mit dem 11q23/*MLL*-Rearrangement) und sind damit prognostisch relevant.

Immunologische Klassifizierung

Mit immunologischen Methoden werden lymphatische und nach zytochemischen Kriterien „undifferenzierte" Leukämien subtypisiert. Die immunologische Klassifikation mit monoklonalen Antikörpern erfolgt entsprechend der Ausprägung verschiedener Oberflächenantigene und zytoplasmatischer Strukturen der Leukämiezellen. Diese Oberflächenantigene sind nicht leukämiespezifisch, sondern entsprechen normalen Differenzierungsantigenen; sie sind auf Leukämiezellen meist stärker und unausgewogen ausgeprägt und deshalb auch zur Detektion minimaler Resterkrankung geeignet. Danach gehört ein Teil der ALL zu unterschiedlichen Differenzierungsstufen der T-Lymphozyten (25 % bei Erwachsenen, 12 % bei Kindern). Der größte Teil der ALL (50 % bei Erwachsenen, 80 % bei Kindern) sind maligne Erkrankungen der B-Zell-Reihe, die je nach Zuordnung zu einem Differenzierungsgrad auf dem Weg von der unreifen Stammzelle zur reifen B- als pro-BALL, common-ALL, prä-B-ALL und reifzellige B-ALL klassifiziert werden (➤ Tab. 5.18).

Die verschiedenen ALL-Subtypen haben eine unterschiedliche Prognose und sprechen unterschiedlich auf Zytostatika an. Da dementsprechend verschiedene Therapiekonzepte angewandt werden, ist eine immunologische Diagnostik zwingend erforderlich.

Einige akute Leukämien exprimieren sowohl lymphatische (selten T-Zell-Marker) als auch myeloische Marker und werden als biphänotypische Leukämien bezeichnet (Kriterien der European Group for the Classification of Leukemia, EGIL); sie haben eine ungünstige Prognose. Selten treten gleichzeitig zwei maligne Zellklone auf (bilineäre Leukämie).

Die zur myeloischen Reihe gehörende akute Megakaryozytenleukämie kann ebenfalls nur immunologisch diagnostiziert werden.

Tab. 5.17 Subklassifikation der akuten Leukämien nach Morphologie und Zytochemie

Diagnose	Panoptische Färbung (Pappenheim)		Zytochemie			FAB-Klassifikation
	Granula	Auer-Stäbchen	PAS	POX	EST	
Myeloisch						
AML	+	+	--	+	+	M1, M2
APL	++	++	--	++	+	M3
AMMoL	+	(+)	--	+	++	M4 (M4Eo)
AMoL	--	--	--	--	++	M5 (M5a = 11q23)
AEL	(+)	--	--	(+)	--	M6
AMegL	--	--	--	--	--	M7 (immunzytol.)
Lymphatisch						
ALL	--	--	++	--	--	L1, L3 (Burkitt-like-Lymphom)
AUL	--	--	--	--	--	L2 (unbedeutend)

PAS (Periodic acid Schiff reaction): grobgranuläre Reaktion typisch für ALL-Zellen; POX (Peroxidasereaktion): typisch für granulopoetische Zellen; EST (Esterasereaktion): (typisch für monozytäre Zellen); FAB (French-American-British) für AML: eine ausschließlich auf morphologischen Kriterien beruhende Klassifikation, die eine Vereinheitlichung der verschiedenen Nomenklaturen ermöglichen soll (AML!).

Zytogenetische und molekulargenetische Untersuchungen

Viele akute Leukämien weisen spezifische chromosomale Aberrationen, reziproke Translokationen oder Deletionen und unbalanzierte Karyotypen auf, die mit der Fluoreszenz-in-situ-Hybridisierung (FISH) nachgewiesen werden können. Leukämien mit normalem Karyotyp zeigen sich molekulargenetisch zudem sehr heterogen (➤ Tab. 5.18). Die zytogenetisch normale AML (cnAML, ca. 50 % der AML) lässt sich so anhand von molekularen Markern weiter in prognostische Subgruppen einteilen. Folgende molekulare Aberrationen haben bei der cnAML prognostische Relevanz (Häufigkeit): NPM1 (50 %), FLT3 (46 %), CBPA (15 %), MLL (11 %), RAS (9 %), WT1 (10 %).

5

Auch wenn Leukämiezellen morphologisch nicht mehr nachweisbar sind, lassen sich molekulargenetische Veränderungen mit sehr empfindlichen Methoden wie z. B. der Polymerase-Kettenreaktion (PCR) nachweisen (1 in 10^6 Zellen!). Dieser Nachweis minimal vorhandener Leukämiezellen (MRD = *minimal residual disease*) wird in zunehmendem Maße zur Beurteilung der Wirksamkeit von Therapien und zur Stratifikation der Postremissionstherapie, insb. bei akuten lymphatischen Leukämien, angewandt.

Tab. 5.18 Wichtige immunologische und zytogenetische Subtypen der akuten lymphatischen Leukämie

	Häufigkeit (%)	
Subtyp	Kinder	Erwachsene
B-Linien -ALL	80	76
• pro-B-ALL	5	11
• t(4;11) proB-ALL	2	6
• common-ALL	65	49
• t(9;22)	2–5	25–30
• Prä-B-ALL	15	12
• t(1;19)	5–6	3
B-ALL, t(8;14)	3	4
T-Linien-ALL		
T-ALL	12	25
• prä-T-ALL (32 % HOX11)	1	7
• thymische T-ALL (5 % HOX11L2)	5	12
• reife T-ALL (50 % Notch 1)	6	6

Die WHO-Klassifikation der AML nimmt die FAB-Klassifikation (Morphologie), Dysplasiezeichen, Zytogenetik, Molekulargenetik, die Immunphänotypisierung und die Entstehungsgeschichte der AML (s-AML, t-AML) als Klassifikationsmerkmale auf (➤ Box 5.4).

BOX 5.4

WHO-Klassifikation der AML

- Definition: Blasten ≥ 20 % im Knochenmark, nicht RAEB-T
- **Akute myeloische Leukämien (AML) und verwandte Vorläuferneoplasien:**
- *AML mit definierten zytogenetischen Veränderungen:* t(8;21) – RUNX1/RUNX1T1 bzw. AML1/ETO inv(16) – CBFβ/MYH11 und Varianten, t(15;17) – PML/RARA und Varianten, t(9;11); (MLLT3-MLL), t(6;9); DEK-NUP214, inv(3); RPN1-EVI1 und Varianten, t(1;22); RBM15-MKL1 (Diagnose der AML ist unabhängig von der Blastenzahl!)
- *AML mit spezifischen Genmutationen:* AML mit *NPM1*-Mutation, AML mit *CEBPA*-Mutation (provisorisch)
- *AML mit MDS-assoziierten Mutationen:* mit oder ohne vorausgehendes MDS
- **Therapieassoziierte myeloische Neoplasien:**
- Als Ursache kommen in Frage z. B. alkylierende Substanzen, Epipodophyllotoxin

Andere AML:

- (nur morphologisch/zytochemisch kategorisiert, M0–M7, akute Panmyelose mit Myelofibrose, akute Basophilenleukämie, Myelosarkom)

Gerinnungsuntersuchungen

Um die Gefahr von Blutungskomplikationen zu erkennen, muss der **Gerinnungsstatus** bestimmt werden. Veränderungen der plasmatischen Gerinnung sind bei etwa 20 % der Patienten, häufiger bei myeloischen als lymphatischen Leukämien, zu erwarten. Die Gefahr einer Blutung besteht bei Verbrauchskoagulopathien, die durch den erhöhten Zellumsatz mit Zellzerfall und Freisetzung prokoagulatorischer Substanzen bedingt sind (➤ Kap. 10.4.2). Deshalb gehört die Bestimmung von Thromboplastinzeit (Quickwert), Thrombinzeit, aktivierter partieller Thromboplastinzeit (aPTT) des Fibrinogens, der Fibrinogenspaltprodukte und des Antithrombins zur

Routinediagnostik der akuten Leukämie vor Therapiebeginn. Einige Leukämien wie die akute Promyelozytenleukämie neigen besonders zu diesen Verbrauchskoagulopathien!

Leukostase-Syndrom

Leukämische Blasten haben ein großes zelluläres Volumen, sodass ab Leukozytenzahlen von > 200/nl Organfunktionsstörungen mit Hypoxie und schweren Gerinnungsstörungen entstehen können. Solche Patienten bedürfen einer intensivmedizinischen Überwachung.

Nierenfunktion

Häufig ist, bedingt durch den gesteigerten Zellzerfall, die Harnsäure und ebenfalls die LDH erhöht. Nephroprotektion ist angezeigt.

Liquoruntersuchungen

Um das Ausmaß der leukämischen Prozesse beurteilen zu können und als Grundlage für die Behandlung sind vor Behandlungsbeginn weitere diagnostische Maßnahmen notwendig:

- Liquorpunktion zum Ausschluss eines ZNS-Befalls.
- Augenhintergrunduntersuchung zum Ausschluss von leukämischen Infiltraten oder Blutungen.

Voruntersuchungen zur hämatopoetischen Stammzelltransplantation (SZT)

Für über 80–90 % der Patienten lassen sich heute verwandte oder unverwandte Spender für allogene Stammzelltransplantation (SZT) finden. Zur Spendersuche ist eine HLA-Typisierung von Leukozyten (peripheres Blut) des Patienten, der eventuell vorhandenen Geschwister bzw. ein Abgleich in der Fremdspenderdatei notwendig. Bei fehlenden Leukozyten ist die Typisierung auch aus der Wangenschleimhaut möglich. Die HLA-Typisierung des Patienten sollte zur weiteren individuellen Therapieentscheidung und wegen der für eine allogene SZT notwendigen logistischen Vorbereitungen **zum frühestmöglichen Zeitpunkt** erfolgen.

5.4.3 Therapie

Allgemeine Therapieziele

Das ereignisfreie 5-Jahres-Überleben von Kindern mit akuter lymphatischer Leukämie liegt bei 80 %, das von solchen mit AML bei 50–60 %. Das 5-Jahres-Überleben bei der AML und ALL des Erwachsenenalters beträgt ca. 40 bzw. ca. 35 %. In allen Altersgruppen werden die Therapieergebnisse mit zunehmendem Lebensalter ungünstiger.

Eine längerfristige gute Palliation im Sinne einer zeitlich limitierten Leukämiekontrolle kann derzeit nur erreicht werden, wenn mit intensiven Chemotherapien, den sog. Induktionstherapien (meist zwei), komplette Remissionen erzielt werden, d. h. ein Verschwinden der Blastenpopulation im Knochenmark und eine Regeneration der normalen Hämatopoese. Nur etwa 2 % der erwachsenen Patienten, die keine komplette Remission erreichen, überleben 3 Jahre. Erschwerend kommt bei der AML hinzu, dass die Hämatopoese unter dem Bild einer Myelodysplasie regenerieren kann.

Ist eine komplette Remission erreicht, bleibt Voraussetzung für eine Heilung die Kontrolle minimaler Resterkrankung, d. h. der nur mehr molekular detektierbaren Restleukämie im Knochenmark. Intensive Postremissions- bzw. Erhaltungstherapien sind hierfür notwendig, sodass sich die Behandlungsdauer über bis zu 2,5 Jahre hinziehen kann.

Bei Diagnose einer akuten Leukämie ist grundsätzlich von einem lebensbedrohlichen Krankheitsbild auszugehen. Heilung ist nur möglich unter Inkaufnahme eines hohen krankheits- und protrahiert therapieassoziierten Risikos, insb. bei allogener SZT. Deshalb sind supportive Maßnahmen in breitem Umfang zur therapiebegleitenden Unterstützung notwendig. Neben der häufig intensiven medizinisch-supportiven Betreuung, der Behandlung bereits eingetretener Komplikationen (vor allem Blutungen und schweren Infektionen) und der Beherrschung anderer therapieassoziierter Komplikationen sind zusätzlich vor allem kommunikative Kompetenz und die Integration psychosozialer Aspekte einzubringen.

Die Behandlung sollte deshalb in einem spezialisierten Zentrum durchgeführt werden, in dem Erfahrung im Umgang mit aggressiven Zytostatikakombinationen und ausreichende Möglichkeiten zur breit gefächerten supportiven Therapie einschließlich der Möglichkeit zur intensiv-medizinischen Betreuung gegeben sind. Diese Forderung gilt für alle pädiatrischen und den größten Teil der erwachsenen Patienten mit akuten Leukämien.

Allgemein erfordert die Behandlung der akuten Leukämie eine sorgfältige Diagnostik- und Therapieplanung unter Berücksichtigung leukämietypischer Prognoseparameter (Zytogenetik, Molekulargenetik, Immunphänotyp), der patientenbezogenen Charakteristika (Alter, Organvorerkrankungen) und der Verfügbarkeit eines Stammzellspenders.

Bei Risikopatienten (hohes Alter, Komorbidität und/oder ungünstiges zytogenetisches Risikoprofil) ist die Entscheidung zur Remissionsinduktion mit aggressiven Chemotherapien immer individuell zu treffen *(medically fit)*. In eine solche Entscheidung müssen grundsätzlich auch der Patient mit seinen Zielvorstellungen und seine Angehörigen einbezogen werden.

Standardtherapien für *Medically-unfit*-Patienten sind derzeit noch nicht definiert (niedrig dosiertes AraC, Hydroxyurea, bei Philadelphia-positiver ALL Imatinib, experimentelle Therapien). Hier ist das Therapieziel eine Chronifizierung der leukämischen Erkrankung. Zielgerichtete molekulare Therapieansätze sind in der Entwicklung (Vesanoid, neue Tyrosinkinaseinhibitoren, Antikörper gegen leukämieassoziierte Antigene, Modulatoren epigenetischer Prozesse).

Bei Kindern ist der Therapieansatz grundsätzlich kurativ. Dies gilt auch für Kinder mit Down-Syndrom. Bei der ALL ist die Prognose etwa gleich gut wie bei den Patienten ohne Trisomie 21. Kinder < 4 Jahre mit Down-Syndrom haben ein 100-mal höheres Risiko, an einer myeloischen Leukämie zu erkranken, vorherrschend an einer akuten Megakaryozytenleukämie M7 t(1/22). Sie hat bei Patienten mit Down-Syndrom eine deutlich bessere Prognose als die M7-Leukämie (3q-) bei älteren Kindern ohne Trisomie 21.

Therapieablauf

Die Therapie besteht in der Regel aus mehreren Phasen: Induktions-, Konsolidierungs- und Erhaltungstherapie.

- Ziel der **Induktionstherapie** ist die möglichst weitgehende Vernichtung aller Leukämiezellen. Es werden mehrere Zytostatika kombiniert und z. T. wiederholt über mehrere Wochen gegeben. Durch diese Behandlung wird unvermeidbar auch die normale Resthämatopoese erheblich beeinträchtigt, sodass es zu einer protrahierten Hypoplasie oder Aplasie des Knochenmarks kommt. Die Patienten sind deshalb infektions- und blutungsgefährdet und bedürfen in dieser Phase intensiver Überwachung, der Behandlung von Komplikationen und der Substitution von Thrombozyten, Erythrozyten und gelegentlich Granulozyten.

Das Ergebnis der Induktionstherapie wird nach festgelegten Kriterien beurteilt:

- **Komplette Remission** (CR): Normalisierung des Knochenmarks, keine oder weniger als 5 % leukämieverdächtige Zellen, peripheres Blut und Organe leukämiezellfrei, normale Hämatopoese, ausreichend regeneriert.
- **Molekulare Remission:** Kein Nachweis von 1 oder 2 leukämieassoziierten Transkripten (leukämiespezifische chromosomale Aberrationen) mit einer Sensitivität von $\leq 10^{-4}$ mittels ‚Real-time'-PCR.
- **Partielle Remission** (PR): Teilerfolg der Leukämiebehandlung, Reduktion der Leukämiezellen im Knochenmark auf 5–25 % (ungünstiges Ergebnis nach Abschluss der Induktionsphase).
- **Refraktäre Erkrankung:** Kein oder ungenügendes Ansprechen auf die Zytostatikatherapie oder Progredienz der Erkrankung.
- **Rezidiv:** Wiederauftreten der Leukämie nach kompletter Remission. Das Rezidiv kann im Knochenmark, Blut oder extramedullär (ZNS, Hoden, Haut, Lymphknoten) auftreten und morphologisch oder molekularbiologisch nachgewiesen sein.

Nach Erreichen einer kompletten Remission wird eine **Konsolidierungstherapie** durchgeführt. Ihr Ziel ist es, noch vorhandene, wenn auch nicht morphologisch erkennbare Leukämiezellen zu vernichten. Diese Behandlungsphase folgt auf die Induktionstherapien erst nach kompletter Rekonstitution der normalen Hämatopoese.

Bei Patienten mit kompletter Remission einer ALL wird nach der Induktions- und Konsolidierungstherapie eine **Erhaltungstherapie** durchgeführt, die auf die Eliminierung noch vorhandener Leukämiezellen abzielt. Solche Therapieformen sind auch für die AML erprobt, jedoch nicht breit etabliert. Wichtig bei der Durchführung von Erhaltungstherapien ist die strikte Dosisanpassung an das periphere Blutbild. Bei der ALL erfolgt die Behandlung in der Regel über einen Zeitraum von etwa 2 Jahren.

Etablierte leukämiespezifische Therapieprinzipien

Akute lymphatische Leukämien:

- B-ALL: Wiederholte gepulste Polychemotherapie.
- Alle anderen ALL: Induktion, Reinduktion, Konsolidierung mit wechselnd dosisdichten Chemotherapien.
- Charakteristische Therapieelemente: Intrathekale Chemotherapie, ZNS-Prophylaxe, Radiatio Lymphombulk, Erhaltungstherapie (2 Jahre), Asparaginase, Hochdosis-Methotrexat, Glukokortikoide, Vincristin, Anthrazykline.
- Im Speziellen: Ph+-ALL: Tyrosinkinase-Inhibitoren, B-Zell-ALL: B-Zell-Antikörper.
- T-ALL: Nelarabin, Forodesin (bisher für Zweitlinientherapie).
- Risikoadaptiert: Allogene SZT zur Konsolidierung oder im Rezidiv.

Akute myeloische Leukämien:

- Anthrazykline und AraC (auch hoch dosiert, sequenzielle AraC-Therapie), dosisdichte Therapien.
- Im Speziellen: Vesanoid, Arsentrioxid: AML-M3, NPM1: Vesanoid, FLT3: Tyrosinkinaseinhibitoren, Clofarabin.
- Risikoadaptiert allogene Blutstammzelltransplantation *up-front* nach Induktion (u. U. ohne CR) oder als Konsolidierung; im Rezidiv.

Therapiestratifikation nach Prognoseparametern

ALL: Up-front-Stratifikation

- Nach Risikogruppen

Ungünstig:

- **Immunphänotyp** pro-B, CD10-negative prB, B-ALL, frühe, reife T-ALL.
- **Zyto- und Molekulargenetik:** Philadelphia-Chromosom: t(9;22); t(4;11)/ALL1-AF4 (pro-B), T-ALL: HOX11L2, BAALC; ALL mit komplexem Karyotyp.

- Nach therapierelevanten Zielmolekülen: (B-Zell- (+/- CD20), T-Zell-Antigene, molekulare Targets, z. B. bei t(9;22).
- Nach Alter: < oder > 60 Jahre (Altersprotokolle), älter und fit, älter und nicht fit, gebrechlich.
- Nach Leukozytenzahl: < oder > 30/nl).

Stratifikationskriterien der Postremissionstherapie

- Verlauf der minimalen Resterkrankung (MRD) im Knochenmark, MRD-Persistenz.
- Zeit bis zur kompletten Remission.
- Molekulares Rezidiv.
- Risikogruppen (hohe Leukozytenwerte, zyto-/ molekulargenetische Subtypen etc.).
- Refraktäre Erkrankung.

AML: Up-front-Stratifikation

- Alter </> 60 Jahre (Altersprotokolle), älter und fit, älter und nicht fit, gebrechlich.
- AML-M3 (Promyelozytenleukämie): Vesanoid, Arsentrioxid u. a.
- Karyotyp, Molekulargenetik (u. a. entscheidend für Transplantationsstrategie).

Stratifikation der Postremissionstherapie

- Zytogenetisches, molekulargenetisches Risikoprofil.
- Aplasiediagnostik (Tag 16).
- Molekulare Remission?
- Refraktäre Erkrankung.

Supportive Maßnahmen

Die Folgen der krankheitsbedingten und der zytostatikabedingten Granulozytopenie, Thrombozytopenie und Anämie müssen abgemildert bzw. verhindert werden. Durch Anwendung intensiver supportiver Maßnahmen in der Prophylaxe und Therapie von Komplikationen konnte in den letzten Jahren eine deutliche Reduktion der Frühmortalität erreicht werden. Die wichtigsten Maßnahmen sind:

- Flüssigkeitsbilanzierung nach Protokoll über Ein- und Ausfuhr, täglich angestrebte Ausscheidung > 2000 ml.
- Iso- oder hyperkalorische parenterale Ernahrung bei ungenügender Nahrungsaufnahme.
- Allopurinol initial in der Phase des Zellzerfalls 2 × 300 mg/Tag, p.o., später 1 × 300 mg/Tag.
- Substitution von Thrombozyten, Erythrozyten, Granulozyten und Frischplasma.
- Haut- und Schleimhautpflege, Mundspülungen, weiche Nasensalbe zur Blutungsverhütung.
- Antibiotische (selektive Darmdekontamination) und antimykotische Prophylaxe.
- Spezielles antibiotisches, antimykotisches und antivirales Interventionsprogramm bei Infektionen.
- Intensivierte Infektionsdiagnostik.

Mit einer Reihe von therapeutischen Maßnahmen kann man unmittelbar nach Diagnosestellung bereits vor der Verlegung in das Behandlungszentrum beginnen, so z. B. mit der Flüssigkeitsbilanzierung und der Allopurinolgabe. Bei der Substitutionstherapie ist vor allem an die Thrombozytentransfusion zu denken. Die Thrombozytensubstitution sollte in erster Linie nach klinischen Gesichtspunkten erst bei manifester thrombopenischer Blutung (u. a. Petechien) erfolgen, solange die plasmatische Gerinnung normal ist (Cave: Disseminierte intravasale Gerinnung bei manchen Leukämien!) und keine Infektion vorliegt. In den meisten Zentren werden unter der Therapie Thrombozyten bei Werten < 10/nl substituiert. Auf eine strikte Blutdruckeinstellung bei Hypertonie und einen geregelten Stuhlgang (Pressen vermeiden) sollte geachtet werden.

Sinnvoll ist eine konsequente Haut- und Schleimhautpflege zur Vorbeugung gegen Mundsoor und andere Infektionen. Die orale prophylaktische antibiotische und antimykotische Therapie (z. B. Ciprofloxacin, Fluconazol, Posaconazol und bei ALL *Pneumocystis*-Prophylaxe) hat Einfluss auf das Überleben der Patienten. Hämatopoetische Wachstumsfaktoren wie G-CSF können den Granulozytenanstieg nach Zytostatikatherapie beschleunigen und damit das Infektionsrisiko vermindern.

Behandlung des Rezidivs

Die Rezidivwahrscheinlichkeit ist in den ersten beiden Jahren am größten und nimmt danach deutlich ab. Jedoch ist ein 5-Jahres-Überleben bei der akuten Leukämie keine absolute Garantie für eine Heilung, da auch später vereinzelt Rezidive auftreten können. Auch die Rezidivtherapie ist Aufgabe eines spezialisierten Zentrums, vor allem wenn eine allogene SZT sinnvoll erscheint. Bei fortgeschrittener Erkrankung und Mehrfachrezidiven mit entsprechend verminderten Therapieaussichten muss jedoch zwischen Behandlungszentrum, Hausarzt und Patient abgeklärt werden, ob eine Behandlung in einem Spezialzentrum oder die Betreuung im Heimatkrankenhaus, die den besseren Kontakt mit der Familie ermöglicht, vorzuziehen ist. Nach wiederholten Rezidiven werden oft nur **partielle Remissionen** erzielt. Auch damit ist bisweilen eine Verlängerung des Überlebens unter entsprechender supportiver Therapie möglich.

Stammzelltransplantation

Akute Leukämien sind das Hauptindikationsgebiet für die Stammzelltransplantation (s. auch ➤ Kap. 4.11). Transplantiert werden können entweder die Blutstammzellen des Spenders (allogene Transplantation) oder des Patienten selbst (autologe Transplantation). Voraussetzung für eine erfolgreiche allogene oder autologe SZT ist, dass zunächst durch eine der zuvor erwähnten zytostatischen Therapieverfahren eine deutliche Zytoreduktion, am besten eine komplette Remission erreicht werden konnte. Unmittelbar vor der Transplantation erhält der Patient eine sog. **Konditionierungstherapie,** die aus Zytostatika in hoher Dosierung und z. T. einer Ganzkörperbestrahlung (ALL) mit subletaler Dosis besteht und das Ziel hat, noch vorhandene Leukämiezellen zu eliminieren. Da gleichzeitig die normale Blutbildung vernichtet wird, dienen die transfundierten Stammzellen dem Aufbau einer normalen Blutbildung. Konditionierungen mit reduzierter Dosis sollen vor allem der klinischen Situation älterer Patienten gerecht werden und bauen vor allem auf einen ausgeprägten Graft-versus-Leukämie-Effekt durch die transfundierten Spenderlymphozyten.

Bei der autologen SZT werden dem Patienten nach Eintritt der Remission mittels Leukapherese Stammzellen abgesammelt und ihm nach intensiver zytostatischer (plus Strahlentherapie) zurückübertragen.

Während bei der autologen Transplantation sowie bei der allogenen Transplantation der ALL das Erreichen einer Remission zwingende Voraussetzung ist, können bei der AML auch bei Blastenpersistenz durch eine allogene Transplantation in Einzelfällen Langzeitremissionen erzielt werden. Durch sequenzielle Protokolle, bei denen auf eine antileukämische Chemotherapie nach einem kurzen Intervall ohne Abwarten der Regeneration eine dosisreduzierte Konditionierung folgt, wird derzeit versucht, die Ergebnisse der allogenen SZT bei refraktären und Hochrisikoleukämien weiter zu verbessern.

Erfolgsaussichten

Der allogene Effekt ist bei der AML unabhängig von der zytogenetischen Risikogruppe. Da das Rückfallrisiko für die günstigen Karyotypen bei der AML 25 %, das durchschnittliche Rückfallrisiko nach allogener Transplantation 35 % und die nicht-rückfallassoziierte Mortalität – Zweitneoplasien ausgeschlossen (ca. 10 %) – für verwandte Spender 15–35 % und für unverwandte 15–45 % beträgt, müssen die Risiken der Erkrankung sorgfältig gegen das Risiko der Transplantation abgewogen werden.

Bei der ALL ist noch unklar, ob Patienten in der Hochrisikogruppe, die in eine molekulare Remission kommen, von einer allogenen Transplantation profitieren. MRD-positive Patienten sollten allerdings in 1. Remission transplantiert werden. Das Gesamtüberleben konnte bei der Philadelphia-positiven ALL durch allogene Transplantation und den Einsatz von Tyrosinkinaseinhibitoren entscheidend (von 5 auf 40 %) verbessert werden.

Die Ergebnisse zur autologen SZT sind widersprüchlich und heute noch nicht endgültig zu beurteilen.

Fremdspender-SZT

Erste Priorität bei Patienten mit akuten Leukämien hat die allogene Geschwister-SZT. Zwei Drittel der Patienten haben allerdings kein HLA-kompatibles Geschwister. Für diese Patienten ist eine Fremdspendertransplantation zu erwägen und frühzeitig die Suche nach einem HLA-kompatiblen unverwandten Spender einzuleiten (ca. 85%ige Erfolgschance bei weltweiter Suche). Durch zunehmend bessere molekulare HLA-Typisierung (Feindiagnostik) ist das Behandlungsrisiko mit einem Fremdspender nurmehr geringfügig größer, der Graft-versus-Leukämie-Effekt möglicherweise sogar verstärkt. Insgesamt können damit heute Familienspender- und Fremdspendertransplantation als gleichwertig angesehen werden. Spenderauswahlverfahren, Kompatibilitätskriterien und Transplantationsverfahren werden ständig weiterentwickelt, sodass im Rahmen von Therapiestudien stark diversifizierte Transplantationsindikationen angeboten werden.

Alter

Die Indikation für die verschiedenen Arten der SZT wird wesentlich durch das Alter des Patienten bestimmt. Zunehmend werden erfolgreich altersadaptierte Transplantationsprotokolle auf dem Hintergrund angeboten, dass nur mit dem Erreichen einer kompletten Remission längeres leukämiefreies Überleben möglich ist. So liegt heute im Allgemeinen die Altersgrenze für die allogene SZT bei 60–65 Jahren; im Einzelfall wird in verschiedenen Zentren auch bei höherem Alter transplantiert. Entscheidend für die Ergebnisse der allogenen Transplantation bei älteren Patienten ist die Komorbidität, da ohne Begleiterkrankungen ähnlich gute Ergebnisse wie bei jüngeren Patienten erzielt werden können.

Verlauf und Prognose

Die akute Leukämie ist durch intensive Therapie vor allem bei Kindern und jüngeren Erwachsenen, aber auch im Alter zu einer heilbaren Erkrankung geworden. Der Anteil der Patienten, die eine **Langzeitremission** oder **Heilung** erreichen, ist seit 1960 (nur 1 %) deutlich gestiegen (➤ Tab. 5.19 und 5.20).

Die Patienten sind in der Phase der Remission meist beschwerdefrei, häufig arbeitsfähig und können ein normales Leben führen. Hauptproblem der Therapie bleibt eine hohe Rate an therapieassoziierter Morbidität und Mortalität durch alle Therapie-

Tab. 5.19 Überleben und Rückfallrate bei der AML (Erwachsene)

Prognosegruppe	Rückfallrate (%)	Überleben > 5 Jahre < 60/> 60 Jahre (%)
Günstige Prognose	25	60/40
t(8;21), inv16, t(16:16), t(15;17)		
Intermediäre Prognose		
Normaler Karyotyp (cnAML)	50	40/23
Die cnAML (ca. 50 % der AML) ist biologisch sehr heterogen. In folgenden Genen werden Mutationen häufiger gefunden (Häufigkeit): *NPM1* (50 %), *FLT3* (46 %), *CBPA* (15 %), *MLL* (11 %), *RAS* (9 %), *WT1* (10 %)		
Ungünstige Prognose		
Komplexer Karyotyp	80	8/4

Tab. 5.20 Überleben und Rückfallrate bei der ALL (Erwachsene/Kinder)

Prognosegruppen	Rückfallrate (%)	Überleben nach 5 Jahren (%)
Standardrisiko	30/7–22	50/90
Ohne ungünstige Prognoseparameter		
Hochrisiko	40/30	45–50/60
ProB, CD10 neg präB (B-Vorläufer-LL), frühe und reife T-ALL, HOX11L2, BAAL, komplex aberranter Chromosomensatz Leukozyten > 30/nl, späte CR, *prednisone poor response*, t(4/11)		
cALL t(9:22) Philadelphia + ALL (Erwachsene)	40/67	40

phasen, insb. jedoch unter der allogenen SZT. Die chronische Graft-versus-Host-Reaktion nach allogener Transplantation mit einer Inzidenz von über 30 % kann den Allgemeinzustand (ECOG-Status) langfristig beeinträchtigen.

Aufgaben in der Praxis

Aufgrund der räumlichen Distanz zu Therapiezentren ist die oft vieljährige Therapie nur in enger Kooperation mit den niedergelassenen Ärzten am Heimatort möglich. Dies gilt für alle Therapiephasen. Über eine Brückenpflege und integrierte Versorgungsformen kann dieser Kontakt intensiviert werden.

Vor allem die Erhaltungstherapie soll möglichst am Heimatort des Patienten durchgeführt und überwacht werden und fällt damit auch in den Aufgabenbereich des niedergelassenen Arztes. Zwischenkontrollen des Remissionsstatus durch Knochenmarkuntersuchung und Behandlung eventueller Komplikationen sind überwiegend Aufgabe der primär behandelnden Klinik. Die Abstände werden im Therapieprotokoll festgelegt, das dem mitbetreuenden Hausarzt vom Behandlungszentrum als Übersichtsschema zur Verfügung gestellt werden sollte.

Die komplexe Behandlung von Kindern mit Leukämien erfolgt in Großstädten und Ballungsgebieten fast ausschließlich in pädiatrisch hämatologisch-onkologischen Behandlungszentren, in ländlichen Bezirken oft gemeinsam mit der regionalen Kinderklinik und einem niedergelassenen Pädiater. Die enge Zusammenarbeit ist oberstes Gebot.

5.4.4 Besondere Formen der akuten myeloischen Leukämien

Subakut verlaufende Leukämien

Neben den rasch progredient verlaufenden akuten myeloischen Leukämien gibt es, besonders bei älteren Menschen, auch langsam progrediente (sog. schleichende oder subakute) Verläufe. Es handelt sich definitionsgemäß um myeloische oder myelomonozytäre Leukämien ohne deutliche Progredienz. Dies sind die 2 % der Patienten mit akuter Leukämie, die ohne Erreichen einer Remission 3 Jahre und mehr überleben können.

Therapieassoziierte akute Leukämien

Die Diagnose t-AML beschreibt eine Gruppe von AML, von denen anzunehmen ist, dass sie auf dem Boden von Mutationsereignissen entstanden sind, die durch vorausgegangene Zytostatika- und/oder Strahlentherapien von hämatologischen oder onkologischen Neoplasien ausgelöst wurden. Ihre Prognose hängt wie bei der De-novo-AML vom zytogenetischen Risikoprofil ab; ihre Behandlung sollte deshalb nach den gleichen Grundsätzen erfolgen, falls die maligne Ersterkrankung kontrolliert ist.

Sekundäre akute myeloische Leukämien (s-AML) (s-AML)

Die Anzahl molekularer Aberrationen nimmt während der Evolution einer Myelodysplasie zur sekundären AML (s-AML) stetig zu. Häufig finden sich bei der s-AML prognostisch ungünstige Mutationen wie *FLT3.* Auch diese Subgruppe von Leukämien wird nach den Prinzipien, wie für die De-novo-AML diskutiert, therapiert. Ihre Prognose ist ungünstig.

Hinweise für die Praxis

- Diagnose: Symptomentrias (Leistungsminderung, Infektionen, hämorrhagische Diathesen).
- Der hochspezialisierten Leukämiediagnostik bei Erstdiagnose kommt entscheidende klinische Bedeutung zu (Cave: Behandlungsverzögerung!).
- Eine HLA-Typisierung sollte zur weiteren individuellen Therapieentscheidung und wegen der für eine allogene SZT notwendigen logistischen Vorbereitungen zum frühestmöglichen Zeitpunkt erfolgen.
- Intensive medizinische und psychosoziale supportive Therapie während der Behandlung und in therapiefreien Intervallen (Einbindung niedergelassener Kollegen, Psychologen, Sozialarbeiter, ggf. Seelsorger).
- Bei Fieber in der Neutropenie ist großzügig die Indikation zur raschen stationären Einweisung und Therapie mit i.v. Antibiotika zu stellen.
- Wenn möglich, sollte zumindest ein Teil der normalen täglichen Aktivität aufrechterhalten werden. Lockerer Freizeitsport ohne Verletzungsrisiken ist günstig und kann der Entwicklung einer chronischen Fatigue entgegensteuern (Cave: Thrombozytopenie, Hypertonus).

5.5 Morbus Hodgkin

Stefan Krause

Synonyme: Hodgkin-Lymphom, Lymphogranulomatose

Seit 1995 ist die Natur der Erkrankung als B-Zell-Neoplasie geklärt. Die relativ wenigen Sternberg-Reed-Zellen und Hodgkin-Zellen (H-RS-Zellen) sind wie bei Non-Hodgkin-Lymphomen klonale entartete B-Lymphozyten, die von einer vielfachen Zahl an polyklonalen Lymphozyten, Eosinophilen und neutrophilen Granulozyten als Begleitreaktion umgeben werden. Bei etwa der Hälfte der Patienten finden sich Teile des EBV-Genoms in den H-RS-Zellen, sodass eine Rolle für EBV in der malignen Transformation vermutet wird.

Jährlich erkranken etwa 3 Personen pro 100 000 Einwohner, Männer etwas häufiger als Frauen. Die Inzidenz ist bei Familienmitgliedern der Erkrankten etwas erhöht. Die Altersverteilung ist bimodal mit einem Gipfel bei 15–35 Jahren und einem zweiten nach dem 50. Lebensjahr.

Die Prognose hat sich in den letzten Jahrzehnten schrittweise verbessert und ist heute bei fachgerechter Therapie sehr gut.

5.5.1 Klassifikation und Stadieneinteilung

Seitdem Lymphome regelmäßig auch immunhistologisch untersucht werden, stellte sich heraus, dass die Fälle von Morbus Hodgkin in zwei Entitäten unterteilt werden können.

Das **klassische Hodgkin-Lymphom** macht ca. 95 % der Fälle aus. Auf den H-RS-Zellen sind typischerweise die Antigene für CD30 und CD15 nachweisbar, während die klassischen B-Zell-Antigene CD20 und CD79a fehlen. Klassische Hodgkin-Lymphome werden subklassifiziert in lymphozytenreicher Typ, nodulär-sklerosierender Typ, Mischtyp, lymphozytenarmer Typ, nicht (sub)klassifizierbar. Der lymphozytenarme Typ hat eine schlechtere Prognose. Die Subklassifikation innerhalb der Diagnose „klassisches Hodgkin-Lymphom" hat jedoch keine praktische therapeutische Konsequenz.

Der **lymphozytenprädominante Typ** (LPHD, Synonym: noduläres Paragranulom) macht nur etwa 5 % der Hodgkin-Lymphome aus. Die malignen Zellen heißen hier L&H-Zellen *(lymphocytic and histiocytic)* und tragen meist die B-Zell-Antigene CD20 und CD79a. Die Prognose ist günstiger als beim klassischen Hodgkin-Lymphom.

Die Prognose und die Therapiestrategie richten sich vor allem nach dem **Ausbreitungsstadium.** Die Definitionen wurden im System nach Cotswolds unter Einbeziehung von Risikofaktoren geringgradig modifiziert. Im deutschsprachigen Raum wird aber weiterhin häufiger die ursprüngliche Ann-Arbor-Klassifikation verwendet und Risikofaktoren ggf. separat angegeben.

Für die Wahl der Therapiestrategie werden zusätzlich Risikofaktoren berücksichtigt (s. unten). International hat sich die Unterscheidung in drei Risikogruppen durchgesetzt: „Limitierte Stadien" (in der internationalen Literatur „Stage I–II, favorable", ohne Risikofaktoren), „intermediäre Stadien" („Stage I–II, unfavorable", mit Risikofaktoren), „fortgeschrittene Stadien" („Advanced" = Stadium III–IV, beinhaltet in der deutschen Studiengruppe auch IIB mit Risikofaktoren).

In der deutschen Studiengruppe werden die folgenden **Risikofaktoren** verwendet:

- Großer Mediastinaltumor (⅓ des max. Thoraxquerdurchmessers in der konventionellen Röntgenaufnahme des Thorax; ➤ Abb. 5.3).
- Extranodalbefall.
- Hohe BSG (mit B-Symptomen ≥ 50 mm in der ersten Stunde, ohne B-Symptome ≥ 30 mm in der ersten Stunde).
- ≥ 3 befallene Lymphknotenareale (➤ Abb. 5.4).
- „B" bei Stadium II.

Die Risikofaktoren Serumalbumin < 40 g/l, Hb < 105 g/l, männliches Geschlecht, Alter > 45 Jahre, Stadium IV, Leukozyten > 15/nl und Lymphozyten < 0,6 nl haben eine zusätzliche Vorhersagekraft für die Prognose der Patienten im Stadium III–IV, werden aber für die Wahl der Therapiestrategie derzeit nicht berücksichtigt.

Als weiterer Risikofaktor wurde die Persistenz Glucose aufnehmender Herde im PET nach Therapieeinleitung beschrieben. Mehrere Studiengruppen planen Untersuchungen zu der Hypothese, dass eine persistierend erhöhte Stoffwechselaktivität nach Therapiebeginn ein brauchbarer Parameter für eine Stratifikation der weiteren Therapie sein kann.

Tab. 5.21 Ann Arbor Staging des M. Hodgkin

Stadium I	Befall einer einzigen Lymphknotenregion oder lokalisierter extranodaler Befall
Stadium II	Befall von 2 oder mehreren Lymphknotenregionen auf einer Seite des Zwerchfells
Stadium III	Befall von lymphatischen Organen auf beiden Seiten des Zwerchfells
Stadium IV	Multipler oder disseminierter Befall eines oder mehrerer extralymphatischer Organe (z. B. Knochenmark, Leber, Lunge).
E	Suffix zu Stadium I–III: lokalisierter (potenziell bestrahlbarer, in einem üblichen Strahlenfeld erfassbarer) extralymphatischer Befall (z. B. Weichteile, Knochen)
A vs. B	Suffix zu allen Stadien. „B" = B-Symptome: Fieber, Nachtschweiß, Gewichtsverlust (Definition s. unten). Bei Fehlen dieser Symptome wird das Suffix „A" notiert.

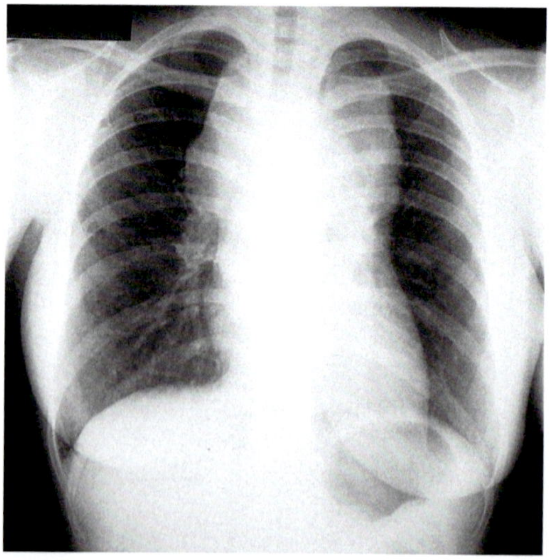

Abb. 5.3 Mediastinaltumor im Röntgen-Thorax bei Morbus Hodgkin.

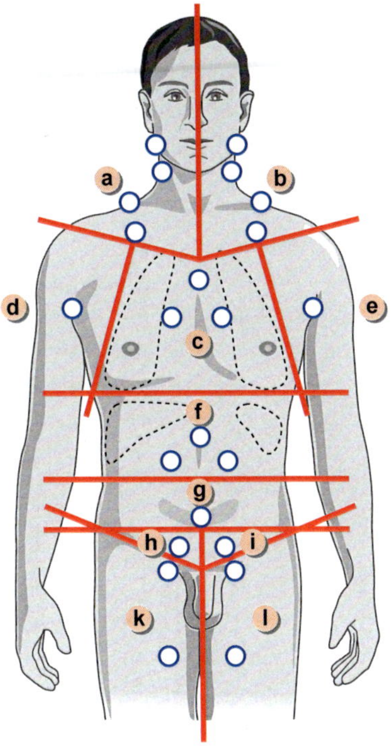

Abb. 5.4 Lymphknotenareale beim Morbus Hodgkin (a–l).

5.5.2 Verlauf und Prognose

Unbehandelt verläuft der M. Hodgkin über viele Monate eher langsam progredient, teilweise mit spontanen Phasen eines Wachstumsstillstands. Bei refraktären Rezidiven, in vereinzelten Fällen auch primär, kann der Verlauf rasch progredient und aggressiv sein.

In den letzten Jahrzehnten hat sich die Prognose wesentlich gebessert, zunächst durch die ausgedehnte Bestrahlung der Lymphknotenstationen, dann durch Einführung der Polychemotherapie (MOPP, später ABVD) und zuletzt durch Kombination von Chemotherapie und Bestrahlung und/oder eine intensivierte Chemotherapie für die fortgeschrittenen Stadien. Die Prognose hängt von der Ausbreitung der Erkrankung sowie weiteren Risikofaktoren und der konsequent durchgeführten Behandlung ab. Das Ziel der Primärtherapie ist – von wenigen Patienten mit hoher Komorbidität abgesehen – immer kurativ.

Angesichts der großen Zahl langfristig rezidivfreier Patienten taucht wie kaum bei einer anderen Systemerkrankung die Frage nach den späten Nebenwirkungen von Chemotherapie und Bestrahlung auf; dies gilt ganz besonders für Kinder und Jugendliche. In den ersten fünf Jahren nach Therapieende besteht ein deutlich erhöhtes Leukämierisiko, während in der zweiten bis dritten Dekade (und vermutlich darüber hinaus) das Risiko solider Malignome stetig ansteigt. Hinzu kommt ein vermehrtes Auftreten von kardiovaskulären Ereignissen und Herzinsuffizienz. Weitere wichtige Langzeitnebenwirkungen sind Infertilität (Patienten aufklären, prätherapeutische Kryokonservierung von Sperma erwägen!) und lange nachdauernde Fatigue-Syndrome. Während früher das Augenmerk ganz auf die Verbesserung der Rezidivfreiheit gerichtet war, werden die Daten zur Häufigkeit von Spätfolgen bei der Planung neuer Therapieoptimierungsstudien zunehmend berücksichtigt, indem z. B. Strahlenfelder verkleinert und Alkylanzien reduziert oder vermieden werden.

5.5.3 Symptomatik und klinischer Befund

Der M. Hodgkin breitet sich von Lymphknotenstation zu Lymphknotenstation aus. Die initiale Manifestation befindet sich überwiegend supraklavikulär oder zervikal, als zweithäufigste Manifestation findet sich ein Mediastinaltumor (auch als Zufallsbefund im Thoraxröntgen). Nur in der Minderheit der Fälle kommt es früh zu einer diffusen Ausbreitung in verschiedene Organsysteme. In fortgeschrittenen Stadien findet sich vergleichsweise häufig ein Befall von Milz und Knochenmark, seltener von Leber, Lunge oder ein Knochenbefall mit Osteolysen.

Die befallenen Lymphknoten sind mäßig derb, schmerzlos und schmelzen nicht ein. Der Allgemeinzustand ist bei der Mehrheit der Patienten bei Erstdiagnose nicht oder nur minimal beeinträchtigt.

Wenn die Lymphome zunächst „versteckt“ (im Mediastinum oder Abdomen) länger wachsen können oder die Diagnostik initial verschleppt wird, treten zunehmend Allgemeinsymptome auf; allgemeine Abgeschlagenheit und Juckreiz werden dann häufig berichtet. Der sog. Alkoholschmerz, d. h. Schmerzen in den befallenen Lymphknoten nach Alkoholgenuss, ist selten, aber bei Auftreten typisch. Vielgestaltige Komplikationen können durch lokale Kompression oder Infiltration befallener Organe entstehen: Obere Einflussstauung bei großem Mediastinaltumor, Ikterus, lokale Knochenschmerzen.

Die Allgemeinsymptome Fieber, Nachtschweiß und Gewichtsverlust sind international als **B-Symptome** definiert, wenn sie einen gewissen Schweregrad erreichen und andere Ursachen ausgeschlossen werden können. B-Symptome werden überwiegend in fortgeschrittenen Stadien der Erkrankung gesehen.

- Fieber: Persistierend oder rezidivierend > 38 °C.
- Nachtschweiß: Persistierend oder rezidivierend, macht Wäschewechsel erforderlich.
- Gewichtsverlust: Ungewollt mehr als 10 % des Körpergewichts in 6 Monaten.

5.5.4 Diagnostik

Entscheidend für die Diagnosestellung ist eine ausreichend große **Biopsie.** Bevorzugt wird ein ganzer Lymphknoten entnommen, wenn möglich nicht aus der Leiste, da dort reaktive Veränderungen besonders häufig sind. Eine Feinnadelaspiration (Zytologie) ist aufgrund des geringen Anteils an Tumorzellen nicht ausreichend. Bei isoliertem Mediastinaltumor kann die Durchführung einer transbronchialen Biopsie aufgrund der zu geringen Materialmenge nicht empfohlen werden. Hier ist mindestens die großzügige Gewinnung von transthorakalen Stanzbiopsien gefordert, alternativ eine Mediastinoskopie mit LK-Entnahme.

Hinweise für die Praxis

Die eindeutig beweisende histologische Diagnose des Morbus Hodgkin ist für den Pathologen auch bei ausreichender Materialmenge gelegentlich schwierig. Bei „negativer“ Histologie und bei weiterhin bestehendem klinischem Verdacht ist die Revision des Präparats durch einen Pathologen mit spezieller Erfahrung (LK-Register), ggf. die Exstirpation eines weiteren Lymphknotens notwendig.

Nur in wenigen Fällen wird die histologische Diagnose nicht durch eine Lymphknotenbiopsie, sondern durch eine histologische Untersuchung anderer Organe gestellt. Das Knochenmark ist, wenn nicht selbst befallen, häufig unspezifisch reaktiv verändert mit gesteigerter Zelldichte, Vermehrung der Granulopoese, Eosinophilie und Megakaryozytenvermehrung.

Nach Diagnosesicherung bestimmt das Ergebnis der sorgfältigen **Staging-Untersuchung** die Festlegung der Therapiestrategie, ergänzend erfolgen Screening-Untersuchungen der Organfunktionen:

- Anamnese mit gezielter Erfassung von B-Symptomen. Erfassung von Komorbidität.
- Klinische Untersuchung mit besonderer Beachtung aller tastbaren LK-Stationen, Inspektion des Waldeyer-Rachenrings, Bestimmung von Leber- und Milzgröße.
- Laboruntersuchungen: Blutbild und Differenzialblutbild, BSG, AP, GOT, LDH, Elektrolyte inkl. Calcium, Gesamteiweiß und Albumin, Kreatinin, Harnsäure, Serologie für EBV, HIV, Hepatitis.
- Röntgen-Thorax.
- Computertomographie mit Kontrastmittel von Hals bis Becken. Die CT sollte auch im Knochenfenster auf Osteolysen hin durchgesehen werden.
- Sonographie des Abdomens.
- Knochenmarkhistologie vom Beckenkamm (Stanze von > 1,5 cm Länge).
- EKG und Lungenfunktion, bei älteren Patienten oder anamnestischen Hinweisen Echokardiographie.

Bei Verdacht auf zusätzlichen Organbefall oder bei unklaren Ergebnissen können zusätzliche gezielte Untersuchungen helfen:

- Ein PET kann veranlasst werden, wenn grenzwertig große Lymphknoten im CT gesehen werden und ein Befall dieser Lymphknotenstation die Therapiestrategie ändern würde. Ein routinemäßiger Einsatz von PET im Rahmen des initialen Stagings wird nicht empfohlen, da keine Daten für einen verbesserten Therapieerfolg vorliegen.
- Eine Leberbiopsie sollte durchgeführt werden, wenn aufgrund von Laborbefunden (insb. AP-Er-

höhung) Verdacht auf einen diffusen Befall besteht und ein Leberbefall (oder eine alternative Diagnose) die Therapiestrategie ändern würde.
- Skelettszintigramm nur bei Knochenschmerzen, erhöhter AP oder erhöhtem Calcium, anschließend bei Bedarf Knochenaufnahmen, CT oder MRT verdächtiger Bezirke.
- Die explorative Laparotomie mit Splenektomie im klinischen Stadium I–II wird nicht mehr empfohlen, da mikroskopischer Befall außerhalb des geplanten Bestrahlungsfeldes durch eine kurze Chemotherapie sehr effektiv beherrscht werden kann (s. unten).

Bei Verdacht auf Organbefall wird eine histologische Abklärung durch Organbiopsie nur dann notwendig, wenn die Bildgebung untypisch oder negativ ist.

5.5.5 Therapie

Primärtherapie

Nach Diagnosestellung müssen umgehend die Staging-Untersuchungen durchgeführt und die Therapie eingeleitet werden. Die Therapiestrategie richtet sich nach dem Stadium und bei fortgeschrittener Erkrankung auch nach dem Alter. Nur bei konsequenter Therapie kann die exzellente Prognose realisiert werden. Es wird empfohlen, die Patienten in die Therapieoptimierungsstudien der deutschen Studiengruppe einzubringen.

In den **limitierten Stadien** war über viele Jahrzehnte die alleinige Bestrahlung der befallenen und benachbarten Lymphknotenregionen die Standardtherapie. Mehr als 90 % aller Patienten erreichen eine komplette Remission. 25–30 % dieser Patienten erleiden ein Rezidiv und müssen dann mit Chemotherapie behandelt werden. Es wurde deshalb als neues Konzept die sequenzielle Applikation einer primären Chemotherapie (die auch einen bildgebend nicht erfassbaren mikroskopischen Befall erreicht) und anschließende Gabe einer IF-*(involved field)*Bestrahlung der makroskopisch befallenen Areale eingeführt. Mehrere Studien zeigen übereinstimmend, dass auf diese Weise die Tumorfreiheit verbessert wird und eine Verkleinerung des Strahlenfeldes und eine Krankheitskontrolle mit niedriger Strahlendosis möglich sind. Das krankheitsfreie 5-Jahres-Überleben mit dieser Therapie beträgt über 90 %. Die Perspektive der weiteren Therapieoptimierung geht bei diesen Patienten eher in Richtung Deeskalation der Therapieintensität. Als Alternative ist eine alleinige Chemotherapie bei frühen Stadien ebenfalls erfolgreich, die Rate an rezidivfreien Patienten ist jedoch geringer als bei kombinierter Therapie, und ein Teil der Patienten benötigt im Verlauf eine Salvage-Bestrahlung, weswegen diese Strategie in Deutschland nicht primär empfohlen wird.

Bei den **intermediären Stadien** (Stadium I–II mit Risikofaktoren) ist die sequenzielle Chemotherapie und anschließende IF-Bestrahlung akzeptierter Standard. Die Chemotherapie sollte jedoch intensiver sein als bei den Patienten ohne Risikofaktoren. Außerhalb von Studien wird als Standardtherapie eine Therapie mit 4 Doppelzyklen ABVD und IF-Bestrahlung mit 30 Gy empfohlen. In der Therapieoptimierung werden derzeit verschiedene Strategien zur Intensivierung der Chemotherapie erprobt.

Für die **fortgeschrittenen Stadien** ist eine Polychemotherapie die zentrale Therapiemaßnahme. Durch den Einsatz des eskalierten BEACOPP-Schemas konnten die Ansprechraten und das Überleben in der deutschen HD9-Studie gegenüber dem früher in Deutschland üblichen COPP-ABVD signifikant verbessert werden. Außerhalb des deutschsprachigen Raums hat sich BEACOPP noch nicht überall durchgesetzt, da sich als internationaler Chemotherapiestandard ABVD entwickelt hat und die Gleichwertigkeit von COPP-ABVD mit ABVD nicht sicher bewiesen ist. Die Daten für das eskalierte BEACOPP sind aber so gut, dass diese Therapie außerhalb von Studien für Patienten unter 50–55 Jahren als Standard empfohlen werden kann. Der behandelnde Arzt muss für dieses Regime aber unbedingt Erfahrung mit der Durchführung intensivierter Chemotherapie haben. Die ergänzende kleinvolumige Bestrahlung von Restlymphomen wird derzeit noch empfohlen, obwohl der Stellenwert dieser Maßnahme nicht ganz klar ist. Die Überprüfung der Aktivität von Restlymphomen mittels PET vor der Entscheidung Pro oder Kontra Strahlentherapie ist plausibel, aber noch nicht endgültig durch Studien abgesichert.

Ältere Patienten (> 55 Jahre) in frühen und intermediären Stadien werden wie jüngere Patienten behandelt. In den fortgeschrittenen Stadien hat sich

Hinweise für die Praxis

- Die Dokumentation des Blutbildverlaufs ist von entscheidender Bedeutung für eine Dosisanpassung insb. beim BEACOPP-Regime.
- Bei Fieber in der Neutropenie ist großzügig die Indikation zur raschen stationären Einweisung und Therapie mit i.v. Antibiotika zu stellen.
- Wenn möglich, sollte zumindest ein Teil der normalen täglichen Aktivität aufrechterhalten werden. Lockerer Freizeitsport ohne Verletzungsrisiken ist günstig und kann der Entwicklung einer chronischen Fatigue entgegensteuern.

das BEACOPP-Schema (auch in der Basisdosierung) als zu toxisch erwiesen. Es sollte eine Therapie mit ABVD durchgeführt werden (6 Doppelzyklen, wenn CR nach 4 Zyklen erreicht, sonst 8 Doppelzyklen). Für **Kinder** haben sich abweichende Schemata etabliert. Auch hier wird überwiegend die Sequenz Chemotherapie, dann Radiatio eingesetzt.

Die Prognose für Patienten mit **LPHD-Histologie** ist sehr gut. Für Stadium IA ohne weitere Risikofaktoren wird eine reine IF-Bestrahlung empfohlen. Nach kleinen Fallserien ist bei einem einzelnen isolierten befallenen LK auch eine beobachtende Strategie vertretbar, wenn bei der Biopsie der gesamte befallene Lymphknoten entfernt wurde. Bei ausgedehnterem Befall wird traditionell wie beim klassischen Hodgkin-Lymphom behandelt, weil größere Studien speziell zum LPHD fehlen. Der Einsatz der intensivierten Therapie mit BEACOPP ist aber wegen möglicher Übertherapie zu hinterfragen.

Tab. 5.22 Gängige Chemotherapieschemata beim M. Hodgkin

ABVD		
Adriamycin	25 mg/m^2 i.v.	Tag 1 + 15
Bleomycin	10 mg/m^2 i.v.	Tag 1 + 15
Vinblastin	6 mg/m^2 i.v.	Tag 1 + 15
Dacarbazin	375 mg/m^2 i.v.	Tag 1 + 15
Wiederholung Tag 29. Therapieaufschub Tag 15 und Tag 29 bei Zytopenie. Cave: pulmonale Toxizität durch Bleomycin		
BEACOPP (eskaliert, Dosisstufe 4) mit G-CSF		
Bleomycin	10 mg/m^2 i.v.	Tag 8
Etoposid	200 mg/m^2 i.v.	Tag 1–3
Adriamycin	35 mg/m^2 i.v.	Tag 1
Cyclophosphamid	1250 mg/m^2 i.v.	Tag 1*
Vincristin	1,4 mg/m^2 i.v.**	Tag 8
Procarbazin	100 mg/m^2 p.o.	Tag 1–7
Prednison	40 mg/m^2 p.o.	Tag 1–14
G-CSF	s.c.	ab Tag 8 (oder ab Tag 4)
* Protektion der Blasenschleimhaut mit Uromitexan ** max. 2 mg absolut Wiederholung Tag 22: Bei: Leuko < 1/nl für mindestens 5 Tage Dauer, Thrombo < 25/nl im Nadir, Sepsis, andere WHO-Grad-IV-Toxizität, Therapieverzögerung > 2 Wochen: Dosisreduktion von Cyclophosphamid und Etoposid um jeweils eine Dosisstufe für alle folgenden Zyklen (Stufe 3: Cyc 1100 mg/m^2, Eto 175 mg/m^2. Stufe 2: Cyc 950 mg/m^2, Eto 150 mg/m^2. Stufe 1: Cyc 800 mg/m^2, Eto 125 mg/m^2. Stufe 0: Cyc 650 mg/m^2, Eto 100 mg/m^2). Bei zwei Dosisreduktionen in Folge: Direkte Reduktion auf Stufe 0, weiterhin G-CSF. Beginnende Zytopenie an Tag +8 führt nicht zu Verzögerungen oder Dosisreduktion der Tag-8-Medikation. Eine Gabe von G-CSF (oder Neulasta®) bereits ab/am Tag 4 ist vom Blutbildverlauf her günstiger, theoretisch besteht jedoch das Risiko einer vermehrten Toxizität von Bleomycin.		

Rezidivtherapie

Für viele Patienten besteht auch im Rezidiv noch eine kurative Therapiemöglichkeit. Bei Rezidivverdacht sind zunächst ein komplettes Staging wie bei Erstdiagnose sowie eine histologische Sicherung notwendig (B-Non-Hodgkin-Lymphome im Rezidiv sind nicht so selten und können zusätzlich mit Rituximab therapiert werden). Für lokalisierte Rezidive außerhalb einer bereits primär bestrahlten Körperregion ist in erster Linie an eine Bestrahlung plus Chemotherapie zu denken. Disseminierte Rezidive oder Rezidive innerhalb eines Bestrahlungsfeldes sind mit Chemotherapie erfolgreich anzugehen. Abhängig von der Vortherapie, der Zeitspanne seit Abstand der Primärtherapie (Spätrezidive sind prognostisch günstiger) sowie Alter und Allgemeinzustand ist eine Hochdosischemotherapie mit autologer Stammzelltransplantation deutlich effektiver als eine erneute Standardtherapie. In ausgewählten Fällen kommt auch eine allogene Transplantation in Frage. Jeder Patient mit Rezidivverdacht sollte deshalb in einem hämatologischen Zentrum zur Evaluation vorgestellt werden.

Für Patienten mit Rezidiv und LPHD-Histologie kann aufgrund der CD20-Expression auch Rituximab verwendet werden.

5.5.6 Nachsorge, Spätfolgen

Außer auf Rezidive sollte in der Nachsorge auf Sekundärmalignome und kardiopulmonale Spätfolgen geachtet werden (s. oben). Die therapiebedingte Toxizität und die Toxizität durch Rauchen verstärken sich gegenseitig; deshalb ist ein Verzicht auf Rauchen doppelt wertvoll. Der Schwerpunkt der Nachsorge liegt auf Anamnese und klinischem Befund (die meisten Rezidive werden vom Patienten selbst bemerkt). Bei asymptomatischen Patienten wird kein apparativer Aufwand betrieben. Ausnahme: Kontrolle von Restlymphomen unklarer Dignität drei Monate nach Therapieende. Empfohlen werden neben der körperlichen Untersuchung eine Röntgenuntersuchung des Thorax, Sonographie des Abdomens sowie Blutbild, LDH, AP und BSG im ersten halben Jahr zweimal, dann halbjährlich und ab dem sechsten Jahr nach Therapieende jährlich. Ergänzend erscheinen eine jährliche Untersuchung des TSH nach Bestrahlung der Halsregion, ein Mammakarzinom-Screening mit Beginn 10 Jahre nach Bestrahlung des Thorax sowie bei Bedarf eine Kontrolle der Sexualhormone sinnvoll zu sein.

Morbus Hodgkin

- Die Diagnosestellung kann für den Pathologen schwierig sein; deshalb großzügige Biopsie gewinnen, bei negativem Befund und weiter bestehendem Verdacht auch mehrfach.
- Bei sachgerechter Diagnostik und Therapie gute bis exzellente Prognose. Bei Kindern und in frühen Stadien sterben möglicherweise mehr Patienten durch Spätfolgen der Therapie als durch die Grunderkrankung.
- Die Therapie erfolgt streng stadienadaptiert, deshalb sorgfältiges Staging.
- Chemotherapie plus Bestrahlung für frühe und intermediäre Stadien.
- Intensivierte Chemotherapie (evtl. plus kleinvolumige Bestrahlung) für fortgeschrittene Stadien bei jüngeren Patienten.
- Konsequente Therapie mit ABVD für fortgeschrittene Stadien bei älteren Patienten.
- Sorgfältige Aufklärung des Patienten zum Thema febrile Neutropenie; bei Bedarf frühzeitige Intervention und Hospitalisierung.
- Cave: Pneumonitis durch Bleomycin!
- Gute Prognose häufig auch noch im Rezidiv. In diesem Fall autologe Stammzelltransplantation erwägen.

5.6 Non-Hodgkin-Lymphome

In Abgrenzung zu dem im vorausgehenden Kapitel beschriebenen M. Hodgkin werden die anderen primär vom lymphatischen System ausgehenden Neoplasien als Non-Hodgkin-Lymphome (NHL) bezeichnet. Die Analyse des genetischen Rearrangements von Immunglobulin- oder T-Zell-Rezeptor-Genen weist sie als klonale Erkrankungen aus. Klinisches Bild und Verlauf der einzelnen Krankheitsentitäten sind extrem unterschiedlich.

Die Ätiologie der NHL ist unbekannt. Sie kommen in erhöhter Inzidenz bei Patienten mit hereditärer oder erworbener Immundefizienz vor. Die krankheitsbedingte Immundefizienz bei AIDS-Patienten führt gehäuft zu malignen Lymphomen, die in der Mehrzahl der B-Zell-Reihe zugehören. Ebenfalls zunehmend werden maligne Lymphome bei therapiebedingter Immunsuppression nach Nieren- oder

5

Herztransplantation sowie kombinierter Radio-/Chemotherapie bei M. Hodgkin und anderen malignen Erkrankungen beobachtet. Einige hereditäre Erkrankungen wie Zöliakie oder Dermatitis herpetiformis prädisponieren zu T-Zell-Lymphomen. Auch einige Autoimmunerkrankungen (rheumatoide Arthritis oder SLE) weisen eine erhöhte Inzidenz von NHL auf. Bei allen genannten Erkrankungen ist besonders sorgfältig nicht nur auf die Grunderkrankung, sondern auch auf ein sich möglicherweise entwickelndes NHL zu achten. Bei der Mehrzahl der Lymphompatienten findet sich allerdings keine spezifische Ursache.

Die Inzidenz der NHL beträgt etwa 15/100 000 pro Jahr; sie nimmt in den letzten Jahrzehnten zu. Ältere Menschen erkranken häufiger als jüngere, Erkrankungen bei Kindern und jungen Erwachsenen sind aber nicht selten. Lymphome der B-Zell-Reihe sind in Westeuropa häufiger als solche der T-Zell-Reihe (über 5 : 1); eine Ausnahme stellen die NHL der Haut dar, wo die T-Zell-Lymphome dominieren.

Klassifikation

Entsprechend der Histologie werden verschiedene Entitäten mit charakteristischen klinischen Erscheinungen und Therapieerfordernissen voneinander getrennt. Zytogenetisch findet man eine Vielzahl unterschiedlicher Aberrationen, oft unter Einschluss eines Immunglobulin- oder T-Zell-Rezeptor-Gens als Fusionspartner. Für klinisches Bild, Verlauf und Prognose ist der histologische Typ wichtiger als das Krankheitsstadium.

Es gab in den letzten Jahren verschiedene Klassifikationen für die malignen Lymphome. Im deutschen Sprachraum war die sog. Kiel-Klassifikation (nach Lennert) sehr verbreitet, die morphologische und funktionelle/immunologische Parameter berücksichtigte. Nach der Kiel-Klassifikation wurden NHL mit niedriger und hoher Malignität unterschieden: Lymphome mit niedriger Malignität wurden durch die Bezeichnung „-zytisch“ oder „-zytoid“, die Lymphome hoher Malignität durch die Bezeichnung „-blastisch“ gekennzeichnet. Konkurrierend existierten weitere Klassifikationssysteme, insb. im angelsächsischen Raum.

Die histologische Einteilung in hoch- vs. niedrigmaligne erleichterte es dem Kliniker, die einzelnen Diagnosen dem klinischen Alltag zuzuordnen. Sie findet Ihre Entsprechung in der Gruppierung in aggressiv vs. indolent, die im angelsächsischen Raum verbreitet ist und sich vom klinischen Verhalten ableitet. Die prototypischen Merkmale hochmaligner bzw. aggressiver Lymphome auf der einen Seite und niedrigmaligner bzw. indolenter Lymphome auf der anderen Seite sind in ➤ Tabelle 5.23 gegenübergestellt.

In der REAL-Klassifikation von 1994 wurde versucht, histologische, immunzytologische sowie zell- und molekularbiologische Erkenntnisse für die Definition distinkter Krankheitsentitäten zu integrieren. Diese Einteilung wurde in die WHO-Klassifikation übernommen und ist heute allgemeiner Standard. Eine Gruppierung der Diagnosen erfolgt in der WHO-Klassifikation nach Herkunft aus der B-Zell- oder T-Zell-Reihe sowie danach, ob es sich um Neoplasien von Vorläuferzellen der Lymphopoese handelt (bei denen das Rearrangement des T-Zell-Rezeptors bzw. des Immunglobulins noch nicht abgeschlossen ist) oder um Neoplasien peripherer (reifer) Lymphozyten. Auf eine Einteilung in hochmaligne vs. niedrigmaligne wird verzichtet. Dies ist einerseits konsequent, weil man mit einer solchen groben Einteilung in zwei Gruppen nur einem Teil

Tab. 5.23 Typische Eigenschaften von hoch- und niedrigmalignen Non-Hodgkin-Lymphomen

	Hochmaligne	Niedrigmaligne
Histologie	„blastisch" hohe Proliferationsfraktion	„zytisch" niedrige Proliferationsfraktion
Verlauf ohne Therapie	schnell – „aggressiv"	langsam, teilweise viele Jahre ohne Progredienz – „indolent"
Therapieindikation	immer gegeben (außer bei Kontraindikation)	nur bei Progredienz oder Beschwerden, andernfalls „watch and wait"
Heilungen unter konventioneller Polychemotherapie	häufig	selten
Therapieansatz	kurativ	palliativ

Tab. 5.24 Charakteristika ausgewählter NHL

	Histologie	aggressiv/ indolent[1]	Spontan-verlauf	watch and wait[2]	Chemo-sensibel[3]	Heilung durch Chemo[4]
Vorläufer-Neoplasien						
ALL, lymphoblastische Lymphome (B- oder T-Zell-Typ)	blastisch	(sehr) aggressiv	sehr rasch	nein	+++	+
Periphere B-Zell-Lymphome						
Diffus großzelliges Lymphom	blastisch	aggressiv	rasch	nein	++	++
Burkitt-Lymphom	blastisch	(sehr) aggressiv	sehr rasch	nein	+++	++[7]
Mantelzelllymphom	zytisch	indolent	mittel	i.d.R. nein	+	(+)
Follikuläres Lymphom	zytisch	indolent	langsam	ja	++	(+)[6]
CLL, kleinzelliges lymphozytäres Lymphom	zytisch	indolent	langsam	ja	++	-
B-PLL	zytisch	indolent	mittel	selten	+	-
MALT-Lymphom	zytisch	indolent	langsam	selten	++	(+)[6]
Nodales Marginalzonenlymphom	zytisch	indolent	langsam	ja	++	(+)
Splenisches Marginalzonenlymphom	zytisch	indolent	langsam	ja	+	-
Haarzellleukämie	zytisch	indolent	langsam	ja	++[5]	+
Lymphoplasmozytisches Lymphom	zytisch	indolent	langsam	ja	++	-
Periphere T-Zell-Lymphome						
Anaplastisches Lymphom	blastisch	aggressiv	rasch	nein	++	+
Angioimmunoblastisches Lymphom	–	aggressiv	rasch	nein	+	(+)
T-NHL-NOS	variabel	aggressiv (meist)	variabel	selten	+	(+)
T-LGL-Leukämie	zytisch	indolent	langsam	ja	+[5]	-
Mycosis fungoides	zytisch	indolent	langsam	nein	+	-

Einzelne Patienten oder Teilkollektive können von diesen Durchschnittwerten natürlich völlig abweichen.

[1] Übliche Zuordnung in der klinischen Literatur

[2] Abwartende Haltung bei Fehlen ernsterer Beschwerden

[3] +++ Sehr rasches Ansprechen und schneller Zellzerfall; ++ Mehrheit der Pat. erreicht eine Remission; + etwa die Hälfte der Pat. erreicht eine Remission; (+) weniger als die Hälfte erreicht eine Remission oder Remissionen nur sehr kurzlebig

[4] Bezieht sich auf konventionelle (Immun-)Chemotherapie ohne Transplantation: ++ über die Hälfte der Pat. wird geheilt, + weniger als die Hälfte wird geheilt, (+) nur einzelne Pat. werden geheilt oder Heilungsrate unsicher, - Heilungen und Langzeitremissionen sind die Ausnahme

[5] Nicht auf Standardchemotherapie (Alkylanzien- oder Anthrazyklin-basiert)

[6] Bei disseminiertem Befall; hohe Heilungsraten bei lokalisiertem Befall

[7] Nur mit intensivierter Therapie wie bei ALL

5

der Diagnosen aus der Gruppe der NHL gerecht wird, während andere Diagnosen wie z. B. das Mantelzelllymphom („zentrozytisches" Lymphom nach der Kieler Nomenklatur) nicht sinnvoll zugeordnet werden können. Andererseits verliert der Kliniker eine wichtige Orientierung für seine Arbeit, weswegen die Unterteilung in „indolent" vs. „aggressiv" noch häufig verwendet wird. In der nachstehenden Tabelle sind die Kerneigenschaften wichtiger Lymphomentitäten tabellarisch aufgelistet.

Stadieneinteilung

Die nodalen NHL werden analog zum M. Hodgkin in die Stadien I bis IV nach Ann Arbor eingeteilt, inkl. des Suffixes „A" und „B" für die Abwesenheit oder das Vorhandensein von Allgemeinsymptomen sowie „E" für Extranodalbefall (➤ Kap. 5.5). Nur bei einem Teil der Entitäten hat die Stadieneinteilung therapeutische Relevanz. Abhängig von der Histologie unterscheidet sich deshalb das Ausmaß der empfohlenen Diagnostik. Bei NHL, die regelhaft mit einem Knochenmarkbefall oder einer leukämischen Aussaat einhergehen, ist eine Stadieneinteilung nach Ann Arbor nicht sinnvoll und wird auch nicht mit der Diagnose angeführt. Hier haben sich andere auf die entsprechende Krankheit bezogene Einteilungen etabliert, die in den jeweiligen Abschnitten beschrieben werden.

Häufige Probleme

Wie bei anderen Neoplasien ist ein großer Teil der Symptome durch die Vermehrung der neoplastischen Zellen mit entsprechender Infiltration und Verdrängung gesunder Gewebe bedingt. Bei Lymphomen ist häufig das Knochenmark betroffen, was dann zu einer hämatopoetischen Insuffizienz führt. Spezifisch für die malignen Lymphome kommen häufig Funktionsstörungen des lymphatischen Systems hinzu. Eine Immundefizienz insbesondere durch Antikörpermangel kann zu erheblichen Infektkomplikationen führen. Autoimmunhämolyse und Autoimmunthrombozytopenie werden um ein Vielfaches häufiger als bei Personen ohne Lymphomerkrankung gefunden. Sowohl Immunglobulinmangel aus auch Autoimmunzytopenien sind zwar teilweise mit dem Fortschreiten der Lymphomerkrankung assoziiert, können aber auch schon in frühen Stadien auftreten.

5.6.1 Lymphoblastische Lymphome (LBL)

Die lymphoblastischen Lymphome (LBL) sind die nodalen Varianten der akuten lymphatischen Leukämien vom Vorläufer-Typ. Wie bei den ALL unterscheidet man die B-Vorläufer-LBL und die T-Vorläufer-LBL. Der Übergang vom lymphoblastischen Lymphom zur lymphoblastischen Leukämie ist fließend. Da die beiden Krankheitsformen histologisch und immunologisch identisch sind, werden sie in der WHO-Klassifikation auch jeweils zusammen betrachtet. Für die Klinik wird als willkürliches Kriterium zur Unterscheidung das Ausmaß der Knochenmarkinfiltration herangezogen: < 25 % Infiltration nennt man Lymphom, > 25 % Infiltration Leukämie.

Sowohl bei T-LBL als auch bei B-LBL kommt es oft zum extralymphatischen Befall von ZNS, Hoden, Skelett und auch Lunge, Magen, Darm, Nieren und Herz. Typisch für T-LBL ebenso wie für die Vorläufer-T-ALL ist ein Mediastinaltumor bei Diagnosestellung. Die Therapie orientiert sich an den Regimes, die für die Behandlung der Vorläufer-ALL verwendet werden (➤ Kap. 5.4). Beim T-LBL führt nach Rückbildung des Mediastinaltumors durch die Chemotherapie eine zusätzliche Bestrahlung des Mediastinums zu einer verbesserten Heilungsrate. Eine Standardtherapie nach dem CHOP-Schema kann bei LBL zwar häufig Remissionen induzieren, bewirkt aber kaum je eine Ausheilung. Wenn ein vorläufiger Befund „hochmalignes Lymphom" später histologisch oder immunzytologisch als LBL genauer klassifiziert wird, sollte die Therapie deshalb unbedingt intensiviert werden. Bei der Diagnose LBL ist die rasche Verlegung in ein hämatologisches Zentrum notwendig.

5.6.2 Burkitt-Lymphom und „Burkitt-like"-Lymphom

Das Burkitt-Lymphom ist ein hochmalignes Lymphom mit häufig extrem raschem Wachstum. Für

Lymphome, die nicht alle Charakteristika eines Burkitt-Lymphoms aufweisen, wurde in der WHO-Klassifikation von 2008 der Begriff „B-Zell-Lymphom, unklassifizierbar mit intermediären Eigenschaften zwischen DLBCL und Burkitt-Lymphom" eingeführt, der die zuvor geprägte Diagnose „Burkitt-like-Lymphom" offiziell ablöst. Die endemische Variante des Burkitt-Lymphoms wird im tropischen Afrika und in Papua-Neuguinea bei Kindern beobachtet und ist regelhaft mit dem Epstein-Barr-Virus (EBV) assoziiert. Bei der sporadischen Form, die in Europa bei Erwachsenen und Kindern gefunden wird, kann EBV nur in 30 % der Fälle nachgewiesen werden. Bei einem nicht unerheblichen Teil der europäischen Patienten besteht eine Immundefizienz bei HIV-Infektion (➤ Kap. 5.6.25).

Beim klassischen Burkitt-Lymphom lässt sich in der immunhistologischen Untersuchung eine Proliferationsfraktion der Lymphomzellen von annähernd 100 % nachweisen. Typisch ist die Translokation t(8;14), bei der es zu einem Rearrangement zwischen der Immunglobulin-Schwerkette und dem MYC-Locus kommt. Es kommen auch andere Translokationen mit (aber auch ohne) Einbeziehung von MYC vor, und molekulargenetische Untersuchungen haben gezeigt, dass keine vollständige Übereinstimmung zwischen molekularem Expressionsmuster und histologischem Befund besteht.

Burkitt-Lymphome sind klinisch höchst aggressiv. Ein Befall von ZNS, Meningen, GI-Trakt oder anderen inneren Organen ist häufig. Auch ein Knochenmarkbefall mit oder ohne Ausschwemmung ins periphere Blut ist häufig. Üblicherweise spricht man bei einer Infiltration von mehr als 25 % Lymphomzellen im Knochenmark von einer reifzelligen akuten lymphatischen B-Zell-Leukämie vom Burkitt-Typ (kurz „reife B-ALL" oder „B-ALL vom Burkitt-Typ". Der Terminus „B-ALL" ohne weitere Charakterisierung sollte wegen der Verwechslungsmöglichkeit mit der B-Vorläufer-ALL vermieden werden).

Burkitt-Lymphom, Burkitt-like-Lymphom und B-ALL vom Burkitt-Typ werden gleich behandelt. Wenn der Zustand des Patienten es erlaubt, wird eine intensivierte Chemotherapie unter Einschluss von hoch dosiertem Methotrexat und einer ZNS-Prophylaxe gegeben, z. B. das in Deutschland bewährte „B-ALL"-Schema. Bei Erstdiagnose und Therapieeinleitung sind die Patienten durch ein Tumorlyse-Syndrom mit Uratnephropathie gefährdet; dieses Risiko ist bei kaum einer anderen Krankheit so groß wie beim Burkitt-Lymphom. Die Therapie wird deshalb immer mit einer „Vorphasetherapie" aus Steroiden und niedrig dosierten Zytostatika begonnen und von entsprechenden Supportivmaßnahmen begleitet. Bei beginnender Niereninsuffizienz sollte Rasburicase (Fasturtec®) gegeben werden. Da die rasche Progredienz der Erkrankung durch Organinfiltration innerhalb kürzester Zeit zu Komplikationen führen kann, sollte bei der Diagnose eines Burkitt-Lymphoms immer unverzüglich Kontakt zu einem hämatologischen Zentrum aufgenommen werden. Bei konsequenter Therapie ist die Prognose sehr gut.

Hinweise für die Praxis

Burkitt-Lymphom und lymphoblastisches Lymphom können innerhalb weniger Tage zu lebensbedrohlichen Komplikationen führen. Deshalb muss unverzüglich Kontakt mit einem hämatologischen Zentrum aufgenommen werden. Es darf nicht zu einer Verzögerung der Therapieeinleitung kommen.

5.6.3 Diffus großzellige B-Zell-Lymphome

Die diffus großzelligen B-Zell-Lymphome (DLBCL) machen den bei weitem größten Teil der „hochmalignen" bzw. „aggressiven" NHL aus und stellen einen Anteil von etwa 30 % aller NHL. Die Diagnose DLBCL umfasst die zentroblastischen, immunoblastischen und einen Teil der anaplastischen Lymphome der Kiel-Klassifikation. Die Zuordnung zu einer dieser Varianten korreliert mit Subgruppen, die über Immunphänotyp und Genexpressionsmuster gefunden wurden (Keimzentrumstyp und aktivierter B-Zell-Typ, daneben nicht klassifizierbar). Genexpressionsmuster und Morphologie sind aber nicht ganz deckungsgleich. Die Zuordnung eines DLBCL zu einer dieser Varianten ist für die klinische Routine nicht notwendig. Zusätzlich wurden 2008 mehrere

Subtypen definiert, die von den anderen DLBCL abgegrenzt werden sollten (s. unten).

Befallen sind vor allem Lymphknoten, Milz, Knochenmark, Waldeyer-Rachenring, seltener Gastrointestinaltrakt, Leber, Pleura, Haut und ZNS. Lymphome des ZNS werden wegen ihrer speziellen Problematik in einem separaten Abschnitt (➤ Kap. 5.6.22) behandelt. Eine B-Symptomatik findet sich bei 40 % aller Patienten.

Stadieneinteilung

Die Stadieneinteilung erfolgt analog zur Ann-Arbor-Klassifikation beim Morbus Hodgkin (➤ Kap. 5.5). Wichtig ist die Unterscheidung eines lokalisierten Stadiums I bis II von einem fortgeschrittenem Stadium III bis IV, da dies prognostische und evtl. auch therapeutische Konsequenzen hat.

Verlauf und Prognose

Ohne Therapie kommt es zu einem rasch progredienten Verlauf, bei dem nach 2 Jahren nur noch 10 % der Patienten überleben. Ein kurativer Therapieansatz, d. h. Heilung, ist auch in fortgeschrittenen Krankheitsstadien möglich. Voraussetzung ist jedoch, dass durch eine Chemo- und/oder Radiotherapie eine Vollremission erreicht wird.

Die wichtigsten ungünstigen prognostischen Faktoren gehen in den Internationalen Prognoseindex (IPI) ein, der im Jahre 1994 definiert wurde. Der IPI wurde ursprünglich an einem Kollektiv von „aggressiven Lymphomen" berechnet, das nicht ganz ausschließlich aus DLBCL bestand. Die DBLCL stellten aber die bei weitem größte Gruppe für die Berechnung. Inzwischen wurden die Faktoren in reinen DLBCL-Patientenkollektiven bestätigt und gelten auch nach Hinzunahme von Rituximab zur Therapie fort.

Die Risikofaktoren sind Alter > 60 Jahre, LDH über dem oberen Normbereich, fortgeschrittenes Stadium III oder IV nach Ann Arbor, eingeschränkte körperliche Leistungsfähigkeit > 1 nach WHO/ECOG sowie Infiltration von mehr als einem extralymphatischen Organ. Werden ältere und jüngere Patienten separat betrachtet, ergibt sich ein altersadaptierter IPI, in den nur die Risikofaktoren LDH, fortgeschrittenes Stadium III oder IV und eingeschränkte körperliche Leistungsfähigkeit eingehen. Insbesondere der altersadjustierte IPI hat sich als Prognosescore für die Stratifikation in klinischen Studien bewährt. Ein weiterer Risikofaktor, der in manchen Fallserien gefunden wurde, ist eine lokal sehr ausgedehnte Erkrankung (*bulky disease* > 7,5 cm). Zusätzlich zu diesen etablierten klinischen Risikofaktoren wurden molekulare und immunhistologische Signaturen beschrieben, die weitere prognostische Informationen beinhalten und teilweise mit der alten Unterteilung in die beiden Hauptgruppen

Tab. 5.25 Internationaler Prognoseindex (IPI) für DLBCL

Je ein Punkt für	Anzahl Punkte	Risiko
Alter > 60 Jahre	0–1	niedrig
Eingeschränkter AZ (> 1 nach WHO/ECOG)	2	niedrig-intermediär
LDH > oberer Normbereich	3	hoch-intermediär
Stadium III oder IV	4–5	hoch
Extranodalbefall > 1 Organ		

Tab. 5.26 Altersadaptierter IPI (separat für Patienten > 60 J und < 60 J)

Je ein Punkt für	Anzahl Punkte	Risiko
Eingeschränkter AZ (> 1 nach WHO/ECOG)	0	niedrig
LDH > oberer Normbereich	1	niedrig-intermediär
Stadium III oder IV	2	hoch-intermediär
	3	hoch

„immunoblastisch" vs. „zentroblastisch" korrelieren. Diese Marker haben derzeit noch keinen Eingang in die klinische Routine gefunden.

Symptomatik und klinischer Befund

Leitbefund ist häufig eine schmerzlose Lymphknotenschwellung, die vom Patienten selber bemerkt wird. Im Vergleich zum M. Hodgkin sind Erstmanifestationen, bei denen gleich primär lokale Probleme durch Organinfiltration auftreten, häufiger (Schluckbeschwerden bei Befall des Waldeyerschen Rachenrings, Schmerzen bei Knochenbefall, Nervenläsionen, Hydronephrose, Befall des GI-Trakts etc.). Knapp die Hälfte der Patienten beklagt B-Symptome und/oder eine allgemeine Leistungsminderung.

Diagnostik

Histologie

Für die Planung der Therapie ist eine zuverlässige Diagnosefestlegung aus einem befallenen Lymphknoten oder einem anderen befallenen Organ notwendig. Da heute immunhistologische Methoden allgemein verfügbar sind, ist die Einstufung als „B-NHL" in der Regel aus Gewebeproben aller Art zuverlässig möglich. Die Entscheidung, ob es sich um ein DLBCL oder ein anderes B-NHL handelt, ist jedoch häufig nur am Lymphknoten möglich. Eine Abgrenzung von den Burkitt- und den lymphoblastischen Lymphomen einerseits – die eine intensivere Therapie benötigen – und von den follikulären und anderen indolent verlaufenden Lymphomen andererseits sollte zuverlässig erreicht werden. Im Zweifel sollte erneut eine Probe entnommen und/oder ein Lymphknoten-Referenzzentrum konsultiert werden.

Staging-Untersuchungen

Sorgfältige Staging-Untersuchungen sind notwendig, um das klinische Stadium festlegen zu können, um Ausgangsbefunde für eine spätere Kontrolle des Therapieerfolgs zu erhalten und um mögliche Organfunktionsstörungen vor Therapieeinleitung zu erkennen.

Für alle Patienten empfehlen sich:

- Erfassung des aktuellen Leistungsstatus nach WHO/ECOG.
- Klinische Untersuchung mit Feststellung des Lymphknotenstatus unter Beachtung des Rachenrings und der Lymphknoten in selteneren Lokalisationen sowie palpatorischer Untersuchung der Leber- und Milzgröße.
- BSG, Blutbild mit Diff-BB, Beurteilung der Leber- und Nierenfunktion, LDH.
- Computertomogramm von Hals, Thorax und Abdomen.
- Sonographie des Abdomens.
- Knochenmarkhistologie vom Beckenkamm; sinnvoll ist auch eine Zytologie mit Immunzytologie.
- Basisuntersuchungen vor möglicher Erfassung von Organtoxizität: EKG und Lungenfunktion, bei älteren Patienten oder anamnestischen Hinweisen Echokardiographie.

Bei Verdacht auf Organbefall sind je nach Situation zusätzliche gezielte Untersuchungen angezeigt, z. B.:

- Fachärztliche Untersuchung des HNO-Bereichs.
- Gastroskopie, evtl. Koloskopie bei V. a. Befall des GI-Trakts.
- Skelettszintigraphie und/oder MRT bei V. a. Knochenbefall.
- MRT und/oder Liquoruntersuchung inkl. Immunzytologie bei V. a. zerebralen oder meningealen Befall.

Der Wert des PET im Primärstaging ist nicht gesichert und bleibt wenigen unklaren Fällen vorbehalten, da die Indikation zur systemischen Therapie ohnehin großzügig gestellt wird. Wenn die Diagnose DLBCL gesichert ist, wird eine histologische Evaluation weiterer möglicherweise befallener Regionen nur empfohlen, wenn aus der Bildgebung das Vorliegen einer Zweiterkrankung vermutet wird.

Primärtherapie

Das Therapieziel ist außer bei sehr alten und komorbiden Patienten kurativ. Die zentrale Maßnahme ist die Chemotherapie, evtl. ergänzt durch eine Bestrahlung. Die alleinige Bestrahlung ohne zusätzliche Chemotherapie kann nur für Patienten mit lokalisiertem Befall in Erwägung gezogen werden, wenn eine Chemotherapie aufgrund erheblicher Komorbidität mit einem hohen Risiko verbunden wäre. Operative Maßnahmen spielen für die Behandlung der Grunderkrankung keine Rolle und sind nicht indiziert, da sie nur die rasche Einleitung der Systemtherapie verzögern. Eine Ausnahme sind akut interventionsbedürftige Komplikationen (z. B. Querschnittssymptomatik oder Ileus bei Kompression durch Lymphommassen).

Stadium I und II

Bei DLBCL im Stadium I und II gibt es zwei akzeptierte Therapiemöglichkeiten: Eine komplette Chemotherapie mit 6 Zyklen R-CHOP wie bei den Stadien III und IV oder eine verkürzte Chemotherapie (3 Zyklen), gefolgt von einer anschließenden Bestrahlung der befallenen Areale. Im Jahre 1998 wurde in einer vielbeachteten Publikation eine Überlegenheit der kombinierten Strategie beschrieben. Dieser Unterschied hat sich in einer späteren Auswertung des gleichen Patientenkollektivs aber wieder nivelliert, und auch in anderen Studien konnte keine eindeutige Überlegenheit einer der beiden Vorgehensweisen gezeigt werden. Beim Vorliegen von Risikofaktoren aus dem IPI scheint eine reine Chemotherapiestrategie von den Ergebnissen her günstiger zu sein. In dieser Situation ist es gerechtfertigt, patientenindividuell vorzugehen: Vorhandensein von Risikofaktoren, gute Verträglichkeit der ersten drei Chemotherapiezyklen, ein großes zu bestrahlendes Feld sowie zu erwartende Komplikationen nach Bestrahlung wie Mundtrockenheit sprechen für eine Fortsetzung der Chemotherapie; eine schlechte Verträglichkeit der ersten Chemotherapiezyklen legt ein Umschalten auf eine Radiotherapie nahe.

Therapie der disseminierten Stadien III und IV

Die Hauptsäule in der Behandlung bleibt weiterhin eine Chemotherapie mit dem CHOP-Regime. Aggressivere Regime der zweiten Generation sind demgegenüber nicht effektiver, aber toxischer. In den vergangenen Jahren wurden verschiedene Varianten des CHOP-Regimes erprobt. Die Zugabe von Etoposid macht die Therapie (dann CHOEP genannt) geringfügig effektiver, kann jedoch nur für jüngere Patienten erwogen werden, da CHOEP für ältere Patienten zu toxisch ist. Aber auch bei jüngeren Patienten ist CHOEP bei Zugabe von Rituximab (s. unten) nicht wirksamer als CHOP. Wenn die Rekonstitution der Granulopoese durch die Gabe von G-CSF zwischen den Zyklen beschleunigt wird, lässt sich die Zeit bis zur Zykluswiederholung von drei auf zwei Wochen verkürzen und die Therapieintensität auf diese Weise steigern. Dieses CHOP-14-Regime war bei älteren Patienten im randomisierten Vergleich besser als das konventionelle CHOP-21-Regime. Besonders groß hierbei war der Unterschied bei Patienten mit erhöhter LDH als Zeichen für einen gesteigerten Zellumsatz.

Die größte Verbesserung der Therapieerfolge wurde durch die zusätzliche Verwendung des auf reifen B-Zellen und nahezu allen DLBCL exprimierten Antikörpers Rituximab erreicht, der das CD20-Antigen erkennt. Hierbei wird eine Infusion des Antikörpers direkt vor jedem Chemotherapiezyklus verabreicht (R-CHOP-Regime). Die Hämatotoxizität wird hierdurch nur geringfügig gesteigert. Die physiologischen B-Zellen der so behandelten Patienten werden für einige Monate fast vollständig depletiert. Dies führt zu einer mäßigen Vermehrung klinisch relevanter Infektionen. Verbesserte Überlebensraten bei den mit CHOP plus Rituximab behandelten Patienten wurden unabhängig in mehreren Studien gezeigt, sodass R-CHOP heutzutage als Standard in der Therapie der DLBCL anzusehen ist. Sechs Chemotherapiezyklen sind ausreichend; eine Intensivierung auf acht Zyklen brachte zumindest in einer Studie keine Vorteile.

Ob sich die Vorteile der Zyklusverkürzung auf 14 Tage und die Zugabe von Rituximab addieren, ist nicht eindeutig bewiesen. Es wurde zwar gezeigt, dass R-CHOP-14 effektiver ist als CHOP-14, es fehlt aber ein direkter Vergleich mit R-CHOP-21. Da die Zugabe von G-CSF aus Gründen der Infektionsprophylaxe für ältere Patienten ohnehin zu empfehlen ist, wird an dieser Stelle pragmatisch empfohlen, alle älteren Patienten sowie alle Patienten mit Risikofaktoren (insb. erhöhter LDH) mit R-CHOP-14 zu behandeln und R-CHOP-21 nur für jüngere Patienten ohne Risikofaktoren zu verwenden.

Insbesondere bei älteren Patienten und bei Patienten mit einer sehr hohen Tumorlast empfiehlt sich der Beginn mit einer milden Vorphasetherapie, um die Induktion eines Tumorlyse-Syndroms zu vermeiden. Bewährt hat sich die Kombination aus einer einmaligen Gabe von Vincristin und einer fünftägigen Therapie mit Prednisolon. Zusätzlich sind bei Therapieeinleitung eine Wässerung unter Kontrolle von Ausscheidung und Nierenfunktion sowie ggf. die Gabe von Allopurinol indiziert.

Konsolidierende Bestrahlung

Auch wenn dieser Faktor nicht seinen Weg in den IPI gefunden hat, so stellte sich ein Lymphom-„Bulk" in verschiedenen Lymphomstudien als ungünstiger prognostischer Faktor heraus. Vielfach wurde deshalb eine konsolidierende Bestrahlung eines initial vorhandenen Bulk empfohlen. Der Wert einer solchen Bestrahlung nach Ende einer vollständigen Chemotherapie wurde aber bisher nicht bewiesen, und weitere Studien zu dieser Fragestellung laufen. Eine Nachbestrahlung bei Vollremission wird außerhalb von Studien derzeit nicht empfohlen; hingegen scheint eine Bestrahlung von Restlymphomen, vor allem wenn diese eine erhöhte Stoffwechselaktivität im PET aufweisen, sinnvoll zu sein. Bei jüngeren Patienten mit eindeutig unzureichendem Ansprechen, d. h. ohne Erreichen einer Vollremission, sollte als Alternative zu einer Nachbestrahlung einer weiterhin aktiven Lymphomerkrankung eine Intensivierung der Chemotherapie mit autologer Stammzelltransplantation erwogen werden.

ZNS-Befall und ZNS-Prophylaxe

Ein primärer Befall des ZNS durch DLBCL ist selten. Neurologische Symptome sollten ggf. die weitere

Tab. 5.27 Chemotherapie des DLBCL

R-CHOP		
Rituximab	375 mg/m^2	Tag 1
Cyclophosphamid i.v.[1]	750 mg/m^2	Tag 1
Doxorubicin i.v.	50 mg/m^2	Tag 1
Vincristin[2]	2 mg abs.	Tag 1
Prednisolon p.o.	100 mg abs.	Tag 1–5
6 Zyklen. Zykluswiederholung Tag 21, oder Tag 14 nach Gabe von G-CSF ab Tag 4		
R-DHAP (Rezidivschema)		
Rituximab	375 mg/m^2	Tag 1
Cisplatin c.i.v. 24 h	100 mg/m^2	Tag 1
Cytarabin i.v. im Abstand von 12 h[3]	1000 mg/m^2	2 × Tag 2
Dexamethason p.o. oder i.v.	40 mg abs.	Tag 1–4
Zykluswiederholung Tag 21 oder 29. Gabe von G-CSF ab Tag 4 Cave: erhebliche Zytopenie, Nierenfunktion		
R-ICE (Rezidivschema)		
Rituximab	375 mg/m^2	Tag 1
Etoposid[4]	100 mg/m^2	Tag 1–2
Carboplatin	AUC 5	Tag 2
Ifosfamid c.i.v. 24 h[1]	5000 mg/m^2	Tag 2
Zykluswiederholung Tag 21. Gabe von G-CSF ab Tag 5 Cave: erhebliche Zytopenie, Nierenfunktion		

* Bei hoher Tumorlast wird eine „Vorphase"-Chemotherapie empfohlen, z. B. Vincristin Tag 1 plus Prednisolon 100 mg Tag 1–5. Alle Regimes eignen sich zur Stammzellmobilisation, dann G-CSF 10 µg/kg.

[1] Mesna-Prophylaxe bei Cyclophosphamid > 500 mg empfohlen, bei hoch dosiertem Ifosfamid zwingend notwendig

[2] 1 mg absolut bei Patienten > 70 Jahre wegen gehäufter Neuropathien

[3] Cytarabin 2 g/m^2 bei Patienten < 60 Jahre in gutem Zustand

[4] Etoposid kann auch an Tag 1–3 gegeben werden.

Abklärung mittels MRT des Gehirns und/oder Myelons sowie Liquorpunktion mit Zytologie und Immunzytologie veranlassen. Wenn tatsächlich ein intrazerebraler oder meningealer Befall nachgewiesen wird, sollte keine konventionelle Chemotherapie nach dem R-CHOP Schema, sondern eine Chemotherapie mit ZNS-gängigen Substanzen appliziert werden. Bei Patienten in gutem Allgemeinzustand kann die bei Burkitt-Lymphomen bewährte Therapie nach dem „B-ALL"-Protokoll (➤ Kap. 5.6.2) gegeben werden. Die Therapie sollte dann in einem hämatologischen Zentrum durchgeführt werden.

Um meningealen Rezidiven vorzubeugen, kann bei DLBCL eine intrathekal applizierte prophylaktische Gabe von Zytostatika (Methotrexat plus Dexamethason) erfolgen. Da solche Rezidive insgesamt eher selten sind (2–5 % für alle DLBCL), wird die Prophylaxe nur für Patienten mit erhöhtem Risiko empfohlen. Die Ergebnisse zu Risikofaktoren sind in Publikationen nicht ganz einheitlich. Wenn man die Daten in Zusammenschau betrachtet, besteht insbesondere für Patienten mit mehr als einem extranodalen Befall ein deutlich erhöhtes Risiko. Eine erhöhte LDH, ein reduzierter Allgemeinzustand oder ein einfacher extranodaler Befall zeigen ebenfalls ein erhöhtes Risiko an. Bei Patienten mit mehr als einem Extranodalbefall oder Extranodalbefall plus weiteren Risikofaktoren kann eine intrathekale Prophylaxe mit Dexamethason plus MTX parallel zu den ersten 2–4 Chemotherapiezyklen erwogen werden. Die klinische Wirksamkeit ist nicht eindeutig gesichert.

Therapie im Rezidiv

Die überwiegende Zahl der Rezidive ist nochmals sensibel auf die Gabe einer Chemotherapie. Die Zahl der Langzeitremissionen ist in der Rezidivsituation jedoch wesentlich geringer als nach Primärtherapie, besonders wenn die Rezidive nach Ende der Primärtherapie früh auftreten. Für die Rezidivtherapie haben sich insb. Platinderivate, AraC, Ifosfamid und Etoposid in verschiedenen Kombinationen etabliert, z. B. im DHAP- und im ICE-Schema. Bei Patienten in gutem Allgemeinzustand werden Dosierungen eingesetzt, die erhebliche Zytopenien verursachen, sodass eine routinemäßige Gabe von G-CSF indiziert ist. Die Zugabe von Rituximab verbessert auch im Rezidiv die Wirksamkeit der Therapie. Für Patienten unter 65 Jahren kann die Prognose durch eine konsolidierende Hochdosistherapie mit autologer Stammzelltransplantation verbessert werden. Solche Patienten sollten sofort beim Nachweis eines Rezidivs vor Einleitung einer Rezidivtherapie in einer transplantierenden Einrichtung vorgestellt werden. Eine allogene Transplantation kann evtl. bei Patienten mit schlechter Prognose, aber gutem körperlichen Zustand die Chancen verbessern; dies ist jedoch noch kein allgemein etablierter Standard.

Bei einem erneuten Rückfall nach Rezidivtherapie ist der Therapieansatz in der Regel palliativ. Allzu intensive Therapien sind dann zu vermeiden. Manchmal ist eine Anthrazyklin-haltige Therapie (CHOP oder modifiziertes CHOP) nochmals gut wirksam. Bei nochmaliger Gabe von Anthrazyklinen ist die kumulative Schwellendosis zu beachten, evtl. Gabe des Kardioprotektivums Dexrazoxan (Cardioxane®). Palliative Bestrahlungen am Ort der Not sollten rechtzeitig in das Therapiekonzept einbezogen werden.

Nachsorge, Spätfolgen

Die meisten Rezidive werden unabhängig von der Intensität der Nachsorge vom Patienten selber bemerkt; nur ein kleiner Prozentsatz wird im Rahmen der ärztlichen Nachsorge entdeckt. Bei Anamnese und körperlicher Untersuchung sollte sowohl auf mögliche Zeichen eines Rezidivs als auch auf Spätschäden und Sekundärmalignome geachtet werden. Auf aufwändige apparative Diagnostik im Rahmen der Nachsorge kann verzichtet werden. Empfohlen werden BSG, Blutbild mit Differenzialblutbild, LDH sowie Routinediagnostik von Leber- und Nierenwerten. Röntgen-Thorax und Sonographie des Abdomens scheinen ebenfalls sinnvoll zu sein. Als zeitlicher Abstand wird in den ersten zwei Jahren ein Dreimonatsintervall empfohlen, später Kontrollen alle 6 Monate und ab dem 5. Jahr in Remission alle Jahre.

Diffus großzellige Lymphome

- Prognoseabschätzung nach dem IPI
- Therapiestandard außerhalb von Studien: 6 Zyklen CHOP plus Rituximab
- ZNS-Prophylaxe bei erhöhtem Risiko
- Zyklusverkürzung mit G-CSF für ältere Patienten und jüngere Patienten mit höherem Risiko
- Im Rezidiv: Transplantation für Patienten bis ca. 65 Jahre

Subtypen des DLBCL

In der Klassifikation von 2008 wurden einige seltene Subtypen des DLBCL explizit definiert. Das primäre ZNS-Lymphom wird jetzt als eigener Subtyp geführt (➤ Kap. 5.6.22), ebenso das primär kutane DLBCL vom Bein-Typ (➤ Kap. 5.6.24) und die unten beschriebenen Entitäten. Staging und Therapie erfolgen wie bei den anderen DLBCL.

T-Zell- und histiozytenreiches B-Zell-Lymphom

Dieser Subtyp kann in manchen Fällen für den Pathologen schwierig von einem T-Zell-Lymphom abzugrenzen sein, da die eigentlich malignen B-Zellen wie beim Hodgkin-Lymphom nur eine Minderheit darstellen. Häufig findet sich bei Erstdiagnose ein fortgeschrittenes Stadium mit Organinfiltration und B-Symptomen.

EBV-positives DLBCL der Älteren

Dieser Subtyp wird fast ausschließlich bei Patienten im hohen Lebensalter ohne spezifische Immundefizienz gefunden. In Asien wurde ein Anteil von knapp 10 % aller Fälle von DLBCL beschrieben. Die Lymphomzellen sind durch EBV transformiert und klonal. Die Prognose ist eher schlecht.

DLBCL bei chronischer Entzündung

Dieser Subtyp entsteht meist nach vielen Jahren einer chronischen Entzündung. Die meisten Fälle wurden nach tuberkulöser Pleuritis beschrieben. Überwiegend sind die Lymphomzellen durch EBV transformiert.

5.6.4 Primär mediastinales großzelliges B-Zell-Lymphom

Synonym: großzelliges sklerosierendes Lymphom des Mediastinums

Es handelt sich um einen vorwiegend im Mediastinum lokalisierten Tumor vom B-Zell-Typ, der in der Regel mit einer erheblichen Sklerosierung einhergeht. Eine weitere Disseminierung über das Mediastinum hinaus ist nicht selten. Aufgrund seiner Lokalisation infiltriert der Tumor häufig Perikard, Pleura und Gefäße im Mediastinum und führt zu entsprechenden Symptomen bzw. Komplikationen. Bevorzugt sind jüngere Frauen betroffen (m : w 1 : 2, medianes Alter 35 Jahre). Die Genexpressionssignatur unterscheidet sich von anderen DLBCL und ähnelt in manchen Aspekten dem Hodgkin-Lymphom. Die Therapie kann wie bei DLBCL erfolgen; in der Regel wird eine Nachbestrahlung des Mediastinums durchgeführt. Die Prognose ist den DLBCL vergleichbar, wenn nach dem IPI gleichartige Risikokollektive betrachtet werden.

5.6.5 Follikuläre Lymphome (FL)

Synonym: zentrozytisch-zentroblastische Lymphome (Kieler Nomenklatur)

Die follikulären Lymphome sind neben der chronischen lymphatischen Leukämie (CLL) klassische Vertreter der „niedrigmalignen" oder „indolenten" Lymphome. Sie sind die häufigste indolente Entität unter den nodalen Lymphomen (ca. 35 % aller NHL). Es handelt sich um Neoplasien reifer B-Zellen. In etwa 90 % der FL ist die Translokation t14;18 nachweisbar, die durch Rearrangement mit dem Immunglobulinpromotor zu einer Überexpression des antiapoptotischen *BCL-2*-Onkogens führt.

Befallen sind vor allem Lymphknoten und Milz. Ein Knochenmarkbefall und auch eine leukämische Ausschwemmung sind häufig, ein Befall anderer Organe ist dagegen eher selten.

Stadieneinteilung

Die Stadieneinteilung erfolgt analog zur Ann-Arbor-Klassifikation beim Morbus Hodgkin (➤ Kap. 5.5).

5

Die Unterscheidung eines lokalisierten Stadiums I bis II, das allerdings nur bei etwa 20 % der Patienten gefunden wird, von einem fortgeschrittenem Stadium III bis IV hat besondere therapeutische Konsequenzen (s. unten).

Verlauf und Prognose

Ohne Therapie verläuft die Erkrankung häufig nur langsam progredient; Phasen des Stillstands und auch spontane Teilremissionen kommen vor. Wird eine Therapie eingeleitet, so war bisher in fortgeschrittenen Krankheitsstadien mit konventioneller Therapie eine Heilung nur selten möglich; allerdings wurden teilweise lang andauernde Remissionen erreicht. Naturgemäß kann die langfristige Wirksamkeit modernerer Therapiestrategien (s. unten) derzeit aber noch nicht eingeschätzt werden.

Abgeleitet vom Internationalen Prognoseindex (IPI), der für die aggressiven Lymphome bzw. DLBCL entwickelt wurde, ließ sich für die FL aus einem großen Patientenkollektiv ebenfalls ein prognostischer Index errechnen (Follicular Lymphoma Prognostic Index, FLIPI).

Symptomatik und klinischer Befund

Wie bei anderen malignen Lymphomen ist der Leitbefund häufig eine schmerzlose Lymphknotenschwellung, die vom Patienten selber bemerkt wird. Eine Minderheit der Patienten beklagt B-Symptome oder eine allgemeine Leistungsminderung bei Erstdiagnose. Gelegentlich führen Blutbildveränderungen wie Leukozytose durch Ausschwemmung von Lymphomzellen oder Anämie zur Diagnose.

Diagnostik

Histologie

Nach der WHO-Klassifikation können die FL abhängig vom Prozentsatz an Zentroblasten und der Proliferationsfraktion in die histologischen Grade I, II, IIIa und IIIb unterteilt werden. Wenn im Präparat Areale mit der Histologie eines DLBCL vorliegen, so ist dies im Befund explizit so zu beschreiben, und es sind beide Diagnosen zuzuweisen. Wenn dies der Fall ist oder auch bei einem FL Grad IIIb werden die Patienten wie ein DLBCL behandelt (➤ Kap. 5.6.3).

Eine zuverlässige Diagnosefestlegung ist regelmäßig bei Entnahme eines befallenen Lymphknotens möglich. Bei Diagnosestellung aus dem Knochenmark kann in aller Regel zuverlässig die Einstufung als B-NHL erfolgen; die Entscheidung, ob es sich um ein FL oder ein anderes NHL handelt, ist jedoch schwierig. Eine Abgrenzung sollte insbesondere zum DLBCL und anderen hochmalignen Lymphomen sowie zum Mantelzelllymphom erfolgen, da all diese unverzüglich eine Therapie benötigen. Eine Abgrenzung zu anderen indolenten Lymphomen wie z. B. dem nodalen Marginalzonenlymphom ist weniger kritisch, da sich in diesem Fall meist keine unterschiedliche klinische Handlungsweise ergibt.

Staging-Untersuchungen

Detaillierte Staging-Untersuchungen sind bei Erstdiagnose nur dann notwendig, wenn sich hieraus eine therapeutische Konsequenz ergibt. Als Basisuntersuchung werden auf jeden Fall durchgeführt:

- Klinische Untersuchung mit Feststellung des Lymphknotenstatus unter Beachtung des Rachenrings sowie palpatorischer Untersuchung der Leber- und Milzgröße.

Tab. 5.28 FLIPI – Prognostischer Index für follikuläre Lymphome

Je ein Punkt für	Anzahl Punkte	Risiko
> 4 befallene Lymphknotenregionen	0–1	niedrig
LDH > oberer Normbereich	2	intermediär
Stadium III oder IV	3–5	hoch
Alter > 60 Jahre		
Hämoglobin < 12 g/dl		

- BSG, Blutbild mit Diff.-BB, Beurteilung der Leber- und Nierenfunktion, LDH.
- Röntgenbild des Thorax.
- Sonographie des Abdomens.

Ein ausführlicheres Staging ist erforderlich, wenn möglicherweise ein klinisches Stadium I oder II besteht, weil nur dann eine kurative Radiotherapie in die Wege geleitet wird, oder – wenn Stadium III bis IV bereits feststehen – um einen Ausgangsbefund vor Einleitung einer Therapie zu erheben. Die oben genannten Untersuchungen werden dann ergänzt mit:

- Computertomogramm von Hals, Thorax und Abdomen.
- Knochenmarkhistologie vom Beckenkamm; sinnvoll ist auch eine Zytologie mit Immunzytologie.
- Basisuntersuchungen zur Erfassung von Organfunktionsstörungen, die mit der Therapie interferieren könnten: EKG und Lungenfunktion, bei älteren Patienten oder anamnestischen Hinweisen Echokardiographie.

Das PET zeigt bei FL in einem Teil der Patienten keine eindeutig erhöhte Stoffwechselaktivität und wird bei dieser Diagnose nicht routinemäßig empfohlen.

Hinweise für die Praxis

Auf aufwändige Staging-Untersuchungen sollte verzichtet werden, wenn davon keine Therapieentscheidung abhängt.

Primärtherapie

Lokalisierte Stadien I und II

In frühen Erkrankungsstadien scheint eine Heilung durch Bestrahlung aller befallenen Areale möglich zu sein, sodass diese Therapieoption den entsprechenden Patienten nach sorgfältigem Staging und Ausschluss einer disseminierten Erkrankung angeboten werden sollte. Das Langzeitüberleben einer so behandelten Kohorte ist sehr gut; das Risiko für ein Krankheitsrezidiv liegt in der Größenordnung von 50 % nach 10 Jahren. Es ist plausibel, aber nicht eindeutig nachgewiesen, dass die Bestrahlung eine Verbesserung des Gesamtüberlebens erbringt, da dieses Patientenkollektiv auch ohne Bestrahlung eine exzellente Prognose hätte. Von sehr ausgedehnten Strahlenfeldern mit entsprechenden Nebenwirkungen wird deshalb eher abgeraten. Die Kombination mit einer Chemotherapie ist möglicherweise effektiver, der Gesamtnutzen einer solchen kombinierten Strategie ist aber nicht belegt und derzeit nicht medizinischer Standard.

Fortgeschrittene Stadien III und IV

Da eine Heilung mit konventionellen Therapien kaum erreicht wird und die Krankheit vieler Patienten auch ohne Therapie nur sehr langsam fortschreitet, sodass die Patienten nicht an, sondern mit ihrer Krankheit sterben, wird bei Fehlen von Krankheitssymptomen der Spontanverlauf zunächst beobachtet. Wenn eine solche Watch-and-wait-Strategie eingeleitet wird, sollte der Patient regelmäßig ärztliche Kontrolluntersuchungen vornehmen lassen. Hierbei ist es nicht notwendig, jegliche Größenänderung befallener Lymphknoten mit apparativen Untersuchungen minutiös zu erfassen, da sich Phasen mit mäßiger Progredienz und Wachstumsstillstand, manchmal auch Teilremissionen spontan ergeben können. Die Diagnostik sollte sich auf Untersuchungen beschränken, die notwendig sind, um die Indikation für eine Therapieeinleitung rechtzeitig stellen zu können. In den meisten Fällen genügen Anamnese, körperliche Untersuchung, Laborkontrolle und Sonographie.

Die folgenden Kriterien sind Anlass, eine Therapie – in der Regel eine Chemotherapie – zu beginnen:

- Hämatopoetische Insuffizienz, d. h. Anämie mit einem Hb < 10 g/dl oder Thrombozyten < 100/nl.
- Subjektiv störende B-Symptome oder eine krankheitsbedingte Verschlechterung des Allgemeinzustands.
- Lymphombedingte Komplikationen, z. B. durch Organkompression.

Von manchen Autoren werden zusätzlich als Therapieindikation beschrieben:

- Lymphombulk, z. B. > 7,5 cm Durchmesser.
- Rasche Progredienz.

Da sich in früheren Jahren nur für wenige Patienten eine Langzeitremission erreichen ließ, war es üblich, bei Therapiebedürftigkeit eine möglichst schonende und wenig belastende Chemotherapie zu beginnen, so z. B. eine Behandlung mit oralem Chlorambuzil. Dieses Vorgehen wird heute in erster Linie noch bei geriatrischen Patienten sowie bei Patienten mit einer sehr ablehnenden Haltung gegenüber einer Chemotherapie geübt. In allen anderen Fällen wird eine mäßig intensive Kombinationschemotherapie verabreicht, mit der zu einem hohen Prozentsatz eine Komplettremission oder gute Teilremission erreicht werden kann. Das von der Therapie der DLBCL bekannte CHOP-Schema ist das am besten erprobte Regime. Vergleiche mit alternativen Regimes werden derzeit in Studien untersucht. Bendamustin (➤ Tab. 5.28) ist ähnlich wirksam und aufgrund der guten Verträglichkeit interessant, auch das MCP-Regime aus Chlorambuzil, Mitoxantrone und Prednison wird erfolgreich angewendet.

Wenn parallel zur Chemotherapie der Antikörper Rituximab gegeben wird, können die Ansprechraten und die rezidivfreie Zeit deutlich verlängert werden. Diese bessere Krankheitskontrolle übersetzt sich nach neueren Daten auch in ein verbessertes Gesamtüberleben, sodass die Kombination Chemotherapie (z. B. CHOP) plus Rituximab heute den medizinischen Standard darstellt.

Insbesondere bei älteren Patienten sollte aufgrund einer nicht unerheblichen Rate an Infektionen eine solche Chemotherapie nach dem R-CHOP-Schema durch G-CSF ergänzt werden. Im Unterschied zu DLBCL gibt es aber keine Empfehlung, die Gabe von G-CSF für eine Verkürzung des Zyklusintervalls von 3 auf 2 Wochen zu nutzen. Üblicherweise werden 6 Zyklen appliziert.

Konsolidierungstherapie: Eine Rituximab-„Erhaltungstherapie" nach Ende der Chemotherapie ist für die Erstlinientherapie bisher kein Standard. Bei jüngeren Patienten können die Rate an Vollremissionen und die rezidivfreie Zeit deutlich verlängert werden, wenn nach einer konventionellen Chemotherapie, z. B. nach dem CHOP-Schema, konsolidierend eine autologe Stammzelltransplantation durchgeführt wird. Nach den Ergebnissen von Zentren, die diese Therapiestrategie bereits lange verfolgen, ist sogar zu hoffen, dass man einen Teil der Patienten tatsächlich als „geheilt" betrachten darf. Die Nachbeobachtungszeiten aus randomisierten Studien sind jedoch bisher zu kurz, um endgültige Schlüsse ziehen zu können; außerdem wurden beide Vergleichsgruppen früher noch ohne Rituximab behandelt. Eine autologe Stammzelltransplantation sollte nach derzeitigem Wissensstand in der ersten Therapielinie nur innerhalb von Studien angeboten werden.

Als konsolidierende Behandlung kann auch eine Radioimmuntherapie mit Ibritumomab Tiuxetan (Zevalin®, s. unten) durchgeführt werden. Damit kann die rezidivfreie Zeit verlängert werden. Die Daten zur Effektivität dieser Therapie stammen allerdings überwiegend von Patienten, die in der Induktionstherapie kein Rituximab erhielten.

Tab. 5.29 Chemotherapie des FL (weitere Regimes ➤ Kap. 5.6.3 und 5.6.11)

R-Bendamustin		
Rituximab	375 mg/m²	Tag 1
Bendamustin	90 mg/m²	Tag 1 + 2
6 Zyklen; Zykluswiederholung Tag 28		

Therapie im Rezidiv

Bei den meisten Patienten wird es Monate bis Jahre nach Ende der ersten Therapieserie zu einer erneuten Krankheitsprogredienz kommen. Wie bei der Erstlinientherapie muss nicht bei der ersten Krankheitsaktivität sofort eine Therapie eingeleitet werden. Bei deutlicher Progredienz wird man aber im Unterschied zur Primärtherapie die Indikation zu einer erneuten Behandlung bereits frühzeitiger stellen, da die Krankheit ihre klinische Aggressivität ja bereits in der Vergangenheit bewiesen hat. Auch bei primär bestrahlten Patienten wird in der Rezidivsituation in der Regel die Indikation zu einer systemischen Therapie gestellt. Es bestehen folgende Therapieoptionen:

- **Konventionelle Chemotherapie:** In der Regel wird eine Therapie eingeleitet, bei der zumindest teilweise andere Substanzen zum Einsatz kommen als in der Primärtherapie. Bei guter Wirksamkeit und Verträglichkeit der primär eingesetzten Therapie und langem therapiefreiem Intervall kann diese auch nochmals verwendet werden. Gängige Regimes sind u. a. Fludarabin-haltige Kombinationen, Anthrazyklin-haltige Kombinationen, Bendamustin.

- **Antikörper:** Wie bei der Primärtherapie verbessert die zusätzliche Gabe des Antikörpers Rituximab die Ergebnisse. In der Zweitlinientherapie wurde nachgewiesen, dass eine Erhaltungstherapie in der Remission nach Ende der Chemotherapie die Remissionsdauer verlängert und die Gesamtüberlebenszeit erhöht. Eine Erhaltungstherapie ist in Deutschland im Rahmen der Zweitlinientherapie auch zugelassen, z. B. eine Gabe alle 3 Monate für maximal 2 Jahre.
- **Radioaktiv markierte Antikörper:** Diese haben dadurch, dass sie nicht nur direkt gebundene Lymphomzellen, sondern über die radioaktive Strahlung auch Zellen in der direkten Umgebung zerstören, eine gegenüber konventionellen Antikörpern verstärkte Wirksamkeit. Von den weltweit in kleinen Fallserien erprobten Antikörpern ist nur Ibritumomab Tiuxetan (Zevalin®) in Deutschland zugelassen. In vergleichenden Studien war dieser wirksamer als eine Rituximab-Monotherapie. Daten aus direkten Vergleichen mit Rituximab-Kombinationstherapien liegen jedoch nicht vor. Die Toxizität gegenüber Nachbarzellen führt bei einem höhergradigen Knochenmarkbefall zu einer starken Suppression der Blutbildung, weshalb er bei einer > 25%igen Infiltration nicht eingesetzt werden darf. Bei korrekter Indikationsstellung ist die Verträglichkeit gut und die nur einmalige Anwendung für die Lebensplanung vieler Patienten attraktiv. Die resultierende Zytopenie dauert mit einigen Wochen wesentlich länger als bei konventionellen Chemotherapien.
- **Autologe Stammzelltransplantation:** Auch im Rezidiv ist diese Therapie noch hochwirksam und sollte bei jüngeren Patienten in Erwägung gezogen werden. Es können längere rezidivfreie Zeiten als nach konventioneller Therapie erwartet werden. Langzeitremissionen sind beschrieben. Randomisierte Studien in der Rezidivsituation liegen nicht vor.
- **Allogene Stammzelltransplantation:** Das FL ist eine Erkrankung, die dem immunologischen Effekt der allogenen Transplantation (Graft-versus-Leukämie-Effekt, GvL) gut zugänglich ist. Registerdaten und Fallserien deuten darauf hin, dass für einen Teil der Patienten dauerhafte Remissionen mit Verschwinden der minimalen Resterkrankung erreicht werden können. Auf der anderen Seite ist die allogene Transplantation ein Eingriff, der eine erhebliche Morbidität und Mortalität verursacht. Bei gleichzeitigem Vorliegen der folgenden drei Voraussetzungen sollte man an eine allogene Transplantation denken und Patienten in einem Transplantationszentrum vorstellen: Krankheitsbedingt unbefriedigende Prognose aufgrund rascher Progredienz nach Therapieende, Patient jünger als ca. 60 Jahre und in gutem Allgemeinzustand, maximal zwei bis drei Vortherapien (sonst zu hohes transplantationsassoziiertes Risiko).

Nachbetreuung

Wie beschrieben ist bei den meisten Patienten nach Erreichen einer Remission eine erneute Progredienz zu erwarten, meist aber ohne dass eine sofortige Therapieeinleitung notwendig ist. Daraus ergibt sich, dass jeder Patient in regelmäßiger ärztlicher Kontrolle bleiben sollte, eine umfangreiche Routinediagnostik aber nicht erforderlich ist. Neben Anamnese und körperlicher Untersuchung sind Blutbild mit Differenzialblutbild, LDH, Leber- und Nierenwerte sowie Sonographie des Abdomens sinnvolle Maßnahmen. Weitere Befunde werden symptomorientiert erhoben.

Follikuläres Lymphom

- Indolenter Verlauf und gute Prognose.
- Lokale Bestrahlung im Stadium I und II kann kurativ sein.
- Im Stadium III und IV Chemotherapie nur bei Symptomen, sonst abwartende Haltung.
- Verbesserung der Prognose durch Rituximab zusätzlich zur Chemotherapie.
- Bei jüngeren Patienten im Rezidiv an Transplantation denken.
- Radioimmuntherapie für ausgewählte Patienten ohne oder mit nur geringer Knochenmarkinfiltration.

5.6.6 Mantelzelllymphom (MCL)

Synonym: zentrozytisches Lymphom

Das MCL macht etwa 10 % aller NHL aus. Der Altersmedian liegt bei etwa 60 Jahren. Männer sind häufiger betroffen als Frauen. Charakteristisch für dieses Lymphom ist ein häufiger extranodaler Befall, bevorzugt des Magen-Darm-Trakts. Zytogenetisch findet man beim klassischen MCL eine Translokation t11;14, immunzytologisch eine Koexpression von CD5- und B-Zell-Antigenen und eine Überexpression von Zyklin D1, jedoch keine Expression von CD23. Das Knochenmark ist bei Diagnosestellung zu etwa 75 % befallen. Leukämische Verläufe kommen nicht selten vor, dabei kann die (seltene) blastäre Variante bei der mikroskopischen Untersuchung des Blutbildes zur Verwechselung mit einer akuten Leukämie führen. Trotz des alten Namens „zentrozytisches Lymphom" ist der klinische Verlauf sowohl behandelt als auch unbehandelt wesentlich ungünstiger als beim „zentroblastisch-zentrozytischen" FL.

In den Stadien I und II lassen sich durch eine Strahlentherapie Langzeitremissionen erreichen; im Unterschied zu den follikulären Lymphomen wird man der Bestrahlung jedoch eine Induktionschemotherapie vorschalten. In allen anderen Fällen ist eine alleinige Chemotherapie indiziert; eine beobachtende Haltung wie beim FL wird nur in Ausnahmefällen empfohlen. Mit einer Kombinationstherapie nach dem CHOP-Schema lässt sich bei etwa der Hälfte der Patienten in den Stadien III und IV eine Remission erzielen, die allerdings häufig nur von kurzer Dauer ist. Die Ergebnisse lassen sich durch eine Kombination mit Rituximab etwas verbessern. Mehrere nichtrandomisierte Studien zeigen übereinstimmend bessere Ergebnisse, wenn in das Therapiekonzept intensivierte Chemotherapiezyklen mit hochdosiertem AraC integriert werden, z. B. nach dem DHAP-Schema (➤ Tab. 5.26). Jungen Patienten (< 65 Jahre) sollte bereits in der Erstlinientherapie eine autologe Transplantation angeboten werden, bevorzugt im Rahmen klinischer Studien. Für Rezidive kann eine allogene Transplantation erwogen werden, wenn zuvor mit Chemotherapie eine gute Krankheitskontrolle erreicht wird.

5.6.7 Haarzellleukämie (HZL)

Synonym: leukämische Retikuloendotheliose

An dieser seltenen Erkrankung (etwa 2 % aller Lymphomerkrankungen) erkranken bevorzugt Männer (Männer : Frauen = 4 : 1). Das häufigste Manifestationsalter liegt zwischen 40 und 60 Jahren. Die Erkrankung verläuft unbehandelt eher langsam progredient; die Prognose ist bei Anwendung neuerer Therapien insgesamt gut. Die Erkrankung ist durch Milzvergrößerung und Panzytopenie gekennzeichnet, Lymphknotenvergrößerungen sind nicht typisch. Bei einem Teil der Patienten werden die Blutbildveränderungen zufällig entdeckt; ansonsten führen allgemeine Schwäche oder rezidivierende Infekte (z. B. Pneumonie) zum Arzt.

Charakteristisch ist die Verminderung oder das Fehlen von Monozyten, später kommt es auch zu einer ausgeprägten Granulopenie. Im Blutausstrich sind in der Regel die namengebenden „Haarzellen" erkennbar: Atypische Lymphozyten mit rundem bis ovalem Kern, deren helles, graublaues Zytoplasma feine haarförmige Ausläufer aufweist. Verlaufsformen mit Leukozytose und Haarzellen bis zu 100 G/l sind selten und oft Varianten der HZL zuzuordnen, die sich therapeutisch schlechter beeinflussen lassen. Immunzytologisch können B-Zell-Antigene und eine klonale Expression von Immunglobulin-Leichtketten nachgewiesen werden, daneben als diskriminierende Antigene meist CD11c, CD25 und CD103. Der Immunphänotyp der HZL-Variante kann abweichen.

Das Knochenmark ist – bedingt durch eine Faservermehrung – häufig schlecht aspirierbar. Der morphologische Aspekt der Haarzellen kommt im Ausstrichpräparat oft schlecht zum Ausdruck, der Immunphänotyp ist jedoch identisch zum peripheren Blut. Bei Punctio sicca und fehlender Ausschwemmung ist die Knochenmarkhistologie entscheidend. Die Diagnose lässt sich hier oftmals nur mit immunhistologischen Methoden stellen.

Aufgrund des oft sehr langsamen Verlaufs ist die Therapie erst beim Auftreten von Symptomen (insb. relevante Anämie, B-Symptome, symptomatische Splenomegalie oder vermehrte Infektanfälligkeit) indiziert oder aber bei Entwicklung einer höhergradigen Neutropenie und/oder Thrombopenie < 100 G/l. Im Gegensatz zu anderen Non-Hodgkin-Lymphomen sind bei der Haarzellleukämie konventionelle Zytostatika und Glukokortikoide wenig wirksam und kontraindiziert.

Therapie der ersten Wahl ist Cladribin (2-Chlordesoxyadenosin, 2-CDA, Litak®) 0,14 mg/kg KG/Tag s.c. für 5 konsekutive Tage oder als Dauerinfusion über 5–7 Tage als einmaliger Therapiezyklus. Mit dieser Therapie wird eine große Zahl von lang anhaltenden Remissionen erreicht. Allerdings wird auch die ohnehin schon bestehende Immunsuppression nochmals verstärkt, und eine T-Zell-Depletion kommt hinzu. Die Neutropenie dauert erheblich länger als nach einer konventionellen Therapie anderer Lymphome. Die Patienten sind in dieser Phase erheblich infektgefährdet. Eine prophylaktische Gabe von Antibiotika und G-CSF ist indiziert. Es gab Versuche, das Infektrisiko durch die protrahierte wöchentliche Gabe von Cladribin zu verringern, was sich in einer randomisierten Studie jedoch als nicht vorteilhaft erwiesen hat.

Hinweise für die Praxis

Aufgrund der schweren Immunsuppression besteht nach Einleitung der Behandlung bei HZL ein hohes Risiko sowohl für bakterielle als auch für atypische Infektionen (*Pneumocystis*, Pilze, CMV etc.).

Wenn die akute Infektgefährdung vermieden werden soll, kann alternativ zu Cladribin IFN-α (3 Mio. E 3 ×/Wo.) gegeben werden. Auch hierunter verstärkt sich zunächst die Zytopenie. Etwa 80 % der Patienten erreichen unter IFN eine Remission der Blutwerte, jedoch mehrheitlich kein vollständiges Verschwinden der Haarzellen. Die Behandlung muss bei den meisten Patienten als Dauertherapie fortgeführt werden und kann die üblichen subjektiv unangenehmen Nebenwirkungen haben (➤ Kap. 5.2). Alternativ kann nach Besserung des Blutbildes unter IFN konsolidierend Cladribin eingesetzt werden. Eine solche sequenzielle Strategie ist häufig erfolgreich, wurde bislang jedoch nicht prospektiv untersucht.

Bei Rezidiven können ein zweiter Zyklus Cladribin oder auch das verwandte Pentostatin (im Unterschied zu Cladribin mehrere Zyklen) gegeben werden. Insbesondere bei Spätrezidiven werden nochmals in einem hohen Prozentsatz Remissionen erreicht. Auch Rituximab zeigt eine gewisse Wirksamkeit. Als Reservemaßnahme steht die Splenektomie zur Verfügung – vor Einführung von IFN und Cladribin die einzig wirksame Therapie. Allerdings besteht aufgrund der Immunsuppression ein erhöhtes Operationsrisiko. Die HZL-Variante mit Hyperleukozytose spricht auf alle Therapiemaßnahmen schlechter an und hat eine deutlich ungünstigere Prognose.

5.6.8 Splenisches Marginalzonenlymphom (splenisches MZL)

Synonym: splenic lymphoma with villous lymphocytes

Das splenische MZL ist eine seltene Erkrankung (weniger als 1 % der NHL). Es ähnelt in einigen Aspekten der HZL. Auch hier findet man einen dominanten Befall von Milz und Knochenmark sowie teilweise Lymphozyten mit Zytoplasmaausläufern im Blut. Die Lymphomzellen tragen B-Zell-Antigene und sind negativ für CD5, CD10, CD23 und CD103. Der Verlauf ist in der Regel indolent. Das Ansprechen auf Chemotherapie ist eher schlecht. Durch eine Splenektomie können lang andauernde Remissionen erreicht werden. Vereinzelt wurde analog zum MALT-Lymphom eine infektgetriggerte Entstehung beschrieben.

5.6.9 Mukosa-assoziiertes extranodales Marginalzonenlymphom (MALT-Lymphom)

Das MALT-Lymphom entsteht aus transformierten Zellen der Marginalzone reaktiver B-Zell-Follikel im Gastrointestinaltrakt, insb. im Magen, in der Lunge, den Tränendrüsen oder anderen drüsigen Strukturen. Die Inzidenz ist mit einem Anteil von etwa 7 %

aller NHL nicht unerheblich. Typischerweise besteht ein Zusammenhang mit einer chronischen Infektion oder einer Autoimmunerkrankung, und es wird vermutet, dass die MALT-Lymphome aus reaktiven B-Zell-Proliferationen hervorgehen. In einem großen Teil der MALT-Lymphome sind genetische Aberrationen nachweisbar; beim MALT-Lymphom der Lunge und des Magens steht an erster Stelle die Translokation t(11;18). Eine Disseminierung erfolgt später als bei vielen anderen NHL. Nicht selten wird der Übergang in ein sekundär hochmalignes DLBCL gesehen. In diesen Fällen ist die Therapie in der Regel an der hochmalignen Komponente auszurichten. Zur Beschreibung einer solchen Situation sind beide Diagnosen anzugeben: MALT-Lymphom plus DLBCL.

Tab. 5.30 „Ann Arbor"-Stagingsystem, adaptiert für gastrointestinale Lymphome

Stadium I	Befall eines gastrointestinalen Organs
I1	• Begrenzt auf die Mukosa und Submukosa
I2	• Ausdehnung des Lymphoms über die Submukosa hinaus
Stadium II	Befall eines GI-Organs mit Befall infradiaphragmaler LK und/oder mit organüberschreitendem Wachstum
II1	• Befall regionärer LK oder eines weiteren benachbarten Organs (II1E) unterhalb des Zwerchfells
II2	• LK-Befall, der über die regionären LK unterhalb des Zwerchfells hinausgeht (II2) und auch einen weiteren lokalisierten Befall eines Organs einschließen kann (II2E)
Stadium III	Befall eines GI-Organs und LK-Befall oberhalb (und unterhalb) des Zwerchfells einschließlich eines weiteren lokalisierten Befalles eines Organs oder der Milz
Stadium IV	Multipler oder disseminierter Befall eines oder mehrerer extralymphatischer Organe (z. B. Knochenmark, Leber, Lunge)
E	Suffix zu Stadium I–III: Lokalisierter, über das Primärorgan hinausgehender extralymphatischer Befall (z. B. kleinvolumig Leber)

Anpassung nach der Definition der deutschen Studiengruppe Gastrointestinale Lymphome auf der Basis der Modifikationen von Mussof und Radaszkiewicz

MALT-Lymphome des Magens

Das MALT-Lymphom des Magens ist der Prototyp eines malignen Lymphoms, das aus einer antigengetriggerten B-Zell-Proliferation hervorgeht. Beim überwiegenden Anteil der MALT-Lymphome des Magens ist der Auslöser für die Proliferation eine durch das Bakterium *Helicobacter pylori* verursachte Entzündung. Für die Beschreibung der Ausbreitung existieren verschiedene Modifikationen des Ann-Arbor-Systems (Vorschlag der Deutschen Studiengruppe Gastrointestinale Lymphome ➤ Tab. 5.29). In frühen Phasen (Stadium I) bilden sich MALT-Lymphome nach einer *Helicobacter*-Eradikation wieder zurück, obwohl bereits eine klonale Neoplasie vorhanden ist. Die Erfolgsrate einer solchen Eradikation ist so gut, dass diese im Stadium I heute den therapeutischen Standard darstellt. Der Eradikationserfolg ist nach üblichen Kriterien zu kontrollieren; ggf. ist eine zweite Eradikation anzuschließen. Bis zum Abheilen der Läsionen sollte eine gastroskopische Kontrolle alle 6 Wochen, danach zunächst alle 3 Monate erfolgen, um Therapieversager nicht zu übersehen. Klonale B-Zellen sind mit Spezialmethoden häufig weiterhin nachweisbar, auch wenn das Lymphom ansonsten makroskopisch und mikroskopisch verschwunden ist. Bei Anwesenheit von t(11;18) sind die Erfolgsraten einer Eradikation niedriger.

Auch in weiter fortgeschrittenen Stadien (II_1 oder bereits Anteile eines DLBCL vorhanden) kann eine Eradikation noch erfolgreich sein. Ein Eradikationsversuch in solchen weiter fortgeschrittenen Phasen ist aber kein medizinischer Standard und darf deshalb nur unter sehr engmaschiger Kontrolle nach ausführlicher Beratung mit dem Patienten erfolgen, bevorzugt unter Studienbedingungen.

Als Standardtherapie der lokal fortgeschrittenen MALT-Lymphome und auch der Therapieversager nach *Helicobacter*-Eradikation erfolgt eine lokale Bestrahlung mit sehr guten Langzeitergebnissen. Die früher häufiger durchgeführte radikale Magenoperation wird deshalb nicht mehr primär empfohlen. Patienten mit fortgeschrittener Erkrankung werden mit systemischer Chemotherapie behandelt, wobei auch für die MALT-Histologie inzwischen am meisten das CHOP-Schema, evtl. in Kombination mit Rituximab, verwendet wird. Bei Übergang in ein DLB-

CL wird behandelt, wie im Kapitel DLBCL beschrieben (➤ Kap. 5.6.3), die Prognose ist auch dann gut. Perforationen oder Blutungen bei Einleitung der Therapie können vorkommen, und die Patienten müssen wissen, dass es wichtig ist, bei Schwäche oder akuten Schmerzen sofort die Klinik aufzusuchen.

Andere MALT-Lymphome

Als Lymphommanifestation im Dünndarm wird vor allem im Mittleren Osten und Nordafrika die immunproliferative Erkrankung der Dünndarms (IPSID) gesehen. Nach der WHO-Klassifikation wird sie als Variante des MALT-Lymphoms aufgefasst. Sie tritt bei Kindern und jungen Erwachsenen auf, geht mit Durchfällen und Bauchschmerzen einher und ist nach neueren Ergebnissen zumindest in einem Teil der Fälle durch *Campylobacter jejuni* getriggert. Entsprechend sieht man in frühen Stadien Remissionen unter Antibiotika. In westlichen Ländern sind MALT-Lymphome des Dünndarms häufig bei Erstdiagnose bereits weiter fortgeschritten als Magenlymphome, und lokale Komplikationen sind häufiger. Eine Antibiotikatherapie ist hier wenig Erfolg versprechend.

Für Marginalzonenlymphome (MZL) der Drüsen am Auge wurden in hohen Prozentsätzen Chlamydien als Auslöser gefunden und analog zum MALT-Lymphom des Magens Rückbildungen unter Antibiotikatherapie mit Tetrazyklinen gesehen. Weitere Infektassoziationen wurden für MZL der Speicheldrüsen (Hepatitis C) beschrieben. Wenn eine Infektion nachgewiesen werden kann, können in frühen Stadien Versuche mit antiinfektiver Therapie unternommen werden, bevor man aggressivere Therapiemaßnahmen in die Wege leitet, da der Verlauf meist indolent ist. Ansonsten sollten Bestrahlung und/oder Chemotherapie wie für die FL beschrieben erfolgen.

Für MALT-Lymphome des Bronchialsystems sind keine vergleichbaren Auslöser gesichert wie *Helicobacter pylori* für das MALT-Lymphom des Magens. Die Therapie richtet sich nach der Ausbreitung und besteht in Bestrahlung oder Chemotherapie (➤ Kap. 5.6.5). Aufgrund des Risikos lokaler Komplikationen ist eine abwartende Strategie weniger üblich. Prospektive Studien zu dieser Frage fehlen aber.

5.6.10 Nodales Marginalzonenlymphom (nodales MZL)

Nodale MZL sind seltene Erkrankungen (etwa 1–2 % der NHL). Sie ähneln im Immunphänotyp und in der Morphologie den splenischen MZL und den MALT-Lymphomen. Anders als bei letzteren besteht keine offensichtliche Assoziation zu Autoimmunerkrankungen oder chronischen Infekten. Der Verlauf ist typischerweise indolent, das Ansprechen auf Chemotherapie gut. Für Diagnostik und Therapie kann man wie bei den FL verfahren.

5.6.11 Chronische lymphatische Leukämie (CLL) und kleinzellig lymphozytisches Lymphom (SLL)

Diese Form der NHL verläuft zu über 90 % leukämisch als chronische lymphatische Leukämie (CLL). Weniger als 10 % sind kleinzellige lymphozytische Lymphome (small lymphocytic lymphoma, SLL) ohne Lymphozytose. Auch bei letzteren kommt es später oft zu einem leukämischen Verlauf. Das lymphoplasmozytoide Immunozytom der Kiel-Klassifikation ist als morphologische Variante der CLL einzuordnen. Nach der WHO-Klassifikation wird die Bezeichnung CLL nur für Neoplasien vom B-Zell-Typ verwendet; trotzdem wird die Abkürzung B-CLL zur Klarstellung noch häufig verwendet. Die früher als T-CLL bezeichneten Neoplasien werden heute unter die T-PLL (Prolymphozytenleukämie) subsumiert. Die CLL ist das häufigste Non-Hodgkin-Lymphom und die häufigste Leukämieform bei Patienten über 40 Jahren (Inzidenz etwa 3–4/100 000 pro Jahr). Die Inzidenz nimmt mit dem Alter kontinuierlich zu. Männer erkranken häufiger als Frauen (M : F = 1,7 : 1). Vom klinischen Verlauf und Histologie her gehört die CLL zu den niedrigmalignen Lymphomen. In etwa 60–70 % lassen sich vielfältige Chromosomenaberrationen nachweisen.

Klassifikation, Stadieneinteilung, Verlauf und Prognose

Eine etabliert histologische Subklassifikation existiert nicht. Der Verlauf der Erkrankung ist überwiegend langsam, die Prognose im Durchschnitt gut, obwohl die CLL mit konventioneller Therapie nicht heilbar ist. Viele der älteren Patienten versterben an anderen Erkrankungen, die nichts mit der CLL zu tun haben. Bei aggressiven Verläufen wird die Erkrankung schließlich refraktär gegen Zytostatika, und es kommt zu schwerwiegenden Infekten aufgrund der Immundefizienz sowie zu Blutungen bei Thrombopenie. Gelegentlich sieht man den Übergang in ein hochmalignes Lymphom (sog. Richter-Syndrom). Häufiger ist ein klinisch zunehmend aggressiver Verlauf, begleitet von einem mehr oder minder starken Anstieg der Prolymphozyten (s. unten) im peripheren Blut, jedoch ohne grundlegende Änderung des zytologischen und immunzytologischen Phänotyps. Autoimmunzytopenien und Immunglobulinmangel kommen noch häufiger vor als bei anderen Lymphomen.

Die Einteilung nach dem Ann-Arbor-System ist bei einer meist leukämischen Erkrankung nicht hilfreich. International werden die klinischen Stadieneinteilungen nach Rai und Binet verwendet. In beide gehen das Ausmaß der Lymphadenopathie sowie eine hämatopoetische Insuffizienz ein. In Deutschland hat sich zunehmend die Einteilung nach Binet durchgesetzt. Neben den einfachen klinischen Parametern, die in die genannten Stadieneinteilungen einfließen, wurden eine Vielzahl von weiteren biologischen und genetischen Prognosefaktoren identifiziert, die mit einer schlechteren Prognose einhergehen: Lymphozytenverdopplungszeit kürzer als 12 Monate, Serumthymidinkinase erhöht, Expression der Antigene ZAP70 und CD38, Immunglobulinschwerketten-VH-Gen unmutiert, zytogenetische Aberrationen (del17p, del11q). Diese prognostischen Faktoren haben derzeit in der Regel noch keinen Einfluss auf die Therapieentscheidung. Die einzige Ausnahme sind Läsionen des p53-Gens bzw. des kurzen Arms von Chromosom 17 (del 17p13), insbesondere bei jüngeren Patienten (s. unten).

Tab. 5.31 Stadieneinteilung der CLL nach Binet

Stadium	Definition	Medianes Überleben[3]
A: Niedriges Risiko	< 3 tastbare Lymphknotenstationen[1]	> 10 Jahre
B: Intermediäres Risiko	≧ 3 tastbare Lymphknotenstationen	7 Jahre
C: Hohes Risiko	Anämie Hb < 10 g/dl und/oder Thrombozytopenie < 100/nl[2]	2 Jahre

[1] Bilateraler Befall sowie Leber und Milz zählen jeweils als eine Station. Nur klinisch nachweisbarer Befall wird bewertet.
[2] Nur bei Bildungsstörung. Autoimmunhämolyse oder Autoimmunthrombozytopenie werden nicht bewertet.
[3] Daten nach der Originalpublikation von 1981, vor der Verfügbarkeit von Fludarabin.

Symptomatik und klinischer Befund

Die Lymphknotenschwellungen sind in der Regel generalisiert. Bevorzugte Lymphknotenstationen sind die zervikalen, axillären und inguinalen Lymphknoten. Ein hilärer oder abdomineller Lymphknotenbefall wird in der Regel nur beobachtet, wenn auch peripher Lymphknotenvergrößerungen bestehen. Von knapp der Hälfte der Patienten werden zum Zeitpunkt der Diagnose uncharakteristische Beschwerden wie Müdigkeit, Abgeschlagenheit, Leistungsminderung, Gewichtsverlust, Nachtschweiß oder Hautjucken angegeben. Ein erheblicher Teil der chronischen lymphatischen Leukämien wird im völlig symptomfreien Stadium bei der Untersuchung des Blutes als Zufallsbefund entdeckt.

Diagnostik

Charakteristisch ist die Lymphozytose. In Einzelfällen kommen Werte > 200 G/l ohne stärkere Beschwerden vor. Bei etwa 10 % der Patienten ist die Leukozytenzahl initial normal. Im Ausstrich finden sich vorwiegend kleine Lymphozyten, daneben größere Lymphozyten mit breitem Zytoplasma und Nucleoli im Kern (sog. Prolymphozyten); wenn diese > 55 % ausmachen, liegt eine **Prolymphozytenleukämie** (PLL) vor. Varianten mit lymphoplasmozytoider Morphologie der Lymphozyten sind nicht selten. Wegen der leichten Lädierbarkeit der Lymphozyten sieht man oft gequetschte Zellen, die je nach Ausstrichtechnik mehr oder weniger häufig anzutreffen sind, als Gumprecht-Kernschatten bezeichnet werden und ein typisches, aber keineswegs sicheres diagnostisches Zeichen der CLL sind. Sie können auch bei anderen NHL und bei reaktiven Veränderungen gefunden werden.

Immunphänotypisch tragen die CLL-Zellen die B-Zell-Marker CD19, CD20 und CD23 bei Koexpression von CD5. CD10 und FMC7 sind in der Regel negativ. Charakteristisch ist die schwache Expression von CD20 und schwache klonale Leichtkettenrestriktion (κ oder λ). Im Knochenmark ist die Gesamtzellularität gesteigert, bedingt durch eine vorwiegend diffuse, seltener herdförmige Infiltration. Auch bei ausgeprägter Vermehrung der Lymphozyten und Verminderung der myeloischen Vorstufen kann die Zellproduktion noch normal sein, was sich in regelrechten peripheren Blutwerten der Erythrozyten, Granulozyten und Thrombozyten spiegelt. Im Initialstadium findet sich gelegentlich, im weiteren Verlauf fast immer eine zunehmende Verminderung der Immunglobuline. Liegen die CLL-typischen zytologischen und immunphänotypischen Befunde als Zufallsbefund bei Lymphozytenzahlen < 5 G/l und Fehlen von Lymphomen vor, dann spricht man von einer **monoklonalen B-Zell-Lymphozytose** (MBL), die ähnlich einem MGUS in eine aktive Erkrankung übergehen, aber auch als Laborveränderung ohne Krankheitswert persistieren kann.

Folgende diagnostische Maßnahmen sind regelmäßig indiziert:

- Blutbild mit Differenzialblutbild.
- Serumchemie, LDH, Leber- und Nierenwerte, Eiweißelektrophorese (Paraprotein? Immunglobulinmangel?).
- Hämolyseparameter: Retikulozyten, Haptoglobin, direkter Coombs-Test.
- Abdomensonographie.
- Röntgenaufnahme des Thorax.

Weitere Maßnahmen:

- Die Diagnose kann durch eine Durchflusszytometrie aus dem peripheren Blut gesichert werden.
- Eine Knochenmarkpunktion ist zur Diagnosestellung nicht notwendig. Sie kann jedoch im Krankheitsverlauf zur Beurteilung unklarer Zytopenien, zur Messung der Remissionsqualität und zur Gewinnung von Material für eine zytogenetische Untersuchung sinnvoll sein.
- Eine Lymphknotenbiopsie ist zur Diagnose bei den seltenen nodalen Verlaufsformen (SLL) sowie bei Verdacht auf eine Transformation in ein aggressives Lymphom angezeigt.

Aufwändige apparative Staging-Untersuchungen sind in der Regel nicht indiziert. Schnittbildgebung kann im Einzelfall eingesetzt werden, etwa bei drohenden lokalen Komplikationen durch Lymphomwachstum etc., sowie im Rahmen von Studien, wenn eine Komplettremission ein Studienendpunkt ist.

Hinweise für die Praxis

- Die Diagnose lässt sich in der Regel aus dem peripheren Blut stellen. Eine Knochenmarkpunktion ist dann nicht notwendig.
- Bei asymptomatischen Patienten wird keine Therapie eingeleitet, sondern der Spontanverlauf kontrolliert.
- Eine klonale Lymphozytose mit Werten < 5 G/l wird als MBL bezeichnet und qualifiziert noch nicht für die Diagnose CLL.

Primärtherapie

Die CLL ist durch die üblichen Chemotherapien bisher nicht heilbar. Das Ziel der Behandlung ist vor allem die Reduktion der Lymphozyteninfiltration im Knochenmark mit nachfolgender Erholung der Thrombo-, Granulo- und Erythropoese und gleichzeitigem Rückgang der Lymphknotenschwellungen und Organinfiltration. Ein Anstieg der Immunglobuline ist von einer Chemotherapie nicht zu erwarten.

Wie bei anderen indolenten Lymphomen stellt die Diagnose CLL alleine angesichts des oft sehr günstigen Spontanverlaufs keine Behandlungsindikation dar. Eine Indikation zur Therapieeinleitung ist immer gegeben im Stadium Binet C, weiterhin im Stadium Binet B mit rascher Progredienz sowie bei allen Patienten mit deutlichen Symptomen wie B-Symptomen oder Beschwerden durch stark vergrößerte Lymphknoten. Die Progredienz der Lymphozytose wird in der Regel an der Lymphozytenverdopplungszeit festgemacht; eine Zeit unter 6–12 Monaten legt eine Therapieeinleitung nahe. Hierbei ist jedoch zu beachten, dass auch durch Stress oder Infekte eine verstärkte Lymphozytose auftreten kann, die in solchen Fällen wieder spontan zurückgeht. Im Zweifel sollten mehrere Messungen im Verlauf vorliegen, die eine kontinuierliche Zunahme beweisen. Lymphozytenverdopplungen bei Absolutzahlen < 30 G/l bedingen keine Indikation für eine Therapieeinleitung.

In den letzten Jahren wurde gezeigt, dass durch Kombinationstherapien längere therapiefreie Intervalle erreicht werden können. Vor allem den Patienten in gutem Allgemeinzustand wird man deshalb intensivere Therapien empfehlen, auch wenn eine Verbesserung des Gesamtüberlebens bisher nicht bewiesen ist. Eine weitere Steigerung der Therapieintensität, durch die zusätzliche Gabe des Antikörpers Rituximab, verbessert die Wirksamkeit der Therapie. Auch Alemtuzumab (MabCampath®) ist hochwirksam, bisher aber in der Erstlinientherapie kein Standard. Eine Ausnahme ist die primäre Gabe von Alemtuzumab bei del17 p(12). Besonders unter Alemtuzumab ist das Infektionsrisiko deutlich erhöht.

Bei Patienten mit deutlicher Komorbidität oder starker Abneigung gegen eine möglicherweise nebenwirkungsreiche Chemotherapie können eine Fludarabin-Monotherapie oder eine Therapie mit oralem Chlorambuzil gegeben werden. Für Chlorambuzil existieren verschiedene Schemata, entweder als Puls- oder als Dauertherapie. Die Überlegenheit eines spezifischen Schemas wurde bisher nicht gezeigt.

Tab. 5.32 Etablierte Regimes für die Erstlinientherapie der CLL

Fludarabin – Cyclophosphamid		
Fludarabin i. v.	25 mg/m²	Tag 1–3
Cyclophosphamid i. v.	250 mg/m²	Tag 1–3
Zykluswiederholung Tag 29, 6 Zyklen. Eine Prophylaxe gegen PcP wird empfohlen, evtl. in Kombination mit Rituximab (375 mg/m² zum ersten Zyklus, dann 500 mg/m²/Zyklus)[1]		
Fludarabin-Monotherapie		
Fludarabin i. v.	25 mg/m²	Tag 1–5
Zykluswiederholung Tag 29, 6 Zyklen		
Chlorambuzil-Pulstherapie		
Chlorambuzil oral	0,4 mg/kg	Tag 1
Wdh. Tag 15; Steigerung der Dosis um 0,1 mg/kg bei guter Verträglichkeit; Therapiedauer bei gutem Erfolg bis zu 12 Monate Achtung: Der Patient muss verstehen, dass er die Medikation nur einmalig einnehmen darf!	max. 0,8 mg/kg	

[1] Verbesserung des rezidivfreien Überlebens, nicht aber des Gesamtüberlebens in einer großen vergleichenden Studie. Eine Zulassung für diese Indikation ist kürzlich erfolgt.

Therapie im Rezidiv

Nur bei wenigen Patienten liegt ein echtes Rezidiv in dem Sinne vor, dass mit der Primärtherapie eine Vollremission erreicht worden ist. Vielfach wird die Erkrankung nur teilweise zurückgedrängt und beginnt dann wieder langsamer oder schneller zu wachsen. In der Regel wird man wiederum den Verlauf beobachten und erst bei Symptomen oder rascher Progredienz eine erneute Therapie beginnen. Bei einem kurzen therapiefreien Intervall ist eher eine neue Chemotherapie zu wählen; bei guter Verträglichkeit der Primärtherapie und langem therapiefreiem Intervall (> 2 Jahre) kann auch die gleiche Therapie nochmals verabreicht werden. In Frage kommen u. a. Bendamustin, Fludarabin-haltige Regimes sowie der Antikörper Alemtuzumab. Auch Rituximab-haltige Kombinationen sind wirksam, für die Indikation CLL aber offiziell nur in der Erstlinientherapie zugelassen. Anthrazyklin-haltige Kombinationen (CHOP) sind bei der CLL nicht Therapie der Wahl, können aber in der dritten oder vierten Therapielinie in reduzierter Dosis versucht werden. Sie sind dann zu bevorzugen, wenn histologisch ein Übergang in ein hochmalignes Lymphom gefunden wird.

Der Antikörper Alemtuzumab wird typischerweise als Dauertherapie über einige Wochen verabreicht. Kleinere Studien legen alternativ die zyklische Gabe in Kombination mit einer Chemotherapie (insb. Fludarabin) nahe. Bei Verwendung des Antikörpers ist zu beachten, dass dieser B-Zellen, T-Zellen und einen Teil der Antigen präsentierenden Zellen zerstört und so eine sehr starke Immunsuppression induziert, was zu bedrohlichen Infektionen führen kann, darunter auch mit atypischen wie CMV, Herpesviren, *Pneumocystis* etc. Entsprechende Prophylaxen mit Virustatika und Co-trimoxazol sowie ein Screening auf CMV-Reaktivierung werden deshalb empfohlen. Wenn die Verwendung von Alemtuzumab erwogen wird, sollte sein Einsatz nicht zu spät erfolgen (d. h. in der zweiten oder spätestens in der dritten Therapielinie), da nach mehreren Vortherapien ein nochmals erhöhtes Infektionsrisiko gefunden wird.

Als palliative Maßnahmen können manchmal eine Bestrahlung der dominanten Lymphompakete oder eine Splenektomie (hohes Operationsrisiko!) symptomatisch hilfreich sein. In der letzten Phase der Erkrankung wird schließlich eine Situation erreicht, in der Versuche mit Chemotherapie keine deutliche Remission mehr erzielen und nur die Zytopenie verschlechtern. Hier wird man sich auf rein palliative Maßnahmen beschränken müssen.

Stammzelltransplantation

Die Hochdosistherapie mit autologer Stammzelltransplantation ist bei der CLL wirksam, einer konsequenten konventionellen Therapie jedoch nicht eindeutig überlegen, sodass sie auch im Rezidiv nur im Rahmen von Studien durchgeführt werden sollte.

Mit der allogenen Transplantation können aufgrund des Graft-versus-Leukämie-Effekts Langzeitremissionen erreicht werden. Reduzierte Konditionierungsschemata haben die Prozedur besser verträglich gemacht, sodass man bei jüngeren Patienten (< 65 Jahre) in gutem Zustand rechtzeitig an eine Transplantation denken sollte, insbesondere wenn aufgrund eines kurzen progressionsfreien Intervalls oder Vorliegen einer Läsion des kurzen Arms von Chromosom 17 (del 17p13, p53-Gen) eine Hochrisikosituation vorliegt. Wenn die Transplantation später als nach der zweiten Therapielinie vorgenommen wird, verschlechtern sich die Ergebnisse.

Tab. 5.33 Regimes für die Zweit- und Drittlinientherapie der CLL

Bendamustin		
Bendamustin i.v.	90 mg/m²	Tag 1 + 2
Wdh. Tag 29. 4–6 Zyklen; bei ausgeprägter Zytopenie evtl. Dosisreduktion		
Bendamustin – Mitoxantrone		
Bendamustin i.v.	80 mg/m²	Tag 1 + 2
Mitoxantrone i.v.	10 mg/m²	Tag 1
Wdh. Tag 29; 4–6 Zyklen; bei ausgeprägter Zytopenie zu Beginn evtl. Dosisreduktion		
Alemtuzumab-Monotherapie		
Alemtuzumab i.v. oder s.c.	30 mg abs.	3 ×/Wo.
Einschleichende Dosierung 3 mg – 10 mg – 30 mg; Dauertherapie bis zu 3 Monate; antiallergische und antiinfektiöse Prophylaxe notwendig; infektiologisches Monitoring empfohlen		

Therapie der Komplikationen

CLL-Patienten zeigen vor allem im späteren Krankheitsverlauf chronische Infektionskomplikationen, die durch die Abnahme der Immunglobuline und weitere Mechanismen eines erworbenen Immundefizits sowohl durch die Grundkrankheit als auch die Therapie verursacht werden. Sorgfältige Überwachung und großzügige Indikationsstellung zur Einleitung antibiotischer Therapien ist angebracht. Es muss immer auch mit atypischen Infektionen (Herpes, *Pneumocystis*, Pilze) gerechnet werden. Bei Immunglobulinmangel und rezidivierenden schweren bakteriellen Infekten ist die Gabe von polyklonalen Immunglobulinen nachweislich wirksam (➤ Kap. 4).

Impfungen mit inaktivierten Impfstoffen (z. B. Influenza, Pneumokokken) werden empfohlen, obwohl die Bildung spezifischer Antikörper vermindert sein kann. Lebendimpfungen können gefährlich sein und sind eher zu unterlassen.

Autoimmunhämolytische Anämien und Immunthrombopenien werden behandelt, wie in den ➤ Kapiteln 6 und 7 beschrieben. Eine Chemotherapie der CLL kann die Autoimmunzytopenie bessern, dies ist aber nicht immer der Fall. Cave: Unter Therapie mit Fludarabin kann es zu einer Exazerbation einer Autoimmunhämolyse kommen!

Chronische lymphatische Leukämie (CLL)

- Überwiegend indolenter Verlauf und gute Prognose; aggressive Varianten kommen vor.
- Chemotherapie bei Symptomen, sonst abwartende Haltung.
- Die Standardtherapie symptomatischer Patienten hat eine palliative Intention. Kombinationstherapien können lange therapiefreie Intervalle erbringen.
- Bei jüngeren Patienten mit Deletion von Chromosom 17p13 oder im Frührezidiv an allogene Transplantation denken.
- Infektionen sind häufig und erfordern eine konsequente antibiotische Therapie, bei häufigen Rezidiven Immunglobulinsubstitution.
- Anämie und Thrombopenie können auf Autoimmunphänomenen beruhen und sind dann entsprechend zu behandeln.

5.6.12 Prolymphozytenleukämie vom B-Zell-Typ (B-PLL)

Die Prolymphozytenleukämie (PLL) ist eine seltene Erkrankung. Das Alter der Patienten liegt bei über 60 Jahren. Charakteristisch sind ausgeprägte Splenomegalie, hohe Leukozytenzahl und geringe Lymphknotenvergrößerung. Die Prolymphozyten sind größer als die Lymphozyten bei der CLL; sie weisen einen weiteren Zytoplasmasaum auf. Auffällig ist ein prominenter Nucleolus, der manchmal an eine akute Leukämie denken lassen kann. Es fehlt jedoch das feine Kernchromatin leukämischer Blasten. Prolymphozyten werden auch bei der CLL gesehen, bei der B-PLL tragen jedoch mehr als 55 % der Zellen diesen Phänotyp. Gelegentlich wird die Translokation (t11;14) nachgewiesen, evtl. handelt es sich bei diesen morphologisch als PLL imponierenden Erkrankungen um Varianten eines MCL.

Die PLL spricht weniger gut auf eine Behandlung mit Chemotherapie an als die CLL; Fludarabin-haltige Regimes oder Polychemotherapien wie CHOP können versucht werden, ebenso Alemtuzumab oder Rituximab. Gelegentlich ist mit einer Splenektomie eine kurz dauernde Remission erreichbar.

5.6.13 Lymphoplasmozytisches Lymphom – Morbus Waldenström

Synonym: (lymphoplasmozytisches) Immunozytom

Das lymphoplasmozytische Lymphom ist ein B-Zell-Lymphom mit dominanter Ausbreitung im Knochenmark und geringem Lymphknotenbefall. Eine ausgeprägte leukämische Ausschwemmung ist nicht typisch. Das lymphoplasmozytische Lymphom wurde nach der Kieler Nomenklatur als lymphoplasmo**zytisches** Immunozytom bezeichnet. Demgegenüber ist das lymphoplasmo**zytoide** Immunozytom der Kieler Nomenklatur heute der CLL zuzuordnen. Typischerweise kommt es zur Produktion eines IgM-Paraproteins, teilweise in großen Mengen. Im Fall einer IgM-Produktion wird das lymphoplasmozytische Lymphom auch Morbus Waldenström genannt. Auch andere NHL können geringe Mengen an IgM-Paraprotein sezernieren; in diesen Fällen wird der Begriff M. Waldenström allerdings nicht verwendet. Der Altersgipfel liegt jenseits des 60. Lebensjahres.

Zytologisch erinnern die Lymphomzellen teilweise stark an Plasmazellen. Im Unterschied zum multiplen Myelom sieht man immunzytologisch die typischen B-Zell-Marker CD19, CD20 und CD22 sowie eine starke Oberflächenexpression von Immunglobulin. CD5 ist im Unterschied zur CLL in der Regel negativ.

Aufgrund des Paraproteins ist die BSG stark erhöht, was zufällig zur Diagnose führen kann. Der natürliche Verlauf ist indolent, sodass bei asymptomatischen Patienten eine abwartende Haltung sinnvoll ist. Beschwerden können einerseits durch Verdrängung der Hämatopoese, andererseits durch Hyperviskosität bei hohen Paraproteinspiegeln verursacht werden. Letztere kann zu diffusen neurologischen Problemen, Sehstörungen und Durchblutungsstörungen führen. Zusätzliche Autoimmunphänomene sind häufig (autoimmunhämolytische Anämien vom Kälte- und Wärmetyp, Immunthrombozytopenien, Gerinnungsstörungen); ein Mangel an polyklonalen Immunglobulinen besteht regelhaft. Bei Beschwerden ist eine zytostatische Therapie indiziert, die sich an der Therapie der CLL orientiert (➤ Kap. 5.6.11). Auch der Antikörper Rituximab ist gut wirksam. Bei ausgeprägten Beschwerden durch die Hyperviskosität ist als initiale Therapie ein Plasmaaustausch sinnvoll.

5.6.14 Weitere seltene B-Zell-Lymphome

Intravaskuläres großzelliges B-Zell-Lymphom

Bei Diagnose liegt meist bereits ein ausgedehnter Befall in Nieren, Lunge, ZNS, Haut etc. vor, der durch Bildgebung schlecht fassbar ist. Der Verlauf ist sehr aggressiv. Das Ansprechen auf Chemotherapie ist eher schlecht, Langzeitremissionen sind selten.

Primäres Ergusslymphom

Das primäre Ergusslymphom wird meist bei Immundefizienz, insb. HIV-Infektion, gesehen. In den Lymphomzellen kann das als Auslöser des Kaposi-Sarkoms bekannte HHV-8-Virus nachgewiesen werden. Fälle mit gleichzeitigem Kaposi-Sarkom kommen vor. Typische B-Zell-Antigene können negativ sein, die Immunglobulin-Gene sind klonal rearrangiert. Polychemotherapien führen oft nur zu kurzfristigen Erfolgen; die Prognose ist mit medianen Überlebenszeiten unter 6 Monaten ungünstig.

Lymphomatoide Granulomatose

Es besteht eine regelhafte Assoziation mit dem Epstein-Barr-Virus und eine gewisse Häufung bei Immundefizienz. Die Erkrankung kann bei Erwachsenen und Kindern auftreten. Histologisch werden drei Grade unterschieden. Der Befall ist überwiegend extranodal, bevorzugt in Lunge, Gehirn, Niere, Leber und Haut. Der Verlauf ist wechselnd, aber überwiegend aggressiv. Bei Grad 1 und 2 wird ein Therapieversuch mit IFN empfohlen. Polychemotherapien können bei aggressivem Verlauf Remissionen induzieren.

Schwerketten-Erkrankungen

Bei diesen Erkrankungen handelt es sich um seltene B-Zell-Neoplasien, bei denen es zu einer Produktion inkompletter monoklonaler Immunglobulin-Schwerketten kommt. Die Gamma-Schwerketten-Erkrankung ähnelt histologisch dem lymphoplasmozytischen Lymphom (➤ Kap. 5.6.13), die Mu-Schwerketten-Erkrankung der CLL (➤ Kap. 5.6.11) und die Alpha-Schwerketten-Erkrankung (Synonym: immunproliferative Dünndarmerkrankung, IPSID) gilt als Variante des MALT-Lymphoms (➤ Kap. 5.6.9). Die Schwerketten-Erkrankungen verlaufen überwiegend indolent. Die Therapie orientiert sich an den Strategien für die CLL und das MALT-Lymphom.

ALK-positive großzellige B-Zell-Lymphome

Es handelt sich um eine sehr seltene Entität, die in jedem Alter auftreten kann. Die Lymphomzellen sind negativ für CD20, aber positiv für Plamazellantigene. ALK wird stark exprimiert, meist jedoch nicht CD30. Der Verlauf ist aggressiv; Langzeitremissionen sind beschrieben.

Plasmablastische Lymphome

Die plasmablastischen Lymphome werden überwiegend bei HIV-positiven Männern gesehen (➤ Kap. 5.6.25). Sie sind mit EBV assoziiert und haben einen an Plasmazellen erinnernden Immunphänotyp (CD20-negativ, CD138-positiv). Der klinische Verlauf ist sehr aggressiv.

Großzellige B-Zell-Lymphome bei HHV-8-assoziiertem M. Castleman

Diese Lymphome entwickeln sich aus einem multizentrischen M. Castleman, überwiegend bei HIV-positiven Patienten. Man findet eine Koexpression von HHV8 und EBV in den Lymphomzellen. Der Verlauf ist sehr aggressiv.

B-Zell-Lymphom, intermediär zwischen DLBCL und klassischem Hodgkin-Lymphom

Diese Lymphome werden hauptsächlich im Mediastinum gefunden. Ihre Eigenschaften und ihr Phänotyp liegen zwischen Hodgkin-Lymphom und mediastinalem B-Zell-Lymphom. Es ist derzeit unklar, ob man sich bei der Therapie eher an den DLBCL oder den Hodgkin-Lymphomen orientieren soll. Die Prognose ist etwas schlechter als beim Hodgkin-Lymphom.

5.6.15 Großzellig-anaplastische Lymphome (ALCL)

Synonym: Ki-1-Lymphom

Diese T-Zell-Lymphome sind durch ihr morphologisches Bild und die Positivität für das Antigen CD30 charakterisiert (CD30-positive B-Zell-Lymphome sind dagegen als seltene eigene Entität aufzufassen). Genetisch findet sich in einem überwiegenden Teil eine Translokation t(2;5), was mit dem immunhistologischen Nachweis des ALK-Proteins korreliert. ALK-positive Lymphome haben eine mit den DLBCL-Lymphomen vergleichbare Prognose und sollten wie diese therapiert werden, natürlich ohne den CD20-Antikörper Rituximab, da dieser nur B-Zell-Lymphome erkennt.

Die ALK-negativen großzellig-anaplastischen Lymphome werden seit 2008 als eigene Entität abgegrenzt. Sie sprechen schlechter auf konventionelle Chemotherapie an und liegen prognostisch zwischen den ALK-positiven ALCL und den T-Zell-Lymphomen (NOS).

Primär kutane großzellig-anaplastische Lymphome müssen von den nodalen ALCL unterschieden werden und verlaufen indolent.

5.6.16 Angioimmunoblastisches T-Zell-Lymphom (AILT)

Synonyme: angioimmunoblastische Lymphadenopathie mit Dysproteinämie (AILD), Lymphogranulomatosis X

Das AILT ist eine seltene Erkrankung älterer Menschen. Die Einstufung als malignes Lymphom war lange unklar, und es wurden entzündliche Ursachen diskutiert. Das AILT wird kaum je im Frühstadium entdeckt und ist im fortgeschrittenen Stadium regelhaft von einer ausgeprägten B-Symptomatik begleitet: Fieber, Nachtschweiß, Gewichtsabnahme, Juckreiz, Exantheme gehören häufig zum klinischen Bild. Bei der Untersuchung findet man Zeichen einer Entzündungsreaktion mit hoher BSG und hohem CRP, Anämie und reaktiver Leukozytose sowie typischerweise eine deutliche polyklonale Hypergammaglobulinämie. Neben einer Hepatosplenomegalie sind häufig andere parenchymatöse Organe infiltriert. Die Lymphknoten sind oft nur wenig vergrößert. In der Histologie sieht man eine ausgeprägte Entzündungsreaktion. Ein T-Zell-Rezeptor-Rearrangement kann nur in etwa 75 % der Fälle nachgewiesen werden. Die Diagnosestellung ist für den Pathologen insbesondere an kleinen Gewebeproben schwierig, sodass die Erkrankung nicht selten zunächst verkannt wird.

Die Prognose ist ungünstig, Langzeitremissionen nach konsequenter Chemotherapie, evtl. in Kombination mit einer autologen Transplantation, werden jedoch gesehen. Für die Therapiestrategie wird auf den nachfolgenden Abschnitt verwiesen. Steroide oder Immunsuppressiva können die Entzündungsreaktion bremsen und die Symptome lindern.

5.6.17 Periphere T-Zell-Lymphome, nicht anderweitig spezifiziert (T-NHL-NOS)

Diese Bezeichnung ist ein Sammelbegriff für nodale und systemische T-Zell-Lymphome, die sich nicht ausreichend zuverlässig in Einzelentitäten differenzieren lassen. Verschiedene Diagnosen wie das T-Zonen-Lymphom, das pleomorphe T-Zell-Lymphom und das T-immunoblastische Lymphom der Kieler Nomenklatur werden hier subsumiert. Das klinische Erscheinungsbild ist sehr variabel. Bei Diagnosestellung liegt häufig schon ein fortgeschrittenes Stadium vor.

Indolente Verläufe kommen vor, sodass bei älteren Patienten ohne krankheitsbedingte Beschwerden sowie einer eher „niedrigmalignen" imponierenden Histologie in Ausnahmefällen eine abwartende Haltung eingenommen werden kann. Es überwiegen jedoch aggressive Varianten der Erkrankung, weshalb in der Regel ein sofortiger Therapiebeginn indiziert ist. Mit einer an der Therapie der DLBCL orientierten Chemotherapie z. B. mit CHOP-14 (➤ Kap. 5.6.3) wird bei der Mehrzahl der Patienten ein initialer Tumorrückgang erreicht; die Ansprechraten und die mittlere Remissionsdauer sind jedoch wesentlich schlechter als bei den DLBCL. In den vergangenen Jahren wurden zwei Strategien erprobt, die möglicherweise die Prognose verbessern können: Zum einen der Einsatz des Antikörpers Alemtuzumab in Kombination mit einer Chemotherapie oder als Konsolidierung, zum anderen die Therapieintensivierung mit autologer oder sogar allogener Stammzelltransplantation. Alle genannten Strategien sind jedoch mit einem erhöhten therapiebedingten Risiko verbunden und sollten deshalb bevorzugt im Rahmen prospektiver klinischer Studien eingesetzt werden.

5.6.18 Prolymphozytenleukämie vom T-Zell-Typ (T-PLL)

Synonym: chronische lymphatische T-Zell-Leukämie

Die T-PLL ist eine seltene Erkrankung überwiegend älterer Menschen. Typischerweise findet man eine Splenomegalie, eine generalisierte Lymphadenopathie sowie eine ausgeprägte Lymphozytose (oft > 100 G/l). Eine Hautinfiltration ist nicht selten. Überwiegend ähneln die Lymphomzellen mit einem prominenten Nucleolus den Prolymphozyten der B-PLL. Kleinzellige Varianten mit einer Morphologie wie bei der B-CLL kommen vor und werden nicht als separate Entität klassifiziert. Die Zellen exprimieren die T-Zell-Antigene CD2, CD3 (evtl. schwach) und CD7 sowie CD4 oder CD8 oder (nicht selten) CD4 plus CD8. TdT und CD1a sind negativ. Der Verlauf ist überwiegend rasch progredient. Konventionelle Chemotherapien sind nur mäßig erfolgreich. Für Alemtuzumab existieren spärliche hoffnungsvolle Daten.

5.6.19 Leukämie großer granulärer Lymphozyten vom T-Zell-Typ (T-LGL-Leukämie)

Diese seltene Erkrankung findet sich gehäuft bei Patienten mit rheumatoider Arthritis, die Abgrenzung zum Felty-Syndrom kann schwierig sein. Die Patienten haben eine Splenomegalie, aber geringe Lymphknotenvergrößerungen. Im Blut und Knochenmark findet man eine Vermehrung großer granulärer Lymphozyten, die in diesem Fall immunzytologisch als T-Zellen zu klassifizieren sind. Die Zellen exprimieren CD3 und CD8 (selten auch CD4) mit Koexpression von CD56 und/oder CD57. Ein klonales Rearrangement des TCR lässt sich im Unterschied zum Felty-Syndrom nachweisen, überwiegend im TCR-β, teilweise auch nur im TCR-γ. Die Gesamtleukozytenzahl ist erniedrigt bis leicht erhöht; man findet eine Granulopenie und eine teilweise transfusionspflichtige Anämie. Der natürliche Verlauf ist indolent. Konventionelle Chemotherapien sind nicht gut wirksam. Erfolge werden mit Methotrexat (Dosierung wie bei rheumatoider Arthritis mit 10–20 mg/Wo. Tag 1, mit Folinsäure an Tag 2) und Ciclosporin A gesehen, wobei ein Therapieversuch für 2–3 Monate durchgeführt werden sollte, bevor er ggf. als erfolglos abgebrochen wird. Auch Purinanaloga wie Fludarabin oder Cladribin können versucht werden; hierzu gibt es jedoch nur wenige Berichte.

5.6.20 Mycosis fungoides (MF) und Sezary-Syndrom

Die **Mycosis fungoides,** ein T-Zell-Lymphom, ist das häufigste NHL der Haut. Die Inzidenz beträgt etwa 4 % aller NHL und knapp 50 % aller kutanen Lymphome. Die Erkrankung beginnt üblicherweise mit Ekzem, Hyperkeratosis und Dyspigmentation. Häufig besteht initial eine „prämykotische" Phase unspezifischer Hautläsionen, in denen die Diagnose histologisch noch nicht gesichert werden kann. Auch beim Nachweis klonaler T-Zellen kann es in dieser Phase noch zu Spontanremissionen kommen.

Im weiteren Krankheitsverlauf können Lymphknotenvergrößerungen auftreten und innere Organe beteiligt sein.

Das **Sezary-Syndrom** wurde traditionell als leukämische Variante der Mycosis fungoides aufgefasst. In der EORTC/WHO-Konsensusklassifikation und in der WHO-Klassifikation von 2008 wird das Sezary-Syndrom jedoch als eigene Entität geführt. Man findet dann im peripheren Blut die typischen Sezary-Zellen mit „zerebriform" gebuchteten Kernen. Der Immunphänotyp ist meist CD3+, CD4+, CD8-, CD7-.

Der Verlauf der MF ist relativ gutartig. Patienten mit frühen kutanen Phasen der Erkrankung haben eine kaum eingeschränkte Lebenserwartung, bei Organinfiltration oder bei Sezary-Syndrom liegt die mediane Lebenserwartung, jedoch deutlich unter 5 Jahren.

Die Stadieneinteilung erfolgt nach dem TNMB-System, wobei mehrere TNM-Stadien zu klinischen Stadien gruppiert werden.

Bei alleiniger kutaner Manifestation stehen zunächst lokale Maßnahmen im Vordergrund: Lokale

Tab. 5.34 TNMB-Klassifikation der Mycosis fungoides

T	Haut
T1	Limitiertes Patch-/Plaque-Stadium (< 10 % der Haut)
T2	Generalisiertes Patch-/Plaque-Stadium (> 10 % der Haut)
T3	Tumoren
T4	Generalisiertes Erythroderma
N	**Lymphknoten**
N0	Keine LK-Vergrößerung
N1	Vergrößerte LK, histologisch nicht befallen
N2	LK nicht vergrößert, histologisch befallen
N3	LK vergrößert und histologisch befallen
M	**Organe**
M0	Nicht befallen
M1	befallen (mit histologischem Nachweis)
B	**Blut**
B0	Keine Sezary-Zellen (< 5 % der Lymphozyten)*
B1	Zirkulierende Sezary-Zellen (> 5% der Lymphozyten)

* Von einigen Experten werden erst 20 % Sezary-Zellen als relevant erachtet.

Tab. 5.35 Klinische Stadien der Mycosis fungoides

Stadium	TNM	Klassifikation		Lebenserwartung
IA	T1	N0	M0	nicht eingeschränkt
IB	T2	N0	M0	11 Jahre
IIA	T1 oder T2	N1	M0	
IIB	T3	N0 oder N1	M0	3 Jahre
IIIA	T4	N0	M0	4 Jahre
IIIB	T4	N1	M0	
IVA	T1 bis T4	N2 oder N3	M0	1 Jahre
IVB	T1 bis T4	N0 oder N3	M1	

Therapie mit Zytostatika (BCNU), bei Rezidiven mit Retinsäurederivaten, Psoralen plus UV-A-Bestrahlung sowie Elektronenbestrahlung. Die Therapien können vor allem in der zweiten Therapielinie mit IFN kombiniert werden. Die Lokaltherapie ist eine Domäne der Dermatologie, bei Bedarf in Zusammenarbeit mit der Strahlentherapie.

In den Stadien III und IV kommen neben einer Ganzkörperbestrahlung mit PUVA oder Elektronen systemische Therapien zum Einsatz. Im Stadium III ist oft eine extrakorporale Photophorese wirksam, bei der nach Gabe von Psoralen mittels Leukapherese gewonnene Lymphozyten ex vivo mit UV-A bestrahlt werden. Diese Methode kann mit IFN kombiniert werden. Seit einigen Jahren werden systemisch wirksame Retinoide verwendet, insb. Bexaroten (Targretin®), mit denen sich Remissionsraten von gut 50 % erreichen lassen. Ähnliche Remissionsraten werden mit Polychemotherapien (z. B. CHOP) erzielt. Monotherapien mit Chlorambuzil, Methotrexat, Cyclophosphamid oder liposomalem Doxorubicin bewirken etwas niedrigere Ansprechraten, sind aber besser verträglich. Keine der Strategien bringen dauerhaften Erfolg, sodass meist mehrere Therapieansätze sequenziell verfolgt werden.

5.6.21 Weitere seltene Neoplasien vom T/NK-Zell-Typ

Siehe auch kutane Lymphome (➤ Kap. 5.6.24) und gastrointestinale Lymphome (➤ Kap. 5.6.23).

Chronische lymphoproliferative Erkrankung der NK-Zellen

Diese Entität wird bevorzugt bei älteren Menschen gefunden, teilweise als alleiniger Laborbefund ohne Symptome. In erster Linie sind Blut und Knochenmark betroffen. Es kommt zu einer Vermehrung zirkulierender NK-Zellen mit begleitender Anämie und/oder Neutropenie. Der Verlauf ist überwiegend indolent.

Aggressive NK-Zell-Leukämie

Diese kann morphologisch der T-LGL-Leukämie ähneln. Hier handelt es sich jedoch um maligne NK-Zellen. Diese Form der Leukämie ist bei Asiaten häufiger als bei Westeuropäern. Der Verlauf ist rasch progredient und schlecht zu beeinflussen.

EBV-positive T-Zell-lymphoproliferative Erkrankung der Kindheit

Bei Kindern oder Jugendlichen kommt es zu einer klonalen Proliferation EBV-infizierter T-Zellen, häufig prädominant in Leber und Milz, in Verbindung mit schweren Allgemeinsymptomen. Die Erkrankung kommt in Asien etwas häufiger und in Europa sehr selten vor. Der Verlauf ist oft perakut und schwer zu beeinflussen.

T-Zell-Leukämie/-Lymphom des Erwachsenen

Die T-Zell-Leukämie bzw. das T-Zell-Lymphom des Erwachsenen wird durch das HTLV-1-Virus ausgelöst. Die Krankheit ist parallel zur Verbreitung des Virus in Japan, der Karibik und Teilen Zentralafrikas endemisch. Nur bei 2–3 % der Infizierten kommt es nach einer langen Latenzperiode zur Lymphomerkrankung. Man findet einen Befall von Milz, Lymphknoten und Haut sowie eine Ausschwemmung von sehr auffälligen großen gelappten Zellen ins Blut. Die Prognose ist insgesamt schlecht; indolente Verläufe kommen aber vor.

Extranodales NK/-Zell-Lymphom, nasaler Typ

Synonym: lethal midline granuloma

Ein extranodaler Ursprung in der Nasenhöhle ist am häufigsten, andere Manifestationsorte kommen jedoch vor und haben eine schlechtere Prognose. Es besteht eine regelhafte Assoziation mit dem Epstein-Barr-Virus. Die Krankheit tritt in Südamerika und Asien häufiger auf als in den USA und Nordeuropa. Der klinische Verlauf ist aggressiv, das Ansprechen auf Chemotherapie sehr variabel und ein Versuch mit Polychemotherapie lohnenswert.

Hepatosplenisches T-Zell-Lymphom

Diese seltene Lymphomvariante wird bevorzugt bei jungen Männern gesehen und führt zu einer Infiltration von Milz, Leber und Knochenmark durch γ/δ-T-Zellen. Der Verlauf ist klinisch aggressiv; zytostatikainduzierte Remissionen sind oft nicht von Dauer.

Neoplasie blastärer plasmozytoider dendritischer Zellen

Synonyme: blastisches NK-Zell-Lymphom, CD4+/CD56+-hämatoderme Neoplasie

Die sehr seltene Erkrankung wird in der WHO-Klassifikation von 2008 zu den myeloischen Neoplasien gerechnet. Die Erstmanifestation dieser sehr seltenen Erkrankung besteht häufig in Hauttumoren, seltener anderen extranodalen Manifestationen. Bei Diagnose oder im Verlauf sieht man eine Generalisierung mit Knochenmarkbefall. Neben CD4 und CD56 werden oft CD123 und CD45RA exprimiert. Der Verlauf ist hochaggressiv. Langzeitremissionen nach konventioneller Chemotherapie sind selten. Kleinen Fallserien zufolge scheint eine aggressive Therapie wie bei den akuten Leukämien erfolgreicher zu sein.

5.6.22 Primäre Lymphome des ZNS (PZNSL)

Primäre Lymphome des ZNS (PZNSL) sind bei Diagnosestellung auf das Gehirnparenchym, das Rückenmark und/oder die Augen in Form einer Glaskörper- oder Uveainfiltration beschränkt (primäre intraokuläre Lymphome, PIOL). PZNSL sind histologisch meist eine spezifische Variante des DLBCL. Es besteht häufig eine Assoziation mit einem angeborenen oder erworbenen Immundefekt, insbesondere der HIV-Infektion. Die Lebenserwartung unter alleiniger Therapie mit Steroiden beträgt nur wenige Monate.

Fokale oder häufiger diffuse neurologische oder psychiatrische Symptome führen zur weiteren Diagnostik. In der Kernspintomographie stellt sich das Lymphom als stark kontrastaufnehmende Raumforderung dar. Die Diagnose wird durch stereotaktische Biopsie gesichert, eine chirurgische Exstirpation ist nicht indiziert. Zu beachten ist, dass es unter symptomatischer Therapie mit Glukokortikoiden zu Remissionen kommt und sich die Lymphome dann auch histologisch nicht mehr sichern lassen. Wenn möglich, sollte auf Steroide deshalb bis nach der Biopsie verzichtet werden. Werden Steroide aus klinischer Sicht unbedingt benötigt, ist parallel unverzüglich die Biopsie zu planen oder, wenn es bereits zu einer Remission gekommen ist, mit der Biopsie abzuwarten, bis bildgebend wieder eine Progredienz gesehen wird. Ein zytologischer Nachweis aus dem Liquor gelingt nur selten. Nach einem möglichen Befall anderer Organe und LK-Stationen, wie für das DLBCL beschrieben, ist zu suchen, eine Disseminierung aber bei typischen PZNSL selten.

Therapeutisch sollten ZNS-gängige Zytostatika zum Einsatz kommen. Die größten Erfahrungen bestehen mit hoch dosiertem Methotrexat (4–8 g/m^2) und anschließender Rescue-Therapie mit Folinsäure. Diese Therapie kann nur in Zentren mit entsprechender Erfahrung und der Möglichkeit regelmäßiger MTX-Spiegelbestimmungen durchgeführt werden. Kombinationstherapien – z. B. mit Ifosfamid oder hoch dosiertem AraC – sind vermutlich wirksamer, aber auch toxischer. Mit konsequenter Chemotherapie können Langzeitremissionen erreicht werden. Ganzhirnbestrahlungen (40–50 Gy) führen ebenfalls in etwa 80 % zu Remissionen, die jedoch meist nicht andauern, sodass diese Therapiemaßnahme für Patienten in gutem Allgemeinzustand nicht die Therapie der ersten Wahl ist. Sie kann jedoch für sehr komorbide oder stark immunsupprimierte Patienten als gut wirksame palliative Maßnahme diskutiert werden. Eine konsolidierende Bestrahlung nach einer Chemotherapie verbessert die Rezidivfreiheit, aber auch die Nebenwirkungen. Ihr Stellenwert wird derzeit in Studien untersucht. Sowohl eine Therapie mit hoch dosiertem MTX als noch stärker die Ganzhirnbestrahlung können eine Leukenzephalopathie mit dauerhaften schweren neurologischen Defiziten induzieren. Dieses Risiko ist besonders groß, wenn eine Chemotherapie nach der Bestrahlung durchgeführt wird, weshalb diese Sequenz auf jeden Fall vermieden werden sollte. Bei Rezidiven nach konventioneller Chemotherapie mit oder ohne zusätzliche Bestrahlung sollte bei jüngeren Patienten eine autologe Stammzelltransplantation erwogen werden, in Studien auch in der Erstlinientherapie. Bei älteren Patienten kommt bei langem rezidivfreiem Intervall eine Chemotherapie wie bei Erstbehandlung, sonst eine Therapie mit alternativen Zytostatika und bei nicht vorbestrahlten Patienten eine Bestrahlung in Frage. Bei isolierten Rezidiven im Glasköper sind Ifosfamid und Trofosfamid als gut wirksam beschrieben.

5.6.23 Gastrointestinale Lymphome

Die häufigsten primär gastrointestinalen Lymphome sind MALT-Lymphome (➤ Kap. 5.6.9). Andere Lymphome mit häufiger Manifestation im Gastrointestinaltrakt sind die Burkitt-Lymphome (➤ Kap. 5.6.2), die Mantelzelllymphome (➤ Kap. 5.6.6) und die DLBCL (➤ Kap. 5.6.3). Seltener sieht man follikuläre Lymphome und andere Histologien. Für die Behandlung wird auf die jeweiligen Abschnitte verwiesen. Bei einer Manifestation im GI-Trakt sollte dieser nach einer Therapie mit den entsprechenden endoskopischen Untersuchungen kontrolliert werden.

Enteropathisches T-Zell-Lymphom

Dieses seltene Lymphom entsteht überwiegend bei Patienten mit Zöliakie, oft bei Patienten, bei denen letztere erst im Erwachsenenalter gleichzeitig mit dem Lymphom diagnostiziert wird. Es nimmt seinen Ausgang von der Darmschleimhaut des Jejunums oder Ileums. Der Verlauf ist aggressiv mit häufigen lokalen Komplikationen, insb. Perforationen und Fistelbildungen, und die Prognose ist schlecht. Mit Chemotherapie (z. B. CHOP) können Langzeitremissionen erreicht werden. Eine alleinige operative Sanierung ist selten kurativ. Zusätzlich zur Lymphomtherapie muss eine glutenfreie Diät eingehalten werden.

5.6.24 Primäre Lymphome der Haut

Für die histologische Klassifikation der kutanen Lymphome wurde die WHO-Klassifikation in einem Konsensus von Dermatologen und Pathologen zur EORTC/WHO-Klassifikation der primär kutanen Lymphome modifiziert, auf die sich der nachfolgende Abschnitt überwiegend bezieht.

T-Zell-Lymphome der Haut

Kutane NHL sind überwiegend T-Zell-Lymphome. Die MF als häufigste Entität wird in ➤ Kapitel 5.6.20 gesondert beschrieben. Auch bei den seltenen kutanen T-Zell-Lymphomen werden nicht näher klassifizierbare Varianten beschrieben. Bei allen nicht im engeren Sinn als primär kutan klassifizierten T-Zell-Lymphomen kann es bei Diagnosestellung oder im Verlauf zu einer Hautinfiltration kommen.

Primäre kutane CD30+-lymphoproliferative Erkrankungen

Zu dieser Gruppe gehören zwei Lymphomvarianten, die zusammen 30 % der kutanen T-Zell-Lymphome ausmachen. Das **primär kutane großzellig-anaplastische Lymphom** imponiert klinisch mit einzelnen, seltener multifokalen Papeln oder Tumoren und histologisch mit einer blastären Morphologie. Das für die nodalen ALCL typische t(2;5)-Rearrangement mit ALK-Expression wird *nicht* gefunden. Der Verlauf ist häufig indolent. Die Therapie besteht in Exzision und/oder Bestrahlung sowie bei multifokalem Befall einer Monotherapie, z. B. mit Methotrexat. Polychemotherapien werden selten notwendig. Die **lymphomatoide Papulose** führt zu wechselnden papillösen oder tumorösen Läsionen, die spontan wieder verschwinden können. Die Histologie kann an Reed-Sternberg-Zellen erinnern. Die Prognose ist sehr gut, nur wenige Patienten versterben an einem disseminierten Lymphom. Die Therapie beschränkt sich auf lokale Maßnahmen und Methotrexat. Übergangsformen zwischen primär kutanem großzellig-anaplastischem Lymphom und lymphomatoider Papulose kommen vor.

Subkutanes Pannikulitis-ähnliches T-Zell-Lymphom

Diese seltene Entität wird bei Kindern und Erwachsenen gefunden. Man sieht solitäre subkutane Noduli und Plaques. Der Verlauf ist überwiegend indolent, selten auch aggressiv. Für einzelne Herde kommt eine Bestrahlung in Frage, bei Disseminierung Steroide. Eine Polychemotherapie kann notwendig werden.

B-Zell-Lymphome der Haut

B-Zell-Lymphome machen zusammen etwa ein Viertel der kutanen Lymphome aus.

Primär kutanes Marginalzonenlymphom

Wie bei den MALT-Lymphomen wird zumindest für einen Teil der Patienten eine infektionsgetriggerte Genese vermutet. In Europa wurde eine Assoziation mit *Borrelia burgdorferi* gesehen, und eine Antibiotikatherapie konnte bei solchen Patienten eine Rückbildung der Lymphome bewirken. Der Verlauf ist indolent, eine extrakutane Generalisierung selten und die Prognose mit einer 5-Jahres-Überlebensrate von nahe 100 % sehr gut. Neben einer lokalen Bestrahlung können Chlorambuzil, IFN oder Rituximab eingesetzt werden.

Primär kutanes Follikelzentrumslymphom

Klinisch fallen Plaques und Tumoren am Stamm und im Gesicht auf, die Erstmanifestation ist häufig im mittleren Lebensalter. Die Translokation (14;18) des nodalen FL wird meist nicht gefunden; eine extrakutane Disseminierung ist selten. Die Prognose ist gut; die 5-Jahres-Überlebensrate liegt bei 95 %. Therapeutisch steht die Bestrahlung an erster Stelle, die zu dauerhaften Remissionen führen kann. Für disseminierte Fälle wird eine Kombinationschemotherapie (z. B. CHOP) empfohlen.

Primär kutanes diffus großzelliges B-Zell-Lymphom vom „Bein-Typ"

Diese Lymphome werden bevorzugt bei älteren Frauen gefunden. Dem Namen entsprechend sind Prädilektionsorte die distalen Unterschenkel, wo rasch wachsende, oft livide Tumoren gefunden werden. Diese Lymphome verhalten sich klinisch aggressiv wie nodale DLBCL und sollten wie sie behandelt werden. Die Prognose ist dann den DLBCL vergleichbar.

5.6.25 HIV-assoziierte Lymphome

Malignome treten bei HIV-Patienten wie bei anderen Patienten mit Immunsuppression im Vergleich zu Gesunden häufiger auf; die Inzidenz von Lymphomen ist jedoch im Vergleich zu HIV-negativen Kohorten um einen Faktor von etwa 100 besonders stark erhöht. Maligne Lymphome machen einen Anteil von 10–15 % aller Malignome bei HIV-Patienten aus. Lymphome treten insbesondere bei niedrigen Zahlen von CD4+-Lymphozyten auf (< 0,1 G/l). Non-Hodgkin-Lymphome definieren bei HIV-positiven Patienten das Stadium AIDS. Nicht selten wird die HIV-Infektion erst aufgrund des Lymphoms diagnostiziert.

Alle Arten von Lymphomen wie bei nicht HIV-infizierten Patienten kommen vor, man sieht aber bevorzugt aggressive Lymphome mit einer besonderen Häufung von Burkitt-Lymphomen (➤ Kap. 5.6.2), ZNS-Lymphomen (➤ Kap. 5.6.22), plasmablastischen Lymphomen (➤ Kap. 5.6.3) und den sonst extrem seltenen Ergusslymphomen (➤ Kap. 5.6.14). Es handelt sich überwiegend um NHL der B-Zell-Reihe, aber auch das Hodgkin-Lymphom und T-NHL kommen vor. Überwiegend liegen bereits bei Erstdiagnose ein disseminiertes Stadium oder eine Organinfiltration vor. Für die allgemeinen Hinweise zu Diagnostik und Therapie wird auf die entsprechenden Abschnitte verwiesen.

Die Behandlung von HIV-Patienten wird durch den gleichzeitig bestehenden Immundefekt erschwert, zumal es unter der Zytostatikatherapie zu einer weiteren Verstärkung der Immunsuppression kommt. Als negative prognostische Faktoren wurden in einer größeren Fallserie ein Alter > 35 Jahren, i.v. Drogenabusus, ein Stadium III oder IV der Lymphomerkrankung sowie eine CD4+-Zellzahl < 0,1 G/l gefunden. Eine erfolgreiche antiretrovirale Kombinationstherapie verbessert nach mehreren retrospektiven Analysen die Prognose, sodass eine antiretrovirale Therapie und eine Therapie des Lymphoms parallel und aufeinander abgestimmt durchgeführt werden sollten.

Hinweise für die Praxis

Aufgrund der Interaktion der Virustatika mit zahlreichen Medikamenten ist eine engmaschige Abstimmung zwischen dem Onkologen und dem HIV-Spezialisten notwendig. In manchen Fällen müssen Virustatika für die Phase der Chemotherapie kurz pausiert werden.

Bei Patienten mit guten CD4+-Zahlen oder solchen, bei denen ein Anstieg unter antiretroviraler Therapie erwartet werden kann, lassen sich diese Lymphome auch in fortgeschrittenen Stadien mit einer Kombinationschemotherapie gut beeinflussen und Langzeitremissionen erreichen. Eine Therapie z. B. mit CHOP-14 (➤ Kap. 5.6.3) sollte in solchen Fällen trotz des erhöhten Infektionsrisikos unter entsprechender Supportivtherapie mit Wachstumsfaktoren und antibiotischer Prophylaxe in voller Dosis appliziert werden. Die Indikation zu einer ZNS-Prophylaxe ist großzügig zu stellen. Die ergänzende Therapie mit Rituximab bei CD20-positiven Lymphomen kann das Infektionsrisiko nochmals erhöhen; in einer randomisierten Studie war deshalb für HIV-Patienten kein Vorteil unter Rituximab zu verzeichnen. Möglicherweise gilt diese Einschränkung aber nur für Patienten mit niedrigen CD4+-Zellzahlen, sodass viele Autoren bei CD4+-Zahlen von z. B. > 0,2 G/l Rituximab empfehlen. Für Patienten mit Burkitt-Lymphom kommen üblicherweise wie beschrieben noch aggressivere Regimes als das CHOP-Schema zum Einsatz. Bei ausgewählten Patienten mit guter CD4+-Zahl kann auch ein solches MTX-haltiges Regime versucht werden, alternativ CHOP als Kompromiss. Bei einem ZNS-Lymphom sollte die Entscheidung zwischen Chemotherapie mit hoch dosiertem MTX und Bestrahlung fallen. CHOP ist hier aufgrund des fehlenden Übergangs der Zytostatika ins ZNS nicht sinnvoll.

5.7 Lymphoproliferative Erkrankungen nach Transplantation

Synonym: posttransplant lymphoproliferative disorders (PTLD)

PTLD können nach Organtransplantationen und nach Knochenmark- bzw. Blutstammzelltransplantation auftreten. PTLD werden in der überwiegenden Mehrheit durch eine Infektion von B-Zellen mit dem Epstein-Barr-Virus (EBV) ausgelöst, die aufgrund der chronischen Immunsuppression nicht kontrollierbar ist und schließlich zu einer Zelltransformation mit autonomem Wachstum führt. Die transformierten B-Zellen stammen meist vom Empfänger; aus Spenderzellen erwachsende PTLD kommen aber ebenfalls vor und sind dann meist im Spenderorgan lokalisiert. Im Vergleich zu malignen Lymphomerkrankungen bei nicht immunsupprimierten Patienten findet man häufiger einen extranodalen Befall (Hirnbeteiligung in etwa 20 % der Fälle). Risikofaktoren sind eine intensive Immunsuppression und die Transplantation eines Organs von einem EBV-seropositiven Spender in einen EBV-negativen Patienten. Das Risiko für die Entwicklung einer PTLD besteht vor allem im ersten Jahr nach Transplantation; die selteneren EBV-negativen Lymphome können zu jeder Zeit nach Transplantation auftreten.

Die Lymphoproliferation wird in drei Typen eingeteilt: Die **benigne polyklonale Proliferation** („early lesion") ähnelt von der Klinik her noch einer akuten EBV-Infektion; in einer Variante dieser polyklonalen Lymphoproliferation sieht man eine plasmozytäre Hyperplasie. Man findet noch kein klonales Ig-Rearrangement und auch keine zytogenetischen Aberrationen. Die Fälle treten insbesondere in den ersten zwei Monaten nach Transplantation auf und können klinisch aggressiv bis hin zu Todesfällen verlaufen.

Bei der **polymorphen Form** der PTLD findet man ein buntes Bild verschiedener Reifungsstufen von B-Lymphozyten. In molekulargenetischen Untersuchungen ist häufig bereits eine dominante klonale Population nachzuweisen.

Bei der **monomorphen Form** finden sich ein klonales Rearrangement der Immunglobuline und eine Histologie und Zytogenetik wie bei primären sporadischen Lymphomen, d. h. alle Zeichen einer malignen Erkrankung. Die Fälle können und sollen dementsprechend genauer klassifiziert werden, häufig als DLBCL, Burkitt-Lymphom oder Hodgkin-Lymphom.

Zur Diagnostik gehören eine histologische Untersuchung einschl. Molekularpathologie und Suche nach EBV-Infektion im Biopsiematerial sowie, wie für die DLBCL (➤ Kap. 5.6.3) beschriebene, Staging-Untersuchungen. Häufig findet sich ein monoklonales oder oligoklonales Ig im Serum.

In den frühen Phasen der Erkrankung steht als wichtigstes Behandlungsprinzip die Reduktion der Immunsuppression im Vordergrund; aber auch bei eindeutig malignen PTLD kann dieser Ansatz zu einer Besserung beitragen. Insbesondere nach Transplantation von Herz, Lunge oder Leber muss dies natürlich immer gegen das Risiko der Transplantatabstoßung abgewogen werden.

Bei erfolgloser Reduktion der Immunsuppression sowie allen Fällen von monoklonaler PTLD ist die zusätzliche Gabe von Rituximab entweder alleine indiziert oder in Kombination mit einer Chemotherapie, wie für die DLBCL beschrieben. Die Komplikationsraten bei kombinierter Immunchemotherapie sind höher als bei nichttransplantierten Patienten. Da die Chemotherapie zusätzlich immunsuppressiv wirkt, kann die Immunsuppression stark reduziert oder pausiert werden. IFN und Virustatika wurden ebenfalls eingesetzt, können aber derzeit nicht als Standard empfohlen werden.

5.8 Plasmazellerkankungen

5.8.1 Multiples Myelom

Burkhard Hennemann

Das multiple Myelom entsteht durch eine maligne Proliferation und Akkumulation klonaler Plasmazellen („Myelomzellen") im Knochenmark oder – in Ausnahmefällen – beim extramedullären Myelom im Gewebe. Diese produzieren Immunglobuline oder Immunglobulinfragmente, die im Serum und/oder im Urin nachgewiesen werden können. Da sie von einem Zellklon gebildet werden, spricht man von einer monoklonalen Gammopathie. Charakteristisch für die Erkrankung sind eine niedrige Proliferationsrate, verschiedene chromosomale Aberrationen und eine Interaktion der Myelomzellen mit Zellen des Knochenmark-Mikromilieus. Diese beeinflussen den physiologischen Knochenumbau und inhibieren die humorale und zelluläre Immunität. Durch Verdrängung der gesunden Hämatopoese kommt es zur Insuffizienz der Blutbildung mit Anämie und Thrombozytopenie.

Von anderen Neoplasien des B-Zell-Systems unterscheidet sich das multiple Myelom durch die fast regelmäßige Beteiligung des Skeletts mit Osteolysen und/oder Osteopenie und durch die hohe Frequenz einer Nierenschädigung im Sinne der „Myelomniere".

Das multiple Myelom manifestiert sich bevorzugt in der 6. und 7. Lebensdekade. Patienten mit solitärem Myelom (Plasmozytom des Knochens) sind im Vergleich dazu jünger. In der Europäischen Union beträgt die Inzidenz 5,7 pro 100 000 Personen. Männer sind häufiger betroffen als Frauen. Frühere Studien belegen das Auftreten von multiplen Myelomen bei Geschwistern und Ehegatten und einigen Familien. Eine vererbbare Erkrankung stellt das Myelom aber nicht dar. Bei einer HIV-Infektion besteht ein etwa 4,5fach erhöhtes Risiko, ein multiples Myelom zu entwickeln.

Klassifikation und Stadieneinteilung

Die Diagnosesicherung eines multiplen Myeloms erfolgt laborchemisch durch den Nachweis der monoklonalen Gammopathie, von typischen Osteolysen in der Projektionsradiographie und einer Plasmazellinfiltration im Knochenmark oder einer Gewebebiopsie. Von diesen Kriterien müssen mindestens zwei erfüllt sein (➤ Box 5.5). Findet sich nur eine monoklonale Gammopathie ohne Osteolysen oder den histologischen Nachweis einer Plasmazellvermehrung, so spricht man von einer **monoklonalen Gammopathie unklarer Signifikanz (MGUS;** ➤ Kap. 5.8.2). Bei der seltenen und rasch progredienten **Plasmazellleukämie** finden sich > 20 % oder > 2 × 10^9 Plasmazellen im peripheren Blut. Solitäre medulläre Plasmozytome finden sich am häufigsten im Bereich der Wirbelsäule, extramedulläre Plasmozytome meist im Nasen-Rachen-Raum.

BOX 5.5

Diagnosekriterien für das multiple Myelom nach Durie und Salmon (1986)

Die Diagnose multiples Myelom ist gesichert, wenn erfüllt sind:
1 Hauptkriterium und 1 Nebenkriterium (außer 1 + a)
3 Nebenkriterien (mindestens a + b)

Hauptkriterien:

1. histologisch gesichertes Myelom
2. Knochenmarkinfiltration mit Plasmazellen > 30 %
3. M-Gradient in der Serumelektrophorese: IgG > 3,5 g/dl oder IgA > 2,0 g/dl oder Bence-Jones-Protein > 1 g/24 h (κ- oder λ-Leichtkettenausscheidung in der Urinelektrophorese)

Nebenkriterien:

a. Knochenmarkinfiltration 10–30%
b. M-Gradient in der Serumelektrophorese, jedoch unter den oben geforderten Werten (IgG > 3,5 g/dl oder IgA > 2,0 g/dl)
c. Osteolysen
d. sekundärer Antikörpermangel (IgM < 50 mg/dl, IgA < 100 mg/dl oder IgG < 600 mg/dl)

Die Stadieneinteilung des multiplen Myeloms erfolgt nach Durie und Salmon (➤ Tab. 5.36). Auch wenn in den letzten Jahren gezeigt werden konnte, dass Parameter wie β_2-Mikroglobulin, S-Phasenanalyse und Zytogenetik die Prognose besser voraussagen als die Stadieneinteilung nach Durie und Salmon, liegt die Bedeutung dieser Einteilung darin, dass sie herangezogen werden kann, um über den Beginn einer Chemotherapie zu entscheiden, da asymptomatische Patienten ohne Organbeteiligung im Stadium I nicht von einer zytostatischen Therapie profitieren.

Die Stadieneinteilung der *International Myeloma Working Group* ist das Ergebnis der retrospektiven Analyse großer Studien, für die klinische Daten und Laborbefunde von > 10 000 bis dato unbehandelten symptomatischen Myelompatienten mit dem Ziel gesammelt und ausgewertet wurden, Risikofaktoren für Progression und Überleben zu identifizieren. Potenzielle Prognosefaktoren wurden mittels zahlreicher statistischer Verfahren evaluiert. Serum-β_2-Mikroglobulin, Serumalbumin, Thrombozytenzahl, Serumkreatinin und Alter hatten in dieser Analyse den größten Einfluss auf das Überleben. Durch die Kombination von β_2-Mikroglobulin und Albumin konnte ein einfaches und reproduzierbares 3-stufiges Klassifikationssystem erstellt und mittlerweile validiert werden (➤ Tab. 5.37).

Verlauf und Prognose

Das multiple Myelom ist bisher in der Regel nicht heilbar. Die Therapie ermöglicht jedoch bei der Mehrzahl der Patienten Remissionen und eine langjährige Krankheitskontrolle. Dennoch kommt es nach unterschiedlichen Zeitintervallen fast immer zur Progression. Der Verlauf kann durch Chemotherapie verlangsamt werden. Gleichzeitig wirkt die Chemotherapie drohenden Komplikationen (Niereninsuffizienz, Hyperviskositätssyndrom, Infekte, pathologische Frakturen) entgegen. Unbehandelt liegt die mediane Überlebenszeit beim multiplen Myelom bei unter einem Jahr. Unter Therapie beträgt das mediane Überleben im ISS-Stadium I 62 Monate, im Stadium II 44 Monate und im Stadium III 29 Monate.

Eine Verbesserung der Therapieergebnisse kann insb. bei jüngeren Patienten durch autologe oder allogene Stammzelltransplantation erzielt werden.

Tab. 5.36 Stadieneinteilung nach Durie und Salmon (1975)

	Stadium I Alle Kriterien erfüllt	Stadium II	Stadium III Eines oder mehrere Kriterien erfüllt
Hämoglobin	> 10 g/dl	weder Stadium I noch Stadium III	< 8,5 g/dl
Serumcalcium	normal		erhöht
Knochen	keine Osteolysen		multiple Osteolysen
IgG	< 50g/l		> 70 g/l
IgA	< 30 g/l		> 50 g/l
Leichtketten im Urin	< 4 g/24 h		> 12 g/24 h
Subklassifikation A: Serumkreatinin < 2 mg/dl, B: Serumkreatinin > 2 mg/dl			

Symptomatik und klinischer Befund

Bei den meisten Patienten beginnt die Erkrankung mit uncharakteristischen Symptomen, und häufig wird die Diagnose zufällig im Rahmen einer Blutabnahme aufgrund anderer Indikationen gestellt. Dabei können eine stark erhöhte BSG, ein erhöhtes Gesamteiweiß im Serum oder eine normochrome Anämie die ersten auffälligen Befunde sein. Aufgrund der unspezifischen Frühsymptomatik wird die Erkrankung häufig erst im fortgeschrittenen Stadium diagnostiziert. Allgemeine Tumorsymptome, die beim multiplen Myelom gehäuft vorkommen, sind:

- Leistungsminderung, Appetitlosigkeit, Gewichtsverlust.
- Subfebrile Temperaturen, Nachtschweiß, seltener Juckreiz.
- Anämiesymptome.
- Rezidivierende und besonders schwer verlaufende bakterielle Infekte.

Spezifische Symptome entwickeln sich im fortgeschrittenen Krankheitsstadium aufgrund des mali-

Tab. 5.37 Internationales Staging-System (ISS) der *International Myeloma Working Group*

Stadium	Kriterien
I	Serum-β_2-Mikroglobulin < 3,5 mg/l
	Serum-β_2-Mikroglobulin > 3,5 g/dl
II	Kriterien weder wie bei I oder III*
III	Serum-β_2-Mikroglobulin > 5,5 mg/l
*Es gibt 2 Untergruppen im Stadium II:	
• Serum-β_2-Mikroglobulin < 3,5 mg/l, aber Serumalbumin < 3,5 g/dl oder • Serum-β_2-Mikroglobulin 3,5–5,5 mg/l unabhängig vom Serumalbumin	

Tab. 5.38 Ausbreitungsformen des multiplen Myeloms

	Häufigkeit (%)
Diffuses (disseminiertes) Plasmozytom (multiples Myelom)	ca. 90
Solitäres Plasmozytom des Skeletts	< 5
Solitäres extramedulläres Plasmozytom	< 5
Plasmazellleukämie	< 2

Tab. 5.39 Verteilung der Immunglobulinklassen

	Häufigkeit (%)
IgG	50–60
IgA	20
IgD	1–2
Biklonal	< 5
Leichtkettenmyelom	15–25
Asekretorisch	1

gnen Plasmazellklons selbst oder als Folge von Sekretionsprodukten der Myelomzellen:

- Knochenschmerzen im Bereich stark belasteter Skelettanteile, vor allem der Wirbelsäule, des Beckens und der Oberschenkel.
- Symptome der Niereninsuffizienz, die oft in frühen Krankheitsphasen fehlen oder nur gering ausgeprägt sind.
- Symptome der Hyperkalzämie, die bei etwa 10 % der Patienten bei Diagnosestellung nachweisbar sind: Durst, Polyurie, Muskelschmerzen und Bewusstseinsstörungen.
- Symptome des seltenen Hyperviskositätssyndroms, das oft als arterielle Gefäßerkrankung, zerebrovaskuläre oder kardiopulmonale Erkrankung verkannt wird.

Sehr oft werden diese Symptome, unter denen bis zu 80 % aller Patienten bei Erstvorstellung leiden, zunächst als rheumatisch, degenerativ oder osteoporotisch bedingt fehlinterpretiert.

Bei der seltenen und rasch progredienten **Plasmazellleukämie** sind die allgemeinen Symptome besonders ausgeprägt; sie fehlen dagegen bei den medullären und extramedullären solitären Plasmozytomen. Die Symptomatik ist bei diesen Formen abhängig von Größe und Lokalisation. Neurologische Befunde resultieren meist aus einer Wirbelkompression, seltener und später aus einer paraneoplastischen Polyneuropathie.

Diagnostik

Zur Basisdiagnostik bei Verdacht auf ein multiples Myelom gehören neben einer umfassenden Anamnese die klinische Untersuchung sowie Laboruntersuchungen, ergänzt durch bildgebende Verfahren und Knochenmarkuntersuchung (➤ Abb. 5.5). Leitbefund in der Praxis ist häufig die Beschleunigung der BSG ohne sonstige Entzündungszeichen wie eine Erhöhung des C-reaktiven Proteins (CRP) oder eine Fibrinvermehrung. Bei mehr als 90 % der Patienten ist die BSG > 50 mm, bei mehr als 50 % der Patienten > 100 mm in der ersten Stunde erhöht. Bei stark beschleunigter Blutsenkung ohne bekannte Ursache ist immer eine Serumelektrophorese angebracht. Bei monoklonalen Gammopathien findet sich dabei ein sog. M-Gradient (➤ Abb. 5.6). Die charakteristische spitze Zacke des monoklonalen Immunglobulins wandert meist im Bereich der γ-Globuline, seltener im Bereich der α_2- oder β-Globuline.

Das Vorhandensein einer monoklonalen Immunglobulinfraktion wird durch die Immunelektrophorese oder Immunfixation bewiesen, die auch die exakte Klassifizierung des serologischen Typs erlaubt (➤ Abb. 5.7). Beweisend für die Monoklonalität ist der Befund, dass das Immunglobulin entweder κ- oder λ-Leichtketten besitzt.

Nur bei den seltenen Leichtketten- und nichtsekretorischen Myelomen ist die BSG normal, und die Serumelektrophorese und die Immunfixation sind unauffällig.

Bei 30–50 % aller Myelome werden freie Leichtketten im Urin ausgeschieden. Dr. Henry Bence Jones war der Erste, der ein ungewöhnliches Protein im Urin eines Patienten mit Myelom entdeckte, das bei Erwärmen des Urins ausfiel und sich bei weiterer Erwärmung auf über 70 °C wieder auflöste. Beim Abkühlen traten wiederum vorübergehend Präzipitate auf. Beim Leichtkettenmyelom ist die Diagnose durch den Nachweis des Bence-Jones-Proteins im Urin möglich, entscheidend für die Diagnose ist jedoch die Immunelektrophorese der Harnproteine. Neuerdings ist es möglich, die Kon-

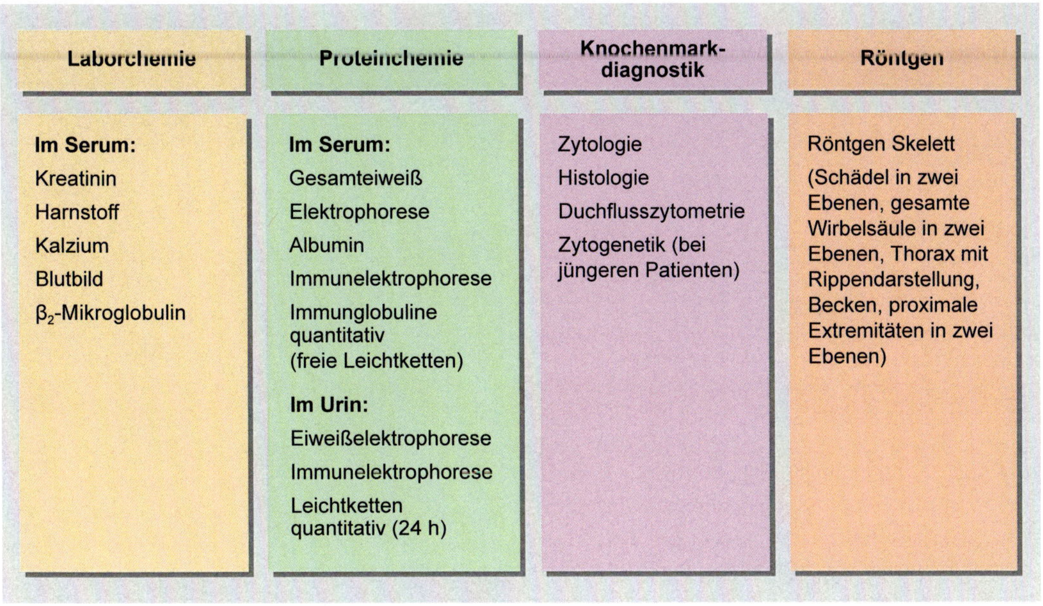

Abb. 5.5 Basisdiagnostik bei Patienten mit multiplem Myelom.

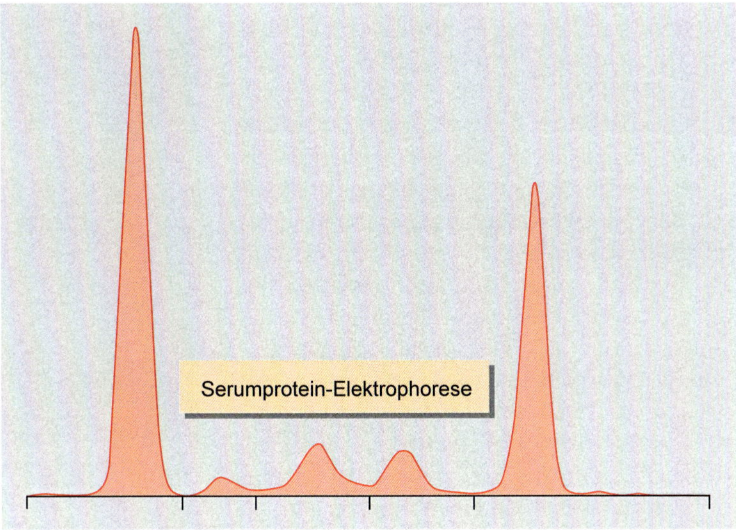

Abb. 5.6 Die Serum-Elektrophorese zeigt beim multiplem Myelom einen charakteristischen M-förmigen Gradienten, der durch die schmale, spitze Form des monoklonalen Proteins, das sich meist in der γ-Globulinfraktion findet, gekennzeichnet ist.

zentration von freien, nicht proteingebundenen κ- und λ-Leichtketten im Serum mittels einer neuen immunnephelometrischen Methode (FREELITE™-Test) quantitativ zu bestimmen: Dies ermöglicht auch bei 50 % der „asekretorischen Myelome" durch den Nachweis eines pathologischen Quotienten der freien Leichtketten den Nachweis einer Sekretionskomponente. Diese höhere Sensitivität ist bei einer Remissionsbeurteilung zu beachten.

Die monoklonale Immunglobulinvermehrung geht oft mit einer Verminderung der Immunglobuline der nicht betroffenen Klassen einher, die zum klinischen Bild des erworbenen Antikörpermangelsyndroms führen kann.

Knochenveränderungen finden sich in Form osteolytischer Herde, vor allem im Achsenskelett und im Schädel. Bei etwa der Hälfte der älteren Patienten mit Osteolysen findet sich zusätzlich eine Osteopo-

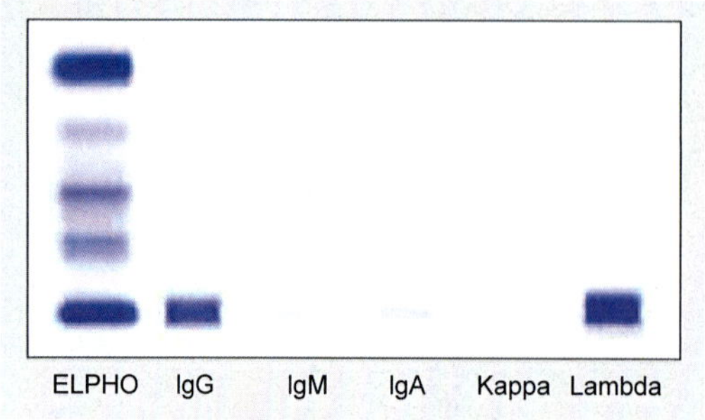

Abb. 5.7 Die Immunelektrophorese des Serums eines Patienten mit multiplem Myelom zeigt die elektrophoretische Auftrennung der Serumproteine und die typische Präzipitationslinie eines monoklonalen Proteins (IgG-λ).

rose. Die ➤ Abbildungen 5.8a und b zeigen typische Osteolysen in der Röntgenaufnahme des Schädels („Schrotschussschädel"). Osteolysen können zu Spontanfrakturen, zur Instabilität der Wirbelsäule und zur Kyphoskoliose mit Abnahme der Körpergröße führen. Die Röntgendiagnostik zielt auf den Nachweis typischer multilokulärer und scharf begrenzter Osteolysen in den betroffenen Skelettabschnitten ab. Dazu ist in der Regel eine konventionelle Bildgebung des Achsenskeletts ausreichend. Ergänzend kann zum Nachweis eines extramedullären Weichteiltumors und eines disseminierten Knochenmarkbefalls die Kernspintomographie sinnvoll sein. Knochen- und Knochenmarkszintigraphie sind bei Patienten mit multiplem Myelom ungeeignet, da die Osteoblasten nicht pathologisch aktiviert sind, und es daher zu falsch negativen Befunden kommen kann.

Im Blutbild findet sich oft eine makrozytäre Anämie, seltener eine Leuko- und/oder Thrombozytopenie. Im Blutausstrich fällt die starke Geldrollenbildung der Erythrozyten auf, die durch die erhöhte Serumviskosität und die Eiweißanlagerung an die Erythrozyten bedingt ist. In etwa 10 % aller Fälle finden sich bereits initial einige Plasmazellen im peripheren Blut.

Die Vermehrung der Plasmazellen wird durch Knochenmarkpunktion nachgewiesen. Da die Plasmazellen auch reaktiv (z. B. bei rheumatischen Erkrankungen, chronischen Infektionen oder länger dauernder Antigenstimulation) stark vermehrt sein können, ist die Diagnose des Myeloms aus dem Knochenmark ohne immunologischen Nachweis der Klonalität nicht immer möglich. Die Bestimmung

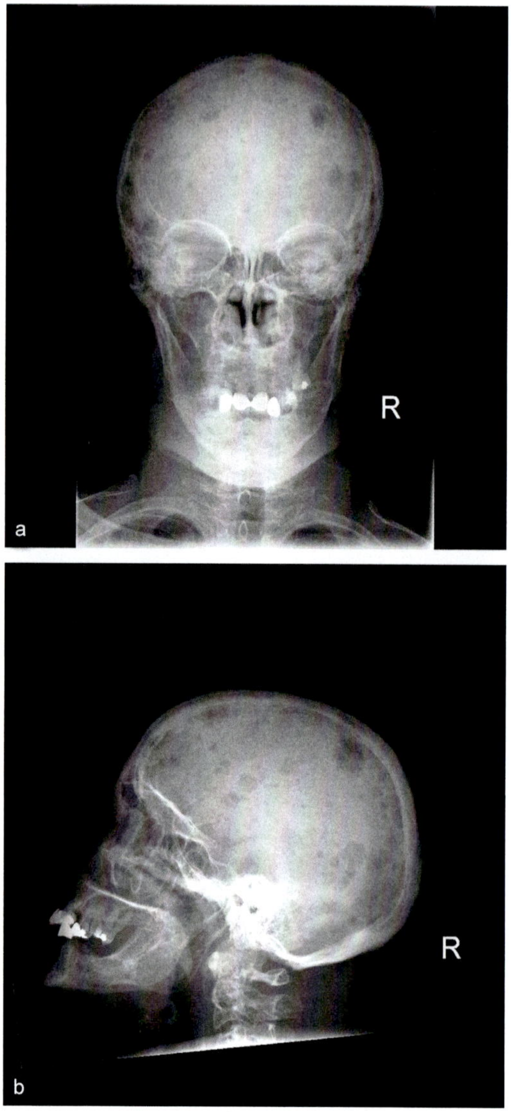

Abb. 5.8a/b Das Röntgenbild des Schädels zeigt typische multiple Osteolysen („Schrotschussschädel").

des immunologischen Phänotyps des Plasmazellklons zum Zeitpunkt der Diagnosestellung ermöglicht den empfindlichen Nachweis einer Restinfiltration bei Verlaufskontrollen. Ein Plasmazellanteil von weniger als 10 % aller Knochenmarkzellen spricht für eine reaktive, ein Anteil von über 20 % für eine neoplastische Plasmazellvermehrung.

Die Nierenschädigung äußert sich in einer Niereninsuffizienz mit Verminderung der Kreatininclearance, einem Anstieg des Kreatinins sowie in einer Proteinurie. Bei der voll ausgebildeten Myelomniere entwickelt sich ein nephrotisches Syndrom mit großer Proteinurie, Hypalbuminämie und Ödemen.

Primärtherapie

Nicht jeder Patient mit der Diagnose eines multiplen Myeloms muss unmittelbar therapiert werden, da eine frühzeitige Therapie bei Patienten mit MGUS und asymptomatischer Myelomerkrankung im Stadium IA nicht zu einer Verbesserung der Langzeitprognose führt. Die Beurteilung der Therapiepflichtigkeit sollte daher unter Berücksichtigung der myelombedingten Organkomplikationen und der Krankheitsdynamik erfolgen. Empfohlen wird eine Behandlung üblicherweise im Stadium II und III oder wenn es zu einem Anstieg des M-Proteins und/oder der klinischen Symptomatik kommt. Bei Patienten mit Leichtkettenmyelom ist auch im asymptomatischen Stadium eine Chemotherapie indiziert, da hier im besonderen Maße die Gefahr der Amyloidose und Niereninsuffizienz droht. Zu den häufigsten Symptomen, die eine Behandlung notwendig machen, gehören Knochendestruktion (Osteolysen und/oder genereller Knochenabbau), Nierenversagen, Blutbildveränderungen (z. B. Anämie, Neutropenie), erhöhtes Serumcalcium, Nervenschädigung oder ähnliche signifikante Organ- oder Gewebeschäden.

Konventionelle Therapie

Die Therapie der Wahl ist die Chemotherapie. Eine mögliche Indikation zur Strahlentherapie besteht bei frakturgefährdeten Osteolysen, chirurgisch versorgten pathologischen Frakturen, primär operativ versorgtem Querschnittssyndrom, extramedullären Plasmazelltumoren und Skelettschmerzen. Mögliche Indikationen für ein operatives Vorgehen sind eine Frakturgefährdung langer Röhrenknochen oder das Auftreten pathologischer Frakturen. Eine Notfallindikation besteht bei drohendem oder beginnendem Querschnittssyndrom, wenn durch Chemo- oder Strahlentherapie kein Behandlungserfolg erwartet werden kann.

Anders als bei soliden Tumoren, bei denen die Größenzu- oder -abnahme nachweisbarer Tumorläsionen zur Beurteilung des Ansprechens auf die Therapie herangezogen wird, verwendet man beim multiplen Myelom die Konzentration des monoklonalen Immunglobulins in Serum und/oder Urin und den Nachweis bzw. das Fehlen monoklonaler Plasmazellen im Knochenmark.

Nach den Vorgaben der *International Myeloma Working Group* gelten folgende Regeln: Für die Messung des monoklonalen Immunglobulins im Serum wird das M-Protein in der Serumelektrophorese densitometrisch quantifiziert. Davon abweichend kann – bei Vorliegen eines monoklonalen IgA-Proteins, das in der β-Fraktion nachzuweisen ist, oder falls eine Quantifizierung der Elektrophorese nicht möglich ist – die quantitative Immunglobulinbestimmung verwendet werden. Die Quantifizierung des Bence-Jones-Proteins im 24-h-Urin sollte ebenfalls elektrophoretisch und nicht durch direkte Messung der Leichtkettenkonzentration erfolgen. Voraussetzung für eine Verlaufsbeurteilung ist, dass zu Beginn der Therapie eine „messbare" Erkrankung vorliegt, definiert als ein M-Protein im Serum ≥ 1g/dl oder im Urin ≥ 200 mg/24 h oder freie Leichtketten im Serum ≥ 10 mg/dl, wenn der Quotient der freien Leichtketten im Serum pathologisch ist. Eine **komplette Remission** liegt vor bei negativer Immunfixation in Serum und Urin, Verschwinden aller Weichteilraumforderungen und Nachweis von ≤ 5 % Plasmazellen im Knochenmark. Lässt sich darüber hinaus durchflusszytometrisch nachweisen, dass klonale Plasmazellen im Knochenmark fehlen, und ist der Quotient der freien Leichtketten im Serum normal, wird dies als **stringente komplette Remission** bezeichnet. Eine **sehr gute partielle Remission** („very good partial remission") ist definiert durch den Nachweis eines monoklonalen Proteins in der Immunfixation von Serum- oder Urin-M-Protein bei negativer Elektrophorese oder eine Abnahme des monoklonalen Ig um mehr als 90 % im Serum plus Urin-M-Protein ≤ 100 mg in 24 h. Eine **partielle Remission** liegt vor bei ≥ 50 % Abnahme des monoklonalen Ig im Serum und ≥ 90 % Abnahme im 24-h-Urin oder weniger als 200 mg monoklonales Ig im 24-h-Urin.

Mit einer hoch dosierten **Dexamethason-Monotherapie** (40 mg/Tag, Tag 1–4) können in der Erstlinientherapie bei bis zu 40 % der Patienten Remissionen erreicht werden. Für die Monotherapie mit Melphalan oder Cyclophosphamid betragen die Remissionsraten ca. 30–35 %. Werden Steroide (Prednison) mit Chemotherapie (Melphalan) kombiniert, betragen die Remissionsraten bis zu 70 %. Dieses sog. **Alexanian-Schema** war über 40 Jahre der Goldstandard in der Therapie des multiplen Myeloms.

Die **Kombinationschemotherapie** mit VAD (Vincristin, Adriamycin, Dexamethason) erzielt in der Primärtherapie hohe Ansprechraten. Wegen der im Vergleich zu Melphalan geringeren Stammzelltoxizität galten VAD und VAD-basierte Therapieprotokolle wie z. B. Idarubicin/Dexamethason (ID) oder Cyclophosphamid/Adriamycin/Dexamethason (CAD) bisher als Standardtherapie vor geplanter Hochdosistherapie.

In den letzten Jahren wurde der Stellenwert neuer Substanzen wie Thalidomid, Revlimid oder Bortezomib, die alle in der Rezidivsituation hohe Ansprechraten zeigten, in der Primärtherapie untersucht. Die hohe Wirksamkeit von Melphalan, Prednison und Thalidomid (MPT) wurde in zwei großen Studien aus Italien und Frankreich in der Primärtherapie vor allem bei älteren Patienten belegt; seit April 2008 ist diese Kombinationschemotherapie daher für die Erstlinienbehandlung von Patienten (≥ 65 Jahre) mit unbehandeltem multiplem Myelom bzw. von Patienten zugelassen, für die eine hoch dosierte Chemotherapie nicht in Frage kommt. In der weltweit durchgeführten VISTA-Studie wurde die hohe Wirksamkeit von Bortezomib (Velcade®) in Kombination mit Melphalan und Prednison (VMP) bei Patienten gezeigt, die nicht für eine Stammzelltransplantation in Betracht kommen, sodass auch Bortezomib in dieser Kombination für die Erstlinientherapie eingesetzt werden kann.

Gängige Chemotherapieschemata

Tab. 5.40 Melphalan/Prednison (Alexanian)

Melphalan	0,25 mg/kg/Tag p.o.	Tag 1–4 (oder 15 mg/m² Tag 1 i.v.)
Prednison	60 mg/m²/Tag p.o.	Tag 1–4 postprandial
Wiederholung Tag 29. Dosisanpassung von Melphalan an die Nierenfunktion. Dosissteigerung um 20 % pro Zyklus je nach Toxizität möglich.		

Tab. 5.41 VAD

Vincristin	0,4 mg absolut i.v.	kontinuierlich i.v. über 24 h, Tag 1–4
Doxorubicin	9 mg/m² i.v.	kontinuierlich i.v. über 24 h, Tag 1–4
Dexamethason	40 mg absolut p.o.	1. Zyklus: Tag 1–4, Tag 9–12, Tag 17–20 weitere Zyklen: Tag 1–4, Tag 17–20
Wiederholung Tag 29–43, kontinuierliche i.v. Gabe von Vincristin und Doxorubicin nur über zentralen Zugang.		

Tab. 5.42 Melphalan/Prednison/Thalidomid (MPT, Palumbo)

Melphalan	4 mg/m²/Tag p.o.	Tag 1–7
Prednison	40 mg/m²/Tag p.o.	Tag 1–7
Thalidomid	100 mg/Tag p.o.	kontinuierlich
Wiederholung Tag 29. Dosisanpassung von Melphalan an die Nierenfunktion. Gabe von Melphalan und Prednison für 6 Zyklen, anschließend alleinige Thalidomidgabe bis zum Progress. Dosisreduktion von Thalidomid auf 50 mg/Tag bei Auftreten von Nebenwirkungen (Polyneuropathie). Ggf. zusätzliche Antikoagulation.		

Tab. 5.43 Melphalan/Prednison/Thalidomid (MPT, Facon)

Melphalan	0,25 mg/kg/Tag p.o.	Tag 1–4
Prednison	2 mg/kg/Tag p.o.	Tag 1–4
Thalidomid	100–400 mg/Tag p.o.	kontinuierlich
Wiederholung Tag 42. Dosisanpassung von Melphalan an die Nierenfunktion. Dosisreduktion von Thalidomid auf 50 mg/Tag bei Auftreten von Nebenwirkungen (Polyneuropathie). Ggf. zusätzliche Antikoagulation.		

Hochdosistherapie und autologe Stammzelltransplantation

Durch die Transplantation autologer Stammzellen aus dem peripheren Blut oder Knochenmark kurz nach der Chemotherapie kann die therapiebedingte Knochenmarktoxizität verringert werden. Dies ermöglicht durch die Verkürzung der Aplasiedauer eine deutliche Dosiserhöhung, was eine Steigerung der Remissionsraten und eine Verlängerung des er-

Tab. 5.44 Bortezomib/Melphalan/Prednison (VMP, San Miguel)

Bortezomib	1,3 mg/m² i.v. Bolus	Tag 1, 4, 8, 11, 22, 25, 29, 32 in Zyklus 1–4 Tag 1, 8, 22, 29 ab Zyklus 5
Melphalan	9 mg/m²/Tag	Tag 1–4
Prednison	40 mg/m²/Tag	Tag 1–4
Wiederholung Tag 43. Dosisanpassung von Melphalan an die Nierenfunktion. Gabe von Bortezomib ab dem 5. Zyklus nur an den Tagen 1, 8, 22 und 29. Antivirale Prophylaxe empfohlen.		

Tab. 5.45 Lenalidomid/Dexamethason

Lenalidomid	25 mg/Tag p.o.	Tag 1–21
Dexamethason	40 mg/Tag p.o.	Tag 1–4, 9–12, 17–20
Wiederholung Tag 29. Dosisanpassung von Lenalidomid an die Nierenfunktion. In der Erstlinientherapie ist die niedrig dosierte Dexamethasongabe (40 mg p.o. einmal wöchentlich) hinsichtlich Toxizität und Gesamtüberleben wahrscheinlich günstiger.		

Tab. 5.46 Bortezomib/Dexamethason

Bortezomib	1,3 mg/m² i.v. Bolus	Tag 1, 4, 8, 11
Dexamethason	20 mg/Tag p.o.	Tag 1, 2; 4, 5; 8, 9; 11,12
Wiederholung Tag 21. Dexamethason ggf. erst zusätzlich bei ungenügender Wirksamkeit einer Bortezomib-Monotherapie. Andere Dosierungen von Dexamethason sind möglich (z. B. 40 mg p.o. Tag 1–4, 9–12 in Zyklus 1 und 2, und Tag 1–4 ab Zyklus 3).		

eignisfreien und des Gesamtüberlebens zur Folge hat. Die französische Intergroupe Francophone du Myélome (IFM) hat 1996 erstmals die Überlegenheit der Therapie mit hoch dosiertem Melphalan gegenüber einer konventionellen Therapie nachgewiesen. Als derzeitiger Standard der Hochdosischemotherapie wird die Gabe von Melphalan in der Dosierung von 200 mg/m² angesehen. Trotz der Überlegenheit dieser Therapie gegenüber konventionellen Therapieverfahren ist im weiteren Verlauf der Überlebenskurven kein Plateau festzustellen, sodass auch die Hochdosistherapie für die meisten Patienten als nicht kurativ anzusehen ist. Die Intensivierung der Hochdosischemotherapie durch eine Tandemtransplantation und die zusätzliche Gabe von Medikamenten mit Antimyelomwirkung (Totaltherapie) ermöglicht eine weitere Erhöhung der Raten kompletter Remissionen, wodurch eine erneute Verlängerung der Remissionsdauer erzielt werden soll. Der Stellenwert der Tandemtherapie ist derzeit jedoch nicht eindeutig gesichert. Einige Studien zeigen zwar ein verbessertes Ansprechen und ein verlängertes ereignisfreies Überleben nach einer zweiten Hochdosistherapie, hinsichtlich des Gesamtüberlebens profitierten aber vor allem die Patienten, bei denen durch die erste Transplantation eine Tumorreduktion von < 90 % erreicht wurde.

Ein höheres Lebensalter allein stellt keine Kontraindikation für eine Hochdosischemotherapie dar. Bei gutem Allgemeinzustand und fehlender Komorbidität kann eine solche Therapie mit einer reduzierten Melphalandosis von 100–140 mg/m² auch im Alter von über 70 Jahren durchgeführt werden. Allerdings verlangt die Indikation in dieser Situation vor dem Hintergrund der oben genannten neuen Substanzen besonderes Augenmerk, da eine Studie der IFM bei älteren Patienten eine deutliche Verlängerung des Gesamtüberlebens durch Melphalan/Prednison/Thalidomid gegenüber der Hochdosistherapie mit Melphalan (allerdings nur in einer Dosierung von 100 mg/m²) zeigen konnte.

Allogene Stammzelltransplantation

Die allogene Stammzelltransplantation stellt für ausgewählte jüngere Patienten ein potenziell kuratives Therapiekonzept dar, weil zur zytoreduktiven Wirkung der Chemotherapie die gegen Myelomzellen des Empfängers gerichtete Aktivität von T- und NK-Zellen des Spenders, der sog. **Graft-versus-Myeloma-Effekt,** hinzukommt. Allerdings müssen die erheblichen Risiken der allogenen Transplantation wie schwerwiegende Infektionen und die Graft-versus-Host-Erkrankung bedacht werden. Die hohe behandlungsbedingte Mortalität des Verfahrens, die in älteren Berichten bei > 40 % lag, konnte in jüngeren Studien durch eine konsequente antivirale und antimikrobielle Prophylaxe und eine strengere Patientenselektion reduziert werden. Auch die Wahl der Konditionierung hat einen großen Einfluss auf das Ergebnis der Transplantation. Durch eine dosisreduzierte Konditionierung, gefolgt von der Transplantation peripherer Blutstammzellen, ließ sich die therapiebedingte Frühmortalität deutlich senken. Derzeit werden Durchführbarkeit und therapeutischer Nutzen einer Doppeltransplantation untersucht, bei der vor der allogenen eine autologe Transplantation erfolgt.

Neben einer Optimierung der Therapieverfahren und der Definition der Patientengruppen, die von einem solchen Therapiekonzept profitieren, muss vor allem auch der Stellenwert von Thalidomid, Revlimid und Bortezomib im Rahmen der allogenen Transplantation untersucht werden.

Therapie im Rezidiv

Die meisten Patienten, die initial eine Remission erreichen, erleiden innerhalb der ersten Jahre ein Rezidiv, sodass sich weniger als 20 % der Patienten fünf Jahre nach der Primärbehandlung noch in Remission befinden. Die Wahl der Therapie in der Rezidivsituation hängt entscheidend von der Nachhaltigkeit und der Effektivität der initialen Behandlung ab: Patienten mit einem späten Rezidiv, das mehr als 6 Monate nach Ende der Primärtherapie auftritt, sprechen mit hoher Wahrscheinlichkeit auf die initiale Chemotherapie an. Tritt das Rezidiv nach einem Intervall von weniger als sechs Monaten auf, ist die Therapie mit einem Zweitlinienprotokoll indiziert. Ebenfalls in der Rezidivtherapie etabliert ist Bendamustin. Bei jüngeren Patienten kann auch eine erneute Hochdosischemotherapie mit autologer Stammzelltransplantation indiziert sein. Mit dem Proteasominhibitor Bortezomib als erstem Vertreter dieser neuen Substanzklasse wurde das Spektrum der Rezidivtherapie erweitert. Durch die Therapie mit Bortezomib wurden die mediane Zeit bis zur Progression und die Remissionsrate im Vergleich zur Therapie mit Dexamethason alleine deutlich verlängert. Eine Kombination von Bortezomib mit Dexamethason verbessert das Ansprechen im Vergleich zur Monotherapie weiter.

Derzeit gibt es zwei immunmodulatorische Substanzen, Thalidomid und Revlimid, die bei Patienten mit rezidiviertem oder refraktärem multiplem Myelom eingesetzt werden. Mit Thalidomid in Kombination mit Dexamethason lässt sich eine Ansprechrate von > 50 % erzielen. Das Thalidomidderivat Lenalidomid, das eine stärkere immunmodulatorische Wirkung aufweist und weniger neurotoxisch ist als Thalidomid, wurde 2007 in Deutschland zugelassen. Lenalidomid ist in Kombination mit Dexamethason auch nach mehreren Vortherapien hochwirksam, auch nach Hochdosischemotherapie oder Thalidomidvorbehandlung. Als unerwünschte Nebenwirkung von Thalidomid und Lenalidomid werden u. a. das gehäufte Auftreten von tiefen Beinvenenthrombosen und pulmonalen Embolien beschrieben, weshalb bei diesen Patienten – vor allem, wenn zusätzliche Risikofaktoren hinzukommen – eine Antikoagulation mit niedermolekularem Heparin, ggf. in Kombination mit ASS, empfohlen wird.

Kombinationen von Bortezomib, Thalidomid und Lenalidomid untereinander und mit konventioneller Chemotherapie werden derzeit in verschiedenen Studien untersucht. Erste Ergebnisse aus Phase-II-Studien sind vielversprechend.

Begleittherapie

Neben allgemeinen supportiven Maßnahmen wie Bluttransfusionen und Schmerztherapie kommt beim multiplen Myelom der Therapie mit Bisphosphonaten und der Infektionsprophylaxe eine besondere Bedeutung zu. Bisphosphonate sind im Stadium II und III nach Durie und Salmon indiziert und führen durch eine Reduktion von Frakturen, die Verminderung von Schmerzen und eine Reduktion des Auftretens von Hyperkalzämien zu einer Verbesserung der Lebensqualität. Demgegenüber stehen potenzielle Nebenwirkungen wie eine Verschlechterung der Nierenfunktion und die Entwicklung von Kieferosteonekrosen. Vor und unter einer Therapie mit Bisphosphonaten sollten deshalb Nierenfunktion und Eiweißausscheidung regelmäßig kontrolliert werden. Gleiches gilt für die zahnärztliche Überwachung des Zahnstatus. Sollte vor Einleitung einer Bisphosphonattherapie eine Zahnsanierung notwendig sein, muss vor Beginn der Bisphosphonatgabe ein ausreichender Zeitabstand für die Knochenheilung eingehalten werden. Da das Risiko für das Auftreten einer Kieferosteonekrose mit der Dauer der Behandlung deutlich zunimmt, sollte ein bis zwei Jahre nach Erreichen einer Remission bei stabiler Erkrankung eine Therapiepause erwogen werden.

Infektionen sind wegen der beeinträchtigten Immunabwehr ein häufig wiederkehrendes Problem beim Myelom; ihre Behandlung verdient deshalb besondere Aufmerksamkeit. Eine antibiotische Therapie sollte bei Verdacht auf Infektion ohne Verzögerung erfolgen. Der zusätzliche Einsatz von hoch dosierten i.v. Immunglobulinen ist bei Patienten mit sekundärem Antikörpermangel und wiederkehrenden schweren Infektionen notwendig.

Die prophylaktische Gabe von Antibiotika erhöht das Risiko der Resistenzentwicklung, kann aber in Risikosituationen wie bei der Stammzellmobilisation sinnvoll sein. Bei Therapie mit Bortezomib sollte zusätzlich eine antivirale Prophylaxe mit Aciclovir erfolgen.

Die Patienten sollten darüber aufgeklärt werden, dass eine Trinkmenge von 3 Litern pro Tag eingehalten werden sollte.

Hinweise für die Praxis

- Kurz vor Beginn der Chemotherapie und zur Beurteilung des Ansprechens im Verlauf sollte ein Verlaufsparameter (monoklonales Ig in der Einweißelektrophorese oder direkte Bestimmung im Serum, freie Leichtketten im Serum, Leichtkettenausscheidung in 24 h) festgelegt und bestimmt werden.
- Während der Chemotherapie ist die Dokumentation des Blutbildverlaufs für die Steuerung der Dosisintensität von großer Bedeutung.
- Sowohl durch die Grunderkrankung als auch durch die Therapie kann die wiederholte Transfusion von Erythrozyten oder Thrombozyten notwendig werden.
- Wegen der ausgeprägten Immunsuppression durch Myelom und Chemotherapie sollte bei Fieber die Indikation zur stationären Einweisung und intravenösen Therapie mit Antibiotika großzügig gestellt werden.

Nachsorge, Spätfolgen

Außer auf mögliche Rezidive sollte in der Nachsorge nach multiplem Myelom auf die Stärkung der körpereigenen Kräfte und die Förderung der Gesundung Wert gelegt werden. Eine begleitende und wieder aufbauende psychologische Betreuung soll die Erfahrung der lebensbedrohlichen Erkrankung überwinden helfen und ein positives Gestalten der eigenen Zukunft ermöglichen. Onkologisch erfahrene Physiotherapeuten sollten die Patienten krankengymnastisch betreuen, um gezielt die körperliche Leistungsfähigkeit zu verbessern und den Erhalt der Knochensubstanz zu unterstützen.

Die Toxizität durch die Therapie und die Beeinträchtigung des Immunsystems durch das multiple Myelom verstärken sich gegenseitig; deshalb kann eine erhöhte Infektneigung auch noch lange nach dem Ende der Behandlung bestehen. Nach der Stammzelltransplantation kann ein Auffrischen des aktiven und passiven Impfschutzes sinnvoll sein.

Die meisten Rezidive werden laborchemisch durch einen Anstieg der monoklonalen Ig-Gammopathie im Serum oder Urin oder durch Verschlechterung von Nierenfunktion oder Blutbild diagnostiziert. Deshalb wird bei asymptomatischen Patienten routinemäßig keine apparative Diagnostik durchgeführt. Ausnahme ist jedoch die Kontrolle von Osteolysen und Knochenmark beim asekretorischen Myelom.

- Die ersten Symptome sind unspezifisch und können aus Leistungsminderung durch die Anämie, Appetitlosigkeit, Gewichtsverlust oder Infektanfälligkeit bestehen. Spezifische Symptome wie Knochenschmerzen kommen manchmal erst im fortgeschrittenen Krankheitsstadium hinzu.
- Suchtest bei klinischem Verdacht ist die Eiweißelektrophorese, in der sich typischerweise die monoklonale Gammopathie als M-Gradient nachweisen lässt, und bei Knochenschmerzen die Röntgenuntersuchung des Skelettsystems.
- Die Indikation zur Therapie erfolgt nach Stadium (ab Stadium II) oder bei Nachweis von Organkomplikationen; deshalb ist bei Diagnosestellung eine gründliche Basisuntersuchung wichtig.
- Die Therapie der Wahl ist die Chemotherapie. Eine Bestrahlung kann bei isoliertem Plasmozytomherd und bei Komplikationen indiziert sein. Mögliche Indikationen für ein operatives Vorgehen sind eine Frakturgefährdung langer Röhrenknochen und das Auftreten

pathologischer Frakturen. Eine Notfallindikation besteht bei drohendem oder beginnendem Querschnittssyndrom, wenn durch Chemo- oder Strahlentherapie kein rascher Behandlungserfolg erwartet werden kann.
- Bei sachgerechter Diagnostik und Therapie liegt die 5-Jahres-Überlebensrate mittlerweile bei 40–50 %.
- Durch die Hochdosischemotherapie kommt es zu einer Verlängerung der progressionsfreien Zeit und des Gesamtüberlebens. Deshalb sollte sie bei jedem Patienten ohne Kontraindikationen erwogen werden. Bei älteren Patienten sind Thalidomid oder Bortezomib in Kombination mit Melphalan und Prednison in der Erstlinientherapie hochwirksam.
- Die supportive Therapie besteht aus Bisphosphonaten, rechtzeitiger antibiotischer Therapie bei Infektionen, Immunglobulingabe bei symptomatischem Ig-Mangel. Wichtig ist die sorgfältige Aufklärung des Patienten zum Thema Infektionen und bei Bedarf die frühzeitige Intervention und Hospitalisierung.
- Auch im Rezidiv besteht eine gute Aussicht auf eine erneute Krankheitskontrolle durch eine Chemotherapie.

5

5.8.2 Monoklonale Gammopathie unbestimmter Signifikanz (MGUS)

Eine monoklonale Gammopathie findet sich nicht selten als Zufallsbefund in der Serumelektrophorese. Kann bei fehlender Knochenmarkinfiltration und Fehlen von Osteolysen die Diagnose eines multiplen Myeloms nicht gestellt werden, spricht man von einer monoklonalen Gammopathie unbestimmter Signifikanz. Die Inzidenz der MGUS liegt bei 1–3 % und steigt mit zunehmendem Alter. Männer sind häufiger betroffen als Frauen. Die Ätiologie der MGUS ist unbekannt. Gelegentlich wird eine monoklonale Gammopathie als Begleitphänomen bei einer HIV-Infektion oder unter Immunsuppression nach Organtransplantation beobachtet. Alle monoklonalen Gammopathien sind durch ein Rearrangement der Immunglobuline gekennzeichnet, das für die Produktion des monoklonalen Immunglobulins verantwortlich ist. Durchflusszytometrisch ist im Knochenmark von Patienten mit MGUS neben polyklonalen Plasmazellen eine klonale Plasmazellpopulation nachweisbar.

Verlauf und Prognose

Grundsätzlich führt die MGUS nicht zu klinischen Symptomen. Bei ca. 1 % der Patienten pro Jahr geht die Erkrankung in ein multiples Myelom oder eine andere behandlungsbedürftige Erkrankung mit einer monoklonalen Gammopathie über. Da dieser Prozentsatz mit der Erkrankungsdauer nicht abnimmt, ist eine lebenslange Beobachtung notwendig. Eine Ig-Konzentration von > 1,5 g/dl, ein monoklonales Protein IgA oder IgM und ein pathologischer Quotient der freien Leichtketten sind negative Prognosefaktoren für die Progression.

BOX 5.6

Monoklonale Gammopathie unbestimmter Signifikanz (MGUS)

- Monoklonale Gammopathie mit monoklonalem IgG < 3,5 g/dl, IgA < 2,0 g/dl oder Leichtkettenausscheidung im Urin < 1,0 g/24 h.
- Polyklonale Immunglobuline normwertig.
- Plasmazellinfiltration im Knochenmark < 10 %.
- Keine Osteolysen.
- Keine klinischen Symptome oder Endorganschäden, keine Infektionen, normales Serumcalcium.
- Alle Kriterien müssen erfüllt sein.

Diagnostik

Bei Verdacht auf das Vorliegen einer MGUS sind folgende Laboruntersuchungen indiziert:
- Blutbild und Differenzialblutbild.
- Serumcalcium und Kreatinin.
- Proteinanalysen in Serum (Eiweißelektrophorese, Gesamteiweiß, Immunfixation, freie Leichtketten) und Urin (24-h-Eiweiß- und -Leichtkettenausscheidung, Urinelektrophorese, Immunfixation).
- Knochenmarkpunktion.
- Skelettröntgen.

Die Bestimmung von β_2-Mikroglobulin hat keinen prädiktiven Wert für die Abschätzung der Progressionswahrscheinlichkeit und kann deshalb unterbleiben. Knochenmarkpunktion und Skelettröntgen sind zur Abgrenzung gegenüber einem multiplen Myelom notwendig, sind aber bei einem Ig < 1,5 g/dl bei Normwerten für Blutbild, Calcium und Kreatinin wegen der geringen Wahrscheinlichkeit für das

Vorliegen eines multiplen Myeloms in Abhängigkeit von der Gesamtsituation auch verzichtbar.

Therapie

Eine MGUS bedarf grundsätzlich keiner Therapie. Eine Ausnahme stellt die mit einer Polyneuropathie einhergehende MGUS dar. In diesem Fall kann eine Therapie wie bei einem multiplen Myelom (➤ Kap. 5.8.1) indiziert sein.

Nachsorge und Beobachtungsintervalle

Formale Leitlinien für die Nachsorge und Beobachtung von Patienten mit einer MGUS existieren nicht. Die übliche klinische Praxis besteht in einer halbjährlichen Verlaufskontrolle in den ersten beiden Jahren und anschließenden jährlichen Kontrollen, um die Progression in ein multiples Myelom zu erkennen, bevor Organkomplikationen wie Frakturen oder eine Niereninsuffizienz auftreten. Dabei sollten Gesamteiweiß, Eiweißelektrophorese und Leichtketten in Serum und 24-h-Urin sowie das monoklonale Immunglobulin im Serum untersucht werden. Zusätzlich ist die Bestimmung von Blutbild, Kreatinin und Calcium notwendig. Bei der Mehrzahl der Patienten bleibt die Konzentration des monoklonalen Immunglobulins im Verlauf konstant, bevor sich ein Myelom entwickelt. Bei manchen Patienten findet sich jedoch eine langsam steigende Ig-Konzentration. Kommt es zu einem Anstieg auf > 3 g/dl ohne Symptome oder Endorganschaden, sind die Kriterien für ein *smouldering myeloma* erfüllt. In diesem Fall sollten engmaschigere Kontrollen, beispielsweise alle 3–4 Monate, durchgeführt werden.

- Bei einer monoklonalen Gammopathie ohne Osteolysen oder Knochenmarkinfiltration durch Plasmazellen (MGUS) besteht bei fehlendem Endorganschaden keine Indikation zur Chemotherapie.
- Ein Übergang in ein multiples Myelom erfolgt bei ca. 1 % der Patienten pro Jahr. Um ein multiples Myelom zu diagnostizieren, bevor Organkomplikationen eintreten, sind regelmäßige Verlaufskontrollen, beispielsweise in halbjährlichen Abständen, anzuraten.

5.8.3 Amyloidose

Die Amyloidose ist eine Erkrankung, die durch extrazelluläre Ablagerung von Amyloid charakterisiert ist. Es wurden bisher mehr als 20 Proteine identifiziert, die Amyloid bilden können. Die Amyloidose betrifft beide Geschlechter und kann in jedem Lebensalter auftreten. Wegen der Seltenheit der Erkrankung fehlen verlässliche epidemiologische Daten. Für die systemische Leichtketten-Amyloidose (s. unten) wird eine Jahresinzidenz von 5–12 Neuerkrankungen pro 1 Mio. Personen angenommen.

Klassifikation und Stadieneinteilung

Die Diagnosesicherung einer Amyloidose erfolgt histologisch durch die Kongorotfärbung einer Gewebebiopsie. Prinzipiell kommt dafür jedes amyloidhaltige Gewebe in Frage, wie z. B. die Biopsie aus Mundhöhle oder Gastrointestinaltrakt, wobei die Rektumbiopsie als Standardverfahren gilt. Zur Abklärung einer peripheren Neuropathie wird häufig eine Biopsie des Nervus suralis durchgeführt. Die Kongorotfärbung muss nach der Diagnose einer Amyloidose durch immunhistologische, proteinchemische und molekularbiologische Verfahren ergänzt werden, damit die zugrunde liegende Erkrankung zugeordnet werden kann.

Die Nomenklatur der Amyloidosen richtet sich nach dem Amyloidprotein und wird mit einem Buchstabencode verschlüsselt. Amyloid-Fibrillenproteine werden durch den Buchstaben A gekennzeichnet. Danach folgt die Bezeichnung des Vorläuferproteins, z. B. A für Serumamyloid oder L für Ig-Leichtketten. Je nach Befallsmuster und Pathogenese unterscheidet man zwischen lokaler Amyloidose, reaktiv-systemischer (AA-)Amyloidose, systemischer Leichtketten-(AL)Amyloidose und hereditären systemischen Amyloidosen (z. B. ATTR-Amyloidose für die häufigste erbliche Amyloiderkrankung, bei der genetische Varianten des Transportproteins Transthyretin autosomal vererbt werden).

Verlauf und Prognose

Amyloidosen sind bisher in der Regel nicht heilbar. Systemische AL-Amyloidosen haben oft eine sehr schlechte Prognose und können unbehandelt bei einer medianen Überlebenszeit von ca. 1 Jahr rasch zum Tod führen. Frühzeitige Diagnose und korrekte Klassifikation sind für die Therapieentscheidung und damit verbunden für die Lebensqualität und Mortalität von großer Bedeutung.

Symptomatik und klinischer Befund

Die Amyloidose geht mit verschiedenen, unterschiedlich stark ausgeprägten Symptomen einher, die das Resultat der zugrunde liegenden Erkrankung sind. Oft ist die Klinik mit allgemeinen Symptomen wie Müdigkeit, Gewichtsverlust und Belastungsdyspnoe zunächst unspezifisch, sodass eine Amyloidose leicht übersehen werden kann. Symptome und Befunde, die auf das Vorliegen einer Amyloidose hinweisen, sind:

- Anhaltende Diarrhö.
- Hepatomegalie.
- Karpaltunnelsyndrom.
- Myokardhypertrophie ohne arterielle Hypertonie.
- Nephrotisches Syndrom.
- Orthostatische Dysregulation und Schwindel ohne vaskuläre Ursache.
- Polyneuropathie (PNP) ohne Diabetes.
- Rasch progrediente PNP.
- Spontane Hauteinblutungen.
- Makroglossie.

Reaktive systemische (AA-)Amyloidose

Hauptursache für die AA-Amyloidose in westlichen Ländern sind entzündlich-rheumatische Erkrankungen. Daneben treten AA-Amyloidosen bei chronisch-entzündlichen Darmerkrankungen und bei malignen Erkrankungen auf. Seltenere Ursachen sind die Castleman-Krankheit und hereditäre periodische Fiebersyndrome. In erster Linie sind von der AA-Amyloidose die parenchymatösen Organe wie Milz, Leber und Niere betroffen, in denen sich in > 80 % der Fälle Amyloidablagerungen nachweisen lassen. Klinische Symptome für eine entsprechende Organbeteiligung sind in ➤ Tabelle 5.47 aufgeführt. Amyloidablagerungen im Gastrointestinaltrakt sind oft asymptomatisch. Im fortgeschrittenen Stadium kann es zu Diarrhöen, Malabsorption und auch zu Blutungen kommen. Die Angaben zur Häufigkeit der Herzbeteiligung schwanken zwischen 10 und 30 %.

Systemische (AL-)Amyloidose

Die häufigste Erstmanifestation der AL-Amyloidose ist die Nierenbeteiligung, die durch Ödeme, Proteinurie, Pleuraergüsse oder Aszites auffallen kann. Seltener steht zuerst die kardiale Symptomatik mit Belastungsdyspnoe oder Herzrhythmusstörungen im Vordergrund. Bei 15–35 % der Patienten findet sich eine Polyneuropathie, die bei ca. 10 % das Erstsymptom ist. Das Karpaltunnelsyndrom tritt im Verlauf der Erkrankung bei ca. 25 % der Patienten auf.

Diagnostik

Bei bekannter familiärer Amyloidose ist eine genetische Diagnosestellung vor Auftreten der Symptome möglich und sinnvoll. Ansonsten muss die Diagno-

Tab. 5.47 Organbefall und klinische Befunde

Organ	Symptome und Befunde
Niere	Ödeme, Hypotonie, Proteinurie, Pleuraergüsse, Aszites, Anstieg der Retentionsparameter
Leber und Milz	Hepatosplenomegalie, Anstieg der alkalischen Phosphatase
Magen-Darm-Trakt	Durchfälle, Gewichtsverlust
Nervensystem	Schmerzhafte Dysästhesie, Polyneuropathie, orthostatische Dysregulation, Herzfrequenzstarre als Ausdruck des gestörten peripheren autonomen Nervensystems, Magenentleerungsstörungen mit Völlegefühl und Übelkeit, Miktionsstörungen, erektile Dysfunktion
Herz	Dyspnoe, Schwindel, Herzrhythmusstörungen, Schenkelblockbilder oder Niedervoltage im EKG, Perikarderguss oder Hypertrophie von Septum oder Hinterwand in der Echokardiographie
Sonstige	Karpaltunnelsyndrom, Augenbeteiligung, Makroglossie

sesicherung auch bei positiver Familienanamnese morphologisch erfolgen. Die Basisuntersuchung bei gesicherter Diagnose sollte neben dem Routinelabor ein Differenzialblutbild, die Bestimmung von Gesamteiweiß, Eiweißelektrophorese, alkalischer Phosphatase, GOT, GPT, Cholinesterase, TSH, fT_3, fT_4, CRP und BSG umfassen. Die spezifische Labordiagnostik schließt die 24-h-Urinanalyse inkl. Eiweißelektrophorese und Immunfixation ein. An apparativen Untersuchungen sollte bei jeder Amyloidose eine Röntgenuntersuchung des Thorax, eine Abdomensonographie, ein EKG, eine Echokardiographie sowie eine Kipptischuntersuchung durchgeführt werden. Die weiterführende Diagnostik bei der AL-Amyloidose dient der Sicherung bzw. dem Ausschluss eines multiplen Myeloms und lymphoproliferativer Erkrankungen durch Knochenmarkzytologie bzw. -histologie und Skelettröntgen.

Therapie

Das Hauptziel der Therapie ist die Hemmung der Proteinsynthese der Amyloid-Vorläuferproteine. Je nach Form der Amyloidose kann dieses Ziel auf unterschiedliche Weise angestrebt werden. Bei der **AA-Amyloidose** gilt, dass die effektive Behandlung der Grunderkrankung auch eine wirksame Therapie für die Amyloidose ist. Dies umfasst bei entzündlich-rheumatischen Erkrankungen den Einsatz von Alkylanzien, Methotrexat, TNF-α-Blockern, Azathioprin, Colchizin und Steroiden und im Fall einer terminalen Niereninsuffizienz die Dialyse und Nierentransplantation. Die Therapie der **AL-Amyloidose** sollte interdisziplinär unter Beteiligung eines Hämatologen/Onkologen erfolgen. Die lokalisierte AL-Amyloidose wird primär lokal behandelt. Die Therapie der Wahl bei der systemischen AL-Amyloidose ist die Chemotherapie mit dem Ziel der Remission der Plasmazellerkrankung. Dabei kommen mit Melphalan/Prednison oder VAD-ähnliche Chemotherapieprotokolle zum Einsatz wie beim multiplen Myelom. In Abhängigkeit von Alter und Organfunktion kommt auch die Hochdosistherapie mit Melphalan mit nachfolgender autologer Stammzelltransplantation in Frage, wobei mit einer höheren behandlungsbedingten Toxizität zu rechnen ist als bei der Transplantation von Myelom-Patienten ohne Amyloidose. Große Phase-III-Studien, die die Auswahl der optimalen Therapiesequenz und die beste Patientenselektion für die Hochdosistherapie ermöglichen würden, fehlen bislang. Neue Therapieansätze mit Thalidomid oder Lenalidomid alleine oder in Kombination mit Dexamethason und Chemotherapie sind eine mögliche und erfolgversprechende Alternative für Patienten, die nicht für eine Transplantation geeignet sind.

Die orthotope Lebertransplantation stellt die Therapie der Wahl bei **hereditären Amyloidosen** dar, bei denen die Leber der Hauptsyntheseort des Amyloid-Vorläuferproteins ist. Dies ist bei der ATTR-Amyloidose der Fall, nicht aber bei AApoAI- und AApoAII-Amyloidosen, da die Apolipoproteine sowohl in der Leber als auch im Darm synthetisiert werden.

- Amyloidosen sind durch extrazelluläre Ablagerung von Amyloid gekennzeichnet, die in jedem Organ auftreten können. Man unterscheidet neben lokalen Amyloidosen reaktive systemische (AA-)Amyloidosen, Ig-Leichtketten-(AL-)Amyloidosen und hereditäre Amyloidosen. Die Auswahl der Therapie richtet sich nach der Pathogenese, wobei die Therapie der Grunderkrankung im Vordergrund steht.
- Amyloidosen sind lebensbedrohliche Erkrankungen. Die Seltenheit der Erkrankung und die geringe Spezifität der Leitsymptome führen dazu, dass Amyloidosen erst spät erkannt werden. Goldstandard ist die histologische Sicherung durch Kongorotfärbung. Die weitere Klassifikation durch immunhistologische, proteinchemische und molekularbiologische Verfahren ist für die weitere Diagnostik und die Wahl der Therapie von großer Bedeutung.
- Bei der AL-Amyloidose ist die Chemotherapie die Therapie der Wahl. Eine Operation kann bei lokaler AL-Amyloidose indiziert sein. Durch die Hochdosischemotherapie lässt sich bei geeigneten Patienten das Überleben verbessern.
- Bei der ATTR-Amyloidose und anderen hereditären Amyloidosen, bei denen die Leber der Hauptsyntheseort des Amyloid-Vorläuferproteins ist, besteht die Möglichkeit der Lebertransplantation.

5.9 Histiozytosen

Histiozytosen sind Erkrankungen, die sich vor allem im Kindesalter manifestieren und durch Proliferation von dendritischen Zellen oder von Zellen des Monozyten-/Makrophagensystems entstehen. Die derzeit gültige Klassifikation der Histiozytosen von Favara stammt aus dem Jahr 1997 und basiert auf dem biologischen Verhalten und der Linienzuordnung. Wegen der Seltenheit der anderen Erkrankungen wird im Folgenden nur auf die Langerhans-Zell-Histiozytose ausführlich und auf maligne Histiozytose sowie Sinushistiozytose mit massiver Lymphadenopathie (Rosai-Dorfmansche Erkrankung) lediglich kurz eingegangen.

5.9.1 Langerhans-Zell-Histiozytose

Langerhanszellen wurden erstmals vor über 140 Jahren von Paul Langerhans in der Haut beschrieben und später als potente antigenpräsentierende Zellen charakterisiert. Nezelof identifizierte 1973 die bei der damals unter dem Namen Histiocytosis X bekannten Erkrankung proliferierenden pathologischen Histiozyten als Langerhans-Zellen. Daraufhin wurde der Name *Langerhans cell histiocytosis* (deutsche Bezeichnung: Langerhans-Zell-Histiozytose; LCH) eingeführt, der die bisher gebräuchlichen Synonyme ersetzt: Hand-Schüller-Christian-Syndrom, Abt-Letterer-Siwe-Erkrankung, eosinophiles Granulom, Histiocytosis X, *congenital self-healing histiocytosis* (Hashimoto-Pritzker-Syndrom) und *pure cutaneous histiocytosis.*

Die Langerhans-Zell-Histiozytose ist durch Akkumulation CD1a+-dendritischer Zellen gekennzeichnet, die granulomatöse Infiltrate mit Lymphozyten, Plasmazellen, Eosinophilen, Fibroblasten und (gelegentlich) Riesenzellen bilden. Darüber hinaus ist der immunhistochemische Nachweis von Langerin (CD207), einem transmembranösen Lectin, das die Bildung der charakteristischen Birbeck-Granula induziert, spezifisch für Langerhanszellen. Die zentrale Frage, ob es sich bei der Langerhans-Zell-Histiozytose um eine bösartige Erkrankung handelt, ist noch nicht endgültig geklärt. In einigen Fällen wurde eine EBV-Infektion als auslösendes Ereignis beschrieben. Einige Autoren beschreiben den Nachweis der Klonalität der Langerhanszellen durch DNA-Analyse und einen Verlust der Heterozygotie (loss of heterozygosity, LOH) basierend auf der Untersuchung von polymorphen genetischen Markern. Von anderen Autoren wird diese Behauptung nicht bestätigt.

Über 50 % der Fälle manifestieren sich vor dem 10. Lebensjahr und 75 % der Fälle bis zum 30. Lebensjahr. Die jährliche Inzidenz beträgt ca. 1 pro 200 000 Kinder unter 15 Jahren. Neuerkrankungen im Erwachsenenalter sind mit einer jährlichen Inzidenz von 1–2/1 Mio. äußerst selten und treten um das mittlere Lebensalter auf.

Stadieneinteilung

Verschiedene Gewebe und Organe können betroffen sein. Die Infiltrate und Granulome, die immer einige Langerhanssche Riesenzellen enthalten, finden sich am häufigsten im Skelett, wo sie Osteolysen durch ein metastasierendes Karzinom oder ein multiples Myelom vortäuschen können, sowie in der Haut und im ZNS. Dabei wird zwischen lokalisierter Krankheitsmanifestation („single system disease“ oder SS-LCH) und disseminiertem Befall mehrerer Organe („multisystem disease“ oder MS-LCH) unterschieden.

Eine Knochenbeteiligung findet sind vor allem in Schädel (51 %) und Kiefer (30 %). Die häufigsten Symptome bei Erstdiagnose sind uncharakteristisch und bestehen aus Schmerzen (34 %), Gewichtsverlust (11 %) und Fieber (10 %). Als häufigste Symptome bei Erwachsenen wurden in einer Studie Dyspnoe (⅔ der Patienten) und Husten genannt. Ein isolierter Lungenbefall findet sich bei 20–30 % der Patienten im Jugendlichen- und Erwachsenenalter. Auch ein Spontanpneumothorax kann besonders bei Adoleszenten ein erstes Symptom dieser Krankheit sein. Charakteristisch für einen Befall der Sella-Region und damit der Hypophyse ist ein Diabetes insipidus mit Polyurie und Polydipsie.

Verlauf und Prognose

Während die Prognose der lokalisierten LCH gut ist, ist der Verlauf bei disseminierter Erkrankung variabel. Risikofaktoren für einen ungünstigen Verlauf sind der Befall von Lunge, Leber, Milz oder Knochenmark bei Diagnosestellung. Die 5-Jahres-Überlebensrate beträgt ca. 80 %. Allerdings werden im weiteren Verlauf bei ca. 45 % der Patienten Krankheitsreaktivierungen beobachtet, die meistens in Knochen, Haut und Hypophysenregion lokalisiert sind. Patienten mit lokalisierter Krankheitsmanifestation haben ein 5-Jahres-Überleben von 100 %; eine Ausnahme stellt der isolierte Lungenbefall dar, bei dem ein 5-Jahres-Überleben von 80–90 % zu erwarten ist.

Therapie

Die Therapie richtet sich nach der Lokalisation und dem Ausbreitungsmuster. Grundsätzlich bedarf nicht jeder Patient einer aggressiven Therapie. Während Patienten mit vereinzelten Läsionen nach deren chirurgischer Ausräumung oft geheilt sind, sollte bei multilokulärem Befall und Progressionsneigung eine systemische Therapie eingesetzt werden. Noch offen ist die Frage, welche Therapie für Patienten mit Multisystembefall adäquat ist. Wegen der Seltenheit der Erkrankung sollte möglichst jeder Patient im Rahmen einer Therapiestudie behandelt werden. Die Rekrutierung der internationalen multizentrischen prospektiven LCH-III-Studie wurde 2007 abgeschlossen. Niedrigrisikopatienten wurden 6 oder 12 Monate mit Vinblastin/Prednison behandelt, Hochrisikopatienten 12 Monate mit Vinblastin/Prednison mit oder ohne Methotrexat, für 6 Wochen gefolgt von Mercaptopurin. Die erste internationale Therapiestudie für Erwachsene (LCH-A1) wurde im Jahr 2004 begonnen und sieht eine Stratifizierung nach dem Ausmaß der Organbeteiligung vor. Die Therapie besteht aus Vinblastin/Prednison und nach 6 Wochen zusätzlich aus 6-Mercaptopurin bei Patienten mit lokalisierter Krankheitsmanifestation für 6 Monate. Bei Patienten mit Multiorganbefall beträgt die Therapiedauer 6–12 Monate. Patienten mit isoliertem Lungenbefall werden bei Progress mit Prednison behandelt.

Nachsorge

Da Rezidive insbesondere nach MS-LCH häufig sind und Spätkomplikationen der Behandlung beachtet werden müssen, ist eine langfristige Nachbeobachtung von großer Bedeutung. Ein Diabetes insipidus tritt bei ca. 30 % der Patienten auf; Veränderungen des Skelettsystems sind bei 20 %, Hörverlust und neurologische Probleme bei 10–15 % der Patienten zu sehen. Letztere können sich in Form von zerebellären Symptomen auch noch 10 Jahre nach der Erkrankung manifestieren.

5.9.2 Andere Histiozytosen

Die **hämophagozytischen Lymphohistiozytosen** (HLH) sind gekennzeichnet durch generalisierte Erkrankung mit hohem Fieber, ausgeprägter Hepatosplenomegalie und einer zunehmenden Panzytopenie infolge der Proliferation abnormer Histiozyten und Hämophagozytose im Knochenmark.

Diese Krankheitsverläufe treten bei Patienten mit iatrogenen Immundefizienzen, bei Malignomen, Stoffwechselkrankheiten und rheumatischen Erkrankungen auf. Es gibt sie auch bei Kindern und Erwachsenen ohne Störung des Immunsystems, als sog. infektionsassoziiertes hämophagozytisches Syndrom. Vergleichsweise häufig tritt eine HLH bei Patienten mit rheumatischen und Autoimmunerkrankungen auf. Synonym hierfür hat sich der Begriff **Makrophagenaktivierungssyndrom** (MAS) eingebürgert.

Es gibt auch genetisch bedingte, autosomal rezessiv vererbte und somit **familiär auftretende Lymphohistiozytosen (FLH).** Dieses scheint eine genetisch sehr heterogene Krankheitsgruppe zu sein. Am bekanntesten sind die Formen mit Mutationen im Perforin-Gen.

Die Sinushistiozytose mit massiver Lymphadenopathie (Rosai-Dorfmansche Erkrankung) entsteht durch eine nichtmaligne Proliferation polyklonaler Histiozyten in Lymphknoten und extranodalem Lymphsystem. Weltweit sind < 500 Fälle registriert. Die Symptomatik besteht aus einer ausgeprägten schmerzlosen Lymphknotenschwellung bei 87 % der Patienten. In 16 % der Fälle findet sich eine Infiltration von Haut, Weichteilen oder Nasennebenhöhlen. Laborchemisch imponieren oft eine erhöhte BSG, eine polyklonale Hypergammaglobulinämie (> 90 % der Patienten) und eine normozytäre oder mikrozytäre Anämie. Der klinische Verlauf ist in der Regel gutartig; häufig treten Spontanremissionen auf, sodass ein Großteil der Patienten keiner spezifischen Therapie bedarf.

- Histiozytosen sind vor allem im Kindesalter auftretende Erkrankungen spezialisierter antigenpräsentierender Zellen (dendritischer Zellen) oder des Monozyten-Makrophagen-Systems.
- Bei der Langerhans-Zell-Histiozytose, die die frühere Histiocytosis X, die Hand-Schüller-Christian-Krankheit und das eosinophile Granulom einschließt, unterscheidet man zwischen lokalisierter Erkrankung und disseminiertem Befall.
- Die Therapie richtet sich nach Lokalisation und Ausbreitungsmuster und besteht aus Steroiden und Chemotherapie. Die Prognose ist bei lokalisiertem Befall gut und bei disseminierter Erkrankung variabel. Das 5-Jahres-Überleben beträgt 80–100 %.
- Die hämophagozytischen Lymphohistiozytosen sind hinsichtlich ihrer Ursachen sehr heterogen und hinsichtlich ihres lebensbedrohlichen Verlaufs sehr ähnlich. Die erworbenen Formen sind häufiger als die familiären. Fieber, Splenomegalie, Panzytopenie, erhöhte Triglyzeride, stark bis extrem erhöhtes Ferritin > 500 ng/ml und lösliches CD25 sind diagnoseweisende Befunde.

KAPITEL

6 Anämien

Hermann Heimpel, Gerhard Gaedicke und Martin Bommer

6.1 Blutungsanämien

Symptomatik, Pathophysiologie und allgemeine Differenzialdiagnostik sind in ➤ Kapitel 3.1 beschrieben.

6.1.1 Akute Blutung

Akute Blutverluste äußern sich primär durch Zeichen des Volumenmangels mit **Tachykardie, Blutdruckabfall** und **Mangelperfusion der Peripherie.** Bei Verlust von etwa 30 % des Gesamtblutvolumens (dies entspricht etwa 1,5 l bei einem normalgewichtigen Erwachsenen) treten erste Schocksymptome auf; bei über 40 % ist der Schock oft irreversibel. Bei Kindern liegen die kritischen Grenzen etwa 10 % niedriger als bei Erwachsenen. Wegen des geringen Kreislaufvolumens reagieren Neugeborene und Säuglinge besonders empfindlich.

Durch Bestimmung der Hämoglobinkonzentration oder des Hämatokrits kann das volle Ausmaß des Blutverlustes erst nach 24–48 Stunden beurteilt werden. Messungen innerhalb der ersten 3 Stunden ergeben noch Normalwerte, da Erythrozyten und Plasma bei einer Blutung zu gleichen Teilen verloren gehen. Hämoglobin- und Hämatokritwert fallen erst dann ab, wenn durch Eintritt von Flüssigkeit aus dem extravasalen Raum ins Gefäßsystem (oder durch Volumensubstitution, z. B. durch Plasmaexpander) das Gesamtblutvolumen wieder auf Normwerte aufgefüllt wird.

Blutbildveränderungen nach akuter Blutung

- Eine neutrophile Leukozytose mit Linksverschiebung entwickelt sich innerhalb der ersten Stunde.
- Eine Thrombozytose entwickelt sich innerhalb von Stunden.
- Hämoglobinkonzentration, Hämatokrit und Erythrozytenzahl fallen erst nach einigen Stunden ab.
- Eine Retikulozytose als Reaktion des Knochenmarks auf den Blutverlust tritt 3–5 Tage nach akuter Blutung auf.

6.1.2 Chronische Blutungsanämie

Chronische Blutungen führen zu einer Anämie, wenn sie durch die kompensatorische Steigerung der Erythropoese nicht ausgeglichen werden können. Entwickelt sich durch fortlaufenden Blutverlust ein Eisenmangel, dann geht die **normochrom-normozytäre** Anämie in eine **hypochrom-mikrozytäre** Anämie über.

6.2 Eisenmangel und Eisenmangelanämie

Ein Eisenmangel ist bei uns die häufigste Ursache einer Anämie. Dieser Tatsache ist es zuzuschreiben, dass nach Feststellung einer Anämie oft Eisen verordnet und erst beim Fehlschlag dieser Therapie eine gezielte Diagnostik eingeleitet wird. Ist dieses Vorgehen auch häufig geeignet, die Anämie zu beheben, so ist es doch grundsätzlich falsch:

- Die Abklärung der Ursache eines Eisenmangels unterbleibt; dies kann für den Patienten schwerwiegende Folgen haben.
- Handelt es sich nicht um eine Eisenmangelanämie, so verzögert die probatorische Eisentherapie die hämatologische Diagnostik.

Ätiologie und Pathogenese

Die normale Menge an Körpereisen beträgt beim Erwachsenen 3–5 g, verteilt auf verschiedene, ungleich große Speicher. Funktionell am wichtigsten sind das im Hämoglobin (2–2,5 g), im Myoglobin (etwa 150 mg) und das in unterschiedlichen Enzymen (wie z. B. den Zytochromen) enthaltene Eisen. Das an Transferrin gebundene Transporteisen des Plasmas fällt mit 2–3 mg (etwa 0,1 % des Körpereisens) mengenmäßig nicht ins Gewicht. Die Menge des Speichereisens (Ferritin und Hämosiderin) nimmt mit steigendem Lebensalter zu. Sie liegt beim Mann bei etwa 2 g, bei der Frau im Menstruationsalter bei etwa 1 g, bei Kindern entsprechend dem Körpergewicht niedriger.

Der Eisengehalt des Körpers wird ausschließlich über die Aufnahme geregelt. Eine ausgewogene mitteleuropäische Kost reicht aus, um den täglichen Bedarf zu decken und den physiologischen Eisenverlust, der bei Männern und Frauen nach der Menopause bis zu 1 mg beträgt, auszugleichen. Bei Frauen in der Menstruationsperiode ist dies bei einem täglichen Verlust von 1–3 mg nicht immer der Fall. Eine Tagesration enthält etwa 10–20 mg Eisen; von dieser Menge werden bedarfsadaptiert 5–10 % resorbiert. Bei einem Eisenmangel steigt der Anteil des aus der Nahrung resorbierten Eisens bis auf 20–30 % an.

Eisen wird überwiegend im **Duodenum,** zu einem geringen Teil im oberen Jejunum resorbiert. Es wird sowohl als ionisiertes als auch Hämeisen aufgenommen. Der überwiegende Teil des mit der Nahrung aufgenommenen Eisens liegt in dreiwertiger Form vor. Da dieses nur bei niedrigen pH-Werten in Lösung bleibt, wird die Aufnahme durch reduzierende Substanzen wie Ascorbinsäure gefördert und durch Antazida oder Tannine (Tee) gehemmt. Die Regelung der Aufnahme des anorganischen Eisens in die Enterozyten erfolgt mithilfe eines komplexen Transportsystems.

Die Aufnahme des transferringebundenen Eisens in die Zellen wird über spezifische **Transferrinrezeptoren** (TfR1) vermittelt, deren Dichte auf den Erythroblasten hochreguliert wird.

Der Eisenmangel entsteht bei einem Missverhältnis zwischen Eisenaufnahme und -bedarf, weitaus am häufigsten als Folge chronischer Blutverluste aus dem Gastrointestinaltrakt oder dem weiblichen Genitaltrakt (➤ Box 6.1). Eine enterale Resorptionsstörung als alleinige Ursache eines Eisenmangels kann Zeichen einer Glutenintoleranz (Zöliakie) sein, kommt aber sonst nur selten im Rahmen schwerer Malassimilationssyndrome vor. Als Folge einer ungenügenden bedarfsadaptierten Resorptionssteigerung entwickelt sich jedoch bei Frauen häufiger als bei Männern eine Eisenmangelanämie, da bei ihnen Eisen physiologischerweise durch Menstruationsblutungen und Schwangerschaften verloren geht. Dagegen ist der Eisenbedarf durch Stillen nicht erhöht, da der Verlust durch die Laktationsamenorrhö ausgeglichen wird.

BOX 6.1

Ursachen eines Eisenmangels

Blutverlust:
- Gastrointestinal: Refluxösophagitis, Ulzera, Polypen, Karzinome, chronische Entzündung, Angiodysplasien, Morbus Osler, Parasitosen
- Menstruation
- Häufige Blutspende
- Dialyse
- Urogenitaltumoren
- Autophlebotomie-Syndrom
- Pulmonale Hämosiderose

Erhöhter Bedarf:
- Schwangerschaft
- Wachstum
- Hochleistungssport

Verminderte oder ungenügende Aufnahme:
- Inadäquate Ernährung
- Atrophische Gastritis, Achlorhydrie, Magenresektion
- Malabsorption, Zöliakie, Morbus Whipple
- Chronisch-entzündliche Darmerkrankungen

Bei reif geborenen Kindern, die gestillt werden, gibt es bis zum 6. Lebensmonat durch die optimale Verfügbarkeit des an Lactoferrin gebundenen Eisens praktisch keinen Eisenmangel. Als sog. Trimenonreduktion wird der physiologische Abfall der Hb-Werte in den ersten 3–6 Lebensmonaten bezeichnet. Ursache ist die relative Reduktion der Erythropoese in Verbindung mit raschem Körperwachstum. Danach kommt es bis zum Erreichen des 1. Lebensjahres zu einer hypochromen Phase. Trimenonreduktion und die anschließende hypochrome Phase sind physiologisch und bedürfen keiner Behandlung. Gefährdet sind lediglich Säuglinge, die mit Kuhmilchverdünnungen ernährt werden, da das Eisen durch den hohen Phosphatgehalt schlecht resorbiert wird. Durch den Zusatz von Eisen in modernen Formulamilchprodukten konnte die Prävalenz des Eisenmangels bei Säuglingen in den Industrieländern deutlich gesenkt werden. Nach Ende der Stillperiode nimmt der Eisenmangel bis zum 2. Lebensjahr an Häufigkeit zu. Später entsteht ein Eisenmangel besonders in der Phase des raschen Wachstums, bedingt durch den hohen Eisenbedarf und ein unzureichendes Angebot in der Nahrung. Auch bei **Adoleszenten** können das rasche Wachstum und das Einsetzen der Menarche die Eisenspeicher aufbrauchen. Bei Mädchen liegt der Eisenbedarf um ca. 30 % höher als bei Jungen.

Symptomatik und klinischer Befund

Es ist nicht sinnvoll von *dem* Eisenmangel zu sprechen, ohne dessen Ausprägung zu berücksichtigen. Abhängig vom Schweregrad werden drei Stadien unterschieden: Alleiniger Speichereisenmangel, eisendefizitäre Erythropoese und Eisenmangelanämie. Der Begriff des prälatenten Eisenmangels wird nicht mehr verwendet. Der reine Speichereisen- oder **latente Eisenmangel** (Stadium I) ist asymptomatisch und ohne negative Folgen. Für die früher angenommene Häufung von Infekten und eine Verminderung der körperlichen Leistungsfähigkeit gibt es keine Belege. Befunde und Symptome beim **manifesten Eisenmangel** (Stadium II und III) beruhen auf der Anämie (➤ Kap. 3.1) und auf trophischen Störungen verschiedener Gewebe: Mundwinkelrhagaden, Atrophie der Schleimhaut der Zunge, des Oropharynx und des Ösophagus, brennende Missempfindungen im Mund, brüchige oder gerillte Nägel, brüchige Haare, Haarausfall.

Bei Kindern sind Anämiesymptome und trophische Störungen weniger ausgeprägt als bei Erwachsenen.

Diagnostik

Im Stadium II kommt es zur Mikrozytose und Hypochromie, im Stadium III zur **hypochrom-mikrozytären** Anämie. Die Bildung zu kleiner Erythrozyten mit vermindertem Hämoglobingehalt ist die Folge einer gestörten Hämoglobinsynthese bei ungestörter Zellbildung.

- Die Erythrozytenzahl des Blutes ist mäßig vermindert, normal oder sogar leicht vermehrt, während Hämoglobinkonzentration und Hämatokritwert reduziert sind.
- Die Leukozytenzahl ist normal. Bei sehr schwerem Eisenmangel kann sich eine mäßige Leukopenie entwickeln; eine Leukozytose kann durch die zum Eisenmangel führende Grunderkrankung hervorgerufen werden, z. B. durch einen Tumor oder eine entzündliche Darmerkrankung.
- Bei etwa der Hälfte der Patienten besteht eine Thrombozytose.
- Bei fortbestehenden Blutverlusten sind die Retikulozyten reaktiv vermehrt, jedoch selten über 10 %; höhere Retikulozytenwerte sprechen für eine Hämolyse als Ursache der Anämie.

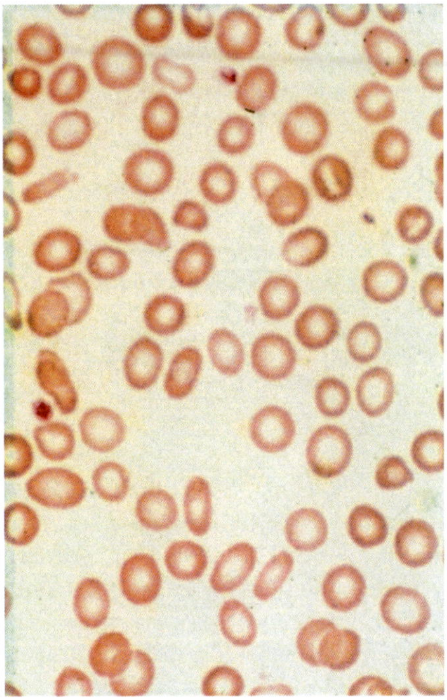

Abb. 6.1 Eisenmangelanämie: Deutliche Anisozytose, Ovalozyten und „Zigarrenformen".

Im Blutausstrich erkennt man im Stadium I und III typische Veränderungen der Erythrozytenmorphologie:

- **Mikrozytose** (mikroskopisch oft schwierig zu erkennen); als Hilfe kann der Vergleich mit den etwa 10 µm messenden kleinen Lymphozyten dienen; der **normale** Erythrozytendurchmesser liegt bei etwa 7 µm.
- **„Anulozyten",** bei denen lediglich noch ringförmig in der Peripherie des Erythrozyten anfärbbares Hämoglobin sichtbar ist, entstehen durch eine verminderte Hämoglobinbeladung der Erythrozyten.
- **Poikilozytose**, wobei „Zigarrenformen" besonders charakteristisch sind.
- Eine **Polychromasie** ist Ausdruck der Retikulozytenvermehrung und weist oft auf eine weiterbestehende Blutung hin.
- Thrombozytenvermehrung (ohne Riesenthrombozyten).

In der Knochenmarkzytologie erkennt man die Zeichen der gestörten Hämoglobinbildung. In polychromatischen und oxyphilen Erythroblasten sind die Zytoplasmasäume nur schmal und inhomogen angefärbt. Diese Zeichen der Hämoglobinisierungsstörung sind jedoch unspezifisch und finden sich auch bei anderen hypochromen Anämien. Beweisend sind das **Fehlen des Speichereisens** sowie der niedrige Anteil von Sideroblasten.

Die Höhe des (transferringebundenen) Serumeisens hat keine diagnostische Bedeutung. Entscheidend ist die Bestimmung des **Serumferritins** (➤ Kap. 2.8).

Hinweise für die Praxis

Die Konzentration des Serumferritins ändert sich parallel zur Gesamtmenge der Eisenspeicher. Die Diagnose einer Eisenmangelanämie ist gesichert, wenn bei einer hypochrom-mikrozytären Anämie das Serumferritin vermindert ist.

Bei Entzündungen und Lebererkrankungen ist das Serumferritin vermehrt; ein normales Serumferritin schließt in solchen Fällen eine Verminderung des Körpereisens nicht aus. Ein Eisenmangel lässt sich auch durch den fehlenden Nachweis von Speichereisen im Knochenmark diagnostizieren; Knochenmarkdiagnostik **allein** zur Feststellung eines Eisenmangels ist angesichts der hohen Spezifität der Ferritinverminderung nicht mehr indiziert. Die Bestimmung des Transferrins und seiner Eisensättigung sowie des löslichen Transferrinrezeptors (sTR) ist nur bei diagnostischer Unklarheit und in der klinischen Forschung notwendig. In der Schwangerschaft und bei gleichzeitiger Entzündung weist eine Erhöhung des sTR auf einen Eisenmangel hin, auch wenn Ferritin noch nicht vermindert ist.

Findet sich bei einer hypochrom-mikrozytären Anämie ein erhöhtes Serumferritin oder vermehrt Speichereisen im Knochenmark, so liegt mit Sicherheit keine Eisenmangelanämie vor. Die dann in Frage kommenden Anämieformen gehen aus ➤ Tabelle 6.1 hervor.

Ursachen des Eisenmangels

Hinweise für die Praxis

Ein Eisenmangel und eine Eisenmangelanämie sind stets Folgen einer Störung des Eisenstoffwechsels, keine abschließende Diagnose! Bei jeder Eisenmangelanämie muss die Ursache geklärt werden. Die Nichtbeachtung dieses Grundsatzes kann dazu führen, dass ernsthafte Organerkrankungen, deren erstes klinisches Symptom die Eisenmangelanämie war, zum Nachteil des Patienten zu spät erkannt werden.

Tab. 6.1 Differenzialdiagnose der hypochrom-mikrozytären Anämien. Das gelegentlich noch bestimmte Serumeisen ist mit aufgeführt, um zu zeigen, dass es für die Differenzialdiagnose der mikrozytären Anämien **nicht** geeignet ist!

	Serumeisen	Serumferritin	Speichereisen
Eisenmangel	vermindert	vermindert	vermindert
Sekundäre Anämie bei Tumor oder Entzündung	vermindert	normal bis erhöht	erhöht
Thalassämien	normal bis erhöht	erhöht	erhöht
Sideroblastische Anämien	normal bis erhöht	erhöht	erhöht
Bleivergiftung	normal	normal	normal

6

Die häufigste Ursache bei erwachsenen Männern und bei Frauen in industrialisierten Ländern sind **gastrointestinale Blutverluste** (➤ Tab. 6.1). Mit einem Liter Blut gehen etwa 500 mg Eisen, d. h. über 10 % des Gesamteisenbestandes des Körpers verloren! Ursächlich kommen alle Erkrankungen in Frage, die zu chronischen oder rezidivierenden Blutungen führen können. Meist handelt es sich um okkulte Blutverluste, die nicht selten erst nach wiederholten Stuhluntersuchungen nachzuweisen sind. Gastroskopie, Rektoskopie und Koloskopie sind die angezeigten diagnostischen Maßnahmen. Weltweit gesehen ist der Befall mit Hakenwürmern die häufigste Ursache für gastrointestinale Blutverluste. Etwa 1 Milliarde Menschen sind davon befallen.

Bei **Frauen im Menstruationsalter** ist die häufigste Ursache ein erhöhter Verlust durch verstärkte oder verlängerte Regelblutungen, die von den Betroffenen selber oft nicht als abnormal registriert werden. Die Entstehung eines Eisendefizits wird durch eisenarme, z. B. laktovegetabile, Diät begünstigt, die für sich allein nicht zu einem Eisenmangel führt. Auch in kurzen Abständen aufeinanderfolgende **Schwangerschaften** können zu manifestem Eisenmangel führen: Der Eisenverlust pro Schwangerschaft beträgt etwa 1 g. Zur Eisenmangelanämie durch peripartale Blutungen kommt es vor allem bei Frauen, bei denen sich bereits während der Schwangerschaft ein latenter Eisenmangel entwickelt hatte, der nicht präventiv mit Eisengaben behandelt wurde.

Im **frühen Kindesalter** (1. bis 2. Lebensjahr) tritt ein alimentärer Eisenmangel auf, wenn durch die Nahrung der hohe Bedarf nicht gedeckt werden kann. Ein besonders hoher Bedarf an Eisen besteht bei Frühgeborenen infolge des raschen Wachstums mit entsprechender Zunahme des Blutvolumens, bei Kindern mit angeborenen zyanotischen Herzfehlern und bei Kindern mit Neugeborenenanämie, die nicht durch Transfusion korrigiert wurde.

Seltene Ursachen eines Eisenmangels

Intravasale Hämolysen können zu chronischen renalen Eisenverlusten führen, z. B. bei mechanischen Hämolysen nach Herzklappenersatz und bei der paroxysmalen nächtlichen Hämoglobinurie (➤ Kap. 6.10.4). Ein renaler Eisenverlust lässt sich durch den Nachweis von Hämosiderin im Morgenurin erkennen (Berliner-Blau-Färbung des Urinsediments weist Eisengranula in Tubulusepithelien nach).

Pulmonale Eisenverluste können bei chronisch-rezidivierenden pulmonalen Blutungen auftreten, so etwa beim Goodpasture-Syndrom, bei schweren Mitralklappenfehlern und bei der essenziellen Lungenhämosiderose. Diagnostisch hinweisend ist der Nachweis eisengefüllter Makrophagen in der Berliner-Blau-Färbung des Sputumsediments.

Störungen der intestinalen Eisenresorption kommen gelegentlich nach Magenresektionen und bei Malabsorptionssyndromen vor. Bei Kindern mit Kleinwuchs und Eisenmangelanämie muss eine Zöliakie ausgeschlossen werden. Klinisch bedeutsame, zu einer Eisenmangelanämie führende andere Störungen der Eisenresorption sind selten. Für den sog. „Eisenresorptionstest", d. h. die Messung des Serumeisens nach Gabe von oralem Eisen, existieren keine validierten Normalwerte. Dieser Test ist nicht hilfreich und wird nicht empfohlen.

Ein Autophlebotomie-Syndrom als Ursache tritt selten bei Angehörigen von Gesundheitsberufen auf und sollte nach Ausschluss anderer Ursachen in Erwägung gezogen werden.

Therapie

Erster Schritt ist, sofern möglich, die Behebung der zum Eisenmangel führenden Organerkrankung. **Zweiter Schritt** ist die Eisensubstitution. Da sich eine Eisenmangelanämie allmählich entwickelt und die Patienten sich daher an die Anämie adaptiert haben, ist die rasche Anhebung des Hämoglobins durch Erythrozytentransfusionen nur selten erforderlich.

Hinweise für die Praxis

Jeder manifeste Eisenmangel ist eine Indikation zur Eisengabe. Ziel der Eisensubstitution ist die Beseitigung der Symptome des Eisenmangels (Anämie, trophische Gewebeschäden) und die Wiederauffüllung der entleerten Eisenspeicher.

Die **orale Eisenzufuhr** ist wirtschaftlich und sicher. Die **parenterale Eisenzufuhr ist nur in** Sonderfällen notwendig, z. B. bei Malabsorptionssyndromen oder entzündlichen Erkrankungen des Dünn- oder Dickdarms.

Orale Eisensubstitution

Aus der Fülle der im Handel verfügbaren oralen Eisenpräparate soll nach folgenden Grundsätzen ausgewählt werden:

- Eisen soll primär in einer Form angeboten werden, die im Duodenum bereits gelöst vorliegt, da hier der Hauptteil des Eisens resorbiert wird. Diese Forderung wird von Präparaten mit verzögerter enteraler Freisetzung nicht erfüllt.
- Eisen soll in leicht resorbierbarer Form zugeführt werden, am besten also als Ferroion (Fe^{2+}), z. B. in Form von Eisensulfat oder Eisengluconat.
- Kombinationspräparate, die weitere Wirkstoffe (wie Vitamin B_{12}, Folsäure) enthalten, sind nicht sinnvoll und unnötig teuer.
- Die Anfangsdosis von **50 mg Fe^{2+}** pro Tag, einzunehmen **vor** der Mahlzeit, wird bei guter Verträglichkeit auf 100 mg gesteigert und bei Auftreten gastrointestinaler Nebenwirkungen wieder vermindert.
- Bei weiter bestehenden intolerablen gastrointestinalen Symptomen trotz Dosisanpassung wird zunächst auf ein anderes Präparat umgesetzt; falls dies nicht erfolgreich ist, können auch Präparate mit verzögerter Freisetzung versucht werden.
- Bei schlechter Verträglichkeit wird das Präparat mit anstatt vor der Mahlzeit eingenommen. Dabei ist zu beachten, dass adsorbierende und alkalisierende Substanzen wie Kaffee, Tee, Milch, Oxalate, Phosphate und Antazida die Eisenresorption hemmen.
- Wichtiger als die Auswahl des Präparates ist, dass die verabreichte **Gesamtdosis ausreichend** ist. Deswegen muss Eisen **genügend lange** verabreicht werden: Bei einer Dosierung von 100 mg Eisensulfat pro Tag sind die Eisenspeicher in der Regel erst 3 Monate nach Normalisierung der Hämoglobinkonzentration wieder ausreichend aufgefüllt.
- In Einzelfällen von schwerem Eisenmangel mit ausgeprägter Unverträglichkeit muss Eisen vorübergehend parenteral gegeben werden, ggf. gefolgt von sehr niedrig dosierter oraler Langzeitsubstitution.

Die Gesamtmenge des fehlenden Eisens schätzt man nach der Formel: 250 mg Fe^{2+} × Defizit der Hämoglobinkonzentration des Blutes. Bei der Berechnung der erforderlichen, oral zuzuführenden Gesamtdosis kann eine intestinale Resorptionsquote von 20 % angesetzt werden.

Berechnungsbeispiel: Hämoglobinkonzentration des Blutes 8 g/dl, bei Sollwert von 15 g/dl besteht somit ein Defizit von 7 g/dl. Eisendefizit: 250 mg × 7 = 1750 mg.

Die Gesamtmenge des oral zuzuführenden Eisens beträgt bei einer Resorptionsquote von 20 % somit etwa 9 g, d. h. 100 mg täglich über 3 Monate.

Bei Kindern errechnet man die Gesamtmenge des fehlenden Eisens nach der Formel:

Benötigte Eisenmenge in mg = Körpergewicht (kg) × Hb-Defizit (g/dl, bezogen auf die Altersnorm) × 3,5.

Kontrolle der Eisensubstitution: Die Wirkung ist 14 Tage nach Therapiebeginn anhand des Retikulozyten- und Hämoglobinanstiegs zu überprüfen. Das Hämoglobin sollte nach 4 Wochen um etwa 2 g/dl angestiegen sein. Weitere Kontrollen erfolgen alle 4 Wochen bis zur Normalisierung des Hämoglobinwertes. Vier Wochen nach der letzten Eiseneinnahme wird eine Bestimmung des Ferritins zur Kontrolle der Eisenspeicher empfohlen. Ziel ist neben der Normalisierung des Hämoglobinwertes ein Ferritinwert von etwa 100 µg/l. Nach Normalisierung des Hämoglobins sind je nach zugrunde liegendem Krankheitsbild Kontrollen von Blutbild und Ferritin in 3-Monats-Intervallen für ca. 1 Jahr zu empfehlen. Bei ungenügendem Hämoglobinanstieg oder fehlender Normalisierung von MCV und MCH kommen folgende Möglichkeiten in Betracht:

- Der Patient nimmt das verordnete Präparat nicht oder nur unregelmäßig ein.
- Die Eisenresorption ist unzureichend (Verordnung eines Präparats mit verzögerter intestinaler Löslichkeit?).
- Die dem Eisenmangel zugrunde liegenden Blutverluste gehen weiter.
- Die Diagnose einer Eisenmangelanämie war falsch.

Parenterale Eisenzufuhr

Für Patienten, die zwei verschiedene orale Eisenpräparate nicht vertragen haben, eine Eisenresorptionsstörung aufweisen, oder solche, bei denen eine orale Substitution nicht ausreicht, stehen mehrere intravenöse Präparate zur Verfügung. Alle enthalten Fe^{3+}, jedoch in unterschiedlichen Komplexen. Der in Deutschland zugelassene dreiwertige Gluconat-Komplex (Ferrlecit®) und der Hydroxid-Saccharose-Komplex (Venofer®) werden aufgrund der – wenn auch seltenen – lebensbedrohlichen allergischen Reaktionen bei Eisendextranen bevorzugt eingesetzt. Die maximale Tagesdosis für das Ferrlecit® beträgt 62,5 mg, für Venofer® 200 mg. Bei zu schneller intravenöser Applikation der Eisenpräparate kann sich durch ungebundenes Eisen bei zeitweiliger Überladung des eisenbindenden Transferrins eine Flushsymptomatik entwickeln, die durch eine protrahierte Gabe vermieden werden kann. Deshalb soll die intravenöse Eisengabe grundsätzlich als Kurzinfusion mit 50–250 ml NaCl 0,9 % über 10–30 Minuten erfolgen.

Wegen der schwierigen Venenverhältnisse wird bei Kindern die intravenöse Eisengabe **nicht** empfohlen. Intramuskulär zu verabreichende Verbindungen können zu hässlichen, bleibenden Hautverfärbungen führen!

Verlauf und Prognose

Eine Eisenmangelanämie ist in der Regel durch ausreichende Zufuhr von Eisen rasch zu beheben. Die Prognose hängt darum nicht von der Eisenmangelanämie selbst ab, sondern von der ihr zugrunde liegenden Ursache.

Hinweise für die Praxis

Die Diagnose der Eisenmangelanämie, die Eisensubstitution und die Kontrolle des Therapieerfolgs ist Aufgabe des Haus- bzw. Kinderarztes. Die Abklärung der Ursache kann gelegentlich das gesamte diagnostische Arsenal einer Spezialpraxis oder Klinik erfordern.

6.3 Thalassämien

Noch vor 30 Jahren waren Thalassämien und Hämoglobinopathien in Deutschland außerordentlich selten. Angesichts der Millionen von Einwanderern aus südeuropäischen Ländern und Südostasien hat sich die Situation aber grundlegend gewandelt. Bei Menschen mediterraner, afrikanischer und asiatischer Abstammung (➤ Abb. 6.3) gehören Thalassämien neben dem Eisenmangel zu den häufigsten Ursachen von mikrozytär-hypochromen Anämien. Auch der Arzt in der Praxis muss deshalb mit den Problemen der Thalassämie vertraut sein.

Ätiologie und Pathogenese

Unter dem Begriff der Thalassämien wird eine vielfältige Gruppe genetisch bedingter, quantitativer Störungen der Hämoglobinsynthese zusammengefasst. Das normale **Hämoglobinmolekül** des Erwachsenen setzt sich aus 2 α- und 2 β-Polypeptidketten ($\alpha_2\beta_2$) zusammen. Das fetale Hämoglobinmolekül (HbF) ist ein Tetramer, das sich aus 2 α-Polypeptidketten und 2 γ-Polypeptidketten ($\alpha_2\gamma_2$) zusammensetzt. Jede der genannten Polypeptidketten trägt einen Hämring als prosthetische Gruppe, in deren Zentrum ein Eisen-II-Ion sitzt, das den Sauerstoff reversibel bindet. Den Thalassämien liegt eine Störung der Synthese einer dieser Polypeptidketten zugrunde. Die häufigere unzureichende Synthese der β-Kette wird als **β-Thalassämie,** die seltenere Synthesestörung der α-Kette als **α-Thalassämie** bezeichnet. Eine gestörte Hämoglobinkettensynthese führt einerseits zu einer verminderten Hämoglobinisierung der Erythrozyten (hypochrome Anämie) und andererseits zur Hämolyse. Beides führt zu einer massiven Steigerung der Erythropoese mit Erweiterung der Markräume und Ausdehnung des blutbildenden Knochenmarks. Kompensatorisch sind die sonst bei Erwachsenen nur in geringen Mengen vorkommenden Hämoglobine in erhöhter Konzentration nachweisbar: So findet man bei der β-Thalassämie in der Regel erhöhte Werte für das HbA_2 und in unterschiedlicher Häufigkeit und Menge auch Erhöhungen des fetalen Hämoglobins.

Die in ihrer Synthese nicht gestörten Polypeptidketten sind im Überschuss vorhanden: α-Ketten bei der β-Thalassämie und β-Ketten bei der α-Thalassämie. Die Überschuss-Polypeptidketten aggregieren und verursachen damit letztlich die Hämolyse und die bei den homozygoten Formen beobachtete schwere ineffektive Erythropoese mit all ihren Folgen. Hämoglobine mit abnormer Aminosäurensequenz werden nicht den Thalassämien zugerechnet, kommen aber manchmal in Kombination mit ihnen vor, z. B. die Sichelzell-Thalassämie (➤ Kap. 6.4).

Symptomatik und klinischer Befund

Die klinische Ausprägung ist davon abhängig, ob einfache Heterozygotie, doppelte Heterozygotie oder Homozygotie vorliegt. Vereinfacht entsprechen diesen genetischen Situationen klinisch die Thalassaemia minor, intermedia und major.

Die häufigste Form, die **β-Thalassaemia minor,** ist klinisch symptomlos und wird eher zufällig bei der Untersuchung des Blutbildes entdeckt. Nur bei einem Teil der Patienten findet sich eine mäßige Splenomegalie. Die **Thalassaemia intermedia** zeigt eine mittelschwere Anämie mit Ikterus und Splenomegalie. Die Leistungsfähigkeit dieser Patienten ist eingeschränkt; Gallensteinbildung und Eisenüberladung sind häufig. Die schwerste Verlaufsform, die **Thalassaemia major,** führt bereits im 1. Lebensjahr zu einer schweren Anämie, Hepatosplenomegalie und Ikterus. Die Hyperplasie der Erythrozytopoese im Wachstumsalter resultiert in Kleinwuchs und Skelettdeformationen, sichtbar an der Hypertrophie von Oberkiefer und Jochbein und dem „Bürstenschädel". Die Eisenresorption ist wie bei anderen Zuständen mit chronischer ineffektiver Erythropoese regulativ erhöht. Die meisten Patienten erlagen früher im jüngeren Erwachsenenalter der sekundären Hämochromatose.

Diagnostik

Leitbefund der β-Thalassämien ist eine wechselnd starke Mikrozytose und Hypochromasie.

- Typisch sind bei den Minorformen Mikrozytose, Hypochromasie, ausgeprägte Anisozytose, Poikilozytose mit Auftreten von Schießscheibenzellen („Targetzellen") und basophil getüpfelten Erythrozyten bei nur grenzwertig verminderter Hämoglobinkonzentration. Dabei ist die Erythrozytenzahl hochnormal oder mäßig erhöht (Werte bis zu 7 T/l kommen vor!). Bei dieser Konstellation ist bei Migranten aus den oben genannten Regionen differenzialdiagnostisch in erster Linie an eine Thalassämie zu denken.
- Bei der schweren Verlaufsform (Thalassaemia intermedia und major) treten extrem hypochrome kleine und fehlgebildete, daneben auch vermehrt polychromatische Erythrozyten (Retikulozyten) und regelmäßig kernhaltige rote Vorstufen (Normoblasten) im peripheren Blut auf.
- Die MHC-Werte liegen oft unter 20 pg, das MCV unter 70 fl. Retikulozytose und Erhöhung von Bilirubin und LDH sind Zeichen eines erhöhten Zell- und Hämoglobinumsatzes durch die ineffektive Erythrozytopoese und die gesteigerte Hämolyse.
- Thrombozytenzahl und Leukozytenzahl liegen im Normbereich. Bei Patienten mit ausgeprägter Splenomegalie können Leukozyten und Thrombozyten vermindert sein (Hypersplenismus; ➤ Kap. 8.5).
- Auffälligster Befund im Knochenmark ist die starke Hyperplasie der Erythropoese. Bei reiferen Erythroblasten erkennt man als Ausdruck der Hämoglobinisierungsstörung nur schmale, schlecht anfärbbare Zytoplasmasäume. Das Spei-

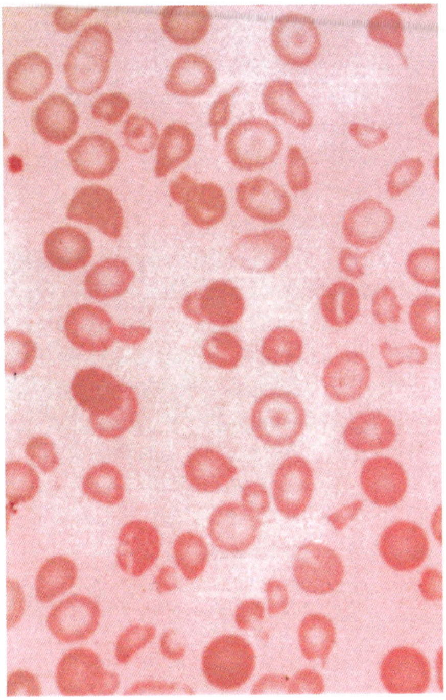

Abb. 6.2 β-Thalassämie, klinisch Thalassaemia intermedia. Bizarre Anisopoikilozytose, mehrere Targetzellen.

chereisen ist bei den mittelschweren und schweren Verlaufsformen stark vermehrt.

- Die **Hämoglobinanalyse** sichert bei den β-Thalassämien die Diagnose. Bei der heterozygoten Form ist mit Ausnahme seltener Varianten das HbA_2 obligat auf mehr als 3 %, das HbF fakultativ und nicht auf mehr als 5 % erhöht. Für die homozygote Form ist abhängig vom molekularen Defekt eine starke HbF-Erhöhung (10–90 %) typisch.

Schwieriger ist die Diagnostik der heterozygoten α-Thalassämie, die außer einer Hypochromasie bei normalen Eisenparametern und normalem HbA_2 keine weiteren Charakteristika aufweist. Bei der mittelschweren Verlaufsform der α-Thalassämie, der in Form einer hämolytischen Anämie verlaufenden HbH-Krankheit, sind HbH mittels Elektrophorese und Innenkörper (präzipierte β-Kettentetramere) in Brillantkresylblaupräparaten nachweisbar. Der endgültige Beweis gelingt nur durch DNA-Analyse. Kinder mit der homozygoten Form der schweren α-Thalassämie – dem Hb-Bart's-Hydrops-fetalis-Syndrom – sind in der Regel nicht lebensfähig und sterben während der Perinatalzeit. Die Diagnose wird durch den Nachweis von Hb Bart's (γ_4) gesichert. Diese Tetramere entstehen, weil überhaupt keine α-Polypeptidketten gebildet werden.

Weitere Laborbefunde

- Bei der Thalassemia intermedia und major erklären ineffektive Erythropoese und Hämolyse die Hyperbilirubinämie, die erhöhten Aktivitäten von LDH und HBDH sowie das verminderte oder fehlende Serumhaptoglobin. Die Konzentration des Serumferritins ist bei diesen Formen stark erhöht und deutet auf die Eisenüberladung (Hämochromatose) hin.

Differenzialdiagnose

Differenzialdiagnostisch sind die Thalassämien von anderen mikrozytären hypochromen Anämien, vor allem von der Eisenmangelanämie abzugrenzen (➤ Tab. 6.1). Hier helfen die Kenntnis der unterschiedlichen Veränderungen der Erythrozytenmorphologie und die quantitative Beurteilung des Speichereisens (Serumferritin, Knochenmarkausstrich) weiter. Für eine Thalassämie und gegen einen Eisenmangel spricht eine deutlich erhöhte Erythrozytenzahl (s. oben). Schwierig kann die Differenzialdiagnose werden, wenn eine Thalassaemia minor von einem Eisenmangel begleitet wird, da das HbF bei ausgeprägtem Eisenmangel erhöht ist (s. oben). Besteht deshalb bei gesichertem Eisenmangel der Verdacht auf eine Thalassaemia minor, sollte nach ausreichender Eisensubstitution die Hämoglobinanalyse wiederholt werden.

Kann bei Verdacht auf eine Thalassämie eine β-Thalassämie nicht bewiesen werden, so ist die weitere Diagnostik Aufgabe eines spezialisierten Labors.

Therapie

Die heterozygoten Thalassämien (Thalassaemia minor) bedürfen keiner Therapie. Für die mittelschweren und schweren Verlaufsformen (Thalassaemia intermedia und major) steht keine konventionelle kausale Therapie zur Verfügung. Lediglich in Einzelfällen besteht für die schwere Verlaufsform die Option einer Blutstammzelltransplantation von einem histokompatiblen Geschwister- oder unverwandten Spender.

Die symptomatische Therapie besteht in lebenslangen regelmäßigen Erythrozytentransfusionen. Die niedrigste Hämoglobinkonzentration des Blutes soll dabei während des Wachstumsalters 10,5 g/dl nicht unterschreiten; im Erwachsenenalter gelten die allgemeinen Richtlinien für Erythrozytentransfusionen. Die Beseitigung der Anämie reduziert zwar die enterale Eisenresorption, führt aber langfristig zur **Transfusionshämosiderose.** Der Verlauf der Erkrankung (Allgemeinbefinden, Hepatosplenomegalie, Knochenveränderungen, Wachstum) wird günstig beeinflusst.

Zur Vermeidung der Transfusionshämosiderose und deren Folgen (Organschäden, z. B. Myokard, Leber, Endokrinium) muss eine medikamentöse Eisendepletion durchgeführt werden (➤ Kap. 4). Der erhöhte Bedarf an Folsäure wird mit einer Dosis von 0,4 mg/Tag gedeckt.

Eine **Splenektomie** ist indiziert bei großem Organ in Zusammenhang mit einer Zunahme der Transfusionsfrequenz und der Entwicklung eines Hypersplenismus (➤ Kap. 8.5).

Die Therapie der **Thalassaemia intermedia** muss bezüglich der Transfusionsfrequenz und der Eisenchelierung individuell gestaltet werden.

Bei konsequenter Durchführung der Therapie mit Erythrozytensubstitution und Applikation von Chelatbildnern erreichen Patienten mit schweren Thalassämieformen heute ohne wesentliche Beeinträchtigung das Erwachsenenalter. Aplastische Krisen (➤ Kap. 6.7.1) können die Patienten akut gefährden. Das größte Problem ist aber langfristig nach wie vor die Organsiderose mit den entsprechenden Komplikationen durch fibrotische Veränderungen mit Insuffizienz von Leber, Herz und endokrinen Organen (Schilddrüse, Inselzellen des Pankreas, Gonaden).

Hinweise für die Praxis

Die Diagnose der Thalassämie ist für den Erfahrenen oft bereits aus der recht typischen Erythrozytenmorphologie zu vermuten; sie wird in der Praxis durch Einsendung einer Blutprobe zur Hämoglobinanalyse an ein geeignetes Labor bestätigt.

Die leichten Thalassämieformen bedürfen keiner Behandlung. Die Behandlung und Kontrolle der Thalassaemia intermedia und der Thalassaemia major erfordern die Zusammenarbeit mit einem hämatologischen Zentrum.

6.4 Hämoglobinanomalien

Die autosomal-dominant vererbten Strukturanomalien des Hämoglobinmoleküls entstehen durch Austausch einer Aminosäure in einer der Polypeptidketten des normalen Hämoglobins. Verursacht ein solches atypisches Hämoglobin Veränderungen des roten Blutbildes, spricht man von einer Hämoglobinopathie. Die seltenen **pathologischen (krankmachenden) Hämoglobine** werden im Rahmen dieses Buches exemplarisch anhand einiger Formen besprochen, die zu charakteristischen Störungen führen. Ihre Kenntnis erhält zunehmend Bedeutung, da durch den internationalen Reiseverkehr und durch den Aufenthalt zahlreicher Ausländer mediterraner, afrikanischer oder asiatischer Abstammung der pädiatrisch und internistisch tätige Arzt heute durchaus damit rechnen muss, mit einer Hämoglobinopathie konfrontiert zu werden.

6.4.1 Sichelzellkrankheit

Die Sichelzellenanomalie ist die weltweit häufigste Hämoglobinopathie; mehrere Millionen Menschen sind Genträger. In Deutschland leben derzeit etwa 700 Kinder und Erwachsene mit Sichelzellkrankheiten. Es sind Migranten aus Zentral- und Westafrika, den Ländern des östlichen Mittelmeerraums, dem Mittleren Osten, Indien und Zentralasien (➤ Abb. 6.3). In Europa erreichen heute 85–90 % aller Kinder mit Sichelzellkrankheiten das Erwachsenenalter.

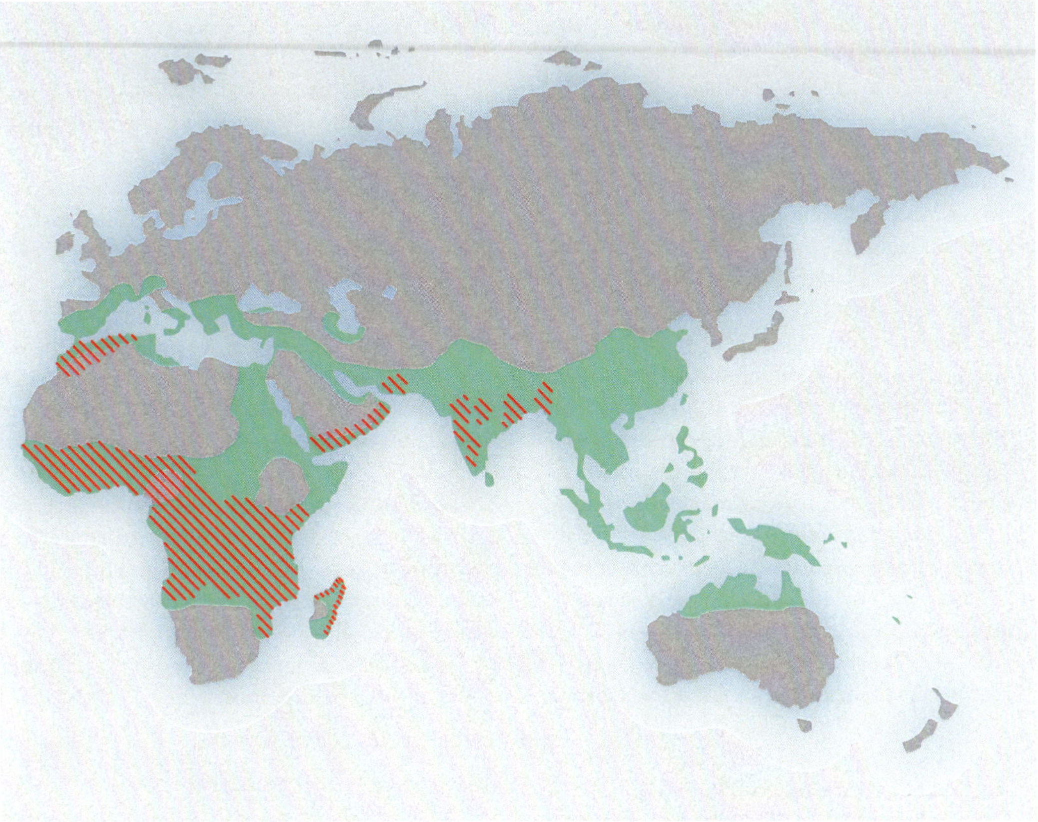

Abb. 6.3 Verbreitung der Sichelzellkrankheit (rot schraffiert) und der Thalassämiesyndrome (grün). Regionen mit hoher Krankheitsprävalenz sind farbig gekennzeichnet.

Pathogenese

Bei der Sichelzellenanomalie ist das Hämoglobinmolekül durch den Austausch einer Aminosäure (beim HbS findet in Position 6 der β-Kette des Hämoglobins eine Substitution Glu → Val statt) derart verändert, dass das Hämoglobin im desoxygenierten Zustand von der löslichen Form in ein Polymer mit gerichteten Strukturen übergeht. Dieser Vorgang überträgt sich auf die Gestalt der Erythrozyten, die dabei eine **Sichelform** annehmen. Erythrozyten verlieren ihre normale Plastizität und Verformbarkeit, wenn HbS mehr als 50 % des gesamten Hämoglobins eines Erythrozyten ausmacht, wie dies für homozygote Merkmalsträger und einen Teil der compound-heterozygoten, z. B. Sichelzell-β-Thalassämien oder HbSC-Trägern typisch ist. Die rigiden Sichelzellen verstopfen die Kapillargebiete, wodurch es in fast allen Organen (Haut, Leber, Milz, Knochen, Nieren, Retina, ZNS) zu Infarkten mit Gewebeuntergang und trophischen Störungen kommen kann. Die Sichelzellkrankheit ist in erster Linie eine schwere Multiorgan-Infarktkrankheit. Die chronische hämolytische Anämie ist in stabiler Krankheitsphase mäßiggradig und meistens nicht regelmäßig transfusionsbedürftig. Sie ist durch die Sequestration schlecht verformbarer Erythrozyten in der Milz und Leber zu erklären. Die heterozygote Trägerschaft für HbS (HbAS) allein hat keinen Krankheitswert.

Symptomatik und klinischer Befund

Die Sichelzellenkrankheit manifestiert sich, abhängig vom Alter der Patienten, durch:

- Eine variable chronische hämolytische Anämie, die sich durch **aplastische Krisen** (Parvovirus B19 oder HHV6 induziert; ➤ Kap. 6.7.1) bedrohlich verschlechtern kann.

- Eine verzögerte Längen- und Pubertätsentwicklung und Anfälligkeit gegenüber schweren Infektionen **(Pneumokokken,** *Haemophilus,* **Salmonellen);** insb. nach rezidivierenden Milzinfarkten, die zu einer funktionellen Asplenie führen.
- Eine **Milzsequestrationskrise,** die meistens bei Kindern unter 6 Jahren auftritt. Dabei kommt es zu massiven Ansammlungen von Erythrozyten in der Milz und zu einem lebensbedrohlichen hypovolämischen Schock. Mütter müssen durch eine tägliche Palpation lernen, die damit verbundene Milzvergrößerung frühzeitig zu erkennen. Auslöser sind häufig Pneumokokkeninfektionen, die einer frühzeitigen Antibiotikatherapie bedürfen. Kleinkinder müssen manchmal regelmäßig transfundiert werden, um Sequestrationskrisen zu vermeiden und die Splenektomie hinauszuzögern.
- Ein **akutes Thorax-Syndrom (ATS),** gekennzeichnet durch pulmonale Infiltrate (Sequestration von Blut in den pulmonalen Gefäßen), Thoraxschmerzen, Dyspnoe, Fieber und Hypoxie, nicht selten nach operativen Eingriffen.
- **Schmerzkrisen,** die den Rücken, die Extremitäten, den Thorax und das Abdomen betreffen können und Minuten oder Tage anhalten.
- **Osteomyelitiden,** oft durch Salmonellen verursacht.
- Girdle-Syndrom: Paralytischer Ileus durch Infarkte der Mesenterialgefäße.
- Akute **ZNS-Ereignisse** wie intrazerebrale Blutungen oder Infarkte.

Bei Erwachsenen stehen mit zunehmendem Alter chronische Organschäden im Vordergrund, vor allem:

- Chronische Glomerulonephritis/-sklerose.
- Chronische pulmonale Insuffizienz mit pulmonalem Hypertonus.
- Aseptische Nekrosen (Hüft-, Humeruskopf).
- Osteopenie/Osteoporose.
- Deckplatteneinbrüche der Wirbelkörper.
- Proliferative Retinopathie (vor allem bei HbSC).
- Unterschenkelulzera.

Diagnostik

Die Anämie ist normozytär oder mikrozytär und weist die typischen Regenerations- und Hämolysezeichen einer chronisch-hämolytischen Anämie auf. Im Blutausstrich ergibt sich der Verdacht durch den Nachweis gesichelter Erythrozyten (➤ Abb. 6.4), die diese Form unter hypoxischen Bedingungen annehmen. Die endgültige Diagnose wird durch den Nachweis von HbS mittels Hämoglobinanalyse in einem für diese Diagnostik ausgewiesenen Labor gestellt. Der Hb-Löslichkeitstest dient der Abgrenzung zwischen HbS und nicht sichelnden pathologischen Hämoglobinen. Der Sicheltest (Metabisulfid-Test) ist obsolet.

Nach Möglichkeit sollten alle Familienmitglieder auf HbS untersucht und genetisch beraten werden: Neugeborenenscreening (Nabelschnurblut) bei Risikogruppen; molekulargenetische Untersuchung fetalen Gewebes für die pränatale Diagnostik, wenn beide Eltern HbS-Träger sind oder wenn der Partner eines Patienten Genträger ist.

Therapie

Eine kausale Therapie steht nicht zur Verfügung. Heilung ist durch allogene Stammzelltransplantation möglich.

Hydroxyurea (HU) kann bei etwa 75 % der behandelten Patienten die Zahl und die Intensität der Schmerzkrisen sowie die Zahl der ATS-Episoden reduzieren und die Mortalität senken. Es wirkt über eine Steigerung der HbF-Produktion und der NO-

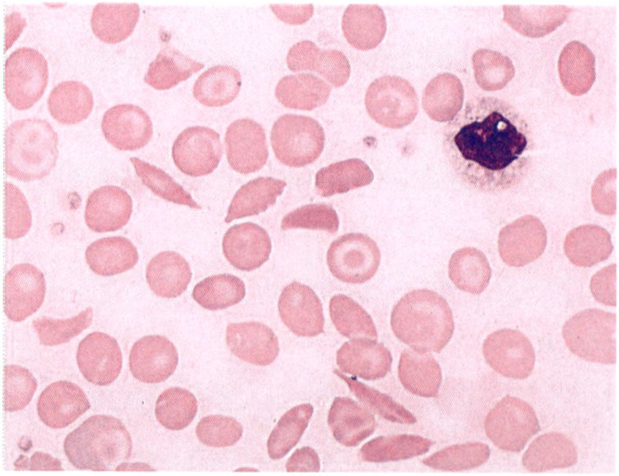

Abb. 6.4 Blutausstrich bei Sichelzellkrankheit.

Synthese. Wegen des Risikos schwerwiegender Nebenwirkungen wie Myelosuppression, Azoospermie, teratogene und möglicherweise leukämogene Wirkung darf eine HU-Therapie nur durchgeführt werden bei strenger Indikation (häufige, die Lebensqualität beeinträchtigende Schmerzkrisen, pulmonale Hypertonie, > 2 Austauschtransfusionen), nach Aufklärung des Patienten über Risiken und mögliche unerwünschte Nebenwirkungen, bei Frauen unter Antikonzeption und unter regelmäßigen Blutbildkontrollen.

Transfusionen: Weder die chronisch niedrigen Hb-Werte bei Sichelzellpatienten noch Schmerzkrisen sind eine Indikation zur Transfusion! Eine Indikation für eine einmalige Transfusion (ein Hkt von 33 % darf nicht überschritten werden) besteht beim ATS, bei großer Milzsequestration, bei aplastischer Krise (Parvovirus-B19-Infektion), vor größeren chirurgischen Eingriffen und in der Schwangerschaft bei symptomatischer Anämie. Die für ein chronisches Transfusionsprogramm (langfristiges Niedrighalten des HbS-Anteils im Blut) typischen Folgen bei Erwachsenen sind pulmonale Hypertonie und renale Anämie bei chronischem Nierenversagen. Partielle Austauschtransfusionen sind bei schweren akuten Komplikationen indiziert, um kurzfristig den HbS-Anteil des Blutes zu senken.

Schmerzkrisen werden durch Analgetika, Ausgleich einer Azidose und reichliche Flüssigkeitszufuhr behandelt.

Eine **Splenektomie** kann bei Milzsequestrationskrise und bei Hypersplenismus im Rahmen einer Sichelzell-β-Thalassämie mit stark vergrößerter Milz indiziert sein. Gleichzeitig sollte bei Gallensteinen die **Cholezystektomie** erfolgen.

Bei Schwangeren muss so früh wie möglich festgestellt werden, ob der Partner Träger einer β-Globin-Mutation ist, um evtl. eine genetische Beratung und pränatale Diagnostik durchführen zu können. Eine engmaschige interdisziplinäre Betreuung der Schwangeren ist unerlässlich. Während der Schwangerschaft kann es zu gehäuften Schmerzkrisen kommen, die nach denselben Prinzipien behandelt werden wie vor der Schwangerschaft.

Eine fachkundige Beratung und geeignete prophylaktische Maßnahmen können die Lebensqualität von Patienten mit Sichelzellkrankheit erheblich verbessern. Dazu gehört die Impfung gegen Pneumokokken, Meningokokken und *Haemophilus influenzae*, die Vermeidung von Sauerstoffmangel (Höhenaufenthalt, Narkose, Pneumonien und Exsikkose) sowie die intensive Behandlung von Infektionen. Eine Langzeitbetreuung zusammen mit einem hämatologischen Zentrum ist erforderlich.

Da die Therapie einem ständigen Wandel unterworfen ist, muss sich die Betreuung von Sichelzellpatienten an der neueren Literatur und den Ergebnissen von Studien großer Zentren (England, Frankreich, USA) orientieren. Aktuelle Therapieempfehlungen können unter www.haemoglobin.uni-bonn.de oder www.SCInfo.org/nihnewcontents.htm abgefragt werden.

6.4.2 Instabile Hämoglobine

Die Erkrankungen dieser Gruppe – der Prototyp ist die HbKöln-Krankheit – manifestieren sich als chronische oder als akute, durch Medikamente induzierte hämolytische Anämie mit **Innenkörperbildung** und **Mesobilifuszinurie** (dunkelbrauner Urin). Instabile Hämoglobine entstehen durch Änderungen in der Aminosäurensequenz an Positionen, die für die Molekülstabilität besonders wichtig sind. Dies sind vor allem die Bindungsstellen zwischen Häm und Globin. Die instabilen Varianten denaturieren spontan oder durch oxidierende Substanzen unter Bildung intraerythrozytärer Einschlusskörper (Heinz-Körper). Diese Heinz-Körper schädigen den Erythrozyten, mit der Folge einer verkürzten Lebensdauer, d. h. einer Hämolyse.

Klinisches Zeichen der instabilen Hämoglobine ist eine unterschiedlich stark ausgeprägte normochrome **hämolytische Anämie.** Die Inspektion des Blutausstrichs lässt außer einzelnen Mikrosphärozyten keine Auffälligkeiten erkennen. Meist besteht eine leichte **Splenomegalie** als Ausdruck der Aktivitätshypertrophie des Organs.

Die häufigste Fehldiagnose ist die hereditäre Sphärozytose. Der fehlende positive Effekt einer Splenektomie führt dann zur Revision der Diagnose. Bei medikamentös induzierter Hämolyse ist differenzialdiagnostisch eine enzymopenische hämolytische Anämie abzugrenzen (➤ Kap. 6.10.5).

Die **Diagnose** wird durch die Trias hämolytische Anämie (spontan oder medikamenteninduziert),

Heinz-Körper und Mesobilifuszinurie gestellt. Der Nachweis der Heinz-Körper erfolgt mittels Brillantkresylblau (Technik wie bei der Retikulozytenfärbung). Die Filterfunktion der Milz ist dafür verantwortlich, dass Heinz-Körper vor Splenektomie nicht immer, nach Splenektomie aber regelmäßig in den Erythrozyten zu finden sind.

Die **Hämoglobinanalyse** (Elektrophorese und Stabilitätstests) dient der Identifizierung der anomalen Hämoglobinvarianten.

Therapie und Komplikationen

Medikamente mit oxidierenden Eigenschaften sind zu vermeiden. Bei schwerer hämolytischer Anämie kann die Splenektomie indiziert sein. Die Patienten sind allerdings nach Splenektomie durch thrombembolische Komplikationen und aseptische Knochennekrosen gefährdet.

6.4.3 Hämoglobinanomalien mit Zyanose

Bei diesen Hämoglobinanomalien, deren führendes Symptom die Zyanose ist, liegt das Hämoglobin infolge einer spezifischen Aminosäuresubstitution permanent als nicht reduzierbares **pathologisches Methämoglobin** vor. Der Erbgang ist autosomal-dominant bei hoher Frequenz von neuen Mutationen. Die Zyanose ist bereits bei Geburt (α-Kettenanomalien) oder wenige Monate nach Geburt (β-Kettenanomalien) vorhanden. Die Erkrankung kann durch verschiedene Tests sicher von dem rezessiv vererbten Mangel an Methämoglobinreduktase und der toxischen Methämoglobinämie abgegrenzt werden.

Eine wirksame Therapie steht nicht zur Verfügung, ist aber auch nicht erforderlich, da der klinische Verlauf symptomlos ist und keine Komplikationen auftreten.

6.4.4 Erythrozytose durch anomale Hämoglobine

Einige Strukturanomalien des Hämoglobinmoleküls führen zu einer veränderten (erhöhten oder erniedrigten) Sauerstoffaffinität. Ist die Sauerstoffaffinität erhöht, wird in der Endstrombahn weniger Sauerstoff in die Gewebe freigesetzt, mit der Folge einer Gewebehypoxie. Über den Erythropoetin-abhängigen Regelkreis des erythropoetischen Systems führt eine solche Gewebehypoxie zur gesteigerten Erythrozytenneubildung und damit zu einer kompensatorischen Erythrozytose.

An eine durch ein anomales Hämoglobin verursachte Erythrozytose sollte stets gedacht werden, wenn eine familiär gehäuft auftretende Erythrozytose ohne erkennbare zugrunde liegende Organerkrankung und ohne Hinweis auf eine myeloproliferative Neoplasie auftritt. Die Diagnose wird durch die Bestimmung der Sauerstoffaffinität des Hämoglobins und durch Hämoglobinanalysen erbracht. Gleichzeitig muss das 2,3-Diphosphoglycerat bestimmt werden, da ein Mangel an diesem Substrat ebenfalls eine Erythrozytose verursachen kann.

Eine **Aderlassbehandlung** ist nur erforderlich, wenn die Erythrozytose entsprechende Symptome verursacht.

6.5 Sideroblastische (sideroachrestische) Anämien

Die sideroblastischen Anämien sind eine heterogene Gruppe, die funktionell durch eine **ineffektive Erythropoese,** morphologisch durch das Auftreten von **Ringsideroblasten** im Knochenmark gekennzeichnet ist.

Ätiologie und Pathogenese

Bei den sideroblastischen Anämien ist der Einbau des Eisens in das Protoporphyrin gestört. Dies hat ebenso wie ein Mangel an Eisen oder eine Störung der Globinsynthese eine beeinträchtigte Hämoglobinbildung zur Folge. Ringsideroblasten entstehen durch Ablagerung von Nichthämeisen in den Mitochondrien der erythropoetischen Vorläuferzellen. Die ineffektive Erythropoese ist Folge einer Funktionsstörung der Mitochondrien, wodurch ein Teil der erythropoetischen Vorläuferzellen noch im Knochenmark wieder zugrunde geht. Als Hinweis auf eine gestörte Hämsynthese ist der Hämoglobingehalt der Erythrozyten vermindert, die Protoporphyrinkonzentration ist erhöht.

Hereditäre sideroblastische Anämien sind selten. Als Ursache der mikrozytär-hypochromen Formen wurden unterschiedliche Mutationen des Gens beschrieben, das für die erythrozytenspezifische Isoform der Aminolävulinsäure-Synthetase (ALAS2) kodiert und somit den ersten Schritt der Hämsynthese steuert. Diese Mutationen werden X-chromosomal rezessiv vererbt, sodass mit einzelnen Ausnahmen nur männliche Familienangehörige manifest erkranken. Eine andere, mit makrozytärer Anämie einhergehende Form der hereditären sideroachrestischen Anämien ist durch den Verlust mitochondrialer DNA gekennzeichnet.

Die Hauptgefahr für diese Patienten ist ähnlich wie bei der Thalassämie die sekundäre Hämochromatose, die durch therapeutische Eisengaben bei irrtümlicher Annahme einer Eisenmangelanämie noch verstärkt werden kann. Diagnostik und Therapieberatung sind Aufgabe des hämatologischen Spezialisten.

Häufiger und damit für die Praxis bedeutsamer sind die **erworbenen** sideroblastischen Anämien. Medikamente wie Analgetika (Phenazetin, Paracetamol), vor allem aber Tuberkulostatika (Cycloserin, INH) können zu einer Eisenverwertungsstörung mit Auftreten von Ringsideroblasten führen. Die INH-induzierte Störung lässt sich durch gleichzeitige Gabe von Vitamin B_6 in pharmakologischen Dosen verhindern.

Die chronische **Bleivergiftung** führt zu einer Störung der Synthese von Protoporphyrin und damit durch eine Störung der Hämsynthese mit Auftreten pathologischer Sideroblasten im Knochenmark zu einer hypochrom-mikrozytären Anämie. Im Blutbild fällt besonders die hohe Zahl basophil getüpfelter Erythrozyten auf. Es ist wichtig, dass gerade der niedergelassene Arzt, der Berufs- und Lebensumstände seiner Patienten kennt, bei einer mikrozytär-hypochromen Anämie auch an die Möglichkeit einer Bleivergiftung denkt. Er sollte dabei auf deren nicht-hämatologische Symptome wie Bleisaum der Gingiva, Darmkoliken mit ausgeprägter Obstipation und neurologische Ausfallserscheinungen achten. Der Beweis wird durch starke Erhöhung der Ausscheidung von δ-Aminolävulinsäure und des Bleispiegels im Blut geführt.

Sideroachrestische Störungen begleiten gelegentlich hämatologische Neoplasien, vor allem das multiple Myelom und maligne Non-Hodgkin-Lymphome.

Meist lässt sich bei den erworbenen Formen der sideroachrestischen Anämien allerdings keine der genannten äußeren Ursachen identifizieren Diese **„idiopathischen sideroblastischen Anämien"**, die vor allem im höheren Lebensalter angetroffen werden, gehören zu den myelodysplastischen Syndromen (➤ Kap. 5.2).

Diagnostik

Abgesehen von den Symptomen der häufig ausgeprägten Anämie fehlen klinische Auffälligkeiten wie Splenomegalie oder Lymphknotenvergrößerungen.

- Die Anämie ist bei den hereditären und medikamentenbedingten Formen mikrozytär, bei der idiopathischen Form **makro- oder normozytär** (➤ Kap. 5.2).
- Im Blutausstrich findet sich eine starke Anisozytose, Poikilozytose und eine Hypochromasie eines Teils der Erythrozyten (sog. **„dimorphes" Blutbild**).
- Die auffallende Diskrepanz zwischen der gesteigerten Erythropoese im Knochenmark und der nur gering erhöhten Retikulozytenzahl des Blutes ist Ausdruck der ineffektiven Erythropoese.
- Diagnostisch entscheidend ist der Nachweis der namensgebenden **Ringsideroblasten** (➤ Abb. 6.5) in der Eisenfärbung des Knochenmarks: Dies sind Erythroblasten, die perinukleär einen Ring auffallend großer eisenpositiver Granula erkennen lassen.

Therapie

Bei hereditären und ätiologisch unklaren erworbenen sideroachrestischen Anämien ist ein Therapieversuch mit pharmakologischen Dosen von **Vitamin B_6 (Pyridoxin)** angezeigt (Prognose und Behandlung der Myelodysplasien ➤ Kap. 5.2).

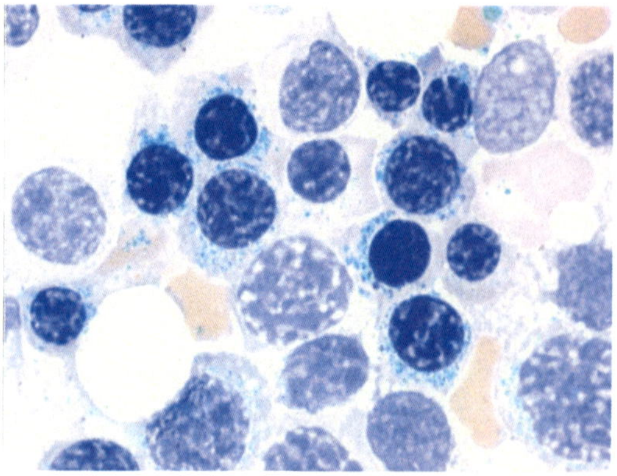

Abb. 6.5 Erworbene sideroblastische Anämie, Knochenmarkaspirat, Berliner Blau-HE. Alle Erythroblasten zeigen massive, teilweise ringförmig angeordnete Eisengranula.

6.6 Kongenitale dyserythropoetische Anämien

Bei diesen sehr seltenen kongenitalen Anämien lassen sich morphologisch verschiedene Formen unterscheiden. Gemeinsam ist ihnen eine von Geburt an bestehende Anämie, die durch eine ausgeprägt ineffektive Erythropoese zustande kommt. Die meist autosomal-rezessiv vererbten Erkrankungen werden häufig lange Zeit als hämolytische oder therapieresistente megaloblastäre Anämien fehlgedeutet. Die Diagnose wird aufgrund der charakteristischen Erythroblastenanomalien im Knochenmark, biochemischen Untersuchungen der Erythrozytenmembranen beim Typ II und durch molekulargenetische Analysen gestellt. Praktisch wichtig ist die Verhütung oder Behandlung einer sekundären, durch die chronische Anämie und wiederholte Transfusionstherapie oder irrtümliche Eisenbehandlung verursachten Hämosiderose durch Eisendepletion. Beim häufigsten Typ (CDA II) wird die chronische Anämie durch Splenektomie, bei Typ I durch Interferon-α gebessert.

6.7 Isolierte Aplasie der Erythropoese

Bei der Erythroblastophthise sind erythropoetische Vorläuferzellen aus dem Knochenmark weitgehend verschwunden, während Granulopoese und Megakaryopoese nicht beeinträchtigt sind. Relativ häufig, vor allem bei Kindern, ist ein akut einsetzendes und zeitlich begrenztes Versagen der Erythropoese. Weit seltener sind angeborene und erworbene chronische Erythroblastophthisen. Hämatologische Befunde der Erythroblastophthise sind:

- Normochrome Anämie bei chronischen Verlaufsformen.
- Fast vollständiges Fehlen der Retikulozyten; normale oder leicht verminderte Granulozyten- und Thrombozytenwerte des Blutes.
- Im Knochenmarkpräparat ein fast vollständiges Fehlen erythropoetischer Vorläuferzellen bei quantitativ und morphologisch unauffälliger Granulopoese und Megakaryopoese.

6.7.1 Akute Erythroblastopenie

Akut einsetzende und zeitlich begrenzte Erythroblastophthisen treten nach Virusinfekten, vor allem durch Parvovirus B19 (Ursache der Ringelröteln) auf. Infolge ihrer kurzen Dauer führen sie bei hämatologisch Gesunden nicht zu einem Absinken der Hämoglobinwerte des Blutes und bleiben deshalb asymptomatisch. Bei Patienten mit Hämolyse dagegen können sie zu einer rasch progredienten Anämie führen **(„aplastische Krisen")**, da die Hämolyse unverändert weitergeht, während die zuvor kompensatorisch gesteigerte Erythropoese plötzlich sistiert. Bei ausgeprägter Anämie müssen dann vorübergehend Erythrozytentransfusionen gegeben werden.

Parvovirus-B19-Infektionen während der Schwangerschaft können zum Hydrops fetalis und zu einer therapiebedürftiger Anämie des Fetus führen. Die Behandlung muss in einem Perinatalzentrum erfolgen.

6.7.2 Transitorische Erythroblastopenie des Kindesalters

Diese nicht seltene, aber meistens nicht erkannte Anämieform im Kindesalter ist durch eine über 3–5 Wochen dauernde, langsam zunehmende Anämie, meist nach einem viralen Infekt, charakterisiert. Zumindest für einen Teil der Fälle ist eine Infektion mit dem humanen Herpes-Virus Typ 6 (HHV6) verantwortlich. Betroffen sind ältere Säuglinge und Kleinkinder.

Die Hämoglobinkonzentration kann bis auf Werte von 5 g/dl absinken. Die Anämie ist normozytär; die Retikulozyten fehlen. Stets kommt es zu einer spontanen Remission; eine Therapie ist nicht erforderlich. Auf Transfusionen kann in der Regel verzichtet werden.

6.7.3 Angeborene Erythroblastopenie (chronische angeborene hypoplastische Anämie; Diamond-Blackfan-Anämie)

Die betroffenen Kinder werden in den ersten Lebensmonaten durch eine Anämie auffällig, die alle diagnostischen Merkmale einer Erythroblastopenie aufweist.

Die Therapie besteht in der Gabe von Kortikosteroiden. Dadurch kommt es bei den meisten Patienten zu einer Besserung der Erythrozytenbildung. Ist langfristig eine Substitution von Erythrozyten notwendig, entwickelt sich ohne parallele Therapie mit Deferoxamin eine sekundäre Hämosiderose. Eine Betreuung durch einen pädiatrischen Hämatologen ist erforderlich.

6.7.4 Erworbene chronische Erythroblastopenie (isolierte aplastische Anämie)

Die erworbene chronische Erythroblastophthise des Erwachsenen, nach der englischen Terminologie als **PRCA** (**P**ure **R**ed **C**ell **A**plasia) bezeichnet, ist selten. Klinisch ist sie durch eine Anämie mit den oben angegebenen Laborbefunden gekennzeichnet.

Bei einem Teil der Patienten lässt sich ein **Thymom** nachweisen (Thoraxübersicht, Computertomogramm oder MRI des vorderen Mediastinums). Isolierte aplastische Anämien werden auch gelegentlich bei niedrigmalignen Non-Hodgkin-Lymphomen beobachtet, in Einzelfällen auch bei HIV-Infektion und persistierender Parvovirus-B19-Infektion.

Die Verbindung von Thymom und erworbener Erythroblastophthise ließ schon früh die Vermutung aufkommen, dass der Erkrankung eine immunologische Störung zugrunde liegt. Tatsächlich lassen sich oft Autoantikörper nachweisen, die in vitro entweder die Proliferation erythropoetischer Zellen verhindern oder Erythropoetin neutralisieren. Daneben häufen sich Berichte über eine klonale T8-Suppressorzell-Proliferation.

Therapie

Bei nachgewiesenem Thymom führt die Thymektomie bei einem Teil der Patienten zur hämatologischen Remission, während die Bestrahlung des Thymoms unwirksam ist.

Lässt sich kein Thymom nachweisen oder bleibt die Thymektomie unwirksam, empfiehlt sich die konsequente Immunsuppression mit Kortikosteroiden und/oder zytotoxischen Substanzen (Azathioprin, Cyclophosphamid, Ciclosporin). Führt immunsuppressive Behandlung zur Remission, sollte sie länger als 1 Jahr durchgeführt werden.

Als **symptomatische Therapie** werden Erythrozyten mit dem Ziel transfundiert, die Hämoglobinkonzentration auf die für eine ausreichende Lebensqualität erforderlichen Werte einzustellen. Bei zunehmender Eisenüberladung wird eine medikamentöse Eisendepletion nötigt.

6.8 Megaloblastäre Anämien

Der ätiologisch uneinheitlichen Gruppe der megaloblastären Anämien haben charakteristische morphologische Atypien der Erythroblasten den Namen gegeben: Sie sind größer als normale Erythroblasten und werden deshalb als Megaloblasten (➤ Abb. 6.6) bezeichnet. Aus diesen **Megaloblasten** gehen abnorm große und atypisch geformte Erythrozyten (Megalozyten) hervor. Schwere megaloblastäre Störungen gehen regelmäßig mit einer Verminderung auch der Granulozyten und der Thrombozyten, also mit einer Panzytopenie, einher.

Die meisten megaloblastären Störungen beruhen auf einem Mangel an Vitamin B_{12} oder Folsäure. Mangel an diesen Vitaminen führt zur **Störung der DNA-Synthese** und als deren Folge zu einer gestör-

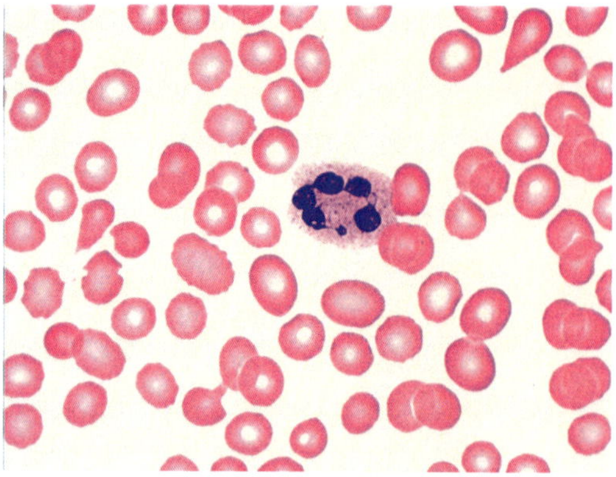

Abb. 6.6 Blutausstrich bei perniziöser Anämie.

ten Kernreifung bei ungestörter Zytoplasmareifung und ineffektiver Erythropoese. Die morphologischen Atypien sind bei beiden Vitaminmangelzuständen identisch. Prototyp des Vitamin-B_{12}-Mangels ist die perniziöse Anämie, die vorwiegend im höheren Lebensalter vorkommt. Bei jüngeren Menschen ist demgegenüber eine megaloblastäre Störung häufiger Folge eines Folsäuremangels im Rahmen gastrointestinaler Erkrankungen, chronischen Alkoholkonsums oder unter Einnahme bestimmter Medikamente. Die korrekte und vollständige Diagnose erlaubt fast immer eine Heilung durch einfache therapeutische Maßnahmen, die zur Normalisierung der Vitamin-B_{12}- oder Folsäurespeicher des Organismus führen.

6.8.1 Vitamin B_{12}

Vitamin B_{12}, eine Gruppe kobalthaltiger porphyrinähnlicher Ringverbindungen (Cobalamine), ist ein für die Synthese der Desoxyribonukleinsäuren (DNA) notwendiges Koenzym. Es wird von Mikroorganismen gebildet, die den Intestinaltrakt von Mensch und Tieren besiedeln. Beim Menschen findet die bakterielle Vitamin-B_{12}-Synthese ausschließlich im Kolon statt, aus dem das Vitamin jedoch nicht resorbiert werden kann. Deswegen ist der Mensch von der Zufuhr von Vitamin B_{12} mit tierischen Nahrungsbestandteilen abhängig. Vitamin B_{12} ist in Fleisch, Milch, Eiern und Fisch enthalten, in besonders hoher Konzentration in der Leber.

Mit der Nahrung aufgenommenes Vitamin B_{12} wird im Magen an ein im Magenfundus gebildetes Mukoprotein, den sog. Intrinsic Factor, gekoppelt. Der Komplex aus Vitamin B_{12} und Intrinsic Factor wird im distalen Ileum resorbiert. Nur bei unphysiologisch hohen oralen Vitamin-B_{12}-Dosen wird ein geringer Teil auch ohne Intrinsic Factor resorbiert. Im Serum wird Vitamin B_{12} an das spezifische Transportprotein **Transcobalamin II** gebunden. Der gesunde Organismus enthält zwischen 1 und 2 mg Vitamin B_{12}. Wichtigstes **Speicherorgan** ist die Leber. Der Umsatz ist gering, der Tagesbedarf beträgt nur etwa 1 µg; die normale Nahrung enthält weit höhere Mengen des Vitamins. Alimentäre Mangelzustände kommen bei strikten Vegetariern vor, die neben Fleisch und Fisch auch Eier- und Milchprodukte ablehnen. Eine solche veganische Ernährung in der Schwangerschaft kann beim Neugeborenen zu einem Vitamin-B_{12}-Mangel mit ausgeprägter megaloblastärer Anämie und zentralnervösen Symptomen wie Krämpfen und schwerer Hirnatrophie führen.

6.8.2 Folsäure

Folsäure dient als Koenzym der Nukleinsäuresynthese, insbesondere der Synthese von DNA. Wirksame Form des Koenzyms ist die Tetrahydrofolsäure, der eine wesentliche Rolle im intermolekularen Transfer von Monokohlenstoff-(C_1-)Gruppen zukommt. Nahrungsquellen sind grüne Salate und Fleisch. Erhitzen führt zur Zerstörung des Vitamins. Die physiologischen Folsäurespeicher des Organismus decken den Normalbedarf für höchstens 3 Monate. Der normale Tagesbedarf liegt bei 50 µg, ist bei Erkrankungen mit hohem Zellumsatz (z. B. chronische Hämolysen oder Leukämien) und während der Gravidität und Laktation jedoch bedeutend höher.

6.8.3 Diagnostik der megaloblastären Anämien

- Jede makrozytäre hyperchrome Anämie (MCV > 100 fl, MCH > 36 pg) **kann** Ausdruck einer megaloblastären Störung der Hämatopoese sein.
- Granulozyten und Thrombozyten sind bei einer **schweren** megaloblastären Anämie fast immer vermindert.

Im Blutausstrich fallen eine ausgeprägte Anisozytose und Poikilozytose der Erythrozyten auf, die vor allem durch ungewöhnlich große, ovale oder unregelmäßig geformte Erythrozyten („Megalozyten") zustande kommt. Polychromatische Erythrozyten sind nicht vermehrt. Bei schwerer Anämie findet man kernhaltige rote Vorstufen mit megaloblastären Kernveränderungen.

- Charakteristisch sind **hypersegmentierte neutrophile Granulozyten** mit durchschnittlich mehr als 4 Kernsegmenten pro Zelle.

Im Knochenmark finden sich die typischen morphologischen Veränderungen der **megaloblastären Hämatopoese.** Sie sind in zytologischen Knochenmarkpräparaten wesentlich besser und daher sicherer zu erkennen als in der Knochenmarkhistologie. Bei Verdacht auf das Vorliegen einer megaloblastären Störung der Hämatopoese sollte daher immer eine Knochenmark**aspiration** durchgeführt werden! Bei alleiniger Knochenmarkstanzbiopsie besteht die Gefahr, dass die Störung übersehen oder fehlinterpretiert wird!

- Eindrucksvoll ist die stark erhöhte Zelldichte des Knochenmarkausstrichs. Trotz erhöhter Erythroblastenzahl ist die absolute Retikulozytenzahl als Folge der stark ineffektiven Erythropoese im peripheren Blut nicht vermehrt.
- Die **megaloblastären Veränderungen** sind in allen Reifungsstufen der Erythropoese nachweisbar. Megaloblasten sind größer als entsprechende Normoblasten derselben Reifungsstufe. Sie weisen eine unreife Kernstruktur auf; das Kernchromatin wirkt netzig-feinkörnig (➤ Abb. 6.7).
- In der Granulopoese sind **Riesenformen** von Metamyelozyten und Stabkernigen charakteristisch, von denen sich die oft besonders großen hypersegmentierten Granulozyten des Blutes ableiten.
- In den Megakaryozyten ist die Zahl der Kernsegmente erhöht. Die Zahl der Megakaryozyten ist normal oder erhöht, seltener vermindert.

Allerdings ist eine Knochenmarkentnahme heute entbehrlich, wenn bei typischen Blutbildbefunden der Vitamin-B_{12}-Mangel im Serum biochemisch bewiesen ist.

Bei subikterischen Patienten liegt die Fehldiagnose einer hämolytischen Anämie nahe. Wichtiges Unterscheidungsmerkmal ist die bei hämolytischer Anämie stark vermehrte, bei megaloblastärer Anämie **vor** Vitaminsubstitution normale oder verminderte Retikulozytenzahl.

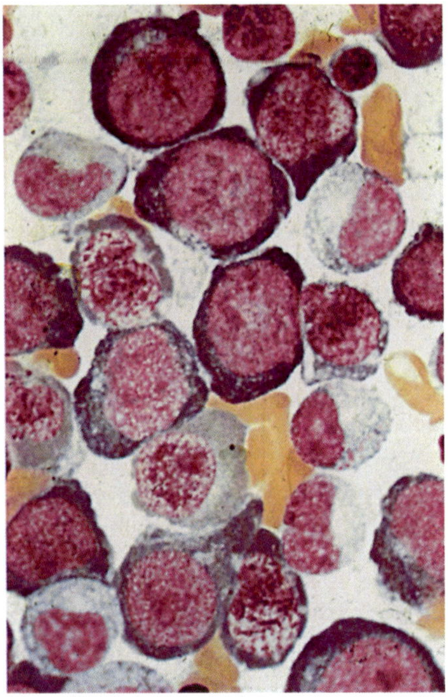

Abb. 6.7 Knochenmarkaspirat: Schwerste megaloblastäre Veränderungen und Vermehrung der Erythroblasten bei Vitamin-B_{12}-Mangel.

Ist eine megaloblastäre Anämie gesichert, gilt es, ihre Ursache zu bestimmen. Die häufigsten Ursachen sind ein Vitamin-B_{12}- oder ein Folsäuremangel. Diese Mangelzustände lassen sich in vier pathogenetische Gruppen unterteilen:

- Verminderte diätetische Zufuhr des betreffenden Vitamins (gilt vor allem für Folsäure, fast nie für Vitamin B_{12}!).
- Verminderte intestinale Resorption des Vitamins (gilt vor allem für Vitamin B_{12}, nur selten für Folsäure).
- Gesteigerter Verbrauch des Vitamins entweder im Gastrointestinaltrakt oder im Stoffwechsel.
- Einnahme von Substanzen mit Antivitaminwirkung (gilt nur für Folsäure).

Der Schilling-Test, mit dem die Resorption einer oralen Spürdosis von radioaktiv markiertem Vitamin B_{12} geprüft wird, hat seine früher hohe diagnostische Wertigkeit weitgehend eingebüßt, seitdem es möglich ist, die Serumkonzentrationen von Vitamin B_{12} (und Folsäure) rasch und zuverlässig zu bestimmen. Er ist allerdings auch dann noch bewertbar, wenn eine Vitamin-B_{12}-Mangelalanämie bereits durch Vitamingabe behandelt wurde.

6.8.4 Perniziöse Anämie

Die perniziöse Anämie entsteht durch ungenügende Resorption des in der Nahrung ausreichend enthaltenen Vitamins B_{12}. Ursache der Resorptionsstörung ist das Fehlen von Intrinsic Factor als Folge einer schweren atrophischen Korpusgastritis. Immunologische und genetische Befunde zeigen, dass die Atrophie der Magenschleimhaut bei der Perniziosa Ausdruck eines Autoimmunprozesses ist: Autoantikörper gegen Belegzellen und gegen Intrinsic Factor lassen sich bei der Mehrzahl der Patienten nachweisen.

Als **perniziöse Anämie** bezeichnet man heute nur diesen durch Mangel an Intrinsic Factor im Rahmen einer chronisch-atrophischen Gastritis ausgelösten Vitamin-B_{12}-Mangel bzw. die sich hieraus ergebende megaloblastäre Anämie. Andere Ursachen eines Vitamin-B_{12}-Mangels (z. B. Gastrektomie, Dünndarmerkrankungen) werden nicht als Perniziosa bezeichnet; hier spricht man zur Unterscheidung besser von einer megaloblastären Anämie bei Vitamin-B_{12}-Mangel und fügt die vermutete Ursache hinzu, z. B. „nach Gastrektomie" oder „bei Morbus Crohn". Neuere Beobachtungen haben allerdings gezeigt, dass bei alten Menschen eine nicht durch Intrinsic-Factor-Mangel bedingte Resorptionsstörung vorliegen kann, die sich nur in mäßiger Anämie ohne Makrozytose und neuropsychiatrischen, demenzähnlichen Symptomen äußert.

Symptomatik und klinischer Befund

Es erkranken fast ausschließlich Personen im mittleren und höheren Lebensalter; Frauen sind häufiger betroffen. Bevorzugt findet sich die perniziöse Anämie bei hellhäutigen und blauäugigen Individuen. Die für einen Vitamin-B_{12}-Mangel charakteristischen Organstörungen können einzeln oder gemeinsam auftreten: Die Anämie in Verbindung mit einem Subikterus verleiht dem Patienten ein fahles Aussehen. Nur selten beobachtet man eine Blutungsneigung bei schwerer Thrombozytopenie.

Häufig besteht eine **Glossitis** als Ausdruck einer Atrophie der Zungenpapillen: Sie führt zur glattroten, glänzend-atrophischen Zunge. In Frühstadien der Erkrankung zeigt die Zunge lediglich eine Rötung an den Kanten oder an der Spitze. Hier treten die ersten klinischen Zeichen in Form brennender Missempfindungen auf, die den hämatologischen oder neurologischen Symptomen um Jahre vorausgehen können.

Zentralnervöse Störungen manifestieren sich typischerweise als **funikuläre Spinalerkrankung,** der eine Demyelinisierung der Hinter- und Seitenstränge des Rückenmarks zugrunde liegt. Der Befall der sensiblen Rückenmarkbahnen führt zu peripheren Parästhesien und Störungen der Tiefensensibilität mit spinaler Ataxie und Areflexie, der Befall der motorischen Pyramidenbahn zu Paresen mit Zeichen der Schädigung des ersten motorischen Neurons wie pathologisch gesteigerten Eigenreflexen, spastischen Reflexen, unerschöpflichen Kloni. Der Vitamin-B_{12}-Mangel kann sich auch als organisches Psychosyndrom mit Wesensveränderung, Reizbarkeit, Gedächtnisverlust, Bewusstseinstrübungen oder Halluzinationen manifestieren.

Diagnostik

Aus dem Blutbild wird die Diagnose einer makrozytären Anämie gestellt (➤ Kap. 6.8.3). Der Nachweis, dass es sich dabei um eine perniziöse Anämie handelt, erfolgt durch:

- Den Nachweis einer stark verminderten, fast immer unter 150 pg/ml liegenden Vitamin-B_{12}-Konzentration des Serums (eine nur leichte Verminderung der Vitamin-B_{12}-Konzentration sichert nicht die Diagnose einer Perniziosa) oder einer eindeutigen Verminderung des Holo-Transcobalamins,
- den Nachweis von Autoantikörpern gegen Intrinsic Factor oder Belegzellen (nichtobligate Diagnostik),
- den Abfall der oft exzessiv erhöhten LDH-Aktivität und die „Retikulozytenkrise" nach parenteraler Gabe von Vitamin B_{12},
- den Nachweis fehlender Bildung von Intrinsic Factor und der hierdurch gestörten Vitamin-B_{12}-Resorption mittels Schilling-Test (dieser ist nicht regelmäßig notwendiger Teil der Diagnostik).

6

Eine chronisch-atrophische Gastritis mit Anazidität ist bei jeder perniziösen Anämie nachweisbar. Bei den meisten Patienten mit chronisch-atrophischer Gastritis ist die Vitamin-B_{12}-Resorption allerdings normal. Magensaftuntersuchungen und Gastroskopie mit Biopsie sind deswegen zur Sicherung der Diagnose einer perniziösen Anämie untauglich. Die Gastroskopie sollte trotzdem bei jedem Patienten mit perniziöser Anämie durchgeführt werden, um ein Magenkarzinom auf dem Boden einer chronischen Gastritis nicht zu übersehen.

Erhöhte Serumwerte von Methylmalonat und Homocystein sind empfindliche Parameter von Störungen des Folatstoffwechsels, und als zusätzliche Parameter in Zweifelsfällen indiziert, vor allem bei alten Menschen mit unklaren neurologischen und demenzähnlichen psychischen Veränderungen, bei denen Blutbildveränderungen und Vitaminkonzentrationen im Grenzbereich liegen (s. oben). Normalwerte bei vermindertem Serumcobalamin sind ein Hinweis auf Transcobalamin-II-Mangel.

Therapie

Die Ursache der gestörten Resorption von Vitamin B_{12}, die der perniziösen Anämie zugrunde liegt, d. h. das Unvermögen, Intrinsic Factor zu bilden, ist irreversibel. Daher ist **lebenslang** eine Substitution von Vitamin B_{12} erforderlich. Auch wenn bei oraler Zufuhr unphysiologisch hoher Dosen geringe Mengen resorbiert werden können, empfiehlt sich wegen der höheren therapeutischen Sicherheit die **parenterale** Gabe eines wasserlöslichen Präparats, vorzugsweise von **Hydroxycobalamin,** nach folgenden Richtlinien:

- Nach Diagnosestellung zunächst wöchentliche, bei neurologischer oder psychiatrischer Symptomatik zunächst tägliche Gabe von 500–1000 µg Hydroxycobalamin.
- Nach 4 Wochen Übergang auf Erhaltungstherapie mit 500 µg Hydroxycobalamin halbjährlich intramuskulär.

Nicht selten besteht neben einem Vitamin-B_{12}-Mangel auch ein Eisenmangel, der eine gleichzeitige Eisensubstitution erfordert.

Hinweise für die Praxis

Durch hoch dosierte Gabe von Folsäure kann ein Teil der hämatologischen Symptome auch bei der Perniziosa, bei der kein Folsäuremangel besteht, beseitigt werden. Die neurologischen Manifestationen des Vitamin-B_{12}-Mangels können sich jedoch unter einer solchen Therapie verschlechtern, sie ist daher kontraindiziert!

Bei schwerer Anämie sollte die Kaliumkonzentration des Serums kontrolliert werden, da sich nach Vitamin-B_{12}-Gabe vorübergehend eine Hypokaliämie entwickeln oder verstärken kann.

Nach parenteraler Vitamin-B_{12}-Substitution verschwinden die megaloblastären Atypien der hämatopoetischen Zellen innerhalb weniger Tage. Verbunden hiermit ist der Wechsel von einer ineffektiven zu einer effektiven Erythropoese. Erstes Erfolgszeichen der Behandlung ist der Rückgang der meist stark erhöhten LDH- und HBDH-Aktivität im Plasma. Unmittelbar darauf steigen die Retikulozyten an **(„Retikulozytenkrise");** die Retikulozytenzahl erreicht ihr Maximum nach 6–8 Tagen. Je stärker die Anämie ist, desto höher ist der Retikulozytenanstieg. Die Granulozyten- und Thrombozytenzahl normalisiert sich innerhalb weniger Tage, die Hämoglobinkonzentration aber erst nach 5–7 Wochen. Ist dies nicht der Fall, so muss an gastrointestinale Blutverluste oder einen begleitenden Eisenmangel gedacht werden.

Verlauf und Prognose

Durch regelmäßige, lebenslang durchgeführte Substitution von Vitamin B_{12} lässt sich eine rasche und anhaltende Normalisierung der Blutbildung erreichen.

Die Prognose des Perniziosakranken wird durch die Tatsache belastet, dass sich auf dem Boden der atrophischen Gastritis bei 2–10 % der Patienten ein Magenkarzinom entwickelt. Es ist deshalb notwendig, Patienten mit perniziöser Anämie zum Zeitpunkt der Erstdiagnose zu gastroskopieren. Nach Feststellung präkanzeröser Veränderungen sollte regelmäßig eine Gastroskopiekontrolle erfolgen, sonst nur bei entsprechenden Symptomen.

Hinweise für die Praxis

Die Diagnose einer megaloblastären Anämie erfordert ebenso wie die weiterführende Differenzialdiagnostik die Mitarbeit eines hämatologisch-morphologisch geschulten Arztes. Erhaltungsbehandlung und gastroskopische Kontrollen liegen in der Hand des Allgemeinarztes oder Internisten.

6.8.5 Megaloblastäre Anämie nach Gastrektomie

Nach totaler Gastrektomie entwickelt sich ohne prophylaktische Substitution von Vitamin B_{12} unausweichlich eine megaloblastäre Anämie, da dann der für die Resorption des Vitamins erforderliche Intrinsic Factor fehlt. Die Latenz bis zum Auftreten der Anämie beträgt meist mehr als 5 Jahre. Zur Prophylaxe eines Vitamin-B_{12}-Mangels nach Gastrektomie ist eine lebenslange parenterale Vitamin-B_{12}-Substitution erforderlich, z. B. mit 500 mg Hydroxycobalamin i.m. halbjährlich.

6.8.6 Megaloblastäre Anämie bei entzündlichen Darmerkrankungen

Bei der Enteritis regionalis (Morbus Crohn) kann es zu einem Vitamin-B_{12}-Mangel, nach ausgedehnter Darmresektion und bei schweren chronischen Malabsorptionssyndromen zu kombinierten Mangelzuständen mit megaloblastärer Anämie kommen.

6.8.7 Megaloblastäre Anämie durch Folsäuremangel

Bei chronisch gesteigertem Alkoholkonsum tritt häufig eine makrozytäre Anämie auf (➤ Kap. 6.9.1); bei einem geringen Teil der Fälle handelt es sich dabei um eine megaloblastäre Anämie. Diese beruht fast immer auf einem **Folsäuremangel.** Ursache dieses Folsäuremangels ist vor allem eine verminderte Zufuhr des Vitamins mit der Nahrung: Durch zu wenig Gemüse und Salate entsteht ein nutritives Folsäuredefizit. Da Folsäure im Bier, der in Deutschland wichtigsten Alkoholquelle, in relativ großen Mengen enthalten ist, sehen wir bei uns einen Folsäuremangel nur selten. In Ländern, in denen vor allem höherprozentige und folsäurearme alkoholische Getränke genossen werden und verarmte Alkoholiker unter schlechteren Ernährungsbedingungen leben, sind Anämien durch Folsäuremangel weitaus häufiger.

Ein Folsäuremangel kann bei chronischem Alkoholabusus auch ohne nutritives Folsäuredefizit auftreten. Als Ursache werden verminderte Folsäurespeicher im Rahmen einer alkoholischen Lebererkrankung, Resorptionsstörungen und eine direkte Antifolatwirkung des Ethanols und/oder seiner Metaboliten diskutiert. Die megaloblastäre Anämie bei chronischem Alkoholismus lässt sich durch **Folsäuregabe** in therapeutischen Dosen (etwa 10 mg/Tag, p.o.) rasch beseitigen. Allerdings kann eine leichtere makrozytäre Anämie aufgrund einer gleichzeitig bestehenden chronischen Lebererkrankung zurückbleiben.

Eine Folsäureprophylaxe in der Schwangerschaft ist bei normaler Ernährung für die Blutbildung der Frau nicht notwendig. Die perikonzeptionelle orale Folsäuresupplementation mit 0,4–1 mg/Tag dient der Verminderung von Neuralrohrdefekten und Spaltfehlbildungen des Kindes.

6.8.8 Megaloblastäre Anämie bei Therapie mit Antikonvulsiva

Gelegentlich tritt unter Therapie mit Antikonvulsiva, insbesondere unter Phenylhydantoin und Primidon, eine megaloblastäre Anämie auf. Da sie nach Gabe von Folsäure prompt abklingt, wird sie auf eine Antifolatwirkung der genannten Medikamente zurückgeführt.

6.8.9 Megaloblastäre Störung bei hämatologischen Systemerkrankungen

Nicht jede megaloblastäre Störung der Hämatopoese ist durch einen Mangel an Vitamin B_{12} oder Folsäure bedingt. So kann eine megaloblastäre Störung als eine mögliche Manifestation eines **myelodysplastischen Syndroms** beobachtet werden. Die Substitution von Vitamin B_{12} oder Folsäure ist unwirksam.

Die seltenen Erythroleukämien weisen neben Veränderungen der Granulopoese und bizarren Atypien der Erythropoese (z. B. Vielkernigkeit) häufig ausgeprägte megaloblastäre Kernveränderungen auf.

6.8.10 Megaloblastäre Störung nach Zytostatika

Manche Zytostatika führen zu megaloblastären Veränderungen im Knochenmark: Antimetaboliten wie Cytosinarabinosid, Hydroxyharnstoff und – leicht verständlich, da die zytostatische Wirkung durch den Antifolateffekt erzielt wird – Methotrexat. Nach Absetzen des Zytostatikums verschwinden die megaloblastären Veränderungen der Hämatopoese rasch; Folsäure und Vitamin B_{12} sind unwirksam.

6.8.11 Besonderheiten megaloblastärer Anämien bei Kindern

Es gibt einige seltene angeborene Krankheiten des Vitamin-B_{12}-Stoffwechsels. Beim kongenitalen Intrinsic-Factor-Mangel wird kein Intrinsic Factor gebildet; es gibt auch Mutationen, die mit einem defekten Intrinsic Factor und Veränderungen seiner Affinität einhergehen. Beides führt zu einer megaloblastären Anämie, die auf die Gabe von Intrinsic Factor anspricht. Die selektive Malabsorption durch einen Defekt des Rezeptors am Enterozyten für den Intrinsic Factor wird als Imerslund-Gräsbeck-Syndrom bezeichnet. Es handelt sich um eine autosomal-rezessiv vererbte Erkrankung, die mit einer Proteinurie und Fehlbildungen der ableitenden Harnwege vergesellschaftet ist. Die Genloci sind identifiziert. Erworbene Erkrankungen des Dünndarms wie Zöliakie oder Ileitis terminalis gehen mit Absorptionsstörungen für Vitamin B_{12} einher. Häufigste Ursache weltweit ist sicher die Mangelernährung ohne ausreichenden Gehalt an Folsäure und anderen Vitaminen. Auch bei Mukoviszidose kann die Resorption für Vitamin B_{12} gestört sein. Ein relativer Mangel tritt bei erhöhtem Bedarf auf: Kongenitale hämolytische Anämien, Hyperthyreose, Neoplasien. Ein schwerer, mit Hirnatrophie einhergehender Vitamin-B_{12}-Mangel kann bei Neugeborenen und jungen Säuglingen diagnostiziert werden, deren Mütter Veganerinnen sind und ihr Kind stillen. Auch eine Perniziosa in der Schwangerschaft verursacht – sofern sie unbehandelt bleibt – ein ähnliches Krankheitsbild.

6.9 Andere makrozytäre Anämien

Die megaloblastären Anämien machen nur einen kleinen Teil der makrozytären Anämien aus. Makrozytär und megaloblastär dürfen daher – was oft fälschlich geschieht – nicht gleichgesetzt werden!

An dieser Stelle werden Anämien besprochen, bei denen die Makrozytose der Erythrozyten **nicht** auf einer megaloblastären Fehlbildung der Erythrozyten beruht. Die Unterscheidung zwischen diesen makrozytären Anämien und den im vorangehenden Kapitel besprochenen megaloblastären Anämien ist von Bedeutung, da sich Ursache, Prognose und Therapie grundlegend unterscheiden.

> Makrozytäre Anämien sind durch ein erhöhtes mittleres korpuskuläres Volumen (MCV > 100 fl) und ein erhöhtes mittleres korpuskuläres Hämoglobin (MCH > 36 pg) charakterisiert.

Eine starke Retikulozytose kann zu erhöhten MCV-Werten führen („Pseudomakrozytose"), da Retikulozyten größer sind als reife Erythrozyten. Bevor aufgrund eines hohen MCV eine „makrozytäre Anämie" diagnostiziert wird, sollte deshalb der Blutausstrich auf eine Vermehrung polychromatischer Erythrozyten überprüft oder eine Retikulozytenzählung durchgeführt werden.

Diagnostik

- Es besteht eine Anämie mit erhöhtem MCV und MCH.
- Granulozyten- und Thrombozytenzahl liegen im Normbereich oder sind im Rahmen der Grunderkrankung verändert.
- Der Blutausstrich lässt bei Vergleich mit kleinen Lymphozyten die zum erhöhten MCV führende Vergrößerung der Erythrozyten erkennen. Die für megaloblastäre Anämien typische Übersegmentierung der Granulozyten fehlt ebenso wie die ausgeprägte Anisozytose der Erythrozyten.
- Die Knochenmarkzytologie zeigt *keine* megaloblastären Veränderungen. Zeichen einer hämatologischen oder nichthämatologischen Grundkrankheit (Leukämie, Lymphom, multiples Myelom, knochenmarkmetastasierender Tumor) können erkennbar sein.

Nach Feststellung einer nicht-megaloblastären makrozytären Anämie sollte nach den Grunderkrankungen in ➤ Tabelle 3.1 gesucht werden. Häufigste Ursachen einer makrozytären Anämie sind Alkoholismus und chronische Lebererkrankungen, knochenmarkinfiltrative Erkrankungen (z. B. multiples Myelom) und vorangegangene Zytostatikatherapie.

6.9.1 Makrozytäre Anämie bei chronischen Lebererkrankungen und Alkoholismus

Chronische Lebererkrankungen alkoholischer und nichtalkoholischer Genese werden häufig von einer makrozytären Anämie begleitet. Akanthozyten bei gleichzeitiger Hämolyse sind prognostisch äußerst ungünstig.

Diese morphologischen Atypien erwerben die Erythrozyten erst nach ihrer Ausschwemmung aus dem Knochenmark ins Blut: Durch Einbau von insb. Cholesterin und Lecithin aus Plasmalipoproteinen in die Erythrozytenmembran nimmt diese relativ zum Inhalt des Erythrozyten in unterschiedlich starkem Maße zu: Es entsteht der Makrozyt. Bei starker Zunahme der Erythrozytenmembran faltet sich diese auf; es entstehen Targetzellen und Akanthozyten.

Chronisch gesteigerter Alkoholkonsum kann auch ohne begleitende Lebererkrankung und ohne Folsäuremangel (➤ Kap. 6.8.7) zu einer Makrozytose der Erythrozyten führen. Hierfür scheint eine direkte toxische Schädigung der erythropoetischen Vorläuferzellen durch Ethanol verantwortlich zu sein.

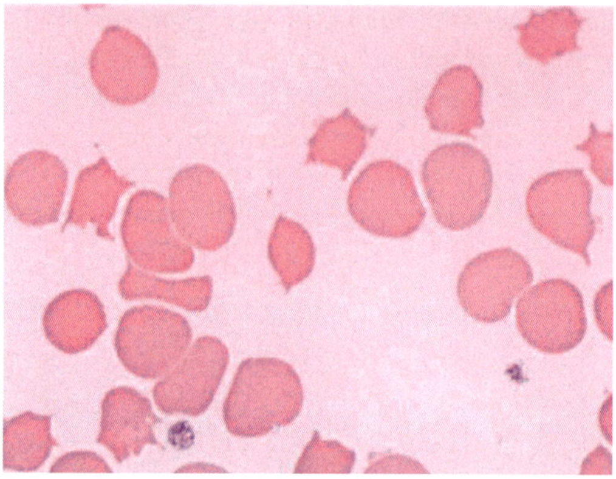

Abb. 6.8 Akanthozyten bei akuter hämolytischer Anämie bei Leberzirrhose.

Viele Leberkranke haben eine **Makrozytose,** ohne dass eine Anämie vorliegt. Die Anämie des chronisch Leberkranken entsteht durch eine direkte toxische Schädigung der Erythropoese durch Ethanol oder seine Metaboliten und damit durch eine unzureichende Neubildung von Erythrozyten und/oder durch eine chronische Hämolyse im Rahmen eines Hypersplenismus bei portaler Hypertonie (➤ Kap. 8.5).

6.9.2 Makrozytäre Anämien bei Knochenmarkinsuffizienz

Bei Schädigung des Knochenmarks beobachtet man häufig eine Makrozytose der Erythrozyten oder eine makrozytäre Anämie. Ursache dieser Makrozytose ist wahrscheinlich eine vorzeitige Entkernung der Normoblasten mit Übertritt der größeren Vorstufen ins zirkulierende Blut bei beschleunigt ablaufender Erythropoese. Ursächlich kommen so unterschiedliche Störungen wie die idiopathische Hypoplasie des Knochenmarks (Panmyelopathie), die persistierende Hypoplasie des Knochenmarks nach zytostatischer Therapie oder nach ausgedehnter Strahlentherapie, aber auch knochenmarkinfiltrierende Erkrankungen (maligne Lymphome, multiples Myelom, solide Tumoren) in Frage.

6.10 Hämolytische Anämien

Der Begriff der Hämolyse wird mehrdeutig verwendet: Einerseits für den physiologischen Vorgang des Abbaus gealterter Erythrozyten, andererseits für den gesteigerten Abbau bei angeborenen oder erworbenen Störungen der Erythrozyten und schließlich für das In-vitro-Phänomen der Auflösung von Erythrozyten unter Laborbedingungen.

Im klinischen Sprachgebrauch verstehen wir unter einer Hämolyse eine pathologische Verkürzung der Lebenszeit der Erythrozyten. Die Erythrozyten werden dabei vorzeitig extravaskulär in Makrophagen abgebaut oder intravaskulär zerstört.

Pathogenese

Die normale Lebenszeit eines Erythrozyten (100–120 Tage) kann bei hämolytischen Anämien auf wenige Tage verkürzt sein. Bei normaler Knochenmarkfunktion wird dieser gesteigerte Erythrozytenverlust durch eine kompensatorische Steigerung der Erythrozytenbildung beantwortet. Reicht sie aus, den Verlust von Erythrozyten auszugleichen und so die Hämoglobinkonzentration des Blutes im Normbereich zu halten, sprechen wir von einer **„kompensierten Hämolyse"**. Zur **hämolytischen Anämie** kommt es, wenn die vorzeitige Erythrozytendestruktion nicht mehr durch eine Steigerung der Erythrozytenneubildung wettgemacht werden kann.

Eine vorzeitige Destruktion von Erythrozyten beruht grundsätzlich auf einem der beiden folgenden Pathomechanismen:

- **Korpuskuläre Hämolyse:** Die neugebildeten Erythrozyten weisen einen Defekt auf, der ihren vorzeitigen Abbau zur Folge hat. Korpuskuläre Hämolysen beruhen fast immer auf hereditären Defekten der Erythrozytenmembran, des Hämoglobins oder der Erythrozytenenzyme; die einzige Ausnahme stellt die (erworbene) paroxysmale nächtliche Hämoglobinurie dar (➤ Kap. 6.10.3).
- **Extrakorpuskuläre Hämolyse:** Die neu gebildeten Erythrozyten sind normal; sie werden durch Einwirkung äußerer Faktoren geschädigt und dadurch vorzeitig abgebaut. Extrakorpuskuläre Hämolysen sind stets erworben; typische Beispiele sind die Autoimmunhämolysen oder die mechanischen Hämolysen.

Tab. 6.2 Pathogenetische Einteilung der hämolytischen Anämien

Korpuskuläre Anämien	
Angeboren	
Defekte der Membran	Sphärozytose
	Elliptozytose
Enzymdefekte	Glykolysedefekte
	Pentosephosphatzyklus-Defekte
Hämoglobinopathien	Gluthationreduktase-Defekte
	Thalassämien
	Hämoglobinanomalien
Erworben	
Membrandefekte	PNH
Extrakorpuskuläre Anämien	
Antikörper	Morbus haemolyticus neonatorum
	Wärmeautoantikörper
	Kälteautoantikörper
	Medikamentös bedingte Immunhämolysen
Lipidstoffwechselstörungen	Akanthozytose bei Dyslipoproteinämie
	Zieve-Syndrom
Erythrozytenfragmentation/mechanische Hämolyse	Herzklappenveränderungen
	Mikroangiopathie (MHA)
	DIC
Hypersplenismus	
Infektionen	Malaria, Sepsis

Bei einer Reihe von Anämien, die nicht im Rahmen dieses Kapitels besprochen werden, findet sich eine Verkürzung der Erythrozytenlebenszeit als „hämolytische Komponente". Da andere Mechanismen in größerem Umfang zur Anämie beitragen, bezeichnet man diese Krankheitsbilder nicht als hämolytische Anämien. Hierzu zählen viele sekundäre Anämien, megaloblastäre Anämien, sideroblastische und dyserythropoetische Anämien.

Zu den hämolytischen Anämien gehören auch Hämoglobinopathien, bei denen die Lebenszeit der Erythrozyten verkürzt ist, z. B. bei Sichelzellkrankheit (➤ Kap. 6.4).

Symptomatik und klinischer Befund

- Die **Anämiesymptome** hängen vom Ausmaß der Anämie und von der Schnelligkeit der Entwicklung der Anämie ab (➤ Kap. 3.1).
- Der **hämolytische Ikterus** ist meist nur an den Skleren zu erkennen. Bilirubinwerte > 6 mg/dl sind nur selten alleinige Hämolysefolge und weisen auf eine zusätzliche hepatobiliäre Störung hin.
- Die durch die vermehrte Ausscheidung von Gallenfarbstoffen bedingte **Dunkelfärbung des Urins** wird oft vom Patienten selbst angegeben.
- Eine **Splenomegalie** findet sich bei **chronischer** Hämolyse häufig: Der verstärkte Abbau fehlgebildeter oder antikörperbesetzter Erythrozyten in der Milz führt zu einer „Arbeitshyperplasie" der roten Milzpulpa.

6.10.1 Allgemeine Diagnostik der Hämolysen

Eine gesteigerte Hämolyse führt zu einer Vielzahl diagnostisch wichtiger Veränderungen, die sich in zwei Gruppen ordnen lassen:

- Zeichen des gesteigerten Erythrozytenabbaus.
- Zeichen der kompensatorisch gesteigerten Erythrozytenneubildung.

Zeichen des gesteigerten Erythrozytenabbaus

- Verminderte Haptoglobinkonzentration im Serum.
- Bei starker intravasaler Hämolyse **Hämoglobinämie** (normale Serumkonzentration des freien Hämoglobins < 5 mg/dl) und **Hämoglobinurie.**
- Glomerulär filtriertes Hämoglobin wird von den Zellen der Nierentubuli rückresorbiert; in den Epithelien des Urinsediments lässt sich dann Eisen nachweisen (Berliner-Blau-Färbung): **Hämosiderinurie.**
- Indirekte **Hyperbilirubinämie;** durch gesteigerten Zellzerfall erhöhte LDH-Serumaktivität.

Zeichen der gesteigerten Erythrozytenneubildung

- **Retikulozytose** des Blutes. Bei starker Hämolyse kann die Retikulozytenzahl auf Werte über 50 % ansteigen (➤ Abb. 6.9). Die Messung des MCV ergibt makrozytäre Werte, da Retikulozyten größer sind als reife Erythrozyten („Pseudomakrozytose"; ➤ Kap. 6.9).
- Bei stark gesteigerter Erythropoese können **kernhaltige rote Vorstufen** im peripheren Blut auftreten.
- Im Knochenmark findet sich eine Hyperplasie und Linksverschiebung der Erythropoese.

Orientierende Differenzialdiagnostik der Hämolysen

Anamnese und klinische Untersuchung ergeben erste Hinweise. Auf eine hereditäre hämolytische Anämie deuten Angaben über Auftreten der Erkrankung im frühen Kindesalter oder Anämie, Ikterus oder Splenektomie in der Familie hin. Tritt die Hä-

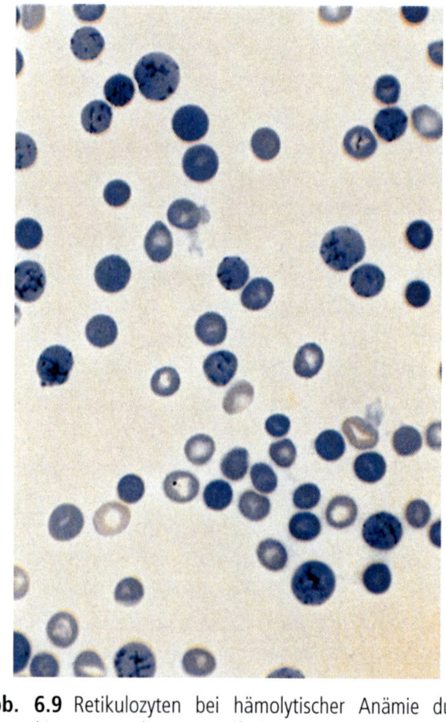

Abb. 6.9 Retikulozyten bei hämolytischer Anämie durch Pyruvatkinasemangel. Supravitalfärbung mit Brillantkresylblau. Retikulozytenzahl etwa 50 %.

molyse im zeitlichen Zusammenhang mit der Einnahme von **Medikamenten** auf, wird der Verdacht auf eine enzymopenische Anämie, ein instabiles Hämoglobin oder eine medikamentös induzierte Immunhämolyse gelenkt. Erwecken **Lymphknotenvergrößerungen** den Verdacht auf ein malignes Lymphom, wird die Hämolyse am ehesten als autoimmunhämolytische Anämie einzuordnen sein.

Eine **Splenomegalie** ist vieldeutig; sie kommt bei Patienten mit sowohl angeborenen korpuskulären als auch erworbenen extrakorpuskulären Formen vor. Findet sich ein kombinierter **Herzklappenfehler** oder der Zustand nach **Herzklappenersatz,** ist eine mechanische Hämolyse zu erwägen. Die plötzlich einsetzende Trias von Anämie, Arrhythmien und/oder zerebralem Krampfanfall und hämorrhagischer Thrombozytopenie mit meist diskreten Blutungszeichen ist typisch für die **mikroangiopathische hämolytische Anämie/TTP** (➤ Kap. 7.2.6).

Der Blick ins Mikroskop kann von differenzialdiagnostisch entscheidender Bedeutung sein: Finden sich hier als einzige morphologische Atypie Sphärozyten, sind eine hereditäre Sphärozytose oder eine autoimmunhämolytische Anämie fast schon gesichert. Eine hereditäre Elliptozytose ist allein durch die typische Erythrozytenmorphologie diagnostizierbar. Schistozyten (Fragmentozyten) sind für eine mikroangiopathische Hämolyse fast pathognomonisch, in der Regel dann kombiniert mit Thrombozytopenie.

6.10.2 Hereditäre Sphärozytose (HS)

Die hereditäre Sphärozytose ist mit einer Prävalenz von etwa $200/10^6$ die häufigste korpuskuläre hämolytische Anämie der mittel- und nordeuropäischen Bevölkerung. Der Erkrankung liegt meist ein dominant vererbter Defekt des Spektrinmoleküls oder von anderen Proteinen, die das Spektrin in der Erythrozytenmembran verankern, zugrunde. Diese Defekte führen zu kugeligen, osmotisch fragilen Erythrozyten, deren Lebenszeit durch selektiven Abbau in der Milz stark verkürzt ist. Die Hämolyse, nicht aber die Sphärozytose, lässt sich durch Splenektomie dauerhaft beseitigen.

Pathogenese

Die Erythrozytenmembran besteht aus einer Lipiddoppelschicht. Sie wird gestützt durch das „Zytoskelett", das sich aus einem Dutzend Haupt- und über 100 Nebenproteinen zusammensetzt. Bei der HS ist primär oder sekundär zu Veränderungen anderer Membranproteine das Spektrin vermindert. Die Strukturanomalie der Zytoskelettproteine führt zu einer erhöhten Permeabilität für Natrium, damit zu erhöhtem Natriumeinstrom und zu erhöhtem passivem Wassereinstrom in den Erythrozyten. Es kommt zur Zunahme des Zellvolumens: Der Erythrozyt geht aus der bikonkaven Scheibenform in die Kugelform über. Folge dieser Formveränderung ist eine Abnahme der Verformbarkeit. Diese verminderte Plastizität bewirkt, dass die Zelle in den Sinus der roten Milzpulpa, dem feinsten Filter der Blutbahn, hängen bleibt und durch die hier lokalisierten Makrophagen phagozytiert wird.

Symptomatik und klinischer Befund

Meist manifestieren sich Anämie und/oder Ikterus im Kindesalter, manchmal schon in der Neugeborenenperiode als Icterus gravis. Bei mildem klinischem Verlauf wird die Diagnose oft erst im Erwachsenenalter gestellt, gelegentlich anlässlich einer akut auftretenden Anämie im Rahmen einer aplastischen (➤ Kap. 6.7.1) oder hämolytischen Krise. Typisch ist eine mäßige **Splenomegalie,** die sich durch Aktivitätshyperplasie der roten Milzpulpa entwickelt. Wichtig ist die Familienanamnese: Nicht selten wurde bei Verwandten bereits eine Splenektomie durchgeführt. Manchmal ist die Familienanamnese leer; in diesen Fällen beruht die Sphärozytose auf einer **Neumutation.**

Diagnostik

Die Ausprägung der Hämolysezeichen (➤ Kap. 6.10.1) entspricht der Intensität des Erythrozytenabbaus. Von entscheidender diagnostischer Bedeutung ist die Betrachtung des Blutausstrichs:

- Charakteristisch sind das Vorhandensein der typischen **Kugelzellen** (Sphärozyten) und die oft

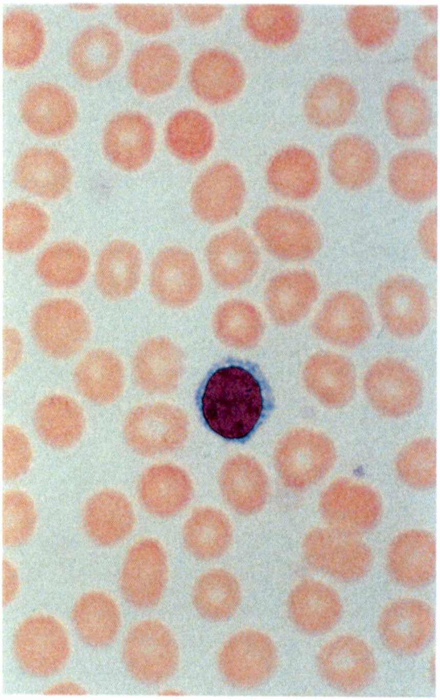

Abb. 6.10 Mikrosphärozyten bei hereditärer Sphärozytose.

Anisozytose (➤ Abb. 6.10). Bei den größeren Erythrozyten handelt es sich um Retikulozyten; sie weisen deshalb im panoptisch gefärbten Blutausstrich eine Polychromasie auf. Die Sphärozyten erscheinen dagegen in der Aufsicht kleiner als normale Erythrozyten und lassen die zentrale Aufhellung vermissen.

- Leukozyten und Thrombozyten sind unauffällig.
- Die Bindung von Eosin-5-maleimid kann durchflusszytometrisch einfach quantifiziert werden **(EMA-Test)**; eine Verminderung ist hochsensitiv und bei Menschen europäischer Abstammung auch weitgehend spezifisch, da die Bindung nur bei sehr seltenen anderen Erythropathien ähnlich vermindert ist.
- Die **osmotische Erythrozytenresistenz** ist vermindert; auch sie ist jedoch kein für die HS spezifischer Laborbefund, da sie lediglich das verminderte Verhältnis von Erythrozytenoberfläche zu Erythrozytenvolumen widerspiegelt und daher auch bei anderen Anämien, insb. bei der differenzialdiagnostisch von der hereditären Sphärozytose abzugrenzenden autoimmunhämolytischen Anämie, vermindert sein kann.
- Eine genetische Diagnostik ist nur in Sonderfällen erforderlich.

Verlauf und Prognose

Die klinische Problematik ergibt sich aus dem Schweregrad der Anämie und dem Auftreten möglicher Komplikationen. Die Hämolyse ist von Patient zu Patient wechselnd stark ausgeprägt. Patienten mit kompensierter Hämolyse sind symptomfrei, sieht man von einem leichten Ikterus ab. Bei starker Hämolyse bestehen Anämiesymptome. Die Hämolyseintensität kann wechseln, wobei **hämolytische Krisen** bei interkurrenten akuten Erkrankungen seltener sind als **aplastische Krisen** im Rahmen viraler Infekte, vor allem bei Erstinfektion mit Parvovirus B19 (➤ Kap. 6.7.1). Die chronische Hämolyse führt zum gehäuften Auftreten von **Bilirubingallensteinen**.

Therapie

Therapieziel ist die Behebung der Anämie durch Normalisierung der Erythrozytenlebenszeit. Die einzige wirksame Behandlung ist die **Splenektomie.** Hierdurch wird das einzige Filter des Organismus entfernt, das die pathologischen Erythrozyten infolge ihrer verminderten Plastizität erkennt, aus der Zirkulation eliminiert und so die Hämolyse unterhält. Nach Splenektomie weisen die Erythrozyten unverändert ihren Membrandefekt und somit die Kugelform auf, haben im milzlosen Organismus aber eine normale Lebenszeit. Die Erkrankung ist damit klinisch geheilt. Die Krankheit kann nach Splenektomie selbstverständlich weitervererbt werden.

Bei leichten Formen einer HS mit kompensierter Hämolyse besteht keine, bei mittelschweren Formen mit Anämiesymptomen oder bei Beschwerden durch die Splenomegalie eine **relative** Indikation, vor allem wenn gleichzeitig eine Entfernung der Gallenblase nötig ist. Bei schweren Formen mit Hb-Werten < 8 g/dl ist die Splenektomie **immer** indiziert; sie sollte aber möglichst nicht vor dem vollendeten 6. Lebensjahr erfolgen. Wichtig ist grundsätzlich, bei Kindern wie bei Erwachsenen auf das lebenslang bestehende erhöhte Infektionsrisiko für

Kapselbakterien hinzuweisen und die notwendigen Prophylaxemaßnahmen zu beachten (➤ Kap. 11.2).

Besteht nach Splenektomie die Hämolyse unverändert fort, war die Diagnose einer hereditären Sphärozytose nicht korrekt. Beim Wiederauftreten einer Hämolyse nach Splenektomie sollte man an die Möglichkeit denken, dass eine nicht entfernte akzessorische Milz für die erneute Hämolyse verantwortlich ist. In diesem Fall sind im Blutausstrich keine oder nur wenige Jolly-Körperchen nachweisbar. Der definitive Nachweis erfolgt durch Ultraschalluntersuchung und ggf. CT-Abdomen.

6.10.3 Hereditäre Elliptozytose

Der Erkrankung liegen unterschiedliche autosomal-dominant vererbte Störungen der Struktur des Spektrins der Erythrozytenmembran zugrunde, die zu einer ovalären Form von mehr als 25 % der Erythrozyten führt. Die Elliptozytose ist etwas seltener als die hereditäre Sphärozytose, der sie in Pathogenese, Klinik und Therapie entspricht.

Meist besteht eine milde, weitgehend kompensierte Hämolyse; nur selten liegt die Hämoglobinkonzentration des Blutes um oder unter 10 g/dl. Die Diagnose lässt sich nur durch Erkennung der atypischen Erythrozytenmorphologie im Blutausstrich stellen. Bei starker Hämolyse ist eine Splenektomie indiziert.

Eine schwere Form, bei der sich neben Elliptozyten kleine Mikrosphärozyten und Mikropoikilozyten im Ausstrich erkennen lassen, wird wegen der Ähnlichkeit dieser Veränderungen als **Pyropoikilozytose,** eine leichte Form mit charakteristisch gefalteten Erythrozyten als **hereditäre Stomatozytose** bezeichnet. Wegen des erhöhten Risikos für die Entwicklung von Thrombosen ist die Splenektomie bei Stomatozytose kontraindiziert.

6.10.4 Paroxysmale nächtliche Hämoglobinurie (PNH)

Die PNH ist, obwohl es sich um eine seltene Erkrankung handelt, aus zwei Gründen auf das besondere Interesse der Hämatologen gestoßen:

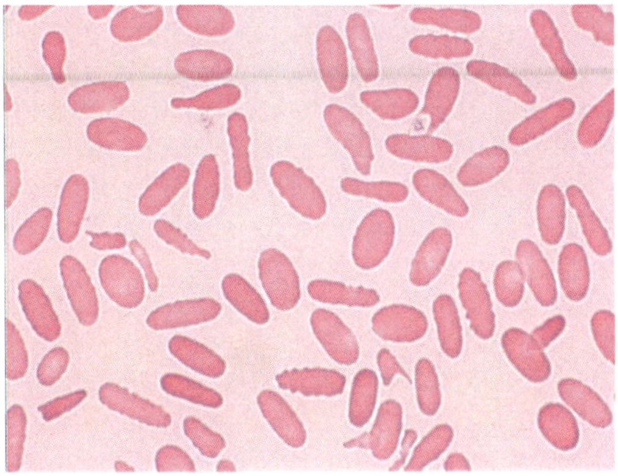

Abb. 6.11 Blutausstrich bei hereditärer Elliptozytose.

- Es handelt sich um die einzige *erworbene* korpuskuläre hämolytische Anämie.
- Die Erkrankung wird als *benigne* klonale Erkrankung der Erythropoese aufgefasst. Sie tritt meist erst im Erwachsenenalter auf; selten wird sie auch bei Kindern und Jugendlichen beobachtet.

Pathogenese

Der Erkrankung liegt eine somatische Mutation des auf dem X-Chromosom lokalisierten PIG-A-Gens in einer hämatopoetischen Stammzelle zugrunde; unterschiedliche Mutationstypen wurden beschrieben. Alle Erythrozyten (wie auch Granulozyten, Monozyten und Thrombozyten), die sich aus der mutierten Stammzelle entwickeln, weisen einen Membrandefekt auf, der zur Folge hat, dass die betroffenen Erythrozyten durch aktiviertes Komplement intravaskulär lysiert werden können. Die Aktivierung des Komplements kommt dabei über den alternativen Aktivierungsmechanismus und nicht über eine Antikörperbindung an die Erythrozyten zustande.

Die Mutation des *PIG-A*-Gens führt zur verminderten Synthese von Glykosylphosphatidylinositol (GPI); dieses verankert zahlreiche unterschiedliche Strukturproteine in der Membran der Erythrozyten und der Leukozyten („GPI-Anker"). Dadurch erklärt sich die bei der PNH beobachtete deutliche Verminderung der in der Erythrozytenmembran nachweisbaren Strukturproteine Acetylcholinesterase, C8-bindendes Protein (C8BP), MIRL (Membran-Inhibitor der reaktiven Lyse [immunphänotypisch durch monoklonale Antikörper der Gruppe CD59 erfasst]),

LFA3 (leukocyte-function-associated antigen [CD58]) und Decay-Accelerating Factor (DAF [CD55]; seine Funktion besteht in einer Hemmung der Amplifikation der Komplementaktivierung). Auf der Membran von Granulozyten sind die GPI-verankerten Moleküle CD16 (Fc-γ-Rezeptor), CD55 (DAF) und CD59 (MIRL) vermindert nachweisbar.

Die verminderte Membranbindung von MIRL ist für die Pathogenese der PNH von besonderer Bedeutung. Bei PNH kann sich infolge des verminderten MIRL-Gehalts (und evtl. des verminderten DAF-Gehalts) der Erythrozytenmembran die membranständige Komplementaktivierung ungehemmt aufschaukeln: Der PNH-Erythrozyt ist deshalb vermehrt komplementempfindlich und kann darum leichter durch aktiviertes Komplement lysiert werden als ein gesunder Erythrozyt.

Es ist nicht bekannt, weshalb die komplementvermittelte Hämolyse bei manchen Patienten chronisch, bei anderen in akuten Schüben verläuft. Der Name der Erkrankung rührt von der Tatsache her, dass die Hämolyse häufig während des Schlafes einsetzt und deshalb im Morgenurin eine Hämoglobinurie auffällt. Durch die mit der rezidivierenden Hämoglobinurie verbundenen renalen Eisenverluste kann ein Eisenmangel entstehen.

Nicht selten wird die Entwicklung einer PNH aus einer aplastischen Anämie beobachtet (➤ Kap. 8.1).

Symptomatik und klinischer Befund

In typischen Krankheitsfällen ist der schubweise Verlauf charakteristisch: Perioden geringer Hämolyseaktivität werden von Phasen starker Hämolyseintensität unterbrochen. Bei manchen Patienten fehlen jedoch derartige akute hämolytische Schübe; hier verläuft die Erkrankung unter dem Bild einer chronischen Hämolyse, sodass Erythrozytentransfusionen nur selten erforderlich sind. Bei anderen Patienten dagegen treten in kurzen Abständen **lebensbedrohliche** hämolytische Krisen auf, die wiederholte oder regelmäßige Erythrozytentransfusionen erforderlich machen. Sie können ohne erkennbare Ursache eintreten oder durch Infektionen, Impfungen, operative Eingriffe, Transfusionen oder Medikamentengabe ausgelöst werden.

Der **klinische Befund** ist bis auf die Zeichen der Anämie, einen geringen Sklerenikterus und die während akuter Schübe auftretende morgendliche Hämoglobinurie unauffällig.

Eine typische Komplikation der PNH sind **Thrombosen,** die neben peripheren Venen vor allem die Lebervenen (Budd-Chiari-Syndrom), die Mesenterialvenen, die Pfortader, die Milzvene, Hirnvenen und die Hirnvenen-Sinus betreffen. Atypische Thrombosen sollten daher vor allem bei jüngeren Patienten stets an die Diagnose einer PNH denken lassen. Als Erklärung für die gesteigerte Thromboseneigung wird eine Aktivierung des plasmatischen Gerinnungssystems durch die intravasale Hämolyse angeführt.

Charakteristisch für die PNH sind schmerzhafte **abdominelle „Krisen"**, denen häufig ein Hämolyseschub vorangeht. Die hierbei angegebenen Schmerzen lassen sich keinem Abdominalorgan zuordnen. Häufig bestehen Zeichen einer verminderten Darmmotilität, jedoch kein paralytischer Ileus. Erklärt werden diese „Krisen" durch kleinste periphere venöse Thrombosen im Pfortadereinzugsgebiet, durch die es zu Zirkulationsstörungen im Darmbereich kommt. Diese Symptomatik sowie die Thromboseneigung stehen bei Kindern und Jugendlichen eher im Vordergrund, während in diesem Alter hämolytische Krisen nicht so häufig sind.

Diagnostik

Die hämatologische Diagnostik ergibt:

- Eine normochrome hämolytische Anämie,
- Häufig eine Hämoglobinurie und Hämosiderinurie,
- In einem Teil der Fälle eine mäßige Granulozytopenie und/oder Thrombozytopenie.

Die Diagnose wird (während eines akuten hämolytischen Schubs, aber auch in hämolysefreien Phasen der Erkrankung) durch den immunphänotypischen Nachweis der Verminderung der oben genannten Membranantigene (CD 16, 55, 58, 59) an Erythrozyten, Granulozyten und/oder Monozyten gesichert. Der früher als Standard angesehene Säure-Serumtest ist weniger empfindlich, fehlerfällig und wird kaum mehr verwendet.

Therapie

- Bei starker Anämie sind **Erythrozytentransfusionen** angezeigt, bei gleichzeitiger ausgeprägter Thrombozytopenie mit Blutungsneigung u. U. auch Thrombozytentransfusionen. Die früher vertretene Meinung, dass nur gewaschene Erythrozyten transfundiert werden dürfen, da Spenderkomplement einen hämolytischen Schub auslösen könne, trifft nach neueren Untersuchungen nicht zu.
- Bei allen symptomatischen Fällen ist die Anwendung des Komplementinhibitors Eculizumab (Soliris®) indiziert. Eine Senkung des Transfusionsbedarfs, eine relevante Besserung der Anämie und der Thrombozytopenie, vor allem aber eine signifikante Senkung des Thrombembolierisikos lässt sich in über der Hälfte der Fälle erreichen.
- Bei thrombotischen Komplikationen ist akut die Gabe von niedrigmolekularem Heparin und langfristig eine Antikoagulation mit Dicumarolen indiziert.
- Da der Erkrankung eine somatische Mutation von hämatopoetischen Stammzellen zugrunde liegt, steht uns als derzeit einzige potenziell kurative Therapie die allogene Knochenmarktransplantation zur Verfügung.

6.10.5 Enzymopenische hämolytische Anämien

Den reifen Erythrozyten fehlt nicht nur der Kern, sondern es fehlen auch Ribosomen und Mitochondrien, sodass weder Proteine synthetisiert noch energiereiche Phosphate durch oxidative Phosphorylierung gewonnen werden können. Sie sind deswegen zur Gewinnung der für die Funktion der Membranpumpen benötigten Energie und zum Schutz vor Oxidation auf die Glykolyse und den Pentosephosphatweg angewiesen. Vererbte Enzymvarianten mit verminderter Enzymaktivität führen zur Störung der oben geschilderten, für die Integrität des Erythrozyten lebensnotwendigen Stoffwechselvorgänge: Ein vorzeitiger Abbau der Erythrozyten ist die Folge.

Enzymopenische hämolytische Anämien sind mit Ausnahme des Pyruvatkinasemangels in Deutschland bei der einheimischen Bevölkerung sehr selten, bei Immigranten häufiger.

Im Pentosephosphatshunt (Hexosemonophosphatshunt) wird Glucose zu Pentose- und Triosephosphaten unter Gewinnung von Reduktionspotenzial in Form von NADPH oxidiert. Eines der kritischen Enzyme dieser Stoffwechselkette ist die Glucose-6-phosphat-Dehydrogenase (G-6-PD). NADPH reduziert mithilfe der Glutathionreduktase Glutathion und stellt der Zelle auf diese Weise permanent ein ausreichendes Reduktionspotenzial zur Verfügung, um so vitale Bestandteile des Erythrozyten, insbesondere die Membranproteine und das Hämoglobin, vor Oxidation zu schützen.

Die wichtigsten enzymopenischen hämolytischen Anämien treten auf bei
- Pyruvatkinasemangel,
- Glucose-6-phosphat-Dehydrogenasemangel.

Seltenere Enzymopenien sind z. B.:
- Triosephosphatisomerasemangel.
- Hexokinasemangel.
- Diphosphoglyceratmutasemangel.
- Glutathionreduktasemangel.

6

Diagnostik

An eine enzymopenische hämolytische Anämie ist bei nachgewiesener Hämolyse vor allem dann zu denken, wenn
- die Hämolyse angeboren ist und ähnliche Erkrankungen in der Familie bekannt sind,
- die osmotische Resistenz und die Erythrozytenmorphologie normal sind,
- der direkte Coombs-Test negativ ist,
- ein abnormes Hämoglobin nicht nachweisbar ist,
- die Hämolyse schubweise rezidivierend verläuft, wobei hämolytische Schübe durch Medikamente oder Infekte ausgelöst werden können (dies gilt nur für den G-6-PD-Mangel).

Die Diagnose wird gestellt durch Bestimmung der Enzymaktivität der Erythrozyten (➤ Kap. 2.5). Bei der Interpretation ist die Abhängigkeit einiger Enzymaktivitäten von der Alterszusammensetzung der untersuchten Erythrozytenprobe zu beachten, ebenso der Anteil transfundierter normaler Fremderythrozyten. In Zweifelsfällen hilft die Suche nach den bekannten Mutationen der entsprechenden Gene weiter.

Aus der Vielfalt enzymopenischer hämolytischer Anämien werden als wichtigste Formen hier der Pyruvatkinasemangel und der Glucose-6-phosphat-Dehydrogenasemangel besprochen.

Pyruvatkinasemangel

Die Erkrankung wird autosomal-rezessiv vererbt. Heterozygote Merkmalsträger sind klinisch gesund, sie weisen keine Hämolyse auf.

Folge des Pyruvatkinasemangels ist eine verminderte ATP-Bildung und damit eine Energieverarmung des Erythrozyten. Gleichzeitig akkumulieren Stoffwechselmetaboliten, insbesondere das 2,3-Diphosphoglycerat (2,3-DPG).

Symptomatik und klinischer Befund

Die Hämolyse tritt bereits im frühen Kindesalter auf und kann mit schwerer Anämie einhergehen; bei anderen Patienten manifestiert sie sich als nur milde Anämie erst im Erwachsenenalter. Die körperliche Untersuchung ergibt außer den Zeichen einer Anämie unauffällige Befunde. Die Milz ist im Gegensatz zur hereditären Sphärozytose nicht vergrößert. Wie bei jeder hämolytischen Anämie können bereits in der Jugend Bilirubingallensteine bestehen. Bei Neugeborenen kann die Hyperbilirubinämie so ausgeprägt sein, dass eine Austauschtransfusion notwendig ist.

Diagnostik

- Die Erythrozyten sind normozytär (bei starker Retikulozytose erhöhte Werte für MCV im Sinne einer „Pseudomakrozytose"). Wie bei allen enzymopenischen Anämien finden sich keine Sphärozyten.
- Die Zeichen der Steigerung des Erythrozytenumsatzes (➤ Kap. 1.4.2) sind oft besonders stark ausprägt; die Retikulozytenzahl kann über 50 % betragen!
- Normale osmotische Resistenz, negativer Coombs-Test.
- Entscheidend ist der Nachweis einer stark verminderten Aktivität der Pyruvatkinase.

Therapie

Eine kausale Therapie steht nicht zur Verfügung. Die Splenektomie ist bei schwerer Anämie indiziert, da sich hierdurch eine deutliche Verminderung der Hämolyseintensität erzielen lässt. In schweren Fällen sind regelmäßige Erythrozytentransfusionen notwendig; hier wird die Prognose durch die Entwicklung einer Transfusionshämosiderose bestimmt.

Glucose-6-phosphat-Dehydrogenasemangel (G-6-PD-Mangel)

Der G-6-PD-Mangel ist der weltweit häufigste genetische Defekt. Die Störung ist unter Afrikanern und Asiaten weit verbreitet und kommt im Mittelmeerraum häufig vor.

Ätiologie und Pathogenese

Das für die G-6-PD kodierende Gen ist auf dem X-Chromosom lokalisiert. Die Erkrankung manifestiert sich daher immer und gleich ausgeprägt bei den immer hemizygoten Männern und bei homozygot betroffenen Frauen. Da bei Frauen in jeder somatischen Zelle nur eines der beiden X-Chromosomen aktiv ist, weisen heterozygote weibliche Merkmalsträger zwei Populationen von Erythrozyten auf, nämlich solche mit und solche ohne G-6-PD-Mangel. Die meisten heterozygot betroffenen Frauen sind klinisch unauffällig, bei anderen kommt es wegen der manchmal asymmetrischen Verteilung der X-chromosomalen Inaktivierung mit einem hohen Anteil enzymdefekter Erythrozyten ebenfalls zur Hämolyse.

Ähnlich wie bei den Hämoglobinanomalien (➤ Kap. 6.4) existiert eine Vielzahl von Varianten des G-6-PD-Moleküls, die nach dem Ort der Erstbeschreibung benannt werden; allen ist eine verminderte Enzymaktivität im Vergleich zum normalen G-6-PD-Molekül gemeinsam.

Durch die verminderte G-6-PD-Aktivität verarmt der Erythrozyt an Reduktionspotenzial (NADPH bzw. reduziertes Glutathion, GSH). Bei Einwirkung oxidierender Substanzen ist er deshalb nicht in der Lage, oxidationsgefährdete Substanzen wie das Ferroion des Häms oder die Sulfhydrilgruppen von Hämoglobin, Struktur- oder Membranproteinen in ausreichendem Maße vor Oxidation zu schützen: Sie werden oxidiert, denaturiert und der Erythrozyt infolgedessen hämolysiert.

Zahlreiche Medikamente und Chemikalien stellen einen solchen oxidativen, zu einer Hämolyse führenden Stress dar: Beispiele sind Antimalariamittel, Sulfonamide, Analgetika, Nitrofurane, Chinin, Chinidin und Nalidixinsäure. In der Regel besteht zwischen der Dosis eines Medikaments und dem Schweregrad des nachfolgenden hämolytischen Schubs keine enge Beziehung.

Hämolytische Schübe können auch durch Infekte ausgelöst werden. Eine auf Sardinien besonders häufige Variante führt zur Anfälligkeit gegenüber oxidativen Inhaltstoffen der Favabohnen (Favismus).

Symptomatik und klinischer Befund

Meist manifestiert sich die Erkrankung in Form **akuter hämolytischer Schübe,** die durch Medikamente oder interkurrente Erkrankungen ausgelöst werden. Diese hämolytischen Schübe sind in Dauer und Intensität dadurch selbstlimitiert, dass lediglich die älteren Erythrozyten hämolysiert werden, während jüngere Erythrozyten noch relativ hohe Aktivitäten des Enzyms enthalten und deshalb vor Hämolyse besser geschützt sind.

Nur selten besteht eine **chronische Hämolyse.** Die Milz ist nicht vergrößert.

Diagnostik

Während eines Hämolyseschubs, etwa nach Einnahme eines auslösenden Medikaments, entstehen durch oxidative Denaturierung von Hämoglobin innerhalb der Erythrozyten **Heinz-Körperchen.** Sie lassen sich durch Supravitalfärbung der Erythrozyten mit Brillantkresylblau (Retikulozytenfärbung) darstellen. Derartige Erythrozyten werden in der Milz rasch sequestriert und abgebaut.

Hinweise für die Praxis

Jede schubweise auftretende Hämolyse mit negativem Coombs-Test sollte immer bei Kindern, nach Ausschluss einer paroxysmalen nächtlichen Hämoglobinurie auch bei Erwachsenen, an einen G-6-PD-Mangel denken lassen. Die Diagnose wird durch den Nachweis von Heinz-Körperchen untermauert und durch quantitative und qualitative Enzymbestimmung in einem spezialisierten Labor gesichert.

Verlauf und Prognose

Hämolytische Schübe können zu lebensbedrohlichen Anämien führen. Bei Vermeidung von Noxen, die eine Hämolyse begünstigen, ist die Prognose gut. Mit einem Auftreten der Erkrankung bei der Nachkommenschaft ist zu rechnen.

Therapie

Eine kausale Therapie ist nicht bekannt. Wichtig ist die Expositionsprophylaxe (s. oben). Bei schwerer Anämie sind Erythrozytentransfusionen indiziert.

6.10.6 Autoimmunhämolytische Anämien

Als autoimmunhämolytische Anämie (AIHA) wird jede erworbene hämolytische Anämie bezeichnet, bei der die Hämolyse Folge der Bildung eines gegen Bestandteile der Erythrozytenmembran gerichteten **Autoantikörpers** ist. Die antikörperbeladenen Erythrozyten werden durch die Makrophagen von Milz und Leber phagozytiert und zerstört, wobei die Milz das feinere „Filter" darstellt. Antierythrozytäre Antikörper gehören meistens zur IgG-, seltener zur IgM- und nur ausnahmsweise zur IgA-Klasse. Selten rufen antierythrozytäre Autoantikörper eine komplementabhängige intravasale Hämolyse hervor; meist handelt es sich dann um IgM-Autoantikörper. Eine AIHA kann als eigenständige Erkrankung auftreten, wir sprechen dann von einer **idiopathischen AIHA.** Häufiger sind Formen, die sich im Rahmen einer Grunderkrankung entwickeln, die **symptomatischen oder sekundären AIHA.** Derartige Grunderkrankungen sind vor allem niedrigmaligne Non-Hodgkin-Lymphome und der systemische Lupus erythematodes. Auch unter Therapie mit gewissen Medikamenten kann eine sekundäre AIHA auftreten.

Hämolysen durch Wärmeautoantikörper

Diese häufigste Form entsteht durch Immunglobuline der Klasse G (IgG), die sich bei Körpertemperatur an membranständige Antigene binden, ohne jedoch einen intravasalen Zerfall der Erythrozyten zu bewirken. Sie weisen oft Spezifität gegen eines der Antigene des Rhesusantigensystems auf. Da es in vitro nur im eiweißreichen Milieu und nicht im Kochsalzmilieu zur Agglutination der Erythrozyten kommt, werden sie als **inkomplette Wärmeautoantikörper** bezeichnet. Die Hämolyse wird durch Bindung an den Fc-Rezeptor der Makrophagen des RHS mit anschließender Phagozytose bewirkt.

Symptomatik und klinischer Befund

Neben Zeichen der Anämie findet sich ein **Ikterus** oder **Subikterus.** Bei länger währender AIHA entsteht häufig eine mäßige **Splenomegalie** als Ausdruck einer Aktivitätshyperplasie. Ausgeprägte Splenomegalie oder Lymphknotenvergrößerungen sprechen gegen die Diagnose einer idiopathischen Form und müssen an ein **malignes Lymphom** als Grunderkrankung denken lassen. Rezidivierende Arthralgien, Gesichtserytheme oder Zeichen einer entzündlichen Herz- oder Nierenerkrankung weisen auf einen **systemischen Lupus erythematodes (SLE)** hin.

Diagnostik

- Je nach Hämolyseintensität besteht eine kompensierte Hämolyse mit normalem Hämoglobin oder eine Anämie. Das MCV ist normal, bei starker Retikulozytose erhöht.
- Die Retikulozyten sind bei kompensierter Hämolyse nur mäßig vermehrt, können jedoch bei starker Hämolyseintensität Werte über 50 % erreichen.
- Im Blutausstrich entspricht der Retikulozytose eine vermehrte **Polychromasie;** bei stark gesteigerter Erythropoese findet man Normoblasten. Häufig finden sich Mikrosphärozyten.
- Thrombozyten und Leukozyten sind meist normal. Beim **Evans-Syndrom** besteht neben der AIHA eine Autoimmunthrombozytopenie. Bei SLE kann eine Granulozytopenie, bei leukämischen Lymphomen eine Lymphozytose auffallen.
- Bei starker Hämolyse sind Bilirubin und LDH deutlich erhöht.
- Haptoglobin ist erniedrigt oder nicht nachweisbar.
- Im Knochenmark findet sich eine erythropoetische Hyperplasie. Liegt der AIHA ein malignes Lymphom zugrunde, kann die Knochenmarkdiagnostik einen Knochenmarkbefall erkennen lassen.

Hinweise für die Praxis

Beweisend für die Diagnose ist der Nachweis membrangebundener antierythrozytärer Antikörper durch den direkten Coombs-Test.

Der Coombs-Test ist ein Schwellenwertphänomen. Für den positiven Ausfall ist eine Beladung des Erythrozyten mit 100–500 Antikörpermolekülen erforderlich. Daher gibt es Autoimmunhämolysen, bei denen mit dem direkten Coombs-Test kein membrangebundenes Immunglobulin nachweisbar ist. Gelegentlich lassen sich dann mit geeigneten Antiseren membrangebundene Komponenten des Komplementsystems erfassen – als Hinweis darauf, dass antierythrozytäre Antikörper an die Erythrozytenoberfläche gebunden sind oder gebunden waren.

Bei geringer Menge des Antikörpers oder hoher Affinität zu seinen erythrozytären Antigenen bleibt der **indirekte Coombs-Test** negativ. Bei geringer Affinität oder großer Antikörpermenge können freie Antikörper dagegen auch im indirekten Coombs-Test nachweisbar werden. Zwischen dem Ergebnis des Coombs-Tests und dem Schweregrad der Hämolyse besteht keine Beziehung: Nicht selten bleibt nach Abklingen einer Hämolyse der direkte Coombs-Test noch positiv, während bei anderen Patienten eine starke Hämolyse bei nur schwach positivem Testausfall abläuft.

Ist die Diagnose einer AIHA gestellt, müssen die möglichen Grunderkrankungen einer sekundären AIHA bewiesen oder ausgeschlossen werden. Besonders wichtig sind die gezielte Medikamentenanamnese, die LE-Serologie und die Lymphomdiagnostik inkl. Knochenmarkzytologie und Knochenmarkhistologie. Im Kindesalter kommt die Assoziation mit malignen Lymphomen und Tumoren nur extrem selten vor.

Hinweise für die Praxis

Eine sekundäre AIHA kann der diagnostizierbaren Grunderkrankung um Jahre vorausgehen. Bei jeder „idiopathischen" AIHA sollte deshalb in regelmäßigen Abständen das Vorliegen einer möglichen Grunderkrankung – insb. eines SLE – neu überprüft werden; dies gilt auch, wenn sich die AIHA in Remission befindet.

Verlauf und Prognose

Der Verlauf ist äußerst variabel und bei Erstmanifestation der Erkrankung nicht vorauszusehen. Die Hämolyse kann akut einsetzen und ebenso rasch und endgültig wieder abklingen. Bei anderen Patienten manifestiert sich die Erkrankung als chronische Hämolyse, wobei es rezidivierend immer wieder zu akuten Verstärkungen der Hämolyse kommen kann. Solche Rezidive können ohne erkennbare Ursache auftreten oder durch Belastungen wie Infekte oder Operationen ausgelöst werden.

Eine akute schwere AIHA ist ein Notfall, da sie rasch zu lebensbedrohlicher Anämie und Verbrauchskoagulopathie führen kann. Die Prognose hängt davon ab, ob es gelingt, die Hämolyseaktivität zu kontrollieren.

Die Prognose der **sekundären AIHA** wird durch die Grunderkrankung mitbestimmt: Lässt sich diese erfolgreich behandeln, wird in der Regel auch die AIHA günstig beeinflusst. Eine Ausnahme von dieser Regel bildet die sekundäre AIHA bei chronischer lymphatischer Leukämie.

Therapie

Bei schwerer symptomatischer Anämie sind **Erythrozytentransfusionen** erforderlich. Fast immer werden Fremderythrozyten ebenfalls hämolysiert, sodass das Hämoglobin nach Transfusion unter gleichzeitiger Verstärkung des Ikterus rasch wieder abfällt. Die Bestimmung der Blutgruppe ist häufig schwierig: Infolge der Autoantikörperbeladung der Patientenerythrozyten kommt es bei Zugabe der Testseren zu einer unspezifischen Agglutination, sodass als typische Fehlbestimmung die Blutgruppe AB Rh+ angenommen wird. Durch freie Autoantikörper im Serum des Patienten werden zudem die Spendererythrozyten agglutiniert; alle Kreuzproben können dadurch positiv ausfallen. Kann bei nicht bestimmbarer Blutgruppe mit der Transfusion von Erythrozyten nicht gewartet werden, verwendet man Erythrozyten der Blutgruppe 0 Rh^-.

Die **medikamentöse Therapie** soll die Hämolyseaktivität mindern, wenn möglich die Hämolyse ganz beenden. Der erste Schritt ist die hoch dosierte Gabe von **Glukokortikoiden.** Prednison wird in einer Dosis von 1–2 mg/kg/Tag gegeben. Die rasch einsetzende Wirkung erklärt sich durch eine Blockade der Phagozytose antikörperbeladener Erythrozyten in Milz und Leber. Eine Suppression der Autoantikörperbildung tritt erst nach wochenlanger Kortikoidtherapie ein. Bei Ansprechen der AIHA auf Kortikoide stabilisiert sich die Hämoglobinkonzentration innerhalb von einigen Tagen; gleichzeitig zeigen die Hämolyseparameter LDH, Retikulozyten und Bilirubin eine rückläufige Tendenz.

Ist die Hämolyse durch Kortikoide kontrolliert und das Hb auf mindestens 10 g/dl gestiegen, wird die Prednisondosis unter engmaschiger Kontrolle von Hb, LDH und Retikulozyten reduziert: Zunächst in Wochenabständen um 10–30 mg/Tag bis zu einer Tagesdosis von 30 mg, dann weiter um 5 mg/Tag in Wochenabständen. Alternativ kann eine sog. Dexamethason-Stoßtherapie mit 0,5 mg/kg an Tag 1–3, 9–12 und 17–21, gefolgt von einer Erhaltungstherapie mit 0,5–1 mg absolut pro Tag versucht werden.

Hinweise für die Praxis

Eine zu rasche Reduktion der Steroiddosis ist nicht ratsam, da es hierdurch schnell zur erneuten Zunahme der Hämolyseintensität kommen kann. Ein solch frühes Rezidiv ist durch erneute Dosiserhöhung oft nur unzureichend zu beherrschen.

Verstärkt sich die Hämolyse unter allmählicher Dosisreduktion wieder, dann muss Prednison auf die ursprünglich wirksame Tagesmenge angehoben werden. Kommt es auch beim zweiten Versuch, die Kortikoide auf eine längerzeitig verträgliche Dosis zu reduzieren, zu einem Rezidiv, muss über weitere therapeutische Maßnahmen entschieden werden. Ihre Auswahl und Abfolge wird vor allem durch das Lebensalter bestimmt:

- Bei Kindern und Adoleszenten Zugabe von Ciclosporin zu einer verträglichen Kortikoiddosis.
- Bei Erwachsenen oder nach Versagen auch der Ciclosporinbehandlung Immunsuppression mit Azathioprin (2–3 mg/kg/Tag p.o.; Cave: Kombination mit Allopurinol!) oder **Cyclophosphamid** (2–3 mg/kg/Tag p.o.).

Ein Nachlassen der Hämolyseaktivitat ist nach frühestens 3–4 Wochen zu erwarten. Dann kann die Therapie mit Kortikosteroiden allmählich reduziert werden. Bei Versagen oder Rezidiv ist ein Versuch mit Rituximab, einem monoklonalen CD20-Antikörper mit spezifischer Aktivität gegen B-Zellen, angebracht.

Gelingt es, die Autoimmunhämolyse allein durch die zytostatische Immunsuppression in Remission zu halten, kann die immunsuppressive Therapie nach 6–12 Monaten versuchsweise abgesetzt werden. In anderen Fällen ist zur Erhaltung einer stabilen Remission die gleichzeitige Therapie mit möglichst niedrigen Dosen von Kortikosteroiden und einem Immunsuppressivum erforderlich. Ergibt sich eine solche Situation bei jüngeren Patienten, so muss zur Vermeidung der möglichen Risiken einer langfristigen zytostatischen Immunsuppression (v.a. Entwicklung von Tumoren wie hochmalignen Non-Hodgkin-Lymphomen und akuten Leukämien) eine Splenektomie erwogen werden.

Die **Splenektomie** ist erfolgversprechend, wenn die Erythrozyten vorwiegend oder ausschließlich in der Milz abgebaut werden. Bei länger bestehender Hämolyse ist die Entfernung einer vergrößerten Milz meist erfolgreich. Bei akuter schwerer AIHA, die auf eine hoch dosierte Therapie mit Glukokortikoiden nicht anspricht, kann eine notfallmäßige Splenektomie erforderlich sein, um die lebensgefährdende Hämolyse zu beherrschen. Eine alternative Notfallbehandlung ist die **Plasmapherese.** Gerade im Kindesalter wird sie nur als Ultima Ratio angesehen und sollte möglichst umgangen werden.

Unter intravenöser hoch dosierter Gabe von Immunglobulinen wurden bei Erwachsenen in Einzelfällen, bei Kindern häufiger Remissionen einer AIHA berichtet.

Hämolysen durch Kälteagglutinine

Kälteagglutinine sind gegen erythrozytäre Membranantigene gerichtete Autoantikörper vom IgM-Typ, die erst bei Temperaturen < 30 °C an die korrespondierenden Erythrozytenantigene binden und diese in vitro agglutinieren. Bei Körperkerntemperatur lösen sie sich wieder von den Erythrozyten ab. Niedrige Kälteagglutinintiter finden sich bei den meisten gesunden Personen. Pathologisch erhöhte Kälteagglutinintiter treten passager nach bestimmten **Virusinfekten** und bei der **chronischen Kälteagglutininkrankheit** auf.

Kälteagglutinine bei Infektionen

Es handelt sich vor allem um Infektionen mit *Mycoplasma pneumoniae,* Epstein-Barr-Virus oder Listerien. Die hierbei entstehenden **polyklonalen** Kälteagglutinine bleiben bei Erwachsenen meist asymptomatisch, können aber bei Kindern, seltener bei Erwachsenen eine vorübergehende, auch schwere Hämolyse auslösen. Die Erkrankung ist meist selbstlimitierend. Bei Symptomatik jegliche Kälteexposition vermeiden!

Chronische Kälteagglutininkrankheit

Es handelt sich um eine Erkrankung des mittleren und höheren Lebensalters. Bei einem Teil der Patienten besteht ein malignes Non-Hodgkin-Lymphom vom lymphoplasmozytoiden Typ (Immunozytom), während bei anderen Patienten das **monoklonale** Kälteagglutinin ohne erkennbare Grunderkrankung auftritt.

Symptomatik und klinischer Befund

Charakteristisch ist die Angabe einer **Akrozyanose** bei Kälteexposition, vor allem bei Wind. Meist besteht eine leichte Hämolyse; in der kalten Jahreszeit kann diese an Intensität deutlich zunehmen und zu Anämie und Ikterus führen. Es kann schwierig sein, technisch gute Blutausstriche anzufertigen, da die Erythrozyten agglutinieren und so „körnige" Blutausstriche entstehen; auch eine maximal beschleunigte Blutsenkung erklärt sich durch die Erythrozytenagglutination bei Raumtemperatur. Wird Blut dagegen warm abgenommen und die Blutsenkung im Wärmeinkubator bei 37 °C durchgeführt, ist die Blutsenkung normal.

Die Schwere der klinischen Symptomatik wird insb. durch die Temperatur bestimmt, bei der das Kälteagglutinin an die Erythrozyten bindet. Ist dies bei Temperaturen der Fall, die in der Kreislaufperipherie vorherrschen, werden Akrozyanose und Hämolyse klinisch manifest.

Diagnostik

- Sehr hohe Kälteagglutinintiter führen bereits bei Raumtemperatur zu Agglutinaten, die auch im Ausstrich zu sehen sind (➤ Abb. 6.12).
- Der Nachweis erhöhter Kälteagglutinine im Patientenserum wird geführt durch die Agglutination blutgruppengleicher Fremderythrozyten bei 4 °C, nicht aber bei 37 °C. Durch Serienverdünnung des Serums wird der **Kälteagglutinintiter** bestimmt. Die Bestimmung der Temperaturamplitude ist wünschenswert.
- Der direkte Coombs-Test ist mit polyvalentem Serum positiv; dies beruht auf der irreversiblen Bindung von Komplementfaktoren (C3d) an die Erythrozytenmembran.

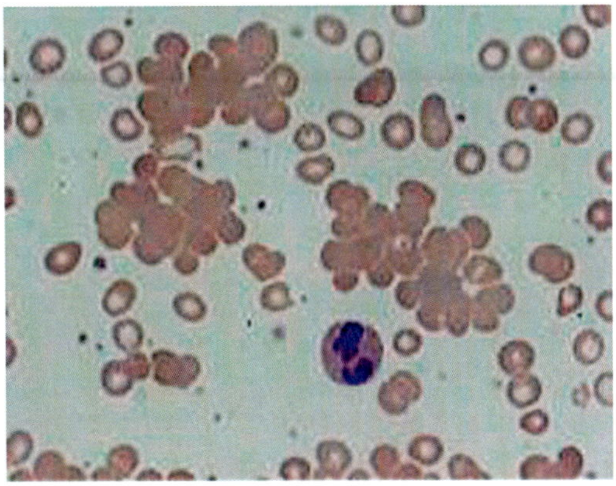

Abb. 6.12 Blutausstrich bei chronischer Kälteagglutininkrankheit.

Therapie

Die chronische Kälteagglutininkrankheit bedarf keiner gezielten Therapie, wenn die klinische Symptomatik nur gering ausgeprägt und durch geeignete Prophylaxe wie Vermeidung kühler Umgebung oder Tragen warmer Kleidung ausreichend zu kontrollieren ist. Schwierig zu behandeln sind Fälle mit starker, bereits bei „normalen" Temperaturen auftretender Hämolyse. Auch hier kommt der Expositionsprophylaxe gegenüber niederen Temperaturen größte Bedeutung zu. Die bei AIHA durch Wärmeautoantikörper wirksame Therapie mit Kortikosteroiden richtet bei chronischer Kälteagglutininkrankheit wenig aus. Patienten mit schwerer Hämolyse müssen primär immunsuppressiv mit Cyclophosphamid behandelt werden. In Einzelfällen war die Behandlung mit Danazol oder Interferon-α wirksam. Eine Splenektomie ist zur Kontrolle der Hämolyse meist nicht ausreichend wirksam.

Medikamentös induzierte Immunhämolysen

Etwa ein Fünftel aller Immunhämolysen wird durch Medikamente verursacht.

Häufigste Ursache ist die unter Komplementaktivierung ablaufende Anlagerung eines Immunkomplexes aus Medikament und IgG- oder IgM-Antikörpern an die Oberfläche des Erythrozyten. Die Hämolyse ist akut und intravaskulär; gelegentlich kommt es zu Hämoglobinurie und zum akuten Nierenversagen.

Unter hoch dosierter β-**Lactam-Antibiotikatherapie** tritt eine feste chemische Bindung dieser Medikamente an die Erythrozytenoberfläche auf. Entwickelt ein Patient Antikörper gegen Penicillin oder Cephalosporin, dann können diese mit dem erythrozytengebundenen Medikament reagieren. Komplement wird hierbei nicht aktiviert. Es handelt sich um Antikörper vom IgG-Typ. Die Hämolyse findet durch Phagozytose der antikörperbeladenen Erythrozyten in Makrophagen statt. Antikörper gegen Penicillin oder Cephalosporin können Kreuzreaktivität aufweisen.

Bei etwa 15 % der mit dem Antihypertensivum **Methyldopa** behandelten Patienten tritt 3–6 Monate nach Therapiebeginn ein positiver Coombs-Test auf. Hier kommt es zur Bildung antierythrozytärer Autoantikörper vom IgG-Typ. Ein kleiner Teil dieser Patienten entwickelt die Zeichen einer Hämolyse und andere Autoimmunphänomene. Sie klingen innerhalb von zwei Wochen nach Absetzen ab, während der Coombs-Test noch über Monate hinweg positiv ausfallen kann.

An eine medikamentös induzierte Autoimmunhämolyse ist stets dann zu denken, wenn sie in zeitlichem Zusammenhang mit der Therapie eines der oben genannten Medikamente auftritt. Das Abklingen der Hämolyse nach Absetzen des Medikaments stützt die Verdachtsdiagnose. Die Therapie besteht in sofortigem Absetzen und lebenslanger Vermeidung des auslösenden Medikaments.

Morbus haemolyticus neonatorum

Die Erkrankung beruht auf der **Inkompatibilität** von Mutter und Fetus meist im Rhesussystem [Mutter Rh(D)-negativ; Fetus Rh-positiv]. Treten rhesuspositive kindliche Erythrozyten während der Schwangerschaft oder unter der Geburt transplazentar auf die Mutter über, so bildet sie IgG-Antikörper gegen die fremden Rhesusantigene. Diese Antikörper fixieren sich nach diaplazentarem Übergang an die Erythrozyten des Fetus und bewirken deren vorzeitigen Abbau. Aufgrund dieses Pathomechanismus der Rh-Sensibilisierung erkrankt das erste Kind meist nicht, während der klinische Schweregrad mit jeder weiteren Gravidität zuzunehmen pflegt. Der Morbus haemolyticus neonatorum durch Rh-Inkompatibilität ist als Ergebnis der Rhesus-**Prophylaxe** selten geworden.

Auch Inkompatibilität im **AB0-System** kann zum Morbus haemolyticus neonatorum führen. Im Gegensatz zur Rh-Inkompatibilität tritt hier die Hämolyse häufig bereits während der ersten Gravidität auf und bewirkt beim Neugeborenen eine meist nur leichte Hämolyse.

Hinweise für die Praxis

Jede Zufuhr von Rh-positiven Erythrozyten kann zur Immunisierung einer Rh-negativen Frau führen und damit bei einer späteren Gravidität einen Morbus haemolyticus neonatorum bewirken. Bei Rh-negativen Frauen und Mädchen ist deshalb besondere Sorgfalt bei Bluttransfusionen erforderlich. Die Rhesus-Prophylaxe muss nach jeder Rh-positiven Schwangerschaft und grundsätzlich nach jedem Abort bei Rh-negativen Frauen durchgeführt werden.

Symptomatik und klinischer Befund

Je nach Schwere der Hämolyse entwickelt sich:

- Bei schwerem Verlauf innerhalb der ersten Lebensstunden ein schwerer Ikterus, verbunden mit Anämie; Gefahr eines **Kernikterus und der Bilirubinenzephalopathie.**
- Bei leichtem Verlauf eine während der ersten Lebenswoche zunehmende **Anämie.** Die Neugeborenenhyperbilirubinämie tritt vorzeitig und verstärkt auf. Die klinische Symptomatik wird durch die Anämie bestimmt, die Gefahr der Entwicklung eines Kernikterus ist in dieser Phase gering.

Diagnostik

Wegweisend sind:

- Der über die physiologischen Werte hinausgehende frühe Bilirubinanstieg.
- Die Anämie mit starker Retikulozytose.
- Der Blutausstrich, der zahlreiche Normoblasten aufweist.

- Der positive Ausfall des direkten Coombs-Tests im Nabelschnurblut.

Prophylaxe

Überwachung der Antikörpertiter bei allen Frauen während der Schwangerschaft (Schwangerschaftsrichtlinien); bei nachgewiesener Sensibilisierung Überweisung an ein Perinatalzentrum, dort ggf. Überwachung der Bilirubinoide des Fruchtwassers und Indikationsstellung zur intrauterinen Therapie des Fetus (Transfusion bzw. Austauschtransfusion über die Nabelvene). Verhütung der mütterlichen Immunisierung durch eine postpartal durchgeführte passive Immunisierung der Rh-negativen Frau bei jeder Entbindung eines Rh-positiven Kindes bzw. bei jedem Abort mittels humanem Anti-D-Hyperimmunserum.

Therapie

Nach der Geburt Austauschtransfusion mit Rh-negativem Blut und/oder Phototherapie evtl. mit Gaben von Phenobarbital zur Induktion der das Bilirubin glukuronierenden Enzyme bei schwerer Verlaufsform. Bei leichten Verlaufsformen reichen Transfusionen von Rh-negativen Erythrozyten aus.

Die Prognose ist für das betroffene Kind selbst bei schwerer Verlaufsform günstig. Deshalb müssen alle beteiligten Disziplinen (Perinatologie, Neonatologie und Transfusionsmedizin) eng zusammenarbeiten, was nur in Perinatalzentren gewährleistet ist.

6.10.7 Hämolysen durch intravasale Erythrozytenfragmentation – mechanische Hämolysen

Pathogenese

Bei dieser Gruppe der Hämolysen werden Erythrozyten intravaskulär durch Einwirkung von Schub-, Scher- oder Quetschkräften fragmentiert. Im Blutausstrich erkennt man Erythrozytenfragmente, sog. **Fragmentozyten** oder **Schistozyten,** die sich durch Abrundung zu **Mikrosphärozyten** umformen. Erythrozytenfragmente und Mikrosphärozyten werden vornehmlich durch die Makrophagen der Milz festgehalten und so aus der Zirkulation entfernt.

Mechanische Hämolyse nach Herzklappenersatz

Diese Form wird mit den heute überwiegend verwendeten Prothesen nur noch bei Prothesenfehlfunktion oder paravalvulärem Leck beobachtet. Eine Thrombozytopenie fehlt. Die Hämolyse ist meist nur gering ausgeprägt; sie kann über eine chronische Hämoglobinurie zum Eisenmangel führen (Eisenmangel als Folge chronischer renaler Eisenverluste bei Hämosiderinurie). Therapeutisch ist bei Eisenmangel Eisensubstitution geboten, darüber hinaus soweit möglich Verminderung der Auswirkungen der Klappenfehlfunktion auf durchströmende Erythrozyten durch Behebung von Arrhythmien oder medikamentöse Reduktion der Herzfrequenz. In schweren Fällen ist der Ersatz der Herzklappenprothese erforderlich.

Mikroangiopathische hämolytische Anämie (MHA)

Die Pathogenese der **mikroangiopathischen hämolytischen Anämie (MHA**) ist unterschiedlich. Wir begegnen ihr bei einer Reihe von Erkrankungen, die mit pathologischen Veränderungen der Mikrostrombahn einhergehen. Die wichtigsten Erkrankungen dieser Gruppe sind das **hämolytisch-urämische Syndrom (HUS)**, die **thrombotisch-thrombozytopenische Purpura (TTP)** und die MHA **bei metastasierenden Karzinomen,** seltener bei primären Gefäßerkrankungen wie pulmonaler Hypertonie, Panarteriitis nodosa oder Erythema exsudativum multiforme, oder nach Therapie mit bestimmten **Zytostatika** (insb. Mitomycin).

Bei der pulmonalen Hypertonie und den genannten Vaskulitiden wirken in den durch den Krankheitsprozess veränderten Arteriolen und Kapillaren erhöhte Scherkräfte auf die durchströmenden Erythrozyten ein. Bei metastasierenden Karzinomen dagegen ist die mechanische Hämolyse vor allem Folge der Ausbildung feinster intravasaler Fibrinfäden im Rahmen einer leichten disseminierten intravasalen Gerinnungsstörung: Durchströmende Erythrozyten verfangen sich an diesen Fibrinfäden und werden hierbei durchtrennt.

Symptomatik

Die klinische Symptomatik der MHA äußert sich meist akut und dramatisch:

- Rasch zunehmende Anämie.
- Ikterus als Folge der massiven Hämolyse.
- Blutungsneigung durch Thrombozytopenie, teilweise durch zusätzliche Verbrauchskoagulopathie.
- Oligurie/Anurie beim hämolytisch-urämischen Syndrom.
- Neurologische Ausfälle oder Herzrhythmusstörungen bei der thrombotisch-thrombozytopenischen Purpura.

Diagnostik

Charakteristisch ist die Thrombozytopenie bei schwerer normo- oder makrozytärer Anämie mit begleitender Retikulozytose. Ein Teil der Patienten hat eine reaktive Leukozytose. Es finden sich Zeichen einer intravaskulären Hämolyse: Ahaptoglobinämie, Hämosiderinurie, Hyperbilirubinämie, erhöhte Aktivitäten von LDH und HBDH sowie häufig Zeichen einer meist kompensierten disseminierten intravasalen Gerinnung.

Diagnostisch wegweisend ist die Inspektion des Blutausstrichs:

- Erythrozytenfragmente (Schistozyten und Mikrosphärozyten).
- Polychromasie.
- Thrombozytopenie mit Riesenthrombozyten.
- Ein leukoerythroblastisches Blutbild (Auftreten von Normoblasten und granulozytären Vorstufen), das auf einen metastasierenden Tumor als Grundkrankheit hinweist.

Zum Zeitpunkt der Erstdiagnose einer mikroangiopathisch-hämolytischen Anämie ist häufig die Abgrenzung zwischen einer idiopathischen TTP, einem HUS und einer tumorassoziierten oder medikamentös assoziierten MHA schwierig, wegen der unterschiedlichen Prognose der einzelnen Krankheitsbilder und des unterschiedlichen Therapie jedoch von erheblicher Bedeutung. Während Patienten mit medikamentös bedingten, tumorassoziierten MHA und beim HUS normale ADAMTS13-Spiegel haben, liegen die Aktivitäten der ADAMTS13 bei der klassischen TTP sehr niedrig. Zudem lässt sich oft ein Inhibitor nachweisen. Die Bestimmung von ADAMTS13 wird nur in wenigen Speziallaboratorien durchgeführt und hilft aufgrund der zeitlichen Verzögerung nicht bei der Entscheidung für das Akutmanagement.

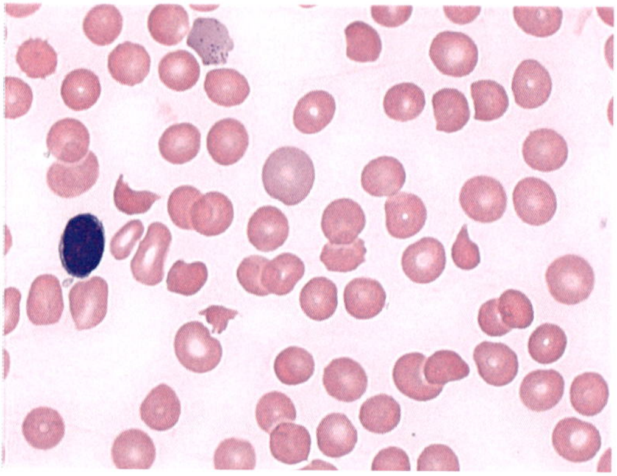

Abb. 6.13 Blutausstrich bei mikroangiopathischer hämolytischer Anämie.

Mikroangiopathische hämolytische Anämie bei metastasierendem Karzinom

Eine MHA tritt gelegentlich bei diffus metastasierenden Karzinomen auf, vor allem bei Adenokarzinomem der Mamma oder des Magens. Eine MHA kann das Erstsymptom einer ausgedehnten Tumormetastasierung sein. Beim Erwachsenen ist ein metastasierendes Karzinom die häufigste Ursache einer MHA. Die Diagnose wird durch den Nachweis des Primärtumors oder der Metastasen bestätigt.

Therapie

- Das lebensbedrohliche Krankheitsbild der MHA beim metastasierenden Karzinom kann nur durch rasche Tumorregression mittels intensiver **Chemotherapie** kontrolliert werden.
- Bei starker MHA sind häufige Bluttransfusionen erforderlich.

- Trotz ausgeprägter Thrombozytopenie und damit verbundener Blutungsneigung sind Thrombozytentransfusionen wirkungslos, da die Thrombozytopenie ihre Ursache in einem gesteigerten peripheren Thrombozytenverbrauch hat.
- Bei Zeichen einer intravasalen Gerinnungsstörung ist Heparin und oft gleichzeitig die Substitution von Frischplasma angezeigt.

Verlauf und Prognose

Meist sterben die Patienten trotz aller therapeutischen Anstrengungen innerhalb von Tagen bis Wochen, wobei Blutungen die häufigste unmittelbare Todesursache sind. Bei Ansprechen des Tumors auf Chemotherapie bilden sich die Hämolyse und die Blutungsneigung zurück. Beobachtet wurde das Wiederauftreten der Symptome einer MHA bei einem späteren Tumorrezidiv.

Thrombotisch-thrombozytopenische Purpura (TTP)

Hier stehen neben den Zeichen der MHA neurologische Symptome, eine Nierenfunktionsstörung und Thrombosen im Vordergrund (➤ Kap. 7.2.5).

Hämolytisch-urämisches Syndrom (HUS)

Das HUS kommt fast ausschließlich im Säuglings- oder Kleinkindesalter (6 Monate bis 5 Jahre) vor. Es ist durch die Kombination einer MHA mit einem akuten Nierenversagen charakterisiert.

Die Erkrankung tritt meist im Gefolge einer Infektion mit dem *E.-coli*-Stamm 0157:H7 auf, der ein Toxin (Verotoxin; Shiga-Toxin) bildet; in Einzelfällen gingen einem HUS auch Infektionen mit anderen Erregern *(E. coli* 0111:H2; *Streptococcus pneumoniae*; *Clostridium septicum*; *Bacteroides fragilis)* voraus. Pathogenetisch dürfte zunächst eine Endothelläsion der Glomeruluskapillaren eintreten, auf der sich dann Mikrothromben abscheiden. In den pathologisch veränderten Glomeruluskapillaren werden Erythrozyten fragmentiert. Wahrscheinlich ist das HUS eine Sonderform der TTP mit alleiniger oder überwiegender Manifestation des mikroangiopathischen Prozesses in der Niere. Charakteristischerweise sind die ADAMTS13-Spiegel normal oder allenfalls leicht vermindert.

Nach Behandlung mit Ciclosporin und manchen Zytostatika, insb. Mitomycin und Fludarabin, tritt in seltenen Fällen eine mikroangiopathische Hämolyse unter dem klinischen Bild eines HUS (seltener einer TTP) auf, bei deren Entstehung die Tumorerkrankung offenbar keine Rolle spielt.

Symptomatik und klinischer Befund

Den typischen Manifestationen – mechanische hämolytische Anämie, Thrombozytopenie und akutes Nierenversagen – geht meist eine Diarrhö voraus, die in eine hämorrhagische Kolitis übergehen kann. Die Schwere der Kolitis korreliert mit den Komplikationen und Langzeitfolgen der Erkrankung. Fieber kann, muss nicht vorhanden sein; einige Kinder haben Bauchschmerzen, Übelkeit und Erbrechen sowie Durchfall. Azotämie, Oligurie und Hypertonus sind konstante Befunde. Neurologische Zeichen sind in 30 % der Fälle vorhanden, meist als Krampfanfälle, Benommenheit oder Koma. Die Nierenbeteiligung reicht von vorübergehender Oligurie bis zur Anurie. Die meisten Patienten erlangen wieder eine normale Nierenfunktion; etwa 25 % gehen ins chronische Nierenversagen über.

Das dem HUS nahe verwandte Krankheitsbild der TTP (➤ Kap. 7.2.5) ist nicht immer sicher abzugrenzen. Eine disseminierte intravasale Gerinnungsstörung bei Sepsis oder nach Traumen mit sekundärer mechanischer Hämolyse und Anurie ist auszuschließen.

Die ehemals hohe Mortalität des HUS konnte deutlich gesenkt werden; sie beträgt heute noch 5–10 %.

Therapie

- Frühdialyse, um die Niereninsuffizienz sowie die Flüssigkeits- und Elektrolytverschiebungen zu therapieren.
- Behandlung des Hypertonus.
- Ausgleich der Anämie durch Transfusionen.
- Antikonvulsiva bei Krampfanfällen.

- Nicht mehr empfohlen werden Thrombozytentransfusionen, fibrinolytische Therapie, Gabe von Heparin oder Thrombozytenaggregationshemmern.

Die Immunadsorption des Blutes über Staphylokokkenprotein-A-Säulen ist häufig als Hinweis auf die ursächliche Rolle zirkulierender Immunkomplexe oder Autoantikörper wirksam.

6.11 Sekundäre Anämien

6.11.1 Sekundäre Anämie bei chronisch entzündlichen oder neoplastischen Erkrankungen („Entzündungsanämie", „Tumoranämie", ACD = Anemia of Chronic Disorders)

6

Im Verlauf länger dauernder entzündlicher oder neoplastischer Erkrankungen tritt regelmäßig eine Anämie auf. Anämien durch Hämolyse, Blutung oder Knochenmarkinfiltration werden, auch wenn sie im Rahmen chronisch-entzündlicher oder neoplastischer Erkrankungen auftreten, nicht den hier besprochenen sekundären Anämien zugeordnet (➤ Kap. 9). Die sekundäre Anämie bei chronisch entzündlichen oder neoplastischen Erkrankungen ist meist normochrom, bei einem Drittel der Patienten hypochrom-mikrozytär; dann ist sie wegen der Ähnlichkeit ihrer Befundkonstellation differenzialdiagnostisch von der Eisenmangelanämie abzugrenzen (➤ Tab. 6.1).

Ätiologie und Pathogenese

Die sekundäre Anämie bei chronisch-entzündlichen oder neoplastischen Erkrankungen hat ihre Ursache z. T. in einer Verkürzung der Erythrozytenlebenszeit durch extrakorpuskuläre Faktoren. Ein bedeutenderer Faktor ist jedoch die im Verhältnis zum Ausmaß der bestehenden Anämie unzureichende Steigerung der Erythropoese als Folge einer ungenügenden Empfindlichkeit der hämatopoetischen Vorläuferzellen für und einer ungenügenden Bildung von Erythropoetin. Dritter pathogenetischer Faktor schließlich ist die feste Bindung des Speichereisens in Makrophagen. Da es nicht im raschen Austausch mit dem Transporteisen des Blutes steht, ist es aus dem normalen Kreislauf des Eisens ausgeschlossen und steht der Hämoglobinsynthese nicht zur Verfügung. Obwohl die Eisenspeicher in den Makrophagen voll sind, ist das Knochenmark eisendefizient.

Die schwersten sekundären Anämien sieht man bei chronisch-entzündlichen Erkrankungen wie **Riesenzellarteriitis, rheumatoide Arthritis, Lupus erythematodes, Colitis ulcerosa, Morbus Crohn, bakterielle Endokarditis, Tuberkulose und systemische Pilzerkrankungen.** Häufig ist diese Anämieform auch bei disseminierten **Tumorerkrankungen** zu finden, vor allem bei fortgeschrittenem Morbus Hodgkin oder bei metastasierenden soliden Tumoren. Bei Tumorerkrankungen entsteht nicht selten durch turmorbedingte Blutungen zusätzlich ein Eisenmangel.

Symptomatik und klinischer Befund

Die Symptomatik wird vorwiegend durch die Grundkrankheit bestimmt. Die Anämie entwickelt sich langsam und ist meist nur mäßig ausgeprägt. Anämiesymptome treten vor allem bei älteren Patienten auf.

Diagnostik

- Die Blutsenkung ist beschleunigt, das C-reaktive Protein erhöht. Eine normale BSG und andere normale Akute-Phase-Parameter schließen eine sekundäre Anämie weitgehend aus.
- Die Hämoglobinkonzentration des Blutes fällt selten unter 8 g/dl ab. Niedrigere Werte sollten stets an zusätzliche Blutverluste denken lassen.
- Die Anämie ist in ⅔ der Fälle normozytär, in ⅓ der Fälle mikrozytär-hypochrom.
- Die Thrombozytenzahl ist häufig mäßig erhöht. Die Leukozytenzahl wird durch die Grunderkrankung bestimmt.
- Der Blutausstrich zeigt lediglich eine uncharakteristische Anisopoikilozytose, evtl. eine Monozy-

tenvermehrung oder Linksverschiebung der Neutrophilen.

- Das Serumferritin ist meist erhöht, bei ausgeprägter Entzündungsreaktion gelegentlich auf exzessive Werte. Eine mäßige Erhöhung schließt einen zusätzlichen Eisenmangel nicht aus!
- Die Transferrinsättigung ist vermindert.
- Das Knochenmark zeigt keine typischen Veränderungen. „Reaktive Markveränderungen" sind üblich: Vermehrung von Eosinophilen, Plasmazellen und Lymphozyten, Linksverschiebung der Granulopoese, Vermehrung der Megakaryozyten. Gelegentlich sind Zeichen einer Hämophagozytose erkennbar. Im Hinblick auf die Differenzialdiagnose einer Eisenmangelanämie ist der wichtigste Befund im Knochenmark die **Vermehrung** des Speichereisens in den Makrophagen bei fehlendem Nachweis von Sideroblasten.
- Die Bestimmung des löslichen Transferrinrezeptors kann zur Diagnose eines **zusätzlichen** Eisenmangels dienen.

Therapie

Viele der zu einer sekundären Anämie führenden chronischen Erkrankungen können zu chronisch-rezidivierenden Blutverlusten und damit zum Eisenmangel führen. Da nur beim Eisenmangel Eisensubstitution indiziert ist, muss man im Einzelfall klären, ob die Anämie vorwiegend durch den Entzündungsprozess oder durch den zusätzlichen Eisenmangel bedingt ist. Nur im zweiten Fall ist eine Eisensubstitution sinnvoll. Meist ist die Eisengabe jedoch unwirksam, da das substituierte Eisen wie das bereits im Übermaß vorhandene Speichereisen in Makrophagen gespeichert wird, ohne für die Hämoglobinsynthese zur Verfügung zu stehen. Auch die Gabe von Vitamin B_{12} oder Folsäure ist nicht sinnvoll, es sei denn, ein zusätzlicher Mangel wäre bewiesen oder wahrscheinlich.

Als **kausale Therapie** ist allein die erfolgreiche Therapie der Grunderkrankung wirksam.

Erythrozytentransfusionen werden nur selten während akut entzündlicher Phasen und bei fortgeschrittenen Tumorerkrankungen erforderlich. Eine Erythropoetinbehandlung bleibt wegen des Nebenwirkungsrisikos und der hohen Kosten auf spezielle Situationen begrenzt, z. B. ausgeprägte Anämien bei nicht behebbaren entzündlichen Erkrankungen oder chronische Neoplasien, vor allem unter Behandlung mit Cisplatin oder bei zusätzlicher Niereninsuffizienz.

Hinweise für die Praxis

Die Diagnose und die Abgrenzung von einer Eisenmangelanämie sind dem niedergelassenen Arzt unter Zuhilfenahme einfacher diagnostischer Maßnahmen (Entzündungsparameter, Serumferritin) möglich. Wichtigste Aufgabe bei Verdacht auf oder nach Diagnose einer sekundären Anämie ist die Abklärung der Grundkrankheit.

6.11.2 Anämien bei Tumorinfiltration des Knochenmarks

Bei ausgedehnter Tumorinfiltration des Knochenmarks entwickelt sich eine hämatopoetische Insuffizienz durch verminderte Neubildung von Blutzellen.

Ätiologie und Pathogenese

Ausgedehnte Knochenmarkinfiltration treffen wir an bei:

- **Metastasierenden Karzinomen,** vor allem von Mamma, Prostata, Magen, Schilddrüse, Lungen, Nieren und Hoden;
- **hämatologischen Systemerkrankungen** wie malignen Lymphomen, multiplem Myelom oder akuten Leukämien;
- **im Kindesalter** beim fortgeschrittenen Neuroblastom sowie bei metastasierenden Rhabdomyosarkomen.

An dieser Stelle werden nur die besonderen Aspekte der Infiltration des Knochenmarks durch solide Tumoren besprochen. Bezüglich der malignen hämato-

6

logischen Erkrankungen wird auf die jeweiligen Kapitel verwiesen.

Neben einer hämatopoetischen Insuffizienz trägt eine leichte Hämolyse zur Anämie bei. Gelegentlich entwickelt sich das Bild der mikroangiopatisch-hämolytischen Anämie (MHA, ➤ Kap. 6.7.10).

Symptomatik und klinischer Befund

Symptome und Befunde werden durch die Grunderkrankung bestimmt. Bei ausgedehnter Knochenmarkinfiltration können jedoch Anämie, Granulozytopenie oder Thrombozytopenie das klinische Bild beherrschen oder die Durchführung einer zytostatischen Chemotherapie erschweren. Gelegentlich finden sich die Allgemeinsymptome einer **Hyperkalzämie**.

Diagnostik

Diagnostisch führend sind die Blutbildveränderungen:

- Es besteht eine meist normochrome Anämie, die von einer Leukozytose oder Leukopenie und Thrombozytopenie begleitet sein kann.
- Die Inspektion des Blutausstrichs lässt eine Anisozytose und Poikilozytose erkennen, nicht selten findet man bizarr große Thrombozyten.
- Typisch ist ein **„leukoerythroblastisches Blutbild“:** Im Blutausstrich erkennt man Normoblasten und unreife Vorstufen der Granulopoese. Ihr Auftreten im peripheren Blut ist dadurch zu erklären, dass die normale Architektur des Knochenmarks durch Infiltration zerstört wird und auf diese Weise unreife hämatopoetische Zellen Zugang zum strömenden Blut finden. Differenzialdiagnostisch muss bei leukoerythroblastischem Blutbild vor allem an myeloproliferative Neoplasien (MPN) mit Markfibrose und extramedullärer Blutbildung gedacht werden (➤ Kap. 5.3).

Ein Teil der Knochenmarkmetastasen führt zu Osteolysen, am besten erkennbar durch die Skelettszintigraphie. Es gibt jedoch auch Fälle einer reinen Knochenmarkmetastasierung (sog. indifferente Knochenmetastasen), die ohne An-/Abbauvorgänge am Knochen einhergehen. Hier ergibt das Skelettszintigramm keinen auffälligen Befund. Indifferente Knochenmarkmetastasen lassen sich mithilfe des MRI erkennen.

Zum direkten Nachweis ist eine **Knochenmarkbiopsie** erforderlich, da sich Knochenmarkmetastasen durch alleinige Aspiration nur in einem Teil der Fälle nachweisen lassen.

Verlauf und Prognose

Heilung ist bei ins Knochenmark metastasierenden soliden Tumoren selten, eine Lebensverlängerung durch geeignete Therapie dagegen häufig möglich. Bei schwerer hämatopoetischer Insuffizienz kann sich die Prognose durch Komplikationen der Granulozytopenie oder Thrombozytopenie verschlechtern. Besonders ungünstig ist die Kombination mit einer durch den Tumor bedingten mechanischen hämolytischen Anämie (➤ Kap. 6.10.7) oder Hyperkalzämie.

Therapie

Ziel der kausalen Therapie ist die Kontrolle der Grunderkrankung. In der Regel ist zytostatische Therapie, beim hormonrezeptorpositiven Mamma- und beim Prostatakarzinom auch hormonelle Therapie angezeigt. Erzielt man hiermit eine Verminderung der Infiltration des Knochenmarks, kommt es zur Besserung der hämatopoetischen Insuffizienz. Bei schwerer Anämie können Erythrozytentransfusionen erforderlich werden.

6.11.3 Anämie bei endokrinen Erkrankungen

Vor der Ära der Hormonsubstitution waren Anämien bei endokrinen Ausfallserkrankungen von Hypophyse, Schilddrüse oder Nebennieren geläufig. Angesichts der heute zur Verfügung stehenden Möglichkeiten der Hormonsubstitution sind derartige Anämien selten geworden. Gelegentlich werden allerdings Hypothyreosen mit mäßig chronischer Anämie übersehen.

6.11.4 Renale Anämie

Die Anämie bei **chronischer Niereninsuffizienz** ist häufig, leicht diagnostizierbar und wird dennoch nicht selten lange Zeit fehlinterpretiert oder verkannt (➤ Kap. 9.3).

Hinweise für die Praxis

Zur Abklärung jeder unklaren normozytären Anämie gehört die Bestimmung der harnpflichtigen Substanzen des Serums (Harnstoff, Kreatinin).

Ätiologie und Pathogenese

Jede chronische Niereninsuffizienz mit Anstieg des Serumkreatinins auf etwa das Dreifache der Norm geht unabhängig von ihrer Ätiologie mit einer Anämie einher. Bei fortgeschrittener Niereninsuffizienz ist die Entwicklung einer „renalen Anämie" ein überaus häufiges Phänomen. Etwa 50 % aller Patienten mit einer GFR von 15 ml/min haben eine Anämie, bei Dialysepatienten entwickelt sich eine Anämie immer regelhaft.

Zur Entstehung der „renalen Anämie" tragen insbesondere zwei Faktoren bei:

- Bei chronischer Nierenerkrankung ist die **Erythropoetinbildung** gestört. Daraus ergibt sich eine relative Insuffizienz der Erythropoese, die vermindert oder im Verhältnis zum Schweregrad der bestehenden Anämie ungenügend gesteigert ist.
- Es besteht eine **Hämolyse** mäßiger Intensität.

Diagnostik

- Die Anämie ist normozytär und normochrom.
- Typischerweise ist der Blutausstrich unauffällig. Selten besteht eine Poikilozytose mit Stechapfelformen und einzelnen Schistozyten.
- Die Retikulozytenzahl ist normal oder leicht erhöht, angesichts des Ausmaßes der Anämie jedoch immer unzureichend.
- Die Knochenmarkuntersuchung (in typischen Fällen entbehrlich) lässt ein normozelluläres, in Zusammensetzung und Morphologie unauffälliges Knochenmark erkennen. Berücksichtigt man jedoch die bestehende Anämie, so ist gerade der „normale" Anteil der Erythropoese pathologisch, da bei der Anämie eine normale Regulation zur Hyperplasie der Erythropoese führen müsste. Eine Knochenmarkbiopsie ist jedoch in der Regel aber nicht notwendig.
- Die Bestimmung des Serum-Epo-Spiegels ist für die klinische Routine nicht nützlich.

Die renale Anämie bereitet meist keine differenzialdiagnostischen Schwierigkeiten, sofern man nur an die Diagnose denkt. Insbesondere im höheren Alter kann sich eine Anämie anderer Ursache bei Patienten entwickeln, die zuvor bereits eine asymptomatische Niereninsuffizienz hatten. Gelegentlich ist differenzialdiagnostisch das hämolytisch-urämische Syndrom oder die thrombotisch-thrombozytopenische Purpura abzugrenzen.

Therapie

Bei nur mäßig erhöhten Kreatininwerten erübrigt sich eine Behandlung, solange die Patienten die Anämie ohne Symptome tolerieren. Eine Behandlung mit Erythropoetin (Epo) führt immer zum Hämoglobinanstieg, die Anhebung über 11 g/dl allerdings bei Erwachsenen zu einer Zunahme kardiovaskulärer Ereignisse.

Die Hämodialysetherapie bessert eine renale Anämie nicht. Bei Dialysepatienten und bei ausgeprägter Anämie bei nichtdialysierten Patienten gelingt es, die Erythropoese durch Erythropoetin in therapeutischen Dosen so zu stimulieren, dass die Anämie gebessert wird und keine Transfusionen notwendig sind. Epo wird wie folgt dosiert:

- Während der initialen Korrekturphase 50 E/kg KG, s.c., 3 ×/Wo.; bei ungenügendem Erfolg nach 4–6 Wochen evtl. Dosiserhöhung auf 100 E/kg KG 3 ×/Wo.

- Übergang auf eine Erhaltungsdosis, die zunächst etwa der halben Initialdosis entspricht und später am individuellen Bedarf ausgerichtet wird. Ziel der Einstellung sind dauerhafte Hämoglobinwerte zwischen 10 und 12 g/dl. Niedrigere und höhere Werte führen zu erhöhter Mortalität.
- Bei regelmäßig hämodialysierten Patienten wird das Erythropoetin am Ende der Dialyse intravenös verabreicht. Oft sind bei dialysepflichtigen Patienten höhere Dosen erforderlich als oben angegeben.

Ein Risiko der Erythropoetinbehandlung, das insb. bei raschem initialem Anstieg des Hämatokritwertes beobachtet wird, ist die Entwicklung oder Verstärkung einer Hypertonie; deshalb sind regelmäßige Blutdruckkontrollen erforderlich.

6.12 Anämien in der Schwangerschaft

Leukozyten- und Thrombozytenwerte werden durch eine unkompliziert verlaufende Gravidität nicht beeinflusst. Dagegen fällt die Hämoglobinkonzentration während der Schwangerschaft regelmäßig ab. Von diesem physiologischen Hämoglobinabfall (sog. **„Schwangerschaftsanämie"**) sind andere Anämien aus differenzialdiagnostischer und therapeutischer Sicht abzugrenzen.

6.12.1 Die physiologische Schwangerschaftsanämie

Die Untergrenze der normalen Hämoglobinkonzentration liegt bei Frauen im gebärfähigen Alter außerhalb einer Gravidität bei etwa 12 g/dl (➤ Tab. 2.3). Während der Schwangerschaft kann das Hämoglobin bis auf etwa 10 g/dl absinken. Dieser physiologische Hämoglobinabfall beginnt im 3. Schwangerschaftsmonat; die tiefsten Hb-Werte werden im 8. Monat erreicht. Er ist nicht Ausdruck einer Verminderung des zirkulierenden Erythrozytenvolumens. Während der Gravidität nimmt das Erythrozytenvolumen vielmehr um etwa 20 %, das Volumen des Blutplasmas parallel hierzu jedoch noch stärker zu: Es kommt zu einer Blutverdünnung mit Abfall des Hämoglobin- und Hämatokritwertes. Die Schwangerschaftshydrämie ist Folge der mit der Gravidität verbundenen endokrinen Umstellungen, wobei der wasserretinierenden Wirkung der Östrogene und des Progesterons die Hauptrolle zugeschrieben wird. Sie ist als natürlicher Präventivmechanismus für den peripartalen Blutverlust sinnvoll.

Diagnose

Ein Hämoglobinabfall der angegebenen Größenordnung ist als normal zu werten, sofern dabei die Werte für MCV und MCH und die übrigen Blutbildparameter im Normbereich bleiben. Fällt das Hämoglobin auf unter 10 g/dl ab und/oder verändern sich MCV und MCH, dann ist eine echte Anämie wahrscheinlich und entsprechende Diagnostik angezeigt.

6.12.2 Eisenmangelanämie in der Schwangerschaft

Eine voll ausgetragene Gravidität entzieht dem Organismus der Mutter etwa 1 g Eisen (➤ Kap. 6.2). Vor allem bei rasch aufeinanderfolgenden Schwangerschaften kann sich dadurch ein Eisenmangel entwickeln.

Für eine Eisenmangelanämie sprechen:

- Abfall der Hämoglobinkonzentration < 10 g/dl.
- Abfall des MCV < 85 fl und des MCH < 27 pg.
- Verminderung der Serumkonzentration des Ferritins.
- Erhöhung der Serumkonzentration des löslichen Transferrinrezeptors.

Normale oder mäßig erhöhte Ferritinwerte schließen, ebenso wie bei Entzündungsprozessen, einen Eisenmangel allerdings nicht aus!

Therapie

Wie bei Eisenmangel außerhalb der Gravidität (➤ Kap. 6.2). Prophylaktisch empfiehlt sich, vor allem bei rasch aufeinanderfolgenden Graviditäten und/oder bei latentem Eisenmangel, Eisen während und einige Monate nach Beendigung der Gravidität oral niedrig dosiert (z. B. 50 mg/Tag) zu substituieren.

6.12.3 Folsäuremangelanämie in der Schwangerschaft

Der normale Tagesbedarf an Folsäure steigt während der Schwangerschaft wesentlich an. Bei ungeeigneter Ernährung und bei intestinalen Erkrankungen mit gestörter Folsäureresorption kann sich deshalb ein Folsäuremangel entwickeln. Die hämatologische Symptomatik wird in ➤ Kapitel 6.8 besprochen.

An einen Folsäuremangel während der Gravidität ist zu denken, wenn

- das Hämoglobin auf Werte < 10 g/dl abfällt,
- die Werte für MCV und MCH erhöht sind.

Die Diagnose des Folsäuremangels wird nicht selten dadurch erschwert, dass gleichzeitig ein Eisenmangel besteht. Diagnostisch beweisend ist eine verminderte Folsäurekonzentration des Serums.

Prophylaxe und Therapie

- Prophylaxe des Folsäuremangels: Genuss von reichlich Frischgemüse; Substitution mit oralen Folsäurepräparaten bei ungenügender Ernährung
- Therapie des Folsäuremangels: Folsäure oral, in Dosen von etwa 5 mg/Tag.
- Durch prä- und postkonzeptionelle Gabe von Folsäure lässt sich die Rate von Gesichtsspalten und Neuralrohrdefekten wie Spina bifida oder Anenzephalie bis zu 70 % senken. Die Gabe von Folsäure, 0,4–1 mg/Tag, ist vor einer gewünschten oder möglichen Schwangerschaft dringend anzuraten und bei Frauen aus Risikofamilien für Neuralrohrdefekte obligat.

6.12.4 Hämolytische Anämien in der Schwangerschaft

Hereditäre und erworbene hämolytische Anämien können sich während einer Gravidität wesentlich verschlechtern. Die Therapie richtet sich unabhängig von der Schwangerschaft nach der jeweiligen Grunderkrankung. Bei der Indikation für Bluttransfusionen ist zu beachten, dass ein Hämoglobinwert von 8,0 g/dl mit Rücksicht auf den Fetus nicht unterschritten werden sollte.

Im Gegensatz dazu gibt es Fälle von autoimmunhämolytischen Anämien, die erstmals während einer Gravidität auftreten und nach Ende der Schwangerschaft ohne therapeutische Maßnahmen in komplette klinische Remission übergehen, um bei einer späteren Schwangerschaft erneut aufzutreten. Eine zufriedenstellende pathophysiologische Erklärung für diese Verlaufsform fehlt.

Während einer Gravidität, insb. während des 1. Trimenons, dürfen keine zytostatisch wirksamen Immunsuppressiva eingesetzt werden. Bei schweren schwangerschaftsinduzierten oder in der Frühschwangerschaft verstärkten Autoimmunhämolysen ist unter Berücksichtigung des individuell unterschiedlichen Risikos einer hoch dosierten Prednisonbehandlung ein Schwangerschaftsabbruch aus mütterlicher Indikation zu erwägen.

Peripartal kann eine mechanische Hämolyse auftreten, die alle Merkmale einer mikroangiopathischen hämolytischen Anämie (z. B. einer TTP) erfüllt. Besteht gleichzeitig eine disseminierte intravasale Gerinnungsstörung, ist die Entstehung dieser mechanischen Hämolyse erklärt. Es gibt jedoch auch Fälle einer schweren mikroangiopathischen hämolytischen Anämie peri- oder postpartal, bei der sich keine Störungen der plasmatischen Gerinnung nachweisen lassen. Die Pathogenese dieser mechanischen Hämolysen hat Beziehungen zur EPH-Gestose. Tritt dieses sog. **HELLP-Syndrom** (**h**emolysis, **e**levated **l**iver enzymes, **l**ow **p**latelets) während der Spätgravidität auf, ist aus mütterlicher Indikation angesichts des schweren Krankheitsbildes eine Kaiserschnittentbindung indiziert.

KAPITEL

7

Andreas Mackensen

Thrombozytopenien

Petechien, flächenhafte Hautblutungen, Nasen- oder Zahnfleischbluten sowie unklare Blutungen der Verdauungs-, Atem- und Urogenitalorgane sollten Anlass sein, die Thrombozytenzahl zu bestimmen. Eine grobe Abschätzung ist bereits aus dem Blutausstrich möglich. Für die exakte Bestimmung der Thrombozytenzahl stehen phasenkontrastmikroskopische Zählkammermethoden oder elektronische Zählgeräte zur Verfügung.

Pathophysiologie

Die Thrombozyten werden durch die Megakaryozyten des Knochenmarks gebildet (➤ Kap. 1.3.4). Die normale intravasale Lebenszeit der Thrombozyten beträgt etwa 10 Tage. Danach werden sie altersabhängig in den Makrophagen von Milz, Leber und Knochenmark abgebaut. Etwa 70 % der Thrombozyten zirkulieren frei im Blut, die anderen gehören dem „Milzspeicher" an. Diese in der roten Pulpa der Milz lagernden Thrombozyten stehen im dauernden Austausch mit den zirkulierenden Thrombozyten des Blutes. Der die Plättchenproduktion regulierende Wachstumsfaktor **Thrombopoetin** (TPO) gleicht beim Gesunden die Bildung dem Abbau an und gewährleistet die Einhaltung der normalen Thrombozytenzahl des Blutes. Thrombozyten nehmen in der zellulären Hämostase in Wechselwirkung mit Monozyten, Endothelzellen sowie subendothelialem Gewebe und Faktoren der plasmatischen Gerinnung eine Schlüsselrolle ein. Für die sekretorische Leistung von Thrombozyten sind verschiedene Granula verantwortlich.

Eine Thrombozytopenie kann durch einen der drei nachfolgend beschriebenen Pathomechanismen entstehen, die meist isoliert, selten gemeinsam wirksam werden. Diese Einteilung nach pathogenetischen Gesichtspunkten ist nicht nur aus differenzialdiagnostischen, sondern – im Hinblick auf die Indikation und Wirksamkeit von Thrombozytentransfusionen – auch aus therapeutischen Gründen bedeutsam.

Thrombozytopenie durch verminderte Thrombozytenbildung

Sieht man von den seltenen Fällen einer ineffektiven Thrombozytopoese ab (z. B. bei Myelodysplasien oder megaloblastären Störungen), so ist eine verminderte Thrombozytenbildung stets Folge einer Verminderung der Megakaryozytenzahl des Knochenmarks. Diese lässt sich aus der Zahl der Megakaryozyten in Knochenmarkausstrichen oder Knochenmarkbiopsien beurteilen.

Thrombozytopenie durch Verkürzung der Lebenszeit der Thrombozyten

Die Regelmechanismen des thrombozytär-megakaryozytären Systems bewirken bei vorzeitigem Thrombozytenabbau eine gesteigerte Thrombozytenneubildung. Die Steigerung der Thrombozytenneubildung lässt sich aus der oft starken Vermehrung der Megakaryozyten im Knochenmark erkennen. Gleichzeitig steigt der Anteil junger (retikulierter) Thrombozyten im Blut an. Bei überstürzter Neubildung von Thrombozyten beobachtet man ein gehäuftes Auftreten von „Riesenthrombozyten" bei Thrombozytopenien mit dieser Pathogenese.

Thrombozytopenie durch Verteilungsstörung

Hier befindet sich ein abnorm hoher Anteil der zirkulierenden Thrombozyten im Milzspeicher (➤ Kap. 8.5). Bei leichter Verteilungsstörung mit nur mäßiger Thrombozytopenie ist die Lebenszeit der Thrombozyten annähernd normal, auch die Megakaryozytenzahl im Mark ist normal oder nur gering erhöht. Ausgeprägte Verteilungsstörungen gehen mit deutlich verkürzter Thrombozytenlebenszeit, ausgeprägter Thrombozytopenie und erhöhter Megakaryozytenzahl einher.

Diagnostik

Unter Beachtung der genannten pathogenetischen Merkmale lassen sich durch Untersuchung von Blut- und Knochenmarkausstrichen Rückschlüsse auf die Entstehung einer Thrombozytopenie ziehen:

- **Bildungsstörungen:** Thrombozytopenie ohne Riesenthrombozyten; hypo- oder amegakaryozytäres Knochenmark.

- **Beschleunigter Thrombozytenabbau:** Thrombozytopenie mit Riesenthrombozyten; normo- bis hypermegakaryozytäres Knochenmark.
- **Verteilungsstörungen:** Meist nur mäßige Thrombozytopenie, einzelne Riesenthrombozyten; je nach Ausmaß der Thrombozytopenie normale bis erhöhte Megakaryozytenzahl des Knochenmarks, oft gleichzeitige Leukopenie und Anämie mit Retikulozytose, tastbare Milzvergrößerung.

Für die Diagnostik ist zudem die Beachtung möglicher Veränderungen des weißen und roten Blutbildes von Bedeutung. Häufig lässt sich eine zur Thrombozytopenie führende Grunderkrankung (etwa Leukämie, malignes Lymphom, multiples Myelom, Myelodysplasie oder metastasierender solider Tumor) auf diese Art diagnostizieren.

Bei Verdacht auf beschleunigten Thrombozytenabbau ist die Überprüfung des plasmatischen Gerinnungssystems erforderlich, um die Möglichkeit einer disseminierten intravasalen Gerinnungsstörung abzuklären.

Symptomatik und klinischer Befund

Bei normaler plasmatischer Gerinnung, normalen Gefäßen und intakter Schleimhaut ist das Blutungsrisiko bei einer Thrombozytenzahl > 10–20 G/l gering. Charakteristisch bei der Thrombozytopenie sind kleinfleckige Kapillareinblutungen in die Haut, die punktförmig (Petechien, ➤ Abb. 3.1) oder kleinfleckig (Ekchymose) erscheinen. Hämatome oder diffuse Blutungen sind selten.

7.1 Thrombozytopenien als Folge verminderter Thrombozytenbildung

7.1.1 Isolierte amegakaryozytäre Thrombozytopenie

Ein isoliertes Fehlen der Megakaryozyten im Knochenmark ohne gleichzeitig bestehende hämatologische Grunderkrankung oder ohne erkennbare Ursache (Alkoholismus, Medikamente) ist außerordentlich selten. Bei der angeborenen amegakaryozytären Thrombozytopenie (CAMT) handelt es sich um ein seltenes Knochenmarkversagen, bei dem eine zunächst isoliert auftretende Thrombozytopenie mit hypomegakaryozytärem Knochenmark im Laufe der ersten Lebensjahre in eine Panzytopenie übergeht. Ursache hierfür ist eine fehlende Reaktivität der Vorläuferzellen auf TPO, die durch eine Mutation des TPO-Rezeptors (c-mpl) verursacht wird. CAMT-Patienten weisen keine Skelettfehlbildungen auf, wie sie charakteristisch für das Thrombozytopenie-Radiusaplasie-(TAR-)Syndrom sind. Bei Erwachsenen mit amegakaryozytärer Thrombozytopenie entwickelt sich später bei etwa der Hälfte der Patienten eine akute Leukämie oder eine Panmyelopathie; bei der anderen Hälfte der Patienten bleibt die amegakaryozytäre Thrombozytopenie über Jahre hinweg unverändert bestehen.

7.1.2 Thrombozytopenie bei aplastischer Anämie und bei PNH

Siehe dazu ➤ Kapitel 6.10.4 und Kap. 8.1.

7.1.3 Thrombozytopenie bei chronischem Alkoholismus

Chronischer Alkoholismus ist die häufigste Ursache aller Thrombozytopenien. Die Thrombozytenbildungsstörung wird hervorgerufen durch eine direkte toxische Wirkung des Ethanols oder seiner Metaboliten auf die Megakaryopoese und einen ggf. begleitenden **Folsäuremangel.** Ein **Hypersplenismus** bei alkoholischer Lebererkrankung mit portaler Hypertonie kann durch eine zusätzliche Verteilungsstörung die Thrombozyten weiter vermindern.

Meist ist die Thrombozytopenie nur mäßig ausgeprägt und führt deshalb nicht zu thrombozytopenischen Blutungen. Gelegentlich kann es jedoch unter fast vollständigem Verschwinden der Megakaryozyten zu einer schweren, mit Blutungen verbundenen Thrombozytopenie kommen. Die Thrombozytopenie ist bei Alkoholabstinenz rasch reversibel, sofern nicht ein Folsäuremangel oder eine Leberzirrhose mit Hypersplenismus an ihrer Entstehung beteiligt sind (➤ Kap. 9).

7.1.4 Isolierte Suppression der Megakaryopoese durch Medikamente

Verschiedene Medikamente, darunter Thiaziddiuretika, Sulfonamide, Antikonvulsiva, Herzglykoside und Antibiotika, führen gelegentlich nach längerer Verabreichung zu einer Verminderung der Megakaryozytenzahl des Knochenmarks und einer meist nur mäßig starken Thrombozytopenie. Nach Absetzen des Medikaments normalisiert sich die Thrombozytenzahl rasch.

7.1.5 Infiltrative Prozesse des Knochenmarks

Besonders bei akuten Leukämien, aber auch bei anderen neoplastischen Knochenmarkerkrankungen und bei einer Knochenmarkkarzinose kann eine Thrombozytopenie als Ausdruck einer Verminderung der Megakaryozyten auftreten. Führen gezielte therapeutische Maßnahmen zur Rückbildung der Infiltration des Knochenmarks, kommt es im Rahmen der hämatopoetischen Regeneration mit Normalisierung der Megakaryozyten zum Wiederanstieg der Thrombozytenzahl (➤ Kap. 9).

7.1.6 Durch Zytostatika induzierte Thrombozytopenien

Eine Vielzahl von Zytostatika führt dosisabhängig durch Verminderung der Megakaryozyten zur Thrombozytopenie; meist findet sich gleichzeitig eine verminderte Bildung von Erythrozyten und neutrophilen Granulozyten (➤ Kap. 8.4). Bei der heute weithin üblichen zytostatischen Intervalltherapie der soliden Tumoren nimmt die Thrombozytopenie nur selten ein klinisch bedeutsames Ausmaß an. Nach Gabe der am meisten verwendeten Substanzen – Anthrazykline (z. B. Daunorubicin, Adriamycin), Alkylanzien (z. B. Cyclophosphamid, Melphalan, Cisplatin, Ifosfamid), Pyrimidinantagonisten (5-FU, Gemcitabin, Cytarabin) und Taxane (Docetaxel, Paclitaxel) – erreicht die Thrombozytenzahl innerhalb von 1–2 Wochen nach Behandlungsbeginn ihre niedrigsten Werte und steigt nach Beendigung in etwa derselben Zeit auf die Ausgangswerte und in manchen Fällen vorübergehend auf deutlich erhöhte Werte an. Die knochenmarkschädigende Wirkung von Busulfan oder Carmustin (BCNU) wird dagegen erst 3–4 Wochen nach Therapiebeginn im peripheren Blut erkennbar; die Thrombozytopenie kann protrahiert verlaufen.

7.1.7 Virusinfektionen und Impfungen

Eine Thrombozytopenie kann bei einigen Viruserkrankungen auftreten: Dengue-Fieber, Röteln, infektiöse Mononukleose, Masern. Auch nach Impfungen mit attenuiertem Lebendimpfstoff (z. B. Masern) entwickelt sich nicht selten eine vorübergehende leichte Thrombozytopenie. Ursache ist neben einer verminderten Thrombozytenbildung als Folge der Virusreplikation in den Megakaryozyten eine Schädigung der Thrombozyten oder die Bildung antithrombozytärer Antikörper (➤ Kap. 7.2 und Kap. 9.2).

7.1.8 Wiskott-Aldrich-Syndrom

Das Wiskott-Aldrich-Syndrom (WAS) ist ein seltener X-chromosomal vererbter Immundefekt, der vor allem durch die Trias Thrombozytopenie, rezidivierende Infektionen und Ekzem charakterisiert ist (➤ Kap. 11.1.2). Die klinische Manifestation ist allerdings sehr variabel: Sie reicht von leichten Formen einer isolierten Thrombozytopenie (X-chromosomal vererbte Thrombozytopenie, XLT) bis zu schweren Manifestationen mit opportunistischen Infektionen, Autoimmunität und Malignomen (meist EBV-assoziierte Lymphome). Das für WAS und XLT verantwortliche Gen liegt auf dem kurzen Arm des X-Chromosoms (Xp11.22). Es besteht aus 12 Exons und kodiert für das WAS-Protein (WASP). Patienten mit WAS zeigen Missense-Mutationen, Nonsense-Mutationen, Deletionen, Insertionen oder Splice-Mutationen. Wegen ultrastruktureller Defekte der Megakaryozyten wird die Thrombozytopenie auf eine Störung der Thrombozytenneubildung zurückgeführt; daneben wurden eine Verkürzung der Thrombozytenlebenszeit, eine Reduktion der Thrombozytengröße und ein vermehrter Abbau in Knochenmarkmakrophagen nachgewiesen. Die Zahl der Megakaryozyten im Knochenmark ist normal oder vermehrt; möglicherweise besteht eine ineffektive Megakaryopoese.

7.2 Thrombozytopenien durch vorzeitigen Thrombozytenabbau

7.2.1 Autoimmunthrombozytopenien

Autoimmunthrombozytopenien können als eigenständiges Krankheitsbild auftreten; wir sprechen dann von einer **idiopathischen** Autoimmunthrombozytopenie (ITP, idiopathische thrombozytopenische Purpura). Nach dem klinischen Verlauf werden **akute und chronische** Formen der ITP unterschieden, die chronische Form wurde früher auch als **Morbus Werlhof** bezeichnet. Die akute ITP tritt mit einer Inzidenz von 5 pro 10^5 vor allem bei Kindern nach Virusinfektionen auf. Die chronische ITP wird hauptsächlich im mittleren Erwachsenenalter mit einer Prävalenz von 5–6 pro 10^5 beobachtet. Findet sich eine Autoimmunthrombozytopenie im Rahmen einer Grunderkrankung, sprechen wir von einer **sekundären oder symptomatischen Autoimmunthrombozytopenie.** Am häufigsten beobachtet man solche sekundären Formen beim **systemischen Lupus erythematodes,** bei **malignen Lymphomen,** insb. bei den prognostisch günstigen niedrigmalignen Formen der Non-Hodgkin-Lymphome, bei **HIV-** sowie **Hepatitis-B- und -C-Infektion**.

Das **Evans-Syndrom** ist durch eine Kombination aus Coombs-positiver autoimmunhämolytischer Anämie und ITP gekennzeichnet. Es ist, besonders im Erwachsenenalter, eine seltene Erkrankung, deren Ätiologie unbekannt ist. Der klinische Verlauf ist durch spontane Remissionen, aber auch Rezidive gekennzeichnet.

Ätiologie und Pathogenese

Bei der ITP kommt die vorzeitige Elimination der Thrombozyten aus dem Blut durch ihre Beladung mit Immunglobulinen zustande, bei denen es sich zumeist um gegen Antigene der Thrombozytenoberfläche (außer bei HIV-Infektionen im Allgemeinen gegen den Glykoproteinkomplex IIb/IIIa oder Ib/IX) **gerichtete Autoantikörper** vom IgG-Typ handelt. Es ist jedoch offen, ob nicht bei manchen Patienten lösliche Immunkomplexe an die Oberfläche der Thrombozyten angelagert werden.

Die mit Immunglobulinen beladenen Thrombozyten werden vorzeitig durch Makrophagen in Milz und Leber abgebaut. Die **Verweildauer** der Thrombozyten im Gefäßsystem ist auf wenige Stunden verkürzt. Abbauort der Thrombozyten ist bei etwa zwei Dritteln der Patienten die Milz; bei den übrigen Patienten findet der Abbau zusätzlich in der Leber und möglicherweise auch in Knochenmark und Lunge statt. Werden die Thrombozyten auch außerhalb der Milz abgebaut, ist in der Regel die Zytopenie sehr ausgeprägt.

Neben dem durch Autoantikörper vermittelten Thrombozytenverbrauch konnten im Blut von chronischen ITP-Patienten auch zytotoxische CD8+-T-Zellen nachgewiesen werden, die gegen körpereigene Thrombozyten gerichtet sind. Neuere Befunde haben gezeigt, dass bei der ITP für die Thrombozytopenie zusätzlich eine zytokinvermittelte Inhibition der Thrombozytenreifung und Freisetzung aus Megakaryozyten verantwortlich ist.

Symptomatik und klinischer Befund

Als Folge der kompensatorisch erhöhten Neubildung zirkulieren bei der ITP fast nur junge, große, funktionell hochwertige Thrombozyten. Deshalb tolerieren solche Patienten in der Regel niedrigere Thrombozytenzahlen als Patienten mit Thrombozytopenie infolge Bildungsstörung.

Erste Zeichen der Blutungsneigung sind Haut- oder Schleimhautblutungen, Epistaxis oder Zahnfleischbluten, bei Frauen zusätzlich Menorrhagien. In schweren Fällen treten Blutungen aus dem Gastrointestinaltrakt oder den ableitenden Harnwegen auf. Intrakranielle Blutungen kommen selten und dann vor allem bei älteren Patienten vor.

- Die Milz ist bei ITP in der Regel nicht vergrößert.
- Splenomegalie und Hepatomegalie weisen auf einen Hyperspleniismus,

- Splenomegalie und/oder Lymphknotenvergrößerungen auf ein malignes Lymphom als Grunderkrankung hin.
- Exantheme und Arthralgien lassen an einen Lupus erythematodes denken.
- Bei allen Patienten, vordringlich bei Angehörigen von Risikogruppen, muss eine HIV-Infektion als Grunderkrankung ausgeschlossen werden.

Diagnostik

- Die Blutzellzählung zeigt außer einer Thrombozytopenie keine Auffälligkeiten. Nach stärkeren Blutungen kann sich **sekundär eine Anämie,** bei länger dauernden Blutverlusten ein **Eisenmangel** entwickeln.
- Im Blutausstrich sieht man nur wenige Thrombozyten, wobei Riesenthrombozyten auffallen.
- Das Knochenmark kann in leichteren Fällen normal sein; sonst ist der einzig auffällige Befund eine meist diskrete Vermehrung der **Megakaryozyten.** Liegt der Immunthrombozytopenie ein malignes Lymphom oder eine diffuse Metastasierung eines Tumors zugrunde, kann dieses oft in der Knochenmarkhistologie nachgewiesen werden.

Auf eine Knochenmarkpunktion kann ggf. beim typischen klinischen Bild und entsprechender Laborkonstellation verzichtet werden. Allerdings erlauben diese Befunde nicht die Abgrenzung von anderen Ursachen einer durch gesteigerten Thrombozytenumsatz hervorgerufenen Thrombozytopenie. Die Diagnose einer ITP stellt in der Regel eine klinische Ausschlussdiagnose dar. Auszuschließen sind – neben einer Pseudothrombozytopenie – dabei alle Erkrankungen, die über einen gesteigerten peripheren Verbrauch nichtimmunologischer Genese zur Thrombozytopenie führen.

Die Differenzialdiagnose der ITP gegenüber der sekundären Autoimmunthrombozytopenie bei systemischem Lupus erythematodes oder bei malignem Lymphom sollte in regelmäßigen Abständen überprüft werden: Nicht selten wird anfangs die Thrombozytopenie nach ausgiebiger Diagnostik korrekt als idiopathisch eingestuft; zu einem späteren Zeitpunkt entwickelt sich dann doch ein systemischer Lupus erythematodes, oder es manifestiert sich ein malignes Lymphom. Eine ITP kann also eine erste Manifestation der Grundkrankheit sein, die ihr um Jahre vorausgeht.

Obwohl der kausale Zusammenhang mit einer *Helicobacter-pylori*-Infektion noch umstritten ist, sollte bei Jugendlichen und Erwachsenen eine entsprechende Diagnostik und bei positivem Nachweis eine entsprechende *Helicobacter*-Eradikationstherapie veranlasst werden.

Bei allen Patienten ist eine sorgfältige Medikamentenanamnese, insb. auch mit der Frage nach pflanzlichen Präparaten, zu erheben.

Verlauf und Prognose

Vor allem bei Kindern sind Krankheitsverläufe mit akutem Beginn und einer Dauer von nur wenigen Tagen oder Wochen bis zu einem Jahr nicht selten. Diese **„akute ITP“** ist prognostisch günstig; bedrohliche Blutungen treten nur selten auf. Bei etwa 20 % dieser Patienten bleibt eine spontane Remission aus.

Besteht die Thrombozytopenie länger als 6–12 Monate, spricht man auch bei Kindern von einer chronischen ITP. Bei der **chronischen ITP** sind spontane Remissionen nur noch selten. Rezidive können nach Absetzen der medikamentösen Therapie, in anderen Fällen nach oft jahrelanger Remission anlässlich eines Infekts oder ohne erkennbare Ursache auftreten. Mit den heute zur Verfügung stehenden therapeutischen Maßnahmen hat sich die Prognose erheblich gebessert. Bei der Mehrzahl der Patienten lassen sich klinische Remissionen erreichen, bei denen sich die Thrombozytenzahl zwar nicht vollständig normalisiert, jedoch so ausreichend ansteigt, dass keine Blutungsgefahr mehr besteht. Todesfälle durch Blutungen sind deshalb selten geworden.

Die **chronisch refraktäre ITP** ist durch die Persistenz einer Thrombozytopenie < 50 G/l über mehr als 3 Monate und fehlendes Ansprechen auf eine Splenektomie definiert. Patienten mit chronisch refraktärer ITP haben ein signifikant erhöhtes Blutungsrisiko.

Die ITP ist eine Autoimmunerkrankung mit einer Thrombozytopenie. Die Megakaryopoese ist typischerweise normal oder diskret vermehrt. Die ITP wird durch Autoantikörper und durch autoreaktive T-Lymphozyten vermittelt. Die Diagnose einer ITP stellt in der Regel eine klinische Ausschlussdiagnose dar. Eine Bestimmung der Thrombozyten im Citratblut kann eine Pseudothrombozytopenie ausschließen. Bei Thrombozytenzahlen < 20–30 G/l bzw. durch Thrombozytopenie bedingten Blutungen besteht eine Therapieindikation, primär mit Kortikoiden. Die Prognose der akuten ITP ist günstig; bei Patienten mit chronischer ITP wird sie im Wesentlichen durch das erhöhte Blutungsrisiko und Infektkomplikationen unter Immunsuppression bestimmt.

Therapie

Jede schwere ITP muss als potenziell lebensgefährliche Erkrankung angesehen werden. Mögliche, wenn auch seltene Todesursachen sind intrakranielle und große intestinale Blutungen. In ➤ Abbildung 7.1 sind die therapeutischen Maßnahmen bei ITP zusammengefasst.

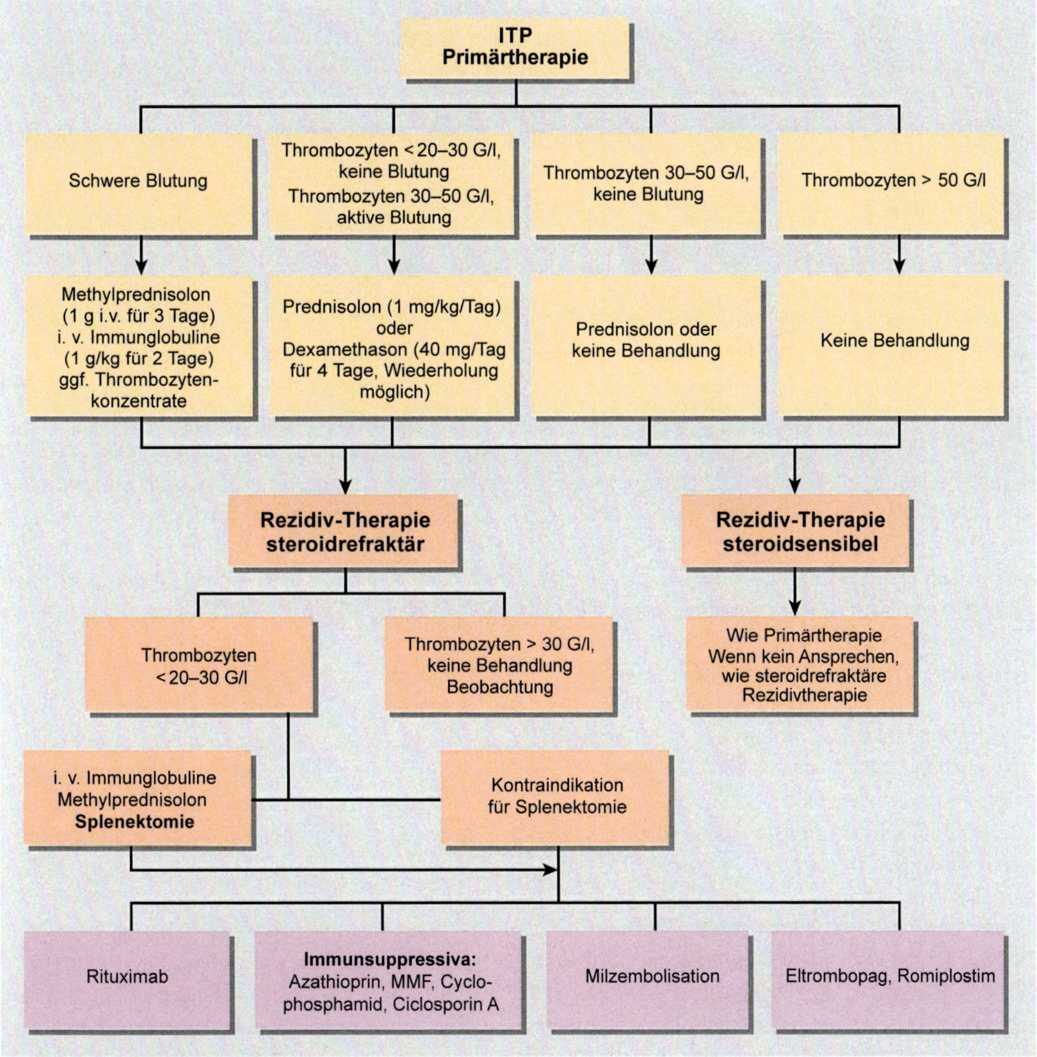

Abb. 7.1 Flussdiagramm: Therapie der ITP.

Akute ITP

Da in vielen Fällen – bei Kindern und Jugendlichen zu etwa 80 % – nach akutem Beginn spontan eine Remission innerhalb der ersten 12 Monate eintritt, werden Patienten ohne klinisch erkennbare Blutungsneigung bei Thrombozytenzahlen > 30 G/l *nicht* behandelt. Bei Kindern wird diese Schwelle teilweise noch niedriger angesetzt. Notwendig ist in jedem Fall eine intensive Information über die Blutungsgefahr, damit das Risiko von Traumen und Verletzungen vermindert wird, und eine engmaschige ärztliche Überwachung, die sich nicht auf Laborkontrollen beschränken darf!

Bei gefährlichem Verlauf mit der Gefahr von ernsthaften Blutungen oder nach deren Auftreten entspricht die Therapie dem Vorgehen bei den im Folgenden beschriebenen chronischen Verlaufsformen.

Chronische ITP

Die Therapie der idiopathischen und der symptomatischen Formen ist identisch. Bei symptomatischen Formen ist unabhängig von den im Folgenden besprochenen Therapierichtlinien die Behandlung der Grunderkrankung zu prüfen.

- Liegt die Thrombozytenzahl des Blutes > 30 G/l und bestehen keine Zeichen einer hämorrhagischen Diathese, kann unter engmaschigen Kontrollen auf eine Therapie verzichtet werden. Eine Therapieindikation bei Werten > 30 G/l besteht daher nur bei erwartetem Blutverlust (perioperativ oder vor Entbindung). Folgende Empfehlungen bezüglich sicherer Thrombozytenzahlen wurden vom *British Committee for Standards in Hematology* (BCSH) publiziert: > 30 G/l vor Zahnextraktionen, > 50 G/l vor minimal-chirurgischen Eingriffen, > 80 G/l vor großen Operationen.
- Bei Thrombozytenzahlen < 30 G/l oder bei klinisch manifester Blutungsneigung ist eine Therapie indiziert.

Das Ziel der Therapie ist es, die Thrombozytenzahl so weit anzuheben, dass keine Blutungsgefahr mehr besteht. Solche klinischen „Remissionen" stellen oft nur den Kompensationszustand eines weiterhin gesteigerten Thrombozytenverbrauchs dar, bei dem die vorzeitige Destruktion durch gesteigerte Neubildung der Thrombozyten wettgemacht und auf diese Weise eine Thrombozytenzahl aufrechterhalten werden kann, bei der keine Blutungsneigung mehr besteht.

- Die **Primärtherapie** besteht in der Gabe von Prednison in einer Dosis von 1–2 mg/kg/Tag. Dadurch kommt es bei 50–75 % der Patienten innerhalb weniger Tage zu einem Anstieg der Thrombozyten; bei etwa einem Viertel der Patienten normalisiert sich die Thrombozytenzahl des Blutes vollständig.
- Alternativ kann Dexamethason hoch dosiert (40 mg/Tag für 4 Tage, Wiederholung nach 14 Tagen) gegeben werden.

Kortikoide wirken initial durch Blockierung der phagozytosefähigen Zellen in **Milz, Leber und Knochenmark** und damit durch eine **Hemmung des Abbaus antikörperbeladener Thrombozyten.** Bei langer Anwendung führen sie darüber hinaus zu einer echten Immunsuppression im Sinne einer Verminderung der Bildung antithrombozytärer Autoantikörper.

- Tritt unter Prednison eine weitgehende oder vollständige Normalisierung der Thrombozytenzahl des Blutes ein, wird unter engmaschigen Kontrollen die tägliche Prednisondosis in Wochenschritten um 10 mg reduziert. Fällt hierunter die Thrombozytenzahl wieder ab, wird auf eine Zweitlinientherapie umgestellt.

Steigen die Thrombozyten unter Prednison nicht ausreichend an oder ist eine Dauermedikation von mehr als 10 mg Prednison pro Tag erforderlich, um die Thrombozyten in einem nicht mit Blutungen verbundenen Bereich zu halten, sind je nach Alter des Patienten folgende **Sekundärtherapien** zu erwägen:

- Bei jüngeren erwachsenen Patienten die **Splenektomie** (gilt nicht für Kinder und Schwangere; bei diesen vor Splenektomie i.v. Immunglobuline, s. unten). Die Splenektomie führt bei etwa 80 % der Patienten zum Anstieg oder zur Normalisierung der Thrombozytenzahl. Langzeitremissionen werden bei 60–70 % der Patienten nach Splenektomie beobachtet. Wegen der erhöhten Risiken einer Splenektomie bei bestehender Thrombozytopenie sollte dieser Eingriff nur an chirurgischen Kliniken durchgeführt werden, die über ausreichende Erfahrung verfügen und in denen konsiliarisch ein Hämatologe zur Verfügung steht.

- Bei Kontraindikationen für eine Splenektomie oder bei älteren Patienten ist eine Therapie mit dem monoklonalen Anti-CD20-Antikörper **Rituximab** nach Glukokortikoidversagen als zweiter Therapieschritt der Splenektomie vorzuziehen. Rituximab ist jedoch nicht für die Therapie der ITP zugelassen. Ansonsten ist Rituximab Mittel der Wahl nach erfolgloser Splenektomie. Rituximab eliminiert CD20+-B-Zellen und greift somit in die humorale Autoantikörperbildung bei ITP ein. Rituximab wird in einer Dosis von 375 mg/m^2 i.v., 1×/Wo., für insgesamt 4 Wochen appliziert, ist gut verträglich und in der Regel mit wenigen Nebenwirkungen verbunden. Ein Anstieg der Thrombozytenzahlen > 50 G/l bei steroidrefraktärer ITP vor Splenektomie über zwei Jahre nach Beendigung der Rituximab-Therapie wurde bei 33 % der Patienten berichtet.
- Bei **älteren Patienten** ist nach Rituximab-Versagen eine **zytostatische immunsuppressive Therapie** der Splenektomie vorzuziehen.

Tritt nach Splenektomie kein Thrombozytenanstieg ein oder sinkt die Thrombozytenzahl nach vorübergehendem Anstieg wieder auf niedrige Werte ab, sollte zunächst eine akzessorische Milz (fehlender Nachweis von Jolly-Körperchen) mittels Abdomen-Computertomographie ausgeschlossen werden.

Substanzen, die eher als Zweitlinientherapie der chronisch refraktären ITP eingesetzt werden, sind **Azathioprin** in einer Dosis von 2–3 mg/kg/Tag oder **Cyclophosphamid** 2–3 mg/kg/Tag. Cave: Dosisreduktion des Azathioprins bei gleichzeitiger Gabe von Allopurinol erforderlich! Weitere Immunsuppressiva, die bei refraktärer ITP in kleinen Fallserien erfolgreich eingesetzt wurden, sind Ciclosporin A und Mycophenolat-Mofetil (MMF).

Bei Patienten mit ungenügendem Ansprechen auf Prednison, Splenektomie, Rituximab oder Immunsuppression werden gelegentlich Therapieerfolge unter wöchentlicher Gabe von **Vincristin** (1–2 mg) oder **Vinblastin** (5–10 mg) erzielt. Beide Substanzen scheinen ähnlich wie Prednison über eine partielle Blockierung der Makrophagen eine verminderte Phagozytose antikörperbeladener Thrombozyten zu bewirken. Angesichts der Nebenwirkungen beider Medikamente (Polyneuropathie) und des meist nur vorübergehenden Thrombozytenanstiegs kommen diese Vincaalkaloide nicht als Standard- oder Dauertherapie in Frage. Weitere Möglichkeiten bei therapierefraktärer ITP sind Behandlungsversuche mit dem immunmodulierenden Androgenderivat **Danazol.**

Durch intravenöse Gabe hoher Dosen von **Immunglobulinen** (1 g/kg/KG verteilt über 2 Tage) lässt sich bei vielen Patienten mit einer auf die oben genannten Maßnahmen therapierefraktären ITP ein Thrombozytenanstieg erreichen. Da nach Absetzen dieser sehr kostenintensiven Therapie die Thrombozytenzahl vor allem bei Erwachsenen meist wieder abfällt, ist sie als Notfallmaßnahme, z. B. vor Splenektomie oder bei schwerer Blutung, bei steroidrefraktären Patienten indiziert; sie eignet sich jedoch nicht als Dauertherapie.

Ähnliche Resultate sind mit Anti-D-Immunglobulin in Dosen von 20–40 µg i.v. zu erzielen; derzeit ist allerdings auf dem deutschen Markt kein zur intravenösen Applikation zugelassenes Präparat verfügbar.

Hinweise für die Praxis

Da die Mehrzahl der Patienten mit chronischer ITP langfristig nicht auf eine medikamentöse Therapie anspricht, wird oft eine Splenektomie erforderlich. Für Patienten mit refraktärer ITP nach Splenektomie stehen verschiedene Immunsuppressiva zur Verfügung. In erster Linie kommt eine erneute Therapie mit Kortikoiden zur Anwendung; bei fehlendem Ansprechen sollten zunächst entweder der Anti-CD20-Antikörper Rituximab oder TPO-Agonisten und anschließend Substanzen wie Azathioprin oder Cyclophosphamid eingesetzt werden. Alle Richtlinien für Indikation und Wahl der Therapieform sind individuell zu modifizieren. Einzelheiten des therapeutischen Vorgehens richten sich nach dem Alter des Patienten, der individuell unterschiedlichen Blutungsgefahr und der unterschiedlichen Relevanz und Schwere unerwünschter Nebenwirkungen der Therapie.

Anders als Erythropoetin bei Patienten mit Anämien ist der Thrombopoetinspiegel bei Patienten mit ITP häufig nicht erhöht. Der Einsatz von rekombinantem TPO war in der Vergangenheit durch die Bildung von Anti-TPO-Antikörpern limitiert. Eltrombopag, ein oraler TPO-Rezeptoragonist, und Romiplostim (AMG531), ein Fusionsprotein, das aus dem Fc-Teil eines Immunglobulins und einer TPO-Rezeptor-Binderegion besteht und als TPO-Agonist wirkt, stimulieren anhaltend die Produktion der Blutplättchen. Beide Substanzen zeigten in klinischen Phase-III-Studien bei Patienten mit chronischer ITP überzeugende Ergebnisse. Romiplostim ist seit Kurzem für die Therapie der chronischen ITP zugelassen. Da es sich bei diesem Ansatz nicht um eine kausale Therapie handelt, müssen diese Substanzen als Dauertherapie eingesetzt werden und sollten daher Patienten mit refraktärer ITP und Blutungszeichen vorbehalten sein.

Da transfundierte Thrombozyten ebenso wie die eigenen Thrombozyten durch Beladung mit Autoantikörpern rasch aus dem zirkulierenden Blut entfernt werden, führt die Transfusion von Thrombozytenkonzentraten zu keinem oder zu einem nur sehr kurzfristigen Anstieg der Thrombozyten. In Notfallsituationen, d. h. bei lebensbedrohlichen Blutungen, müssen deshalb neben hohen Dosen von Immunglobulinen große Mengen an Thrombozyten übertragen werden, um einen vorübergehenden Thrombozytenanstieg und damit eine hämostatische Wirkung zu erzielen; die gleichzeitige Gabe hoher Dosen von Prednison ist angezeigt. Bei einer Splenektomie sollten Thrombozytenkonzentrate erst nach Abklemmen des Milzstiels übertragen werden.

Sekundäre Autoimmunthrombozytopenie

Für die Therapie der Thrombozytopenie selbst gelten die oben für die chronische ITP dargestellten Richtlinien. Bei sekundären Autoimmunthrombozytopenien muss die Grunderkrankung mitbehandelt werden.

Bei HIV-assoziierter Immunthrombozytopenie ist die Behandlung der Thrombozytopenie mit Kortikosteroiden oder zytostatischen Immunsuppressiva wegen der damit verbundenen Immunsuppression problematisch. Daher sollte der antiinfektiven Supportivtherapie ein besonderes Augenmerk geschenkt werden. Trotz allem empfehlen die Fachgesellschaften eine Behandlung der ITP bei diesen Patienten nach den oben genannten Richtlinien. Das Auftreten einer ITP bei HIV-Infektion stellt eine Indikation zur antiretroviralen Therapie dar.

7.2.2 Medikamentös induzierte Thrombozytopenien

Eine Vielzahl von Medikamenten kann über einen immunologisch vermittelten Thrombozytenverbrauch zur Thrombozytopenie führen. Die wichtigsten dieser Medikamente sind **Chinin und Chinidin, Sulfonamide, Rifampicin, Fludarabin, Trimethoprin/Sulfamethoxazol und Ranitidin.** Chinin ist nicht nur in Medikamenten, sondern auch in einer Reihe von Bittergetränken (z. B. Tonic Water) enthalten. Die Thrombozytopenie entsteht durch Anlagerung eines Antigen-Antikörper-Komplexes aus Chinin oder Chinidin und einem gegen das Medikament gerichteten Antikörper an die Oberfläche der Thrombozyten. Die mit diesen Immunkomplexen beladenen Thrombozyten werden dann durch Makrophagen aus dem strömenden Blut entfernt.

Die **Diagnose** stützt sich auf eine exakt erhobene Arzneimittelanamnese. Da sich die medikamentös induzierten Immunthrombozytopenien weder in Symptomatik und klinischem Bild noch in den hämatologischen Befunden von der chronischen ITP unterscheiden, gestattet der Nachweis der Einnahme eines der genannten Medikamente allenfalls die Verdachtsdiagnose einer medikamentös induzierten Immunthrombozytopenie. Diese Verdachtsdiagnose bestätigt sich, wenn die Thrombozytenzahl innerhalb von 4–14 Tagen nach Absetzen des angeschuldigten Medikaments ansteigt.

Therapeutisch wichtigste Maßnahme ist das Absetzen und die lebenslange Vermeidung des auslösenden Medikaments.

7.2.3 Heparininduzierte Thrombozytopenie (HIT)

Eine Nebenwirkung der Heparinprophylaxe und -behandlung ist die **heparininduzierte Thrombozytopenie (HIT)**. Sie tritt in bis zu 5 % der Fälle bei Patienten auf, die mit unfraktioniertem Heparin behandelt werden. Bei der Behandlung mit niedermolekularem Heparin sind es weniger als 1 %. Dabei sind zwei Formen zu unterscheiden:

- Bei der nichtimmunologischen heparinassoziierten Thrombozytopenie bindet das Heparin, ein stark negativ geladenes Polysaccharid, an positiv geladene Proteine und auch an Thrombozyten. Dies führt in der frühen Phase der Heparinbehandlung (innerhalb von 4 Tagen) zu einem leichten Abfall der Thrombozytenzahl, der in aller Regel deutlich weniger als 50 % beträgt; selten werden Werte < 100 G/l erreicht. Sie führt nicht zu Thrombosen und erfordert keinen Abbruch bzw. keine Umstellung der Thromboseprophylaxe oder -behandlung mit Heparin.
- Bei der immunologischen heparininduzierten Thrombozytopenie (auch HIT-2 genannt) handelt es sich um eine prothrombotische Erkrankung, bei der heparininduzierte Antikörper Thrombozyten aktivieren. Dies führt zu Thrombozytopenie und vermehrter Thrombinbildung. Trotz niedriger Thrombozytenzahlen treten bei der HIT-2 nur selten Blutungen, aber häufig (bei bis zu 70 % der Patienten) vor allem arterielle Gefäßverschlüsse auf. Werden diese durch Erhöhung der Heparindosis behandelt, kann es zu schwersten Komplikationen kommen.

Die HIT ist ein komplexes klinisch pathologisches Syndrom mit klinischen Symptomen und Bildung von Antikörpern, das sich ganz unterschiedlich manifestieren kann: Die Palette reicht von der häufigen isolierten Thrombozytopenie über venöse und arterielle Thrombembolien, lokale hämorrhagische Nekrosen, akute Anaphylaxie bis zu hämorrhagischen Nebennierenrindennekrosen. Sie tritt typischerweise zwischen dem 5. und 14. Tag der Heparingabe auf. Der Verdacht auf eine HIT-2 muss gestellt werden, wenn nach Verabreichung von Heparin die Plättchenzahl unter 100 G/l oder um mehr als 50 % innerhalb von 24–48 Stunden abfällt. Auch ein plötzlicher Abfall sehr hoher Thrombozytenzahlen auf Plättchenzahlen, die noch über 100 G/l liegen, muss an die Möglichkeit einer HIT denken lassen. Die klinische Diagnose kann durch den Nachweis von Autoantikörpern gesichert werden. Die Bestätigung eines Verdachts auf HIT-2 wird heute allgemein mit einem Enzymimmunoassay vorgenommen, der die Autoantikörper gegen den Plättchenfaktor-4-Heparin-Komplex nachweist. Ein weiterer funktioneller Test ist der **HIPA-Test** (**H**eparin-**i**nduced **P**latelet **A**ctivation), bei dem die Aktivierung der frisch isolierten Thrombozyten von gesunden Spendern durch den Antigen-Autoantikörper-Komplex über eine optische Messung erfasst wird.

Zur weiteren Behandlung betroffener Patienten stehen die alternativen Antikoagulanzien Danaparoid (ein Heparinoid) und Lepirudin (ein direkter Thrombininhibitor) zur Verfügung. Vitamin-K-Antagonisten können bei HIT-Patienten ebenfalls paradoxe Thrombosen auslösen und sollten besonders vorsichtig eingesetzt werden. Die effektivste Maßnahme zur Vermeidung einer HIT ist derzeit die konsequente Verwendung von niedermolekularem anstelle von unfraktioniertem Heparin. Die regelmäßige Bestimmung der Thrombozytenzahlen, insbesondere unter Gabe von unfraktioniertem Heparin, ist die am besten geeignete Maßnahme zur frühzeitigen Erkennung einer HIT.

7.2.4 Kongenitale Alloimmunthrombozytopenie

Etwa 2 % der kaukasischen Bevölkerung sind negativ für das humane Plättchenantigen 1a (HPA-1a).

Die Pathogenese der Erkrankung entspricht der des Morbus haemolyticus neonatorum: Nach transplazentarem Übertritt fetaler Blutzellen, die das vom Vater ererbte (HPA-1a positiv) und der Mutter (HPA-1a negativ) fremde Antigen tragen, bildet die Mutter IgG-Antikörper gegen das ihr fremde thrombozytäre Antigen. Diese IgG-Antikörper treten transplazentar auf den Fetus über und führen bei ihm bereits während der Fetalperiode wie auch noch in der Neugeborenenzeit danach zu einer schweren Thrombozytopenie. Da nach der Geburt keine mütterlichen Antikörper mehr auf das Neugeborene übertreten können, ist die Thrombozytopenie zeitlich limitiert: Innerhalb von 2–12 Wochen steigen die kindlichen Thrombozyten auf Normwerte an.

Therapeutisch sind bei schwerer Blutungsneigung des Neugeborenen die Transfusion **mütterlicher** Thrombozyten und die Gabe von Immunglobulinen wirksam.

Schwere Blutungen, an denen die Kinder zumeist versterben, treten bereits intrauterin oder unter der

Geburt auf. Anders als bei Rhesusunverträglichkeit ist bereits das erste Kind schwer betroffen. Diese Indexfälle sind Anlass für die Diagnosestellung und für die Überwachung einer nächsten Schwangerschaft und Entbindung in einem Perinatalzentrum.

7.2.5 Thrombotische thrombozytopenische Purpura (TTP)

Die thrombotische thrombozytopenische Purpura (TTP) ist ein seltenes, pathogenetisch uneinheitliches Krankheitsbild, das man mit dem Begriff „thrombotische Mikroangiopathie" (Synonym: Moschkowitz-Syndrom) umschreiben kann. Die Ätiologie ist häufig unklar; gelegentlich tritt die TTP im Zusammenhang mit Infekten (bei HUS durch enterohämorrhagische *E.-coli*-Stämme) oder Medikamenten (Östrogene, Sulfonamide, nichtsteroidale Antirheumatika, Zytostatika, Ciclosporin, Ticlopidin), bei Kollagenosen, malignen Tumoren oder peripartal auf. Bei Patienten mit einer TTP finden sich ungewöhnlich große Multimere des von-Willebrand-Faktors, die über die Glykoprotein-Iba-Komponente des Plättchenglykoproteinkomplexes Ib/IX/V eine Plättchenaggregation induzieren. Ursächlich für die Bildung der großen Multimere ist eine verminderte Aktivität des Metalloproteaseenzyms, das als **ADAMTS13** *(a disintegrin and metalloprotease with thrombospondin-I-like domains)* bezeichnet wird. Ursache für die häufiger vorkommende erworbene Form ist die Bildung inhibierender Autoantikörper. Für die familiäre Form (Upshaw-Schulmann-Syndrom) ist eine Genmutation des *ADAMTS13*-Gens auf Chromosom 9q34 verantwortlich. Die Aktivität dieses Enzyms liegt im akuten Schub der Erkrankung unter 10 %. Bei ca. 15 % aller betroffenen Patienten wird die Erkrankung durch verschiedene Ursachen stimuliert. Da die meisten Multimere aus dem Endothel stammen, führt eine Endothelzellschädigung zur Vermehrung der Multimere im Plasma (➤ Kap. 6.10.7 und Kap. 10.4.2).

Symptomatik

Neben mikroangiopathischer Anämie, Ikterus und Blutungsneigung finden sich in wechselndem Ausmaß Funktionsstörungen verschiedener Organe. Als neurologische Symptome können Bewusstseinsstörungen oder Krampfanfälle auftreten. Die Beteiligung der Niere führt zu Proteinurie oder Hämaturie und in schweren Fällen zum **akuten Nierenversagen,** die Beteiligung des Myokards zu Arrhythmien oder Schenkelblockbildern und die der Leber zu Ikterus und Enzymerhöhungen.

Diagnostik

Wegweisend sind die Zeichen des erhöhten Thrombozyten- und Erythrozytenumsatzes und die Organsymptomatik durch Mikrothrombosierung und -infarzierung. Typisch ist die diagnostische Trias aus Thrombozytopenie, Coombs-negative Hämolyse in Form der mikroangiopathischen hämolytischen Anämie (MHA) mit Nachweis von Fragmentozyten im Blutausstrich und die ZNS-Symptomatik.

Wegweisende Laborbefunde für eine TTP sind: Anämie, Thrombozytopenie, reichlich Fragmentozyten im Differenzialblutbild, deutlich erhöhte LDH. Die Diagnose kann über eine verminderte Aktivität der Metalloprotease ADAMTS13 bzw. den Nachweis ungewöhnlich großer Multimere des von-Willebrand-Faktors gestellt werden. Weiterhin gibt es eine genetische TTP; hier führen Mutationen im *ADAMTS13*-Gen zu wiederkehrenden Episoden nach typischen Triggern. Erworben werden kann eine TTP im Rahmen einer immunologischen Reaktion mit Nachweis von Autoantikörpern gegen die Metalloprotease ADAMTS13.

Therapie

Eine Therapie ist sofort nach Diagnosestellung einzuleiten! Zunächst sollte nach einer therapierbaren Grunderkrankung (Infekte!) gesucht werden. Medikamente, die als Auslöser in Frage kommen, müssen abgesetzt werden. Der Plasmaaustausch mit Fresh Frozen Plasma ist die effektivste Therapieform der TTP. Der Stellenwert einer Therapie mit Glukokortikoiden und/oder Rituximab ist unklar; Rituximab ist insb. bei Patienten mit Autoantikörpern gegen die Metalloprotease ADAMTS13 wirksam. Die Behandlung sollte stets in einem hämatologischen Zentrum erfolgen.

Verlauf und Prognose

Die TTP ist immer eine lebensgefährliche Erkrankung. Eine rechtzeitig erkannte und behandelte TTP hat eine gute Aussicht auf eine bleibende Vollremission; doch versterben auch heute noch bis zu 10 % der Patienten. In bis zu 50 % der Fälle sind Rezidive möglich, die wiederum behandelt werden können.

7.2.6 Disseminierte intravasale Gerinnung (Verbrauchskoagulopathie)

Die Thrombozytopenie entsteht durch den gesteigerten Verbrauch von Thrombozyten im Rahmen der intravasalen Gerinnungsstörung. Eine akzelerierte intravasale Gerinnung kann in vielen klinischen Situationen auftreten: Zu nennen sind vor allem Schock, Sepsis, maligne Tumoren, vorzeitige Plazentalösung, Fruchtwasserembolie, Operationen an Prostata und Lunge sowie intravasale Hämolysen. Einzelheiten bezüglich der klinischen Problematik und Diagnostik finden sich in ➢ Kapitel 10. Eine Thrombozytopenie im Rahmen einer bakteriellen Infektion entwickelt sich besonders leicht im Neugeborenenalter. So ist die **Thrombozytopenie ein typisches Frühsymptom einer gramnegativen Sepsis des Neugeborenen.**

Bei malignen Tumoren, insb. bei akuten Leukämien, schleimbildenden Adenokarzinomen des Gastrointestinaltrakts, der Mamma und der Prostata läuft nicht selten eine „latente“, d. h. protrahiert und durch Mehrbildung von Gerinnungsfaktoren und Thrombozyten weitgehend oder vollständig kompensierte, intravasale Gerinnungsstörung ab. Hier erkennt man im Blutausstrich bei normaler oder leicht verminderter Thrombozytenzahl gehäuft Riesenthrombozyten.

7.2.7 Thrombozytopenie bei Riesenhämangiomen (Kasabach-Merritt-Syndrom)

Die Thrombozytopenie beim Kasabach-Merritt-Syndrom entsteht durch einen Thrombozytenverbrauch in ausgedehnten Hämangiomen. Häufig finden sich gleichzeitig Zeichen einer mikroangiopathischen Hämolyse und einer leichten intravasalen Gerinnungsstörung.

7.3 Thrombozytopenien durch Verteilungsstörung

Diese Formen werden in ➢ Kapitel 8.5 (Hypersplenismus) besprochen.

7.4 Pseudothrombozytopenie

Bei der heute allgemein üblichen Antikoagulation des Venenblutes mit EDTA werden nicht selten niedrige Thrombozytenwerte bestimmt, ohne dass Zeichen einer Blutungsneigung festzustellen sind. Eine derartige Situation sollte stets daran denken lassen, dass eine „Pseudothrombozytopenie“ vorliegt. Wegweisend ist der Nachweis von Thrombozytenaggregaten im Ausstrich des peripheren Blutes (➢ Kap. 2.1). Das Phänomen wird durch im Serum vorhandene Plättchenantikörper verursacht, die in Gegenwart von EDTA (Chelatbildner!) die Thrombozyten aggregieren lassen.

KAPITEL

8

Ernst Holler

Andere Zytopenien

Leukozytopenien stellen vor allem dann für den Patienten eine Bedrohung dar, wenn die wichtigsten Zellen der antibakteriellen Abwehr, die Granulozyten, betroffen sind. Die Granulozytopenie kann entweder im Rahmen einer **Panyzytopenie** oder als isolierte Granulozytopenie auftreten.

8.1 Aplastische Anämie

Die Panmyelopathie oder aplastische Anämie ist durch eine Verminderung **aller** Zellreihen der Blutbildung bei gleichzeitiger Verminderung der Vorläuferzellen im Knochenmark (hypoplastisches oder aplastisches Mark) gekennzeichnet. Sie ist mit einer Inzidenz von 2–4 Erkrankungen auf 1 Mio. Einwohner pro Jahr selten, aber aus mehreren Gründen von besonderer Bedeutung:

- Sie kann wie die Agranulozytose durch Medikamente hervorgerufen werden.
- Bei früher und sachkundiger Diagnose bestehen heute an der Pathophysiologie des Stammzellschadens orientierte Therapieverfahren, die in hohem Maße zur Heilung führen.

Die schwere aplastische Anämie hat mit ausschließlicher supportiver Therapie eine schlechte Prognose. Sie tritt meist idiopathisch auf und wird primär häufig erfolgreich mit intensiver immunsuppressiver Therapie, bei Versagen durch eine allogene Stammzelltransplantation behandelt.

8

8.1.1 Ätiologie und Pathogenese

Die Aufrechterhaltung der Hämatopoese erfolgt durch die kontinuierliche Nachbildung differenzierter Blutzellen aus den determinierten und multipotenten Vorläuferzellen und Stammzellen des Knochenmarks. Bei der aplastischen Anämie ist dieses Fließgleichgewicht durch eine Schädigung der Stammzellen gestört. Diese Schädigung kann dabei entweder **direkt** den Vorläufer- und Stammzellpool betreffen (wie bei medikamentös oder durch Viren ausgelösten aplastischen Anämien) oder **indirekt** Folge einer Aktivierung körpereigener T-Lymphozyten gegen die Vorläuferzellen sein.

Neue Untersuchungen zeigen, dass dabei dem stammzellsuppressiven Zytokin Interferon-γ und der Aktivierung gegen Vorläuferzellen gerichteter T-Lymphozyten eine wichtige Rolle zukommt. Als weitere Mechanismen werden ein Fehlen von regulatorischen T-Zellen, die diese Immunreaktion unterdrücken, und eine erhöhte Sensibilisierung der Stammzellen gegenüber zytotoxischen Mechanismen von T-Zellen wie die vermehrte Fas-Expression auf Vorläuferzellen diskutiert. Zusätzlich gibt es Hinweise, dass Veränderungen auf Ebene der Stammzellen diese Immunreaktion begünstigen und zu einer erhöhten Apoptoseempfindlichkeit der Stammzellen führen: So wurde bei einem kleinen Teil der Patienten mit aplastischer Anämie eine Telomerverkürzung gefunden, die bei einigen Patienten mit einer Mutation im Enzym TERT (Telomerase Reverse Transkriptase) assoziiert war. Darüber hinaus wird diskutiert, dass die bei bis zu 50 % der Patienten mit aplastischer Anämie nachgewiesenen Klone einer paroxysmalen nächtlichen Hämoglobinurie (PNH, ➤ Kap. 6.10.4) diese Immunreaktionen begünstigen. Umgekehrt erklärt eine mit der Zeit stattfindende Selektion der PNH-Klone, dass Patienten mit aplastischer Anämie im Verlauf auch eine manifeste PNH entwickeln können.

Trotz der neuen pathophysiologischen Erkenntnisse lässt sich nur bei etwa 10 % der Patienten mit aplastischer Anämie eine eindeutige auslösende Noxe (z. B. Medikamente oder Viren) eruieren bzw. ein exakter Mechanismus definieren; die übrigen Erkrankungen werden deshalb als **idiopathische** aplastische Anämie definiert.

Die Einordnung einer Panzytopenie als idiopathische aplastische Anämie ist jedoch nur zulässig, wenn durch die ausführliche und über einen Zeitraum von mehreren Monaten zurückreichende Anamnese eine Medikamenten- und Schadstoffexposition oder eine Infektion ausgeschlossen wurde. Während die durch Chemotherapeutika und Bestrahlung induzierte Knochenmarksuppression in ➤ Kapitel 8.4 diskutiert wird, sind die häufigsten mit dem Auftreten einer Panzytopenie assoziierten **Medikamente und Noxen** in ➤ Tabelle 8.1 aufgeführt.

Neben Medikamenten sind **Viren** als Auslöser schwerer Panzytopenien zu nennen, vor allem Parvovirus B19, HIV und die Hepatitisviren: Das **Parvovirus B19** attackiert in der Regel Proerythroblasten und

Tab. 8.1 Noxen und Medikamente, die als gesicherte oder wahrscheinliche Auslöser einer aplastischen Anämie gelten

Substanzklasse	Einzelsubstanzen
Analgetika	Phenylbutazon andere nichtsteroidale Antirheumatika
Antirheumatika	Gold, Penicillamin
Antiepileptika	Phenytoin, Carbamazepin, Valproinsäure
Antibiotika	Chloramphenicol, Sulfonamide
Thyreostatika	Carbimazol, Propylthiouracil (meist isolierte Agranulozytose)
Psychopharmaka	Phenothiazine (meist isolierte Agranulozytose)
Antihypertensiva	Nifedipin
Lösungsmittel	Benzol
Insektizide	Lindan, chlorierte Kohlenwasserstoffe

induziert primär eine Pure Red Cell Aplasia (PRCA). Allerdings kann es bei vorbestehenden hämatologischen Erkrankungen und bei immunsupprimierten Patienten, insb. nach Organtransplantation, schwere Panzytopenien auslösen. Eine durchgemachte **Hepatitis** A, B oder C wird bei 1–5 % der Patienten mit aplastischer Anämie als mögliche Ursache gefunden. Der Mechanismus scheint ebenfalls immunmediiert und weniger Folge einer direkten Virusinfektion der Stammzellen zu sein. Sehr selten können auch Virusinfektionen mit den Herpesviren CMV und EBV mit einer Panzytopenie assoziiert sein.

Panzytopenien **nach Organtransplantation** können neben der Parvovirus-B19-Infektion auch das seltene virale Hämophagozytose-Syndrom zur Ursache haben. In wenigen, dann aber sehr bedrohlichen Fällen, kann eine Panzytopenie auch Ausdruck einer **Graft-versus-Host-Reaktion** gegen das Patientenknochenmark sein, wenn mit dem transplantierten Spenderorgan Spenderlymphozyten übertragen wurden.

Als weitere seltene Ursachen einer aplastischen Anämie sind schließlich die **angeborenen Panmyelophthisen** auszuschließen: Hierzu gehört die **Fanconi-Anämie,** die neben der im Vordergrund stehenden Panzytopenie auch mit Entwicklungsstörungen der Gliedmaßen und anderer Organe einhergeht. Sie wird meist autosomal-rezessiv vererbt und weist spezifische Genmutationen auf, die zu einer erhöhten Rate an Chromosomenbrüchen und einer Hypersensitivität gegenüber zahlreichen Noxen führen. Auch die **Dyskeratosis congenita,** die durch Nagelveränderungen, abnorme Hautpigmentierungen und Schleimhautleukoplakien gekennzeichnet ist, führt häufig zum Knochenmarkversagen. Auslöser sind verschiedene genetische Defekte im Bereich der Telomeraseaktivität, sodass hier eine Parallele zur Pathogenese einzelner Formen der erworbenen aplastischen Anämie besteht. Als dritte kongenitale Anämie ist das **Shwachman-Diamond-Syndrom** zu nennen, das durch exokrine Pankreasinsuffizienz, Knochenmarkversagen und metaphysäre Dysostosen charakterisiert ist. Auch hier konnte ein Gendefekt am Chromosom 7 identifiziert werden.

8.1.2 Symptomatik und klinischer Befund

Die klinischen Symptome richten sich nach dem Ausmaß von Anämie, Thrombozytopenie und Neutropenie. Bei akuter Entwicklung stehen Blutungszeichen und/oder infektiöse Komplikationen im Vordergrund, bei langsamer Entwicklung häufig zunächst die Anämiesymptome, während Blutungszeichen und Infekte später folgen.

- **Anämiezeichen** sind Müdigkeit und rasche Abgeschlagenheit, zunächst bei stärkerer, dann auch bei leichter körperlicher Belastung und Alltagstätigkeiten. Die Patienten berichten über Herzklopfen, Ohrensausen und zunehmende Blässe. Bei älteren Menschen oder bei kardialen Vorerkrankungen kann sich eine Herzinsuffizienz oder eine koronare Herzerkrankung verstärken oder erstmals manifest werden.
- **Blutungszeichen** entsprechen in der Regel dem thrombozytopenischen Typ.
- Bei **schwerer Granulozytopenie** treten zunächst lokalisierte bakterielle Infektionen wie Mund- und Rachenulzera im Sinne einer Stomatitis, eventuell auch eine nekrotisierende Gingivitis oder Tonsillitis auf. Weitere Manifestationen sind Harnwegsinfekte, Pneumonien, lokale Weichteilinfekte oder Phlegmone. Septikämien können sich ohne einen primär nachweisbaren

Herd manifestieren; bei fortgeschrittener Granulozytopenie treten häufig Pilzinfektionen hinzu.
- Lymphknoten sowie Leber und Milz sind in der Regel nicht vergrößert; solche Befunde sprechen gegen eine primäre aplastische Anämie.

8.1.3 Diagnostik

- Im peripheren Blutbild findet sich eine Bizytopenie, häufiger eine Trizytopenie.
- Die Anämie ist meist normochrom und normozytär, selten leicht makrozytär, die Erythrozytenmorphologie normal. Die absoluten Retikulozytenzahlen sind vermindert.
- Der Leukopenie liegt meist eine Verminderung der Granulozyten zugrunde, bei schwerer Aplasie manchmal auch eine Lymphozytopenie.
- Die im Differenzialblutbild zu findenden restlichen Zellen sind in der Regel morphologisch unauffällig; der Nachweis unreifer Vorstufen lenkt den Verdacht eher auf eine akute Leukämie oder einen knochenmarkinfiltrierenden Prozess als Ursache der Panzytopenie.

Knochenmarkdiagnostik bei Verdacht auf aplastische Anämie

Wird eine aplastische Anämie als Ursache der Bi- oder Trizytopenie vermutet, so muss unverzüglich eine Knochenmarkaspiration und -biopsie veranlasst werden. Beide Verfahren können bei sachgerechter Ausführung und anschließender Kompression auch bei schwerer Thrombozytopenie durchgeführt werden. Eine alleinige Knochenmarkaspiration ist nicht ausreichend, um eine aplastische Anämie zu diagnostizieren oder auszuschließen. Die Gewinnung eines ausreichend großen Biopsiezylinders ist zur Erkennung einer fleckförmig verteilten Hypoplasie essenziell.

Die zytologische Untersuchung des Aspirats zeigt eine **verminderte Zelldichte.** In den zellarmen Bröckeln sieht man neben spärlichen Resten der Hämatopoese vor allem noch Lymphozyten, Plasmazellen, Basophile und Makrophagen. Es ist jedoch wichtig zu wissen, dass es häufig nur zu einer **fleckförmigen** Verminderung der Markzelldichte kommen kann; hier kann die Aspiration von erhaltenen Hämatopoese-Nestern diagnostisch fehlleiten.

In der Biopsie finden sich jedoch häufig noch Herde erhaltener Hämatopoese, die allerdings nicht bunt gemischt sind, sondern meist nur Erythropoese oder auch Granulopoese enthalten. Im histologischen Präparat einer schweren Knochenmarkaplasie sieht man eine Fettmarkvermehrung mit entzündlichem Infiltrat durch eingestreute eisenspeichernde Makrophagen, Plasmazellen, Lymphozyten und Basophile.

Eine trockene Markaspiration ohne Nachweis von Bröckeln darf nicht mit einem leeren Knochenmark gleichgesetzt werden: Gerade bei dichter Markinfiltration (wie bei Leukämien) ist es häufig schwierig, Zellmaterial zu aspirieren. Charakteristisch für die aplastische Anämie ist die Aspiration morphologisch leerer Bröckel.

Schwierig ist manchmal die Abgrenzung der aplastischen Anämie gegen eine Leukämie mit Markaplasie oder gegen primär hypoplastische myelodysplastische Syndrome mit Panzytopenie. Hier kann die ebenfalls durchzuführende **zytogenetische Analyse** weiterhelfen. An eine sekundäre Aplasie bei primärer PNH muss bei koinzidenter Hämolyse oder gleichzeitigen Thrombembolien gedacht werden. Hier hilft differenzialdiagnostisch die Analyse von CD59 mittels Durchflusszytometrie weiter. Alle anderen Differenzialdiagnosen der Panzytopenie sind in der Regel durch Beurteilung von Differenzialblutbild, Knochenmarkausstrich und -biopsie abgrenzbar (➤ Box 8.1).

BOX 8.1

Differenzialdiagnose der Panzytopenie

- Aplastische Anämie
- Virusinfektionen, Hämophagozytosesyndrom
- Megalobastäre Anämien (Vitamin-B_{12}-/Folsäuremangel)
- Hypersplenismus
- Lupus erythematodes und andere Kollagenosen
- Myelodysplastisches Syndrom mit bi-/trilineärer Zytopenie
- „Aleukämische" akute Leukämie
- Knochenmarksinfiltration (Lymphom, Haarzellleukämie, Knochenmarkkarzinose)
- Primäre Myelofibrose (PMF)
- Seltene Zytopenien (angeborene Zytopenien, NK-Zell-Lymphom/-Leukämie)

Die **schwere aplastische Anämie (SAA)** ist durch eine Knochenmarkzellularität von < 25 %, eine absolute Retikulozytopenie, Thrombozytenwerte < 20 000/µl oder eine absolute Neutrohilenzahl < 500/µl gekennzeichnet. Bei Neutrophilen < 200/µl spricht man von einer sehr schweren aplastischen Anämie **(vSAA)**.

8.1.4 Verlauf und Prognose

Der klinische Verlauf hängt vom Ausmaß der Panzytopenie ab. Bei mäßiger Aplasie können fluktuierende und chronische Verläufe auch über viele Jahre beobachtet werden, gelegentlich kommt es zu spontanen Remissionen. Hingegen stellt die schwere aplastische Anämie immer eine lebensgefährliche Erkrankung dar, die eine rasche Diagnose erfordert. Unter ausschließlich supportiver Therapie sterben innerhalb eines Jahres mehr als 70 % dieser Patienten an Blutungs- oder infektiösen Komplikationen. Das Alter eines Patienten ist selbst bei adäquater Therapie ein weiterer Prognosefaktor: Bei moderater aplastischer Anämie liegen die 5-Jahres-Überlebensraten im Alter unter 50 Jahren bei 86 %, zwischen 50 und 60 Jahren bei 72 % und bei älteren Patienten bei 54 %. Liegt eine vSAA vor, so beträgt die Überlebensrate unter 50 Jahren 49 %, zwischen 50 und 60 Jahren 40 % und bei älteren Patienten nur noch 21 %.

8.1.5 Therapie

Die Therapie der aplastischen Anämie besteht aus drei wesentlichen Elementen:

- Dem **Absetzen** und Entfernen **potenzieller Noxen** (➤ Tab. 8.1),
- einer **supportiven Therapie,** bestehend aus der Transfusion von Blutprodukten, antibiotischer Prophylaxe und Therapie infektiöser Komplikationen, und
- der **definitiven Therapie** mit intensiver Immunsuppression oder Transplantation allogener hämatopoetischer Stammzellen.

Nach Diagnose einer Panzytopenie ist zunächst die rasche Differenzialdiagnose inklusive der exakten Expositionsanamnese wichtig, um mögliche Auslöser zu identifizieren und beheben zu können. Bei Infektionen sind die Regeln der raschen Diagnostik und empirischen antibiotischen Therapie wie bei neutropenischen Infektionen einzuhalten (➤ Kap. 4.5.2). Schwere Anämie und Thrombozytopenie mit entsprechender hämorrhagischer Diathese sind Indikationen zur Substitution mit Blutkomponenten: Aufgrund der möglichen Notwendigkeit einer Langzeittransfusionstherapie oder einer späteren Transplantation hämatopoetischer Stammzellen muss von Anfang an besonders auf eine Vermeidung der **Sensibilisierung gegen Blutprodukte** geachtet werden. Dies beinhaltet einerseits eine möglichst zurückhaltende Transfusionsstrategie (Erythrozytenkonzentrate nicht nach Hämoglobinwert, sondern erst bei symptomatischer Anämie; Thrombozytenkonzentrate nicht an Grenzwerten orientiert, sondern nur bei deutlicher hämorrhagischer Diathese). Zum anderen sollten so früh wie möglich Thrombozytenkonzentrate von Einzelspendern gegeben werden, die man in der Regel über Thrombapherese gewinnt. Kommt es bei Patienten unter Langzeitsubstitution von Thrombozyten dennoch zur Alloimmunisierung (erkennbar am fehlenden Anstieg der Thrombozytenwerte), muss auf Konzentrate von ausgewählten HLA-kompatiblen Spendern ausgewichen werden.

Die **knochenmarkstimulierende** Therapie hat einen untergeordneten Stellenwert. Anabole Steroide wurden früher bei Patienten, die keiner definitiven Therapie zugeführt werden konnten, mit geringem Erfolg eingesetzt und sind heute weitgehend vom Markt genommen. Der isolierte Einsatz von Wachstumsfaktoren wie G-CSF erbrachte bei Fehlen der stimulierbaren Vorläuferzellen allenfalls passagere Anstiege der Neutrophilen.

Immunsuppressive Therapie Entsprechend der Hypothese der immunologisch bedingten Hemmung der Stammzellproliferation ist die **immunsuppressive Induktionstherapie** eine wichtige Säule in der Behandlung der SAA. In der Regel wird dazu hoch dosiert über 5 Tage **Anti-Thymozytenglobulin** gegeben; parallel wird eine Langzeitimmunsuppression (mindestens 6 Monate) mit **Ciclosporin** begonnen. Die begleitende Therapie mit hoch dosierten Kortikosteroiden dient der Prophylaxe von Nebenwirkungen und der Verhinderung der Serumkrankheit und wird nach 14 Tagen ausgeschlichen. Eine isolierte Kortikosteroidtherapie ist bei der aplastischen Anämie unwirksam. Die isolierte Therapie mit Calcineurininhibitoren hat bei einigen Patienten mit moderater aplastischer Anämie zu einer Verbesserung geführt, war aber der Kombinationstherapie eindeutig unterlegen. Die kombinierte immunsuppressive Therapie kann bei schwerer Neutropenie durch die Gabe von G-CSF erweitert werden.

Insgesamt sprechen über 70 % der Patienten mit SAA auf eine intensive immunsuppressive Therapie an, wobei die Verbesserung der Blutbildung Wochen bis Monate benötigt und nur ein Teil der Patienten eine vollständige Erholung zeigt. Bis zu 35 % der auf diese Therapie ansprechenden Patienten erleiden einen Rückfall, der dann entweder nochmals mit einem zweiten immunsuppressiven Kurs (Ansprechraten wieder 50–70 %) oder mit einer allogenen SZT behandelt werden muss. Ein weiterer Nachteil der immunsuppressiven Therapie ist die langfristige Entwicklung klonaler Störungen der Hämatopoese. Relativ häufig ist die Entwicklung eines PNH-Klons (bei 15–35% der Patienten). Nach 10 Jahren werden aber auch bei 15–20 % maligne hämatologische Erkrankungen, insbesondere myelodysplastische Syndrome und akute myeloische Leukämien, beobachtet.

Neuere Immunsuppressiva wie Mycophenolat-Mofetil, der Anti-IL2-Rezeptor Antikörper Daclizumab oder auch Alemtuzumab werden derzeit auf ihre Wirksamkeit untersucht, können aber außerhalb von Studien nicht empfohlen werden.

Stammzelltransplantation (SZT) Die allogene SZT stellt die definitive und kausale Therapie der aplastischen Anämie dar. Da sie aber durch das nicht unerhebliche Risiko der Mortalität und Morbidität durch die akute und chronische GvHD sowie durch Immundefekte kompliziert ist, wird ein differenzierter Einsatz empfohlen. Bei jüngeren Patienten (< 40–50 Jahre), fehlender Komorbidität und Vorliegen eines HLA-identen Geschwisterspenders führt die primäre allogene SZT zu exzellenten Heilungsraten mit 70 % Langzeitüberleben nach 10–15 Jahren. Da die Ergebnisse bei früher Transplantation und jungen Patienten noch besser ausfallen, sollten diese Patienten unverzüglich nach Diagnosestellung einem Transplantationszentrum vorgestellt werden. Für ältere Patienten und Patienten ohne HLA-identes Geschwister wird primär die immunsuppressive Therapie empfohlen. Bei Versagen der immunsuppressiven Therapie oder bei einem Rückfall kann dann die allogene SZT von einem HLA-kompatiblen Fremdspender immer noch Langzeitremissionen und Heilungen heute bei 50–70% der Patienten erzielen. Wegen der guten Erfolge der allogenen Transplantation werden die Konditionierungsprotokolle auch im Hinblick auf mögliche Spätschäden weniger aggressiv gestaltet als bei akuten Leukämien.

8.2 Akute Agranulozytose

Als akute Agranulozytose bezeichnet man einen akut einsetzenden ausgeprägten Abfall der neutrophilen Granulozyten mit u. U. gefährlichen Infektionen. Die Erkrankung ist mit einer Jahresinzidenz von 1–10 auf 1 Mio. Einwohner selten, aber aus mehreren Gründen von allgemeiner Bedeutung:

- In über 70 % der Fälle lässt sich ein Zusammenhang mit einer Medikamentengabe in den letzten 4 Wochen vor Diagnose herstellen.
- Die Erstmanifestation ist oft eine bakterielle Infektion unterschiedlicher Lokalisation. Es liegt beim erstbehandelnden Arzt, auch die zugrunde liegende Agranulozytose zu erkennen.
- Die Prognose hängt davon ab, dass frühzeitig an eine medikamenteninduzierte Agranulozytose gedacht und der Auslöser abgesetzt wird.

Die medikamenteninduzierte Agranulozytose ist im Gegensatz zur regelhaften Knochenmarksuppression durch zytotoxische Medikamente dadurch gekennzeichnet, dass die Medikamentenexposition nur bei einigen wenigen Ausnahmefällen zur Agranulozytose führt, sodass von einer seltenen Überempfindlichkeit des jeweiligen Patienten im Sinne einer **Idiosynkrasie** ausgegangen werden muss. Einfache Laboratoriumsmethoden zum Beweis der Medikamentenüberempfindlichkeit stehen nicht zur Verfügung, weshalb der exakten Expositionsanamnese große Bedeutung zukommt. Bei Einnahme von Kombinationspräparaten kann die Identifikation eines Auslösers unmöglich sein. Insgesamt sind nur wenige Risikofaktoren für das Auftreten einer

Agranulozytose bekannt: Mit höherem Alter steigt die Inzidenz; Frauen sind häufiger betroffen, eine Niereninsuffizienz und zugrunde liegende Autoimmunerkrankungen begünstigen das Auftreten.

Hinweise für die Praxis

Patienten mit einer akuten Agranulozytose sind durch das Auftreten schwerer Septikämien gefährdet. Nach sorgfältiger Suche nach auslösenden Medikamenten müssen diese abgesetzt werden, und bis zur Erholung ist eine supportive und antibiotische Therapie wie bei anderen neutropenischen Infektionen durchzuführen.

8.2.1 Ätiologie

Die Mehrzahl der Agranulozytosen präsentiert sich innerhalb weniger Monate nach Beginn der Medikamenteneinnahme. Die Liste der sicher oder wahrscheinlich mit Agranulozytosen in Verbindung gebrachten Medikamente ist umfangreich; in ➤ Tabelle 8.2 sind nur einige der am häufigsten berichteten zusammengefasst. Als Mechanismen werden einerseits durch die Medikamente oder ihre Metaboliten induzierte Antikörper, andererseits direkte toxische Effekte auf Vorläuferzellen der Granulopoese diskutiert.

Tab. 8.2 Medikamente, die definitiv oder mit hoher Wahrscheinlichkeit eine Agranulozytose ausgelöst haben

Antiphlogistika	Diclofenac, Ibuprofen
Pyrazolone	Metamizol*
Antirheumatika	Gold, Penicillamin, Infliximab, Levamisol, Sulfasalazin*
Antiinfektiva/ Antibiotika	Penicilline*, Cephalosporine, Terbinafin, Vancomycin, Trimethoprim-Sulfmethoxazol, Dapson*
Antiarrhythmika	Procainamid*, Aprindin, Ajmalin
Kardiovaskuläre Medikamente	Clopidogrel, Ticlopidin*, ACE-Hemmer
Thyreostatika	Methimazol*, Thiouracil, Carbimazol*
Antikonvulsiva	Phenytoin, Carbamazepin
Gastrointestinale Mediamente	Cimetidin, Metoclopramid
Psychopharmaka	Clozapin*, Chlorpromazin, Mianserin

* Diese Medikamente machen zusammen mehr als 50 % der berichteten medikamenteninduzierten Agranulozytosen aus.

8.2.2 Symptome und Diagnostik

Das klinische Bild hängt vom Ausmaß der Neutropenie ab. Bei Neutrophilen < 500/ml haben die Patienten in der Regel **hohes Fieber,** oft mit Schüttelfrost und septischem Verlauf, sowie **Halsschmerzen und Schluckbeschwerden.** Als Ursache findet sich häufig eine beidseitige nekrotisierende Tonsillitis sowie eine ausgeprägte Stomatitis. Ebenso können perianale Schleimhautläsionen auftreten; später kommen Pneumonien und lebensbedrohende Septikämien durch Bakterien und Pilze hinzu.

Bei Agranulozytosen durch Analgetika/Antiphlogistika und Antibiotika können die Symptome fälschlicherweise der Ersterkrankung zugeordnet werden, die zur Verordnung dieser Medikamente geführt hat. Hier besteht dann die Gefahr, dass die auslösenden Medikamente wegen „Therapieresistenz" weiterverordnet werden.

Der Nachweis einer Agranulozytose ist auch in der Praxis leicht möglich: Leitsymptom ist die Leukopenie mit Werten < 500/µl: Bei Durchsicht des Differenzialblutbildes lassen sich oft nur sehr wenige oder keine Neutrophile mehr finden. Die übrigen Blutzellwerte sind primär normal, können aber sekundär durch die Sepsis verändert sein. Die Diagnose kann häufig aus dem klinischen Bild und dem Blutbild gestellt werden. Die **Knochenmarkdiagnostik** erlaubt den Ausschluss anderer Bluterkrankungen mit schwerer Leukopenie, insbesondere von akuten Leukämien. Häufig beobachtet man ein Fehlen von ausdifferenzierenden Neutrophilen und eine Vermehrung unreifer myeloischer Zellen, die auf Ebene der Promyelozyten arretiert sind.

Die akute Agranulozytose bei Kindern entspricht der Erkrankung des Erwachsenen. Häufiger kommen bei Kleinkindern passagere, klinisch relevante Granulozytopenien im Rahmen von Virusinfektionen vor. Diese Neutropenien stellen aufgrund ihres passageren Charakters keine Gefährdung für bakterielle Infektionen dar.

8.2.3 Verlauf und Behandlung

Die Neutropenie erholt sich in der Regel zwischen 1 und 3 Wochen nach Absetzen des potenziellen Auslösers. Die Infektionstherapie sollte nach den Regeln der Infektionsdiagnostik und -therapie bei neutropenischen Patienten durchgeführt werden. Insgesamt liegt die Rate tödlicher Komplikationen bei Neutrophilen > 100/µl bei 3 % und kann bei Neutrophilen < 100 µl auf 10 % ansteigen. Die Sepsisinzidenz wird mit 15–20 % angegeben. Die Gabe von Wachstumsfaktoren, insb. G-CSF oder Peg-Filgastrim, scheint die Neutropeniedauer etwas zu verkürzen und die Rate infektiöser Komplikationen zu vermindern.

8.3 Chronische isolierte Granulopenien

Isolierte Neutropenien kommen entweder angeboren (➤ Kap. 11.2.3) oder erworben vor. Zu den **immunologisch bedingten Neutropenien** gehören die Alloimmunneutropenie des Neugeborenen und die meistens im Erwachsenenalter auftretenden Neutropenien: Sie können sekundär nach Infektionen oder bei anderen Autoimmunerkrankungen vorkommen; die Diagnostik auf Antikörper gegen Neutrophile ist häufig positiv. Patienten mit **chronischer idiopathischer Neutropenie (benigne familiäre Neutropenie)** haben häufig Neutrophilenzahlen im Bereich zwischen 500 und 2000/µl und sind dann selten infektgefährdet. Dennoch kann im Einzelfall die Behandlung mit G-CSF erforderlich werden. Als seltene schwere Form einer isolierten Neutropenie wurde die **Pure White Cell Aplasia** beschrieben, die ähnlich wie die Pure Red Cell Aplasia mit einem Thymom assoziiert sein kann.

Trotz intensiver fachhämatologischer Abklärung gelingt die Einordnung chronischer Neutropenien nicht immer. Einzelne Patienten mit chronischer Neutropenie ohne erkennbare Grunderkrankung können später, ähnlich wie Patienten mit angeborenen Neutropenien, eine Myelodysplasie oder auch akute Leukämie entwickeln.

8.4 Knochenmarkinsuffizienz nach Zytostatikatherapie und Bestrahlung

Eine zeitlich begrenzte Knochenmarkinsuffizienz entsteht aufgrund der hohen Proliferation hämatopoetischer Vorläuferzellen regelhaft als vorhersagbare und dosisabhängige Nebenwirkung der klassischen Zytostatikatherapie. Die durch die Zytostatikagabe induzierte Knochenmarksuppression setzt 5–10 Tage nach der ersten Applikation ein und manifestiert sich entsprechend der Überlebensdauer der einzelnen Blutzellen zunächst als Leuko- und Neutropenie, dann als Thrombopenie und schließlich als Anämie. Die Geschwindigkeit des Eintritts der Neutropenie ist von der Substanzklasse des applizierten Zytostatikums abhängig: Stammzelltoxische Alkylanzien wie Myleran oder Melphalan führen zur verzögerten Myelosuppression, während die Neutropenie nach hoch dosierter Gabe von Antimetaboliten und Anthrazyklinen rascher einsetzt. Nach dem Durchschreiten des Leukozyten-**Nadirs** 10–14 Tage nach Therapieende beginnt die hämatopoetische Regeneration und ist meist nach 3–4 Wochen abgeschlossen. Diese Kinetik der Schädigung und Erholung hämatopoetischer Stammzellen macht es notwendig, die meisten Chemotherapieschemata in Zyklen von 3–4 Wochen zu applizieren. Durch die prophylaktische Gabe von Wachstumsfaktoren kann bei manchen Schemata die Neutropeniedauer verkürzt und die Chemotherapie dann intensiviert im Abstand von 14 Tagen gegeben werden. Hochdosistherapieprotokolle, wie sie zur Behandlung der akuten Leukämie eingesetzt werden, können zu längeren Knochenmarkaplasien führen und müssen deshalb in entsprechend spezialisierten Zentren durchgeführt werden. Die im Rahmen der Hochdosischemotherapie vor Stammzelltransplantation verabreichten Therapien sind in der Regel myeloablativ und würden ohne Stammzellersatz zu Aplasien von mehreren Monaten führen.

Durch wiederholte Gaben von Zytostatika kommt es zu einer kumulativen Schädigung des Knochenmarks und einer zunehmenden, zunächst latenten, selten auch später manifesten hämatopoetischen Insuffizienz. Dies zeigt sich zunächst an einer Makrozytose und am Ausbleiben reaktiver Leukozytosen bei Infektionen. Bei weiterer kumulativer Knochenmarkschädigung können prolongierte Panzytopenien auftreten, die eine zeitweise Substitution mit Blutkomponenten erfordern und zu einer erhöhten Rate an febriler Neutropenie führen. Die prophylaktische Gabe von Wachstumsfaktoren kann diese kumulative Knochenmarkschädigung nur partiell verzögern.

Von großer Bedeutung ist die kumulative Knochenmarkschädigung im Hinblick auf die **Stammzellreserve** des Patienten, wenn im Rahmen des Therapiekonzepts eine Sammlung hämatopoetischer Stammzellen für eine Hochdosischemotherapie mit nachfolgender autologer Stammzelltransplantation vorgesehen ist. Besonders der mehrmonatige Einsatz von Alkylanzien wie Melphalan oder Procarbazin, aber auch eine lang andauernde kumulative Chemotherapiedauer von mehr als 12 Monaten sowie ein höheres Alter reduzieren die Wahrscheinlichkeit, ausreichend Stammzellen mobilisieren und über Apherese sammeln zu können. Deshalb sollte bei Erkrankungen, bei denen eine stammzellunterstützte Hochdosischemotherapie vorgesehen ist, die Stammzellgewinnung immer **früh** im Behandlungsverlauf geplant werden, in der Regel nach dem 2. bis 4. Therapiezyklus. Hierzu ist eine frühe Abstimmung zwischen den erstbehandelnden Ärzten und dem jeweiligen Transplantationszentrum erforderlich.

Nach der Einwirkung **ionisierender Strahlen** auf das hämatopoetische Mark sind prinzipiell gleiche Effekte wie nach Zytostatikatherapie zu erwarten. Dies wird im Rahmen der Ganzkörperbestrahlung zur Konditionierung vor einer Stammzelltransplantation gezielt genutzt; die dort gegebenen fraktionierten Dosen von 8–12 Gy führen zu einem irreversiblen Verlust der Blutbildung. Das Ausmaß der Knochenmarkinsuffizienz nach Bestrahlung hängt von der Ausdehnung und Lokalisation des Strahlenfeldes ab, da beim Erwachsenen die Verteilung des blutbildenden Marks auf Becken und Wirbelsäule konzentriert ist. Histologisch sieht man als Folge der hoch dosierten lokalen Knochenmarkbestrahlung eine Umwandlung in Fettmark, gelegentlich entwickelt sich auch eine Markfibrose. Auch viele Jahre nach Bestrahlung haben sich diese Areale häufig nur mit einer hypoplastischen Blutbildung erholt, sodass bei einer diagnostischen Knochenmarkaspiration vorbestrahlte Areale, wenn möglich, gemieden werden sollten. Die ausgedehnte Vorbestrahlung marktragender Skelettabschnitte führt bei später erforderlicher zytostatischer Therapie ebenfalls zu einer **verminderten hämatopoetischen Reserve** mit einem erhöhten Panzytopenierisiko, sodass im Einzelfall eine Polychemotherapie mit wirksamen Dosen nicht mehr durchgeführt werden kann.

Der Einsatz hämatopoetischer Wachstumsfaktoren zur Prophylaxe und Behandlung der Knochenmarksuppression sowie das Prinzip des Stammzellersatzes zur Überwindung der irreversiblen oder lang anhaltenden Knochenmarkaplasie nach Hochdosistherapie sind in ➤ Kapitel 4 beschrieben.

> Die häufigste Form der Knochenmarkinsuffizienz tritt nach gezielt eingesetzter Zytostatikatherapie auf. Entsprechend der Physiologie der Blutbildung aus Vorläuferzellen tritt der Nadir 5–10 Tage nach Therapie ein. Patienten mit reduzierter Stammzellreserve aufgrund von Vortherapien oder höherem Alter sind besonders durch protrahierte Panzytopenien gefährdet.

8.5 Hypersplenismus

Im klinischen Alltag ist die periphere Zytopenie im Rahmen einer Milzvergrößerung eine häufige Differenzialdiagnose. Als **Hypersplenismus** werden heute jene Zytopenien definiert, die als direkte Folge der Milzvergrößerung auftreten.

8.5.1 Ätiologie und Pathogenese

Ein Hypersplenismus kann bei jeder Milzvergrößerung auftreten. Besonders ausgeprägt und häufig ist er bei Erkrankungen, die mit einer venösen Abflussbehinderung der Milz einhergehen, etwa bei der Leberzirrhose, der Pfortader- oder Milzvenenthrombose und der primären Myelofibrose.

Die Pathogenese der peripheren Zytopenie wurde früher durch die splenogene Markhemmung erklärt,

d. h. eine Knochenmarksuppression durch lösliche Faktoren aus der Milz. Dieses Konzept wurde durch nuklearmedizinische Untersuchungen widerlegt, die eine kürzere Verweildauer von Thrombozyten im Blut und ein sog. **Pooling** in der vergrößerten Milz zeigten. Dem liegt zum einen eine längere Verweildauer der Blutzellen in der Milz zugrunde, aber auch eine pathologische **Steigerung** der normalen **Filter- und Speicherfunktionen** der Milz durch Hyperplasie der roten Pulpa. Bereits im physiologischen Zustand fungieren die Markstränge der Milz als Speicher für bis zu 30 % der Blutzellen. Aufgrund der speziellen Architektur der Milzgefäße passieren die Blutzellen mit langsamem Fluss die Markstränge, wo veränderte Blutzellen durch die zahlreichen Makrophagen modifiziert und entfernt werden. Durch die Veränderung der Markstränge kommt es zur Schädigung der Erythrozyten, die durch die Makrophagen vermehrt abgebaut werden. Dementsprechend findet sich im Knochenmark häufig eine gesteigerte Erythropoese und eine leichte Retikulozytose.

Neuerdings werden allerdings speziell für die Pathogenese der Thrombozytopenie bei Leberzirrhose **zusätzliche** Mechanismen diskutiert: Da die Leber der Ort der **Thrombopoetin**synthese ist, verstärkt der Mangel an diesem Wachstumsfaktor die Thrombozytopenie. Zusätzlich wurden Antikörper gegen Thrombozyten nachgewiesen, die den vermehrten Abbau in der Milz verstärken.

8

8.5.2 Symptomatik und klinischer Befund

Die Symptomatik wird in der Regel durch die zur Splenomegalie führende Grunderkrankung bestimmt. Granulozytopenie und Thrombozytopenie sind in der Regel nicht so stark ausgeprägt, dass Infektionen oder Blutungen zu führenden Symptomen werden.

8.5.3 Diagnostik

Die Einordnung einer Panzytopenie als Hypersplenismus ist nur bei deutlicher Milzvergrößerung zulässig. Andererseits besteht keine direkte lineare Beziehung zwischen der Milzgröße und dem Ausmaß der Panzytopenie.

- Die Anämie ist in der Regel normozytär und normochrom, bei zugrunde liegender Lebererkrankung eher hyperchrom und makrozytär.
- Die Zelldichte des Knochenmarks ist ebenso wie die Retikulozytenzahl als Folge der reaktiven Hyperplasie erhöht.
- Granulozytenwerte von 1500/µl und Thrombozytenwerte von 50 000/µl werden nur selten bei ausgeprägter Milzvergößerung oder bei Vorliegen zusätzlicher Komponenten der Zytopenie (wie z. B. bei Leberzirrhose, s. oben) unterschritten.
- Bei Hypersplenismus im Rahmen der Milzbeteiligung bei malignen Grunderkrankungen oder Infektionen kann es schwierig zu klären sein, inwieweit und zu welchen Teilen die Grunderkrankung oder der Hypersplenismus an der Panzytopenie beteiligt ist.

8.5.4 Therapie

Meist ist die durch einen Hypersplenismus verursachte Panzytopenie nur gering ausgeprägt und deshalb ohne therapeutische Konsequenz. Bei ausgeprägter Zytopenie und normaler Knochenmarkfunktion kann die **Splenektomie** zur Normalisierung des Blutbildes führen. Indikationen zur Splenektomie ergeben sich insb. bei Speicherkrankheiten, bei Pfortader- oder Milzvenenthrombose, beim Morbus Boeck der Milz oder bei ausschließlich oder überwiegend die Milz befallenden Non-Hodgkin-Lymphomen.

Bei hämatologischen Neoplasien, insbesondere Lymphomen, mit systemischer Beteiligung ist in Einzelfällen die Milzbestrahlung eine Alternative zur Splenektomie. Besondere Vorsicht muss bei der Splenomegalie im Rahmen einer **Myelofibrose** angewandt werden, da die Milz hier neben Speicher- und Abbauort aufgrund der Markfibrose auch ein Ort der extramedullären Blutbildung ist. Einerseits kann deshalb nach Splenektomie die Leber die extramedulläre Blutbildung übernehmen und sich stark vergrößern, andererseits besteht die Gefahr, den noch verbliebenen Ort der Blutbildung und damit die „letzte Reserve“ zu entfernen. Ähnlich gilt dies insb. für die Milzbestrahlung, die extrem vorsichtig in Fraktionen von 0,5 Gy mit längeren Intervallen zwischen den einzelnen Fraktionen durchgeführt werden sollte, da sonst schwere und lebensbedrohliche Zytopenien drohen.

Ein vollkommen neuer Ansatz zur Verbesserung der Thrombopenie im Rahmen der Leberzirrhose stellt nach ersten Studien die Anwendung der Zweitgenerations-TPO-Mimetika (z. B. Eltrombopag) dar. Ob sich diese Medikamente zum Einsatz bei Hypersplenismus eignen, müssen zukünftige Studien zeigen.

Als Hypersplenismus bezeichnet man Zytopenien, die direkte Folge einer Milzvergrößerung sind. Häufigste Ursachen sind venöse Abflussbehinderungen der Milz wie die Leberzirrhose. Bei starker Ausprägung dürfen mögliche Therapieverfahren wie Splenektomie oder Bestrahlung nur nach sorgfältiger hämatologischer Abklärung erfolgen, da besonders bei Myelofibrose auch die restliche funktionelle Blutbildung entfernt oder zerstört wird und damit die Zytopenien verstärkt werden können.

KAPITEL

9

Burkhard Hennemann

Blutbildveränderungen bei Systemerkrankungen

9.1 Paraneoplastische Blutbildveränderungen

9.1.1 Anämie und Erythrozytose

Hyporegeneratorische Anämien bei Patienten mit soliden Tumoren können durch Eisenmangel (z. B. bei okkulter gastrointestinaler Blutung) oder durch Knochenmarkinsuffizienz nach Chemotherapie, Bestrahlung oder infolge einer Knochenmarkinfiltration durch die zugrunde liegende Tumorerkrankung entstehen. Davon abzugrenzen ist die hyporegeneratorische Anämie bei chronischer Erkrankung, die auch bei Tumorpatienten auftritt (➤ Kap. 6.11).

Autoimmunhämolytische Anämien finden sich vor allem bei niedrigmalignen Non-Hodgkin-Lymphomen, seltener bei soliden Tumoren. Mikroangiopathische hämolytische Anämien, die durch den Nachweis von Fragmentozyten im Blutausstrich gesichert werden können und oft mit Thrombozytopenie einhergehen, werden besonders bei Adenokarzinomen beobachtet.

Auch nach zytostatischer Behandlung treten mikroangiopathische hämolytische Anämien auf; die meisten Fälle fanden sich nach Therapie mit Mitomycin C, seltener nach Doxorubicin, 5-FU oder Bleomycin. Die chemotherapieinduzierte mikroangiopathische Hämolyse ist oft mit einer Niereninsuffizienz assoziiert und ähnelt der thrombotisch-thrombozytopenischen Purpura.

Die Therapie sollte in erster Linie eine Therapie der malignen Grunderkrankung sein. Eine Eisensubstitution sollte nur bei gesichertem Eisenmangel erfolgen, wobei die Abgrenzung einer Eisenmangelanämie von einer Tumoranämie nicht immer einfach ist. Üblicherweise kann die Eisenreserve des Körpers durch Bestimmung des Serumferritins abgeschätzt werden. Da Ferritin ein Akute-Phase-Protein ist, können bei malignen Erkrankungen erhöhte Serumspiegel gemessen werden; ein Eisenmangel kann dadurch maskiert sein. Auch mithilfe der Transferrinsättigung kann ein Eisenmangel bei Vorliegen einer Akute-Phase-Reaktion nicht zuverlässig erkannt werden, da in einer Akute-Phase-Reaktion die Transferrinsynthese supprimiert ist. In dieser Situation kann die Beurteilung der Hämosiderinspeicher im Knochenmark oder die Messung des löslichen Transferrinrezeptors (sTR) im Serum Aufschluss über die Ursache der Anämie geben.

Tumorbedingte Erythrozytosen sind selten. Sie können durch tumorbedingte Hypoxie hervorgerufen werden. Es konnte aber auch gezeigt werden, dass Tumorzellen in vitro zur Erythropoetinsynthese fähig sind. Vor allem bei Patienten mit Nierenzellkarzinomen, Sarkomen des Uterus und Hämangioblastomen wird die beobachtete Erythrozytose auf eine erhöhte Erythropoetinsekretion durch den Tumor zurückgeführt.

9.1.2 Leukozytenveränderungen

Leukozytosen in unterschiedlichem Ausmaß mit deutlicher Linksverschiebung bis hin zu Myeloblasten können als Begleiterscheinung bei verschiedenen Tumoren auftreten. Oft finden sie sich bei Vorliegen von Knochenmetastasen. Exzessiv erhöhte Leukozytenwerte als Folge einer überschießenden reaktiven Leukozytose werden als **leukämoide Reaktion** bezeichnet, die bei Patienten mit Morbus Hodgkin (oft mit Eosinophilie, im Einzelfall > 80 %), Magenkarzinom, Lungenkarzinom und retroperitonealem Fibrosarkom auftreten. Erhöhte Lymphozytenzahlen treten seltener auf, werden jedoch vereinzelt bei Patienten mit Magenkarzinom, metastasiertem malignem Melanom und Brustkrebs beobachtet. Eine Lymphopenie kann bei Patienten mit Morbus Hodgkin oder Non-Hodgkin-Lymphomen auftreten.

9.1.3 Thrombozytenveränderungen

Nach Splenektomie kommt es zu einem Anstieg der Thrombozytenzahl durch Mobilisierung des splenischen Thrombozytenpools. Eine paraneoplastische Thrombozytose kann durch Sekretion von Wachstumsfaktoren wie IL-6, Stammzellfaktor und Thrombopoetin entweder durch die Tumorzellen selbst oder infolge einer lokalen oder systemischen Entzündungsreaktion auf das Tumorwachstum entstehen. Auch ein Eisenmangel mit sekundärer reaktiver Thrombozytose kann bei Tumorpatienten auftreten und Hinweis auf versteckte Blutungen sein.

Zu Thrombozytopenien bei Patienten mit Tumorerkrankungen kommt es durch behandlungsbedingte Knochenmarkschädigungen oder infolge einer tumorinduzierten disseminierten intravasalen Gerinnung bzw. Mikroangiopathie.

9.2 Blutbildveränderungen bei entzündlichen Systemerkrankungen des rheumatischen Formenkreises

Bei entzündlichen Systemerkrankungen des rheumatischen Formenkreises kann es wie bei malignen Erkrankungen zu krankheitsbedingten und therapiebedingten Veränderungen des Blutbildes kommen. Oftmals tritt eine normo-/hypochrome Entzündungsanämie auf. Bei der rheumatoiden Arthritis finden sich gelegentlich eine leichte Thrombozytose und Leukozytose als Ausdruck der Entzündungsreaktion. Beim Felty-Syndrom, das durch die Trias rheumatoide Arthritis, Splenomegalie und Neutropenie gekennzeichnet ist, kann es durch Hypersplenismus zu einer Anämie mit Retikulozytenvermehrung und zu einer Thrombozythämie kommen.

Bei der ankylosierenden Spondylitis (Morbus Bechterew) findet sich bei bis zu 30 % der Patienten eine milde hypochrome Anämie. Das Reiter-Syndrom (Arthritis, Urethritis und Konjunktivitis) kann mit einer leichten Leukozytose von bis zu 20/nl einhergehen, die durch Vermehrung segmentkerniger Granulozyten entsteht.

9.2.1 Kollagenosen

Bei allen Kollagenosen (Lupus erythematodes, Polymyositis und Dermatomyositis, progressive systemische Sklerose, Sjögren-Syndrom) kann sich eine hypochrome Anämie entwickeln. Beim systemischen Lupus erythematodes (SLE) tritt zusätzlich eine Leukozytopenie mit Verminderung der Neutrophilen- und Lymphozytenzahlen auf. Seltener kommt es zu einer hämolytischen Coombs-positiven Anämie oder einer Autoimmunthrombozytopenie. Wie beim Lupus findet sich auch beim Sjögren-Syndrom bei ca. ⅓ der Patienten eine deutliche Leukozytopenie.

9.2.2 Vaskulitiden

Wie bei den Kollagenosen sind die Blutbildveränderungen bei Vaskulitiden durch das Auftreten einer Anämie infolge der chronischen Entzündung gekennzeichnet. Zusätzlich finden sich gehäuft Leukozytosen und Thrombozytosen, wobei im Differenzialblutbild vor allem beim Churg-Strauss-Syndrom, aber auch bei allergischen Vaskulitiden der kleinen Blutgefäße sowie bei der Purpura Schoenlein-Henoch eine Eosinophilie nachgewiesen werden kann.

9.3 Blutbildveränderungen bei Nierenerkrankungen

9.3.1 Chronische Niereninsuffizienz

Bei den meisten Patienten mit chronischer Niereninsuffizienz kommt es im Verlauf der Erkrankung zu einer hyporegeneratorischen normochromen Anämie. Charakteristischerweise finden sich im peripheren Blutausstrich eine Akantozytose der Erythrozyten und zahlreiche Stechapfelformen. Pathophysiologisch steht die verminderte renale Erythropoetinproduktion im Vordergrund. Andere Faktoren können zur Entwicklung der Anämie bei der chronischen Niereninsuffizienz beitragen: Dazu gehören eine mit einer chronischen Erkrankung assoziierte Anämie, Eisenmangel und Folsäuremangel. Erhöhte Aluminiumspiegel kommen unter chronischer Dialyse vor und können die Erythropoese hemmen.

Eine Autoimmunthrombozytopenie findet sich bei einigen Patienten mit akuter Nephritis und Kollagenosen, vor allem beim Lupus erythematodes disseminatus (LED) und bei der Panarteriitis nodosa. Bei Patienten mit chronischem Nierenversagen kommt es in seltenen Fällen zu einer hämorrhagischen Diathese, die durch eine Thrombozytopenie nicht hinreichend erklärbar ist. Es wird deshalb vermutet, dass zusätzlich Störungen der Thrombozytenfunktion vorliegen. Eine Sonderform der Anämie bei Niereninsuffizienz ist die **mikroangiopathische hämolytische Anämie.** Dabei wird zwischen thrombotisch-thrombozytopenischer Purpura (**TTP; Morbus Moschkowitz**) und **hämolytisch-urämischem**

Syndrom (HUS) unterschieden. Bei der TTP (➤ Kap. 7.2.5 und Kap. 4.2) kommt es infolge eines erworbenen oder angeborenen Funktionsverlustes der vWF-spaltenden Protease zu einer hämolytischen Anämie, die in charakteristischer Weise mit dem Auftreten von Fragmentozyten im peripheren Blut einhergeht. Hinzu kommen eine Thrombozytopenie und neurologische Symptome. In 50 % der Fälle finden sich Störungen der Nierenfunktion. Beim hämolytisch-urämischen Syndrom steht das akute Nierenversagen infolge einer Mikroangiopathie der Nierengefäße im Vordergrund.

9.4 Blutbildveränderungen bei Lebererkrankungen

Ungefähr drei Viertel der Patienten mit chronischen Lebererkrankungen entwickeln mit der Zeit eine milde Anämie. Im Blutausstrich finden sich häufig eine Makrozytose und sog. Targetzellen. Pathophysiologisch tragen verschiedene Faktoren zur Entwicklung der Anämie bei. Dabei spielt eine direkte toxische Wirkung von Alkohol auf das Knochenmark bei chronischen Alkoholikern eine Rolle. Hinzu kommt nicht selten ein Folsäuremangel. Außerdem findet sich eine verkürzte Halbwertszeit der Erythrozyten bei chronischem Alkoholismus, zu der Veränderungen in der Erythrozytenmembran und die begleitende Splenomegalie beitragen. Ein chronischer Blutverlust im oberen Gastrointestinaltrakt (z. B. aus Varizen) mit nachfolgendem Eisenmangel kann an der Entwicklung der Anämie beteiligt sein.

Erworbene Gerinnungsstörungen durch eine reduzierte Synthese der Vitamin-K-abhängigen Gerinnungsfaktoren (II, VII, IX und X) sowie ein Mangel an Faktor V, Fibrinogen und Antithrombin kommen erschwerend hinzu. Die Thrombozytopenie, die bei Patienten mit chronischer Lebererkrankung auftritt, kann außer durch die Bildungsstörung auch durch eine vermehrte Sequestration der Plättchen in der Milz verursacht werden. Im Knochenmark findet sich eine normale bis gesteigerte Zellularität. Oft ist die Erythropoese hyperplastisch, und es finden sich vermehrt vergrößerte Normoblasten. In seltenen Fällen kann es infolge einer Virushepatitis aber auch zu einer Suppression der Blutbildung bis hin zur aplastischen Anämie kommen.

9.5 Blutbildveränderungen bei endokrinen Störungen

In verschiedenen Fallserien wurde die Häufigkeit von Anämien bei Hypothyreose in 20–60 % der Fälle berichtet. Es konnte gezeigt werden, dass eine hypochrome mikrozytäre Anämie durch Eisenmangel oft bei Myxödem auftritt. Als Ursache für den Eisenmangel wurde eine beeinträchtigte Eisenresorption durch Achlorhydrie und durch die erniedrigten Schilddrüsenhormonspiegel vermutet. Auch bei regelrechtem Eisenhaushalt kommt es bei bis zu 25 % der Patienten zu einer Anämie, die auf eine beeinträchtigte Erythropoetinsynthese zurückgeführt wird und sich nach Substitution von Schilddrüsenhormonen normalisiert.

Anämien beim primären Hyperparathyreoidismus sind selten (ca. 5 %), und die Pathophysiologie ist ungeklärt. Es wurde berichtet, dass sich der Hämoglobinspiegel bei 6 von 7 Patienten mit Anämie bei primären Hyperparathyreoidismus nach operativer Entfernung der Nebenschilddrüsen normalisierte.

9.6 Blutbildveränderungen bei Infektionen

9.6.1 Bakterielle Infektionen

Akute bakterielle Infektionen gehen in der Regel mit einer **Leukozytose** einher. Typischerweise liegt die Leukozytenzahl zwischen 15–25/nl Blut. Im Differenzialblutbild finden sich vermehrt segmentkernige Granulozyten. Es zeigt sich eine kontinuierliche Linksverschiebung mit Auftreten von myeloischen Vorläuferzellen bis hin zum Promyelozyten. Dabei können mikroskopisch toxische Granulationen der Granulozyten und Döhle-Körper beobachtet werden. Bei schweren Infektionen, besonders bei Kindern, können Leukozytenzahlen bis zu 50/nl im peripheren Blut nachweisbar sein. Das Fehlen einer Leukozytose bei entsprechender Klinik kann ein Hinweis auf Typhus oder Paratyphus sein.

In der Regel findet sich bei länger anhaltenden Infektionen eine leichte **Anämie** (Anämie bei chronischen Erkrankungen ➤ Kap. 6.11). Bei schwerer Sepsis mit disseminierter Gerinnung kann es zu hämolytischen Anämien und auch zu einer **Thrombozytopenie** kommen. Sonderfälle sind die hämolytische Anämie bei Infektion mit *Chlostridium velchii*, Bartonellose und die autoimmunhämolytische Anämie bei Mykoplasmeninfektion.

Bei Tuberkulose beobachtet man manchmal entweder eine Neutrophilie oder eine Monozytose. Eine hypoplastische Anämie findet sich bei Miliartuberkulose und wird durch Verdrängung und Fibrose des Knochenmarks erklärt. Nicht zuletzt sind einige Tuberkulostatika in der Langzeittherapie myelosuppressiv und können Blutbildveränderungen bei diesen Patienten erklären. Bei Keuchhusten (Pertussis) kommt es im Stadium convulsivum bei 20–80 % der Patienten zu einer Leukozytose, wobei im Differenzialblutbild vor allem eine Lymphozytose imponiert. Wenn eine Neutrophilie und Linksverschiebung vorherrschen, ist an eine Pertussispneumonie zu denken. Auch bei Brucellosen und bei Tuberkulose in Abheilung kann es zu einer relativen Lymphozytose kommen.

9.6.2 Virusinfektionen

Bei Virusinfektionen kommt es häufig zu einer relativen **Lymphozytose,** ohne dass notwendigerweise die Gesamtleukozytenzahl erhöht ist. Zahlreiche Virusinfektionen können darüber hinaus eine Neutropenie verursachen. Häufig ist dies bei Hepatitis A und B, RS-Viren und Influenza zu beobachten. Bei der Epstein-Barr-Virus-Infektion (infektiöse Mononukleose, „Pfeiffersches Drüsenfieber") zeigt sich eine absolute und eine relative Lymphozytose. Dabei finden sich lymphatische Reizformen (Virozyten, EBV-spezifische T-Zellen), die morphologisch schwer von Monozyten zu unterscheiden sind (➤ Abb. 9.1). Selten kommt es zu einer infektassoziierten Hämophagozytose mit Panzytopenie. Gelegentlich findet sich eine leichte Granulozytopenie und Thrombozytopenie.

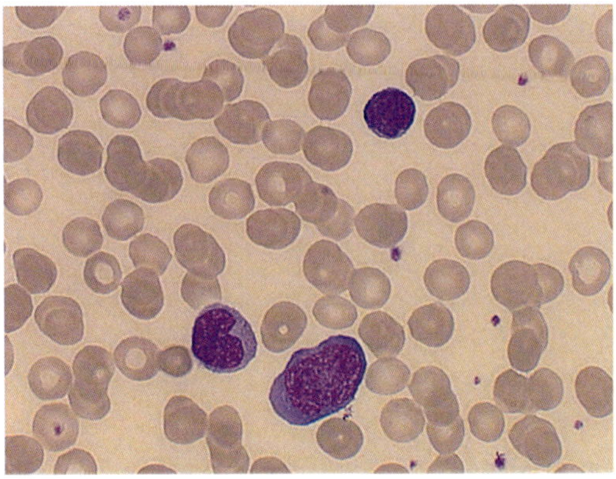

Abb. 9.1 Blutausstrich bei Viruserkrankung: Zwei polymorphe lymphatische Zellen (Virozyten, aktivierte T-Lymphozyten), ein stabkerniger Granulozyt.

Eine leichte Anämie ist eine häufige Begleiterscheinung akuter Virusinfektionen. Eine virusinduzierte aplastische Anämie kann im Zusammenhang mit einer akuten Hepatitis oder einer HHV6- oder Parvovirus-Infektion auftreten.

Sehr selten ist das Auftreten von Plasmazellen im peripheren Blut im Zusammenhang mit Virusinfektionen. Plasmazellen im Differenzialblutbild wurden bei Rötelninfektion und deutlich seltener auch bei Masern und Windpocken gefunden.

Humanes Immundefizienz-Virus (HIV)

Bei einer Infektion mit HIV, einem Retrovirus aus der Gruppe der Lentiviren, finden sich häufig eine **Anämie,** eine **Thrombozytopenie** oder eine **Neutropenie,** die gemeinsam mit der Lymphopenie oder isoliert auftreten können. Infolge der Infektion der CD4+-T-Helfer-Zellen und monozytären Zellen kommt es zu einer Lymphopenie. Die Thrombozytopenie kann immunologisch oder sekundär als Folge einer Fehlfunktion des Knochenmarks auftreten. Ein Ansprechen auf die Behandlung mit Kortikosteroiden oder Immunglobulinen ist zu erwarten, wenn der Autoimmunmechanismus im Vordergrund steht. Durch die Medikamente, die zur Behandlung eingesetzt werden, kann es zu einer Knochenmarksuppression kommen. Die Knochenmarkuntersuchung ist auch zur Diagnose opportunistischer Infektionen wie Tuberkulose, atypische Mykobakteriose und Histoplasmose hilfreich.

9.6.3 Durch Parasiten verursachte Erkrankungen

Infektionen mit mehrzelligen Parasiten (**Metazoen**) verursachen eine signifikante und lang anhaltende Eosinophilie. Bei der in Europa nur noch selten auftretenden Infektion mit *Trichinella spiralis* kommt es 1–2 Wochen nach der Aufnahme von infektiöser Nahrung zu einer ausgeprägten Eosinophilie, die bis zu 6 Monate anhalten kann. Andere Parasiten wie Strongyloiden, Askariden und Tenien sowie Hakenwürmer führen ebenfalls zu einer Eosinophilie. Eine Sonderform ist die durch das **Protozoon** (einzelliger Parasit) *Toxoplasma gondii* verursachte Toxoplasmose, die mit Lymphknotenschwellung und dem Auftreten zahlreicher atypischer Lymphozyten im peripheren Blut verbunden ist. Bei schwerer kongenitaler Erkrankung kann neben einer Anämie und massiver Hepatosplenomegalie eine Thrombozytopenie mit einem leukoerythroblastischen Blutbild auftreten.

Malaria

Bei allen Formen der Malaria kommt es in unterschiedlicher Ausprägung zu einer Anämie, am schwersten bei einer Infektion mit *Plasmodium falciparum* (Malaria tropica, ➤ Abb. 9.2). Bei einer ausgeprägten intravasalen Hämolyse ist auch eine Hämoglobinurie zu sehen. Bei einer akuten Infektion findet sich in der Regel zusätzlich eine Thrombozytopenie. Im chronischen Stadium wird die Anämie durch einen Hypersplenismus verstärkt.

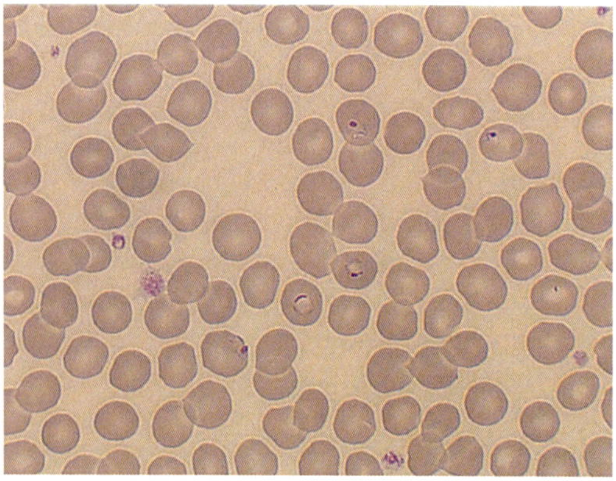

Abb. 9.2 Malaria tropica: Im Blutausstrich zwei Erythrozyten mit Ringformen.

9.7 Blutbildveränderungen bei Stoffwechselerkrankungen

9.7.1 Morbus Gaucher

Die Gaucher-Krankheit wird durch einen autosomal-rezessiv vererbten Mangel an Glucocerebrosidase verursacht. Durch den Enzymmangel wird Glucosylceramid nicht in Glucose und Ceramid gespalten, sondern vermehrt in den Zellen des Monozyten-/Makrophagen-Systems, die im Knochenmark als Gaucher-Zellen bezeichnet werden, gespeichert.

Drei Manifestationsformen der Gaucher-Erkrankung werden unterschieden, von denen Typ 1, die chronische, nichtneuropathische Erkrankung des Erwachsenen, am häufigsten auftritt. Klinisch finden sich bei dieser Erkrankung neben Hepatosplenomegalie und Skelettveränderungen häufig Blutbildveränderungen wie Thrombozytopenie, Anämie und seltener Leukopenie. Pathophysiologisch liegt der Panzytopenie sowohl ein vermehrter Zellabbau durch die Splenomegalie als auch eine Knochenmarkinsuffizienz infolge der Infiltration des Knochenmarks durch Gaucher-Zellen zugrunde. Die Enzymsubstitutionstherapie mit Glucocerebrosidase ist sehr effektiv und führt zu einer Verkleinerung der Organe und der Verbesserung der Blutwerte. Symptomatisch kann auch eine Splenektomie das Blutbild verbessern. Für die Behandlung von Patienten mit leichter bis mittelschwerer Form der Gaucher-Krankheit Typ 1, bei denen eine Enzymersatztherapie nicht in Frage kommt, ist Miglustat zugelassen, ein Hemmstoff der Glucosylceramid-Synthase, die normalerweise Glucosylceramid produziert.

9.7.2 Morbus Niemann-Pick

Die Niemann-Picksche Erkrankung wird durch einen Mangel der lysosomalen Sphingomyelinase und der daraus resultierenden Akkumulation von Sphingomyelin verursacht. Klinisch werden vier Subtypen der Erkrankung unterschieden, die durch die Akkumulation von Sphingomyelin und Cholesterin in Zellen des Monozyten-/Makrophagen-Systems charakterisiert sind. Alle vier Subtypen werden autosomal-rezessiv vererbt und gehen häufig mit einer

Panzytopenie einher. Im Knochenmark finden sich charakteristische Schaumzellen. Auch beim Morbus Niemann-Pick kann es durch Miglustat zu einer klinischen Besserung kommen.

- Paraneoplastische Blutbildveränderungen können in Form einer Vermehrung oder Verminderung von Leukozyten, Erythrozyten oder Thrombozyten auftreten. Sie entstehen oft als direkte Folge der Behandlung oder tumorbedingter Komplikationen. In der Regel steht die Behandlung der Grunderkrankung im Vordergrund.
- Blutbildveränderungen bei entzündlichen Systemerkrankungen des rheumatischen Formenkreises können sowohl krankheits- als auch therapiebedingt sein. Selten sind sie so ausgeprägt, dass eine Behandlung notwendig ist.

- Typische Blutbildveränderungen bei Infektionen können differenzialdiagnostisch wegweisend sein. Beispiele sind die Vermehrung segmentkerniger Granulozyten und die Linksverschiebung bei bakteriellen Infektionen, die Lymphozytose bei Virusinfekten und die Eosinophilie bei parasitären Erkrankungen. Bei Malaria erlaubt der direkte Nachweis der Schizonten im Blutbild die Diagnosestellung. Oft korreliert das Ausmaß der Blutbildveränderungen mit der Schwere der Infektion.

KAPITEL

Christian M. Schambeck

10 Störungen der Blutgerinnung – hämorrhagische und thrombophile Diathesen

10.1 Physiologie der Blutgerinnung

Das Blut des Menschen fließt in einem geschlossenen Röhrensystem – dem Gefäßsystem, ohne dass es zum Blutaustritt oder zu einem Stopp des Blutstroms kommt. Auch beim gesunden Menschen laufen im Rahmen von Mikrotraumen Gerinnungsvorgänge ab, an deren Ende die Fibrinbildung steht. Fibrinbildung und Fibrinauflösung befinden sich dabei in einem „hämostatischen Gleichgewicht". Verschiebt sich dieses Gleichgewicht zur einen Seite, entsteht eine Thromboseneigung oder **thrombophile Diathese,** verschiebt es sich zur anderen Seite, entsteht eine Blutungsneigung oder **hämorrhagische Diathese.**

Wird die Gefäßwand durch Mikro- oder Makrotraumata verletzt, so führt ein gerichtetes Zusammenspiel aus Endothel, Thrombozyten, Leukozyten und Gerinnungsfaktoren, Gerinnungsinhibitoren und Fibrinolysesystem zur Blutstillung und Reparatur der Läsion. Die bei einer Gefäßwandverletzung ablaufenden Blutstillungs- und Reparaturvorgänge können in vier ineinandergreifende Phasen eingeteilt werden:

- In der posttraumatischen **Sofort- oder Frühphase** (Phase I) kommt es zur lokalen Vasokonstriktion und Verringerung des Blutdurchflusses, unmittelbar danach zur Adhäsion der Thrombozyten an freigelegtes Kollagen und andere subendotheliale Strukturen der verletzten Gefäßwand. Vermittelt wird diese über den von-Willebrand-Faktor und den Glykoproteinrezeptor GPIb der Thrombozyten.
- Der **primäre Gefäßwandverschluss** (Phase II) wird durch die Bildung von Plättchenaggregaten vermittelt. Die Aggregation wird durch den Formwandel adhärenter Thrombozyten und die Freisetzung von ATP und Thromboxan A2 ausgelöst. Die zur Aggregation führende Brückenbildung der Plättchen wird über Fibrinogen gewährleistet, das an die Plättchenoberflächenrezeptoren Glykoprotein IIb/IIIa gebunden wird.
- Bei der **Verfestigung des Gefäßverschlusses** (Phase III) spielt das plasmatische Gerinnungssystem die entscheidende Rolle. Über die Aktivierung des extrinsischen und intrinsischen Systems der Blutgerinnung wird lösliches Fibrinogen in unlösliches Fibrin umgewandelt. Durch Quervernetzung, die durch den Blutgerinnungsfaktor XIII vermittelt wird, und Gerinnselretraktion wird der Thrombozytenthrombus weiter verfestigt. Der endgültige Thrombus entsteht aus der Vernetzung von Thrombozytenaggregaten, Fibrin, Leukozyten und Erythrozyten (Phase IV).

Würde die Aktivierung von Thrombozyten und plasmatischen Gerinnungsfaktoren an einer Gefäßwandläsion beliebig fortgeführt, entstünde eine lokal und systemisch unbegrenzte intravasale Gerinnungsaktivierung mit Thrombembolien und einer disseminierten intravasalen Gerinnungsstörung. Die Natur hat dieser Entwicklung mehrere Regulationsmechanismen entgegengesetzt:

- Lokal an einer Gefäßwandläsion aktivierte Gerinnungsfaktoren werden in der Zirkulation verdünnt; dadurch nimmt ihre prokoagulatorische Potenz ab.
- Ein komplexes Inhibitorensystem aus Antithrombin, Protein C und Protein S neutralisiert entstandenes Thrombin und inaktiviert Akzeleratoren der Thrombinbildung.
- Durch Enzyme der Fibrinolyse kann der Thrombus später wieder aufgelöst und das Gefäß rekanalisiert werden.

Physiologisch setzt sich die Blutgerinnung aus vier Grundkomponenten zusammen: Aus dem vaskulären System, den Thrombozyten, der plasmatischen Gerinnung und der Fibrinolyse. Diese Komponenten wirken nicht isoliert, sondern überlappen einander. Erst durch die Aktivierung der Thrombozyten wird die plasmatische Gerinnung vollends in Gang gebracht.

10.2 Komponenten der Hämostase

10.2.1 Gefäßwand und Plättchen

Hinsichtlich seiner Zusammensetzung und Funktionen weist das Gefäßsystem eine komplizierten Organsystemen vergleichbare Komplexität auf. Die Gefäßwände sind aus der Intima (Endothelzellen und subendotheliale Basalmembran), der Media (Muskelzellen und ihre extrazelluläre Matrix) und der Adventitia (Fibroblasten und extrazelluläre Matrix) aufge-

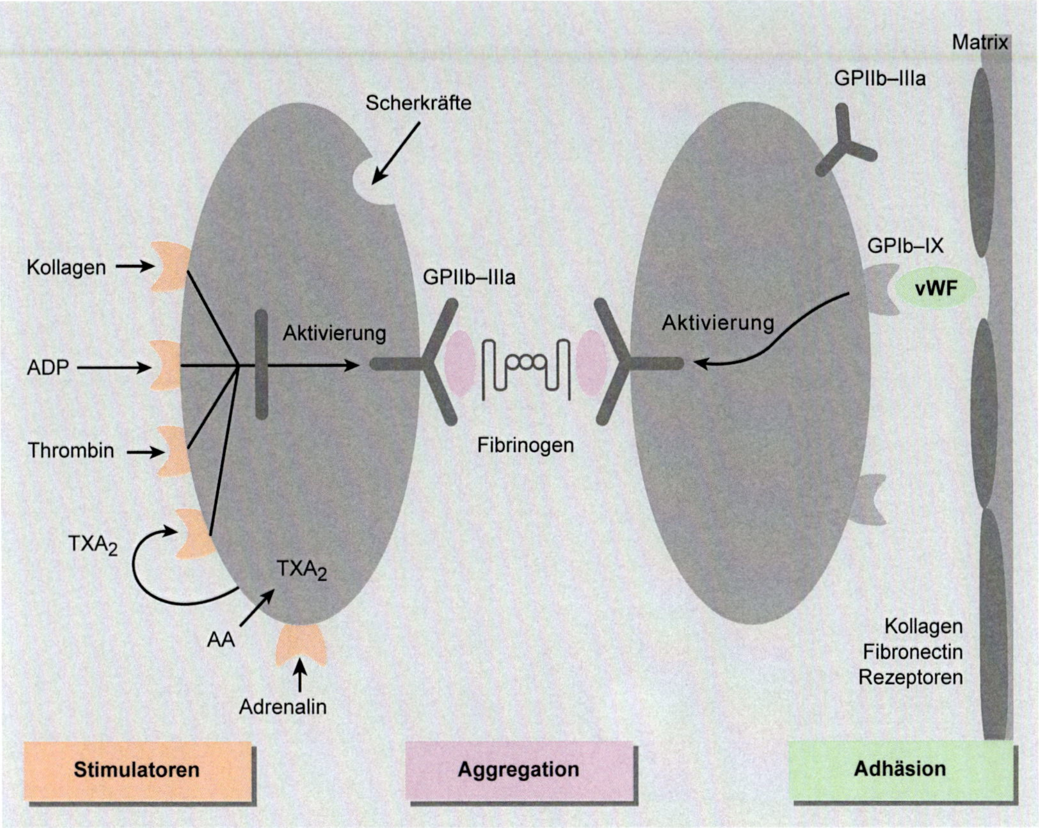

Abb. 10.1 Schematische Darstellung von Adhäsion und Aggregation der Plättchen. Die Adhäsion an die subendotheliale Matrix wird über GPIb-IX durch Bindung an den von-Willebrand-Faktor (vWF) vermittelt. Die Aggregation erfolgt über Fibrinogenbrücken an GPIIb-IIIa; sie wird eingeleitet und unterhalten durch die exogenen Stimulatoren Kollagen, Adenosindiphosphat (ADP), Thrombin und Adrenalin sowie den aus Plättchen bei der Aktivierung freigesetzten Triggersubstanzen ADP und Thromboxan (TXA_2).

baut. Endothelzellen können Substanzen mit vasokonstriktorischen, vasodilatorischen oder antithrombotischen Aktivitäten freisetzen. Subendotheliale Strukturen führen über Adhäsivproteine wie Kollagen und den von-Willebrand-Faktor (vWF) zur Adhärenz zellulärer Blutbestandteile, insb. von Thrombozyten.

Die Adhäsion von Blutplättchen an eine verletzte Gefäßwand ist Voraussetzung für die primäre Blutstillung (➤ Abb. 10.1). Sie erfolgt über sog. Glykoproteinrezeptoren, die zur Familie der Integrine gezählt werden. Der Hauptrezeptor ist das Glykoprotein Ib – ein Rezeptor für den von-Willebrand-Faktor. Neben der Fähigkeit zur **Adhäsion** besitzen die Plättchen die Fähigkeit zur **Aggregation**. Sie erfolgt über den Fibrinogenrezeptor Glykoprotein IIb/IIIa, der in Gegenwart von Calcium über das Brückenmolekül Fibrinogen zur Aneinanderlagerung der Blutplättchen führt.

Durch Aktivierung der Blutplättchen über Triggersubstanzen wie Kollagen, Thrombin, ADP und Thromboxan A_2 wird die Expression des Glykoprotein-IIb-/-IIIa-Rezeptors forciert. Gleichzeitig werden bei der Aktivierung eine Reihe hämostatisch wirksamer Substanzen freigesetzt, was zur Aktivierung des Gerinnungsgeschehens führt. Die plättchenständige Bildung aktivierter Gerinnungsfaktoren ist die Voraussetzung für die Gerinnselretraktion im Rahmen der Blutstillung.

Wie bei allen bekannten Systemen im Gerinnungs- und Fibrinolysesystem basiert auch das hämostatische Gleichgewicht verschiedener Thrombozytenfunktionen auf dem Prinzip „Agonist und Antagonist". So führt z. B. das aus dem Endothel stammende Prostacyclin, der direkte Gegenspieler des thrombozytären Thromboxan A_2, zur lokalen Vasodilatation und zur Hemmung der Thrombozytenaggregation.

Thrombozyten werden durch eine Vielzahl von Stimuli und Rezeptoren aktiviert. Reaktionen des Gefäßendothels, Adhäsion an das freiliegende Subendothel und die Aggregation der Thrombozyten untereinander werden unter dem veralteten Begriff „primäre Hämostase" zusammengefasst.

10.2.2 Prokoagulatorische Gerinnungsfaktoren

Gerinnungsfaktoren liegen beim gesunden Menschen in inaktivem Zustand vor. Sie bilden ein Enzymsystem, dessen Endprodukt nach Aktivierung ein stabiles Fibringerinnsel ist (➤ Abb. 10.2). Die Gerinnungsfaktoren werden mit römischen Ziffern

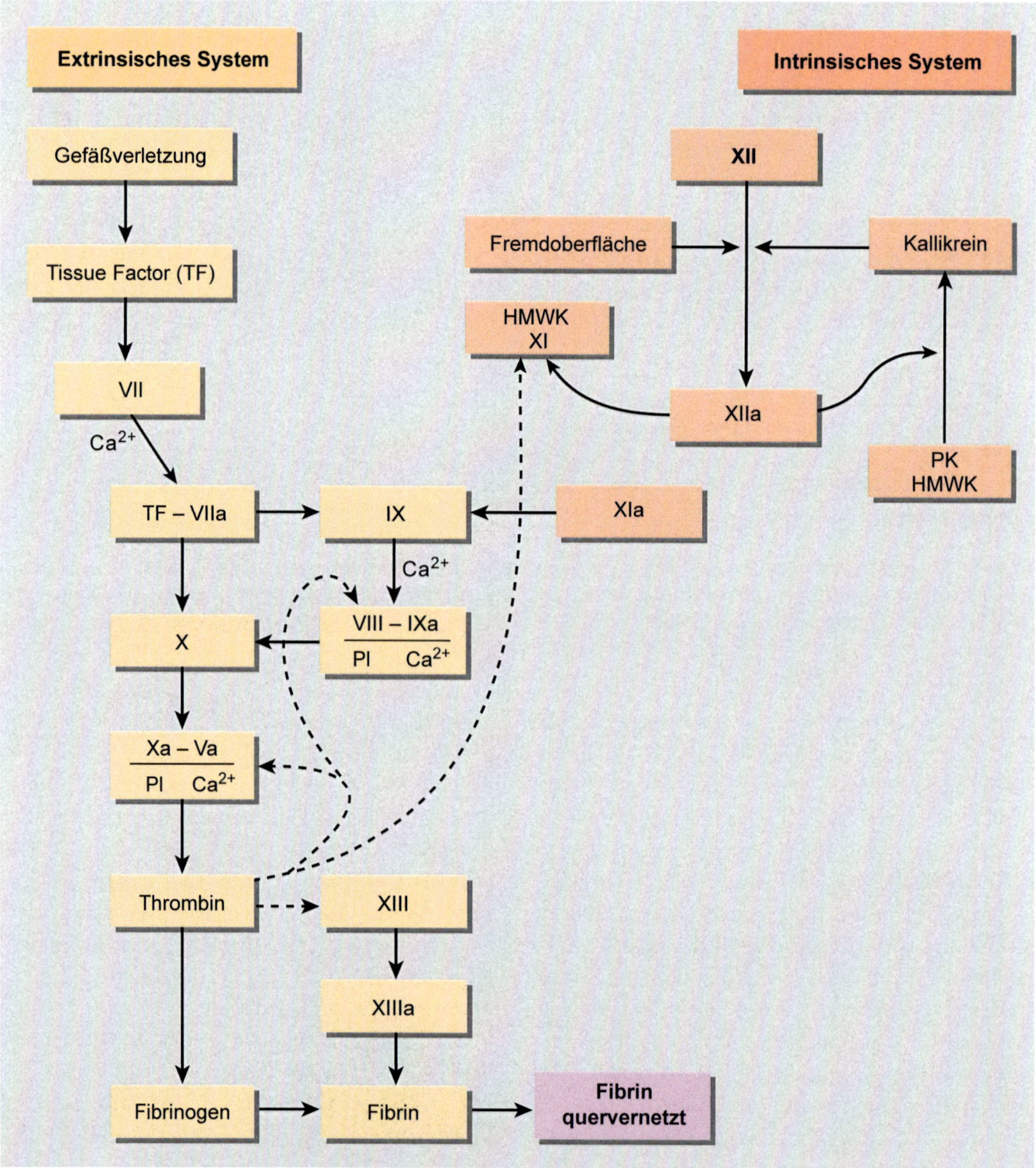

Abb. 10.2 Das prokoagulatorische Gerinnungssystem. Intrinsisches und extrinsisches System sind eng vernetzt. Es bestehen zahlreiche Feedback-Mechanismen. HMWK, hochmolekulares Kininogen; PK, Präkallikrein.

10

bezeichnet, einem aktivierten Gerinnungsfaktor wird der Buchstabe „a" zugefügt. Eine exakte Trennung von intrinsischem und extrinsischem System ist nicht möglich, da beispielsweise der dem intrinsischen System zugerechnete Faktor IX auch durch Faktor VIIa-Tissue Factor aktiviert werden kann.

Das **extrinsische System** wird durch den bei der Verletzung freigesetzten Gewebefaktor aktiviert, indem in Gegenwart von Calcium mit Faktor VII ein Komplex gebildet wird, der dann den Faktor X aktiviert. Faktor Xa bildet zusammen mit dem Kofaktor Faktor Va einen Prothrombinaktivator, der Prothrombin in das aktive Enzym Thrombin überführt. **Thrombin** ist das Hauptenzym des prokoagulatorischen Gerinnungssystems. Über das **intrinsische Gerinnungssystem** wird Faktor IX durch Faktor XIa aktiviert. Faktor XIa kann in vitro mittels Faktor XIIa über Fremdoberflächen (Spritzen, Gefäße, Kaolin), in vivo über Thrombin aktiviert werden. Zusammen mit dem Kofaktor VIIIa aktiviert Faktor IXa die **gemeinsame Endstrecke** aus extrinsischem und intrinsischem System.

Die Aktivierung über das extrinsische System startet nach einer Gefäßverletzung den Gerinnungsvorgang. Die dabei generierten geringen Mengen Thrombin aktivieren die Kofaktoren V und VIII, die den Gerinnungsablauf erheblich beschleunigen. Thrombin aktiviert auch Faktor XI, was zum „Thrombin-Burst" führt und schließlich die Fibrinbildung auslöst.

10.2.3 Inhibitoren der Gerinnung

Ziel des Gerinnungsvorgangs ist eine lokal limitierte Gerinnselbildung zur Blutstillung an einer Gefäßläsion. Einer generalisierten Gerinnungsaktivierung wirken natürliche Inhibitoren entgegen. Der wichtigste Inhibitor ist das **Antithrombin,** das mit dem Hauptenzym der prokoagulatorischen Gerinnung, dem Thrombin, einen gerinnungsphysiologisch inaktiven Komplex bildet, der durch das Makrophagensystem eliminiert wird. Die Komplexbildung erfolgt unter physiologischen Bedingungen sehr langsam. In Gegenwart von Heparin wird sie stark beschleunigt und die Inhibitorwirkung dadurch verstärkt. Ein weiteres Inhibitorsystem ist das **Prote-**

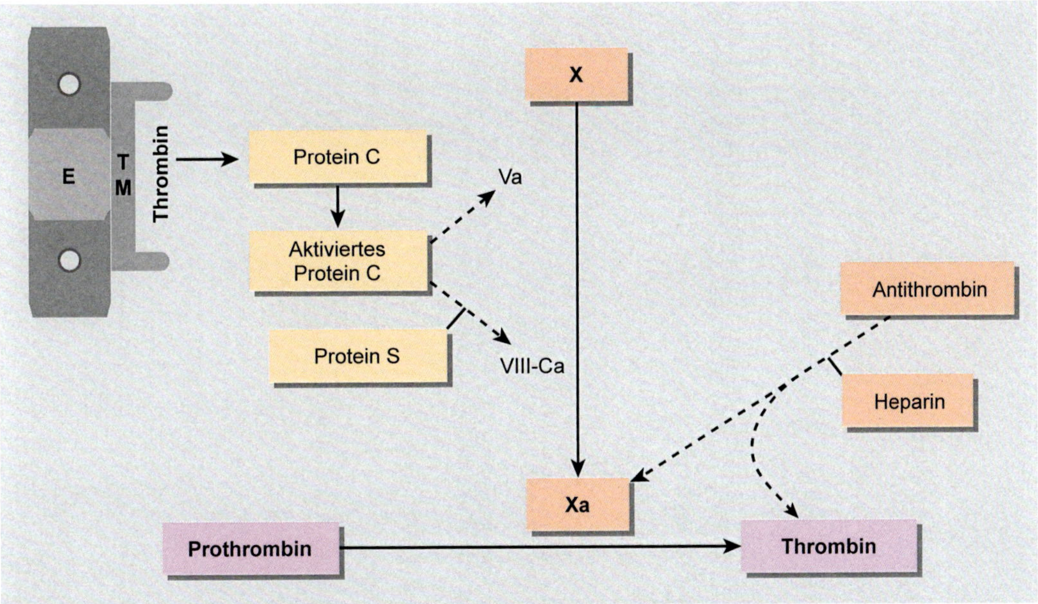

Abb. 10.3 Das physiologische Inhibitorsystem der Gerinnung in vereinfachter Darstellung. Antithrombin hemmt vor allem Thrombin und aktivierten Faktor X; diese Reaktion wird durch Heparin katalysiert. Der endothelständige Thrombin-Thrombomodulin-Komplex aktiviert Protein C zu aktiviertem Protein C (APC), das die aktivierten Faktoren V und VIII inaktiviert. Die Wirkung von APC ist in Gegenwart des Kofaktors Protein S am stärksten ausgeprägt. E, Endothel, TM, Thrombomodulin, → = Aktivierung, -→ = katalysiert Hemmung.

10

in-C-System. Die Wirksamkeit von aktiviertem Protein C wird durch den Kofaktor Protein S verstärkt. Wie das prokoagulatorische Gerinnungssystem ist auch das Inhibitorsystem sehr komplex (➤ Abb. 10.3) und verfügt über viele Querverbindungen.

Inhibitoren steuern den Aktivatoren der plasmatischen Gerinnung, der sog. sekundären Hämostase, entgegen. Auf diese Weise bleibt der Gerinnungsvorgang auf die Stelle der abzudichtenden Läsion lokalisiert.
So wie Synthesestörungen oder Defektbildungen prokoagulatorischer Gerinnungsfaktoren zu hämorrhagischen Diathesen führen, entsteht durch Defekte im Inhibitorsystem eine thrombophile Diathese.

10.2.4 Das Fibrinolysesystem

Als Fibrinolyse wird ein enzymatischer Prozess bezeichnet, der Fibrin auflösen kann. Ziel der Fibrinolyse ist es, Thrombosen im menschlichen Gefäßsystem aufzulösen bzw. intravasale thrombotische Prozesse zu lokalisieren. Das Fibrinolysesystem hat Ähnlichkeit mit dem kaskadenartig ablaufenden Gerinnungssystem, mit dem es an gewissen Schaltstellen Berührungspunkte hat (➤ Abb. 10.4).

Die Hauptkomponente stellt das **Plasminogen** dar, ein Glykoprotein, das als inaktives Proenzym im Blut zirkuliert. Im Blut und in Organen außerhalb des fließenden Blutes entstehende Plasminogenaktivatoren aktivieren Plasminogen zur fibrinolytisch aktiven Protease **Plasmin.** Plasmin ist eine Serinprotease, deren Hauptaufgabe die proteolytische Spaltung von Fibrin und Fibrinogen zu sein scheint, die jedoch auch unspezifische Wirkungen auf andere Gerinnungsfaktoren und Enzymsysteme ausübt.

Plasminogenaktivatoren (PA) werden im Blut und in den meisten Geweben und Gewebeflüssigkeiten gefunden. Die am besten charakterisierten Aktivatoren sind der Gewebe- oder *Tissue-type*-Plasminogenaktivator (t-PA) und der *Urokinase-type*-Plasminogenaktivator (u-PA). Sie besitzen unterschiedliche molekulare, enzymatische und immunologische Eigenschaften. t-PA zeigt eine sehr hohe Affinität zu Fibrin. Die Anwesenheit von Fibrin führt zu einer erheblichen Stimulation der t-PA-bedingten Plasminogenaktivierung. Die Urokinase, die erstmals im

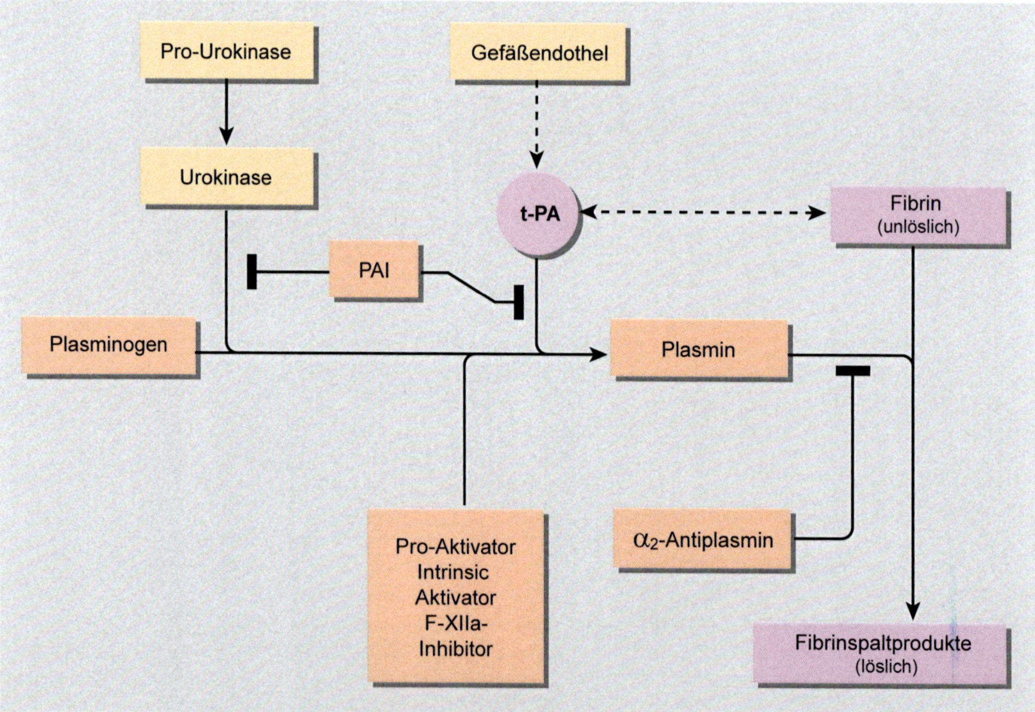

Abb. 10.4 Flussdiagramm der physiologischen Fibrinolyse. Hauptenzym ist das Plasmin, das durch Einwirkung von Plasminogenaktivatoren aus dem Zymogen Plasminogen entsteht. Plasmin baut Fibrin und Fibrinogen in seine löslichen Bruchstücke ab. Das Fibrinolysesystem wird moduliert durch die Inhibitoren α_2-Antiplasmin und Plasminogenaktivator-Inhibitor.

menschlichen Urin entdeckt wurde, ist eine aktivierte Form des Proenzyms Prourokinase.

Die Fibrinolyse führt durch Bildung von Fibrinogen- und Fibrinspaltprodukten und Abfall des Fibrinogens zur Verminderung der Gerinnbarkeit des Blutes. Inhibitoren regulieren Plasmin und die Plasminogenaktivatoren, sodass beim gesunden Menschen in Ruhe keine spontane fibrinolytische Aktivität im Plasma nachweisbar ist.

10.3 Labordiagnostik

Für die Abklärung hämorrhagischer und thrombophiler Diathesen steht eine Reihe von Testverfahren zur Verfügung. Während die Reagenzien und die technische Durchführung der Tests aus dem Bereich der sekundären Hämostase und Fibrinolyse in den letzten Jahren zunehmend standardisiert und automatisiert werden konnten, ist die Untersuchung der Thrombozytenfunktionen nach wie vor schwierig. Sie sollte speziellen Gerinnungslaboratorien überlassen bleiben.

10.3.1 Präanalytik

Wie kaum eine andere Disziplin der Laboratoriumsdiagnostik können gerinnungsphysiologische Untersuchungen bereits im Vorfeld der analytischen Abarbeitung (Präanalytik) verfälscht werden. Valide Resultate sind nur zu bekommen, wenn grundlegende Anforderungen an die Blutentnahme und an den Transport erfüllt werden. Da die Therapie oft entscheidend von den Laborwerten abhängt, sollte der Präanalytik besonderes Augenmerk gewidmet werden:

- Auf das richtige vorgelegte Antikoagulans im Röhrchen achten. Citratröhrchen werden am häufigsten verwendet. Es gibt aber auch Gerinnungsuntersuchungen, für die ein anderes Antikoagulans nötig ist.
- Entnahme durch Katheter vermeiden. Klassischer Fehler sind hohe Heparinmengen in der Probe, die die Testergebnisse massiv beeinflussen können.
- Ein Stau der Venen sollte nie mehr als 3 Minuten betragen. Am besten ungestaut Blut entnehmen. Ein übermäßiger Stau verursacht eine Aktivierung des Gerinnungs- und Fibrinolysesystems: Faktor VIII kann um bis zu 18 % ansteigen!
- Bei der Punktion der Vene auf möglichst geringe Gewebeverletzung achten; ansonsten würde Tissue Factor freigesetzt werden.
- Eine zu langsame Aspiration verhindert eine Durchmischung des Blutes mit dem Antikoagulans. Eine Anaktivierung kann die Folge sein, und Teile des Blutes liegen als Serum und nicht als Plasma vor: Immer nach Füllung mehrere Male sanft das Röhrchen über Kopf schwenken.
- Eine zu rasche Aspiration sollte ebenso vermieden werden. Thrombozyten würden aufgrund der hohen Scherkräfte aktiviert.
- Das Röhrchen vollständig füllen. Das vorgelegte Citrat im Röhrchen blockiert Calcium. Während der Messung wird eine definierte Menge Calcium zugeführt. Die Messungen würden verfälscht, wenn vorher relativ gesehen zu viel Calcium durch Unterfüllung gebunden wird.
- Lange Lager- und Transportzeiten vermeiden. Während Citratblut binnen 3 Stunden verarbeitet werden muss, sollte für die Abklärung der Thrombozytenfunktion das Blut bereits innerhalb von 2 Stunden analysiert werden.

> Die Präanalytik hämostaseologischer Labordiagnostik ist diffizil und wird, da sich Labor und Klinik in den letzten 20 Jahren voneinander entfernt haben, zusehends vernachlässigt.
> Hier werden die meisten Fehler gemacht, die zu nichtvaliden Werten und möglicherweise falschen therapeutischen Empfehlungen führen.

10.3.2 Suchtests

Zum basalen Untersuchungsprogramm zählen die im Folgenden beschriebenen Testverfahren.

Thrombozytenzahl und Blutausstrich

➢ Kapitel 2.1.

In-vivo-Blutungszeit

Die Blutungszeit wird nach der von *Ivy* beschriebenen und von *Mielke* modifizierten Methode bestimmt.

10

Wichtig bei der Durchführung sind

- eine standardisierte Blutdruckmanschette (Stauung von 40 mmHg),
- ein Schnäpper (standardisierte Schnitttiefe),
- ein Schnitt an der volaren Seite des Unterarms.

Das aus der oberflächlich gesetzten kleinen Hautinzision abtropfende Blut wird sorgfältig am Rand der Inzision alle 30 Sekunden mit Filterpapier abgetupft. Die Normalwerte liegen je nach Methode bei bis zu 9 Minuten. Die Blutungszeit unterliegt physiologischen Variablen wie Alter, Geschlecht oder Ernährung. Vor der Durchführung werden grundsätzlich die Thrombozyten gezählt, da eine Blutungszeitbestimmung unter 100 Thrombozyten/G/l nicht sinnvoll ist. Dringend erforderlich ist eine Medikamentenanamnese, um medikamentös (z. B. durch Acetylsalicylsäure) bedingte Thrombozytenfunktionsstörungen auszuschließen. Im Fall der Einnahme derartiger Medikamente muss mindestens 5 Tage gewartet werden. Die Blutungszeit gibt Auskunft über die Gefäßwand-Plättchen-Interaktion und die Plättchenfunktion; *nicht* geeignet ist sie zur hämostaseologischen Bewertung von Thrombozytopenien. Eine verlängerte Blutungszeit findet sich bei:

- Vaskulären Erkrankungen.
- Thrombozytopenien und -pathien.
- Manchen Formen des von-Willebrand-Jürgens-Syndroms.

Außer bei schweren Hypofibrinogenämien, Hyperfibrinolysen und gelegentlich unter hoch dosierter Heparintherapie ist sie bei plasmatischen Gerinnungsstörungen wie z. B. der Hämophilie normal.

Eine Alternative zur wenig sensitiven und wenig spezifischen In-vivo-Blutungszeit ist die Bestimmung am PFA-100®. Dieses Gerät wird gerne als In-vitro-Blutungszeit bezeichnet. Besonders empfindlich ist das Gerät gegenüber dem von-Willebrand-Faktor. Beim Screening eines von-Willebrand-Jürgens-Syndroms ist es der In-vivo-Blutungszeit überlegen. Leichte und milde Formen einer Thrombozytopathie können der Detektion entgehen.

10

Thromboplastinzeit nach Quick

Die Thromboplastinzeit nach Quick, auch als Quickwert oder – im angelsächsischen Raum –als Prothrombinzeit bezeichnet, wird nach Zugabe geeigneter Mengen von Gewebethromboplastin und Calcium koagulometrisch bestimmt. Die Zeit zwischen der Zugabe von Thromboplastin und der Gerinnselbildung wird gemessen und der zugehörige Quickwert in % der Norm von einer Eichkurve abgelesen. Er erfasst die Faktoren des extrinsischen Systems und der gemeinsamen Endstrecke (➤ Abb. 10.2) unter Einschluss der Faktoren II, V, X und VII. Je niedriger ihre Aktivitäten sind, umso länger dauert die Gerinnselbildung nach Thromboplastinzugabe und umso niedriger ist der zugehörige Quickwert. Eine deutlich messbare Erniedrigung des Quickwertes tritt ein, wenn einer oder mehrere Faktoren unter 40 % abfallen. Der Quickwert ist gegenüber einer unspezifischen Hemmung durch Fibrinogenspaltprodukte und Heparin unempfindlicher als die aktivierte partielle Thromboplastinzeit oder die Thrombinzeit. Die Bestimmung der Thromboplastinzeit dient vor allem:

- Als INR zur Überwachung der oralen Antikoagulanzientherapie vom Cumarintyp (➤ Kap. 10.6).
- Zur Erfassung eines Vitamin-K-Mangels anderer Ursachen wie z. B. bei Antibiotikatherapie und nach Darmresektion.
- Zur Feststellung einer Gerinnungsstörung bei Lebererkrankungen; häufigste krankheitsbedingte Ursachen für eine Erniedrigung des Quickwertes sind die chronische Alkoholhepatopathie und die Leberzirrhose.

Aktivierte partielle Thromboplastinzeit (aPTT)

Die aktivierte partielle Thromboplastinzeit (aPTT) erfasst das intrinsische System (➤ Abb. 10.2) einschließlich der gemeinsamen Endstrecke beider Systeme. Die aPTT wird ohne Zugabe von Gewebefaktor koagulometrisch gemessen; die Aktivierung erfolgt durch Zugabe von Calcium und Kaolin als Kontaktmedium und Phospholipid. Sie ist verlängert bei Patienten mit:

- Hämophilie und anderen Einzelfaktorenmängeln.
- Verbrauchskoagulopathien.
- Heparintherapie.
- Lupus-Antikoagulans.
- Hemmkörpern gegen Einzelfaktoren.

Hinweise für die Praxis

Die Aussagekraft der Suchtests ist limitiert; von einer 100%igen Sensitivität kann nicht ausgegangen werden. Die Anamnese und damit die Vortestwahrscheinlichkeit sind grundlegend für eine rationale Labordiagnostik. Es ist nicht zielführend, sich nur auf die blanke Aussage von Laborwerten zu verlassen.

10.3.3 Weiterführende Tests

Außer mithilfe der Thrombozytenzählung (➤ Kap. 2.1) und der Blutungszeit können die Thrombozyten und ihre Funktionen in spezifischen Tests weiter charakterisiert werden.

Die Aggregabilität der Plättchen wird in vitro nach einer von Born beschriebenen Methode, der **Aggregometrie,** bestimmt: Plättchenreiches Plasma wird mit plättchenarmem Plasma so gemischt, dass eine bestimmte Thrombozytenzahl eingestellt werden kann. Die Thrombozyten werden durch Zusatz verschiedener Triggersubstanzen wie ADP, Adrenalin, Kollagen, Thrombin, Ristocetin u. a. in unterschiedlichen Konzentrationen zur Aggregation gebracht. Die Transmission während dieses Vorgangs wird gemessen und die Transmissionsänderung während der Aggregation als Maß für die Thrombozytenaggregation quantifiziert. Eine mangelnde oder fehlende Aggregation nach Zugabe eines bestimmten Triggers kann pathognomonisch für einen bestimmten Defekt sein (➤ Tab. 10.1).

Durch Messung der verschiedenen Glykoproteine an den Plättchenmembranoberflächen, die heute mithilfe der **Durchflusszytometrie** möglich ist, können Plättchendefekte sehr spezifisch charakterisiert werden.

Einzelfaktorenaktivitäten werden **koagulometrisch** unter Verwendung spezifischer Mangelplasmen durch Messung der Gerinnungszeit und unter Zuhilfenahme von Eichkurven quantitativ bestimmt. Zunehmend kommen auch chromogene Verfahren zur Anwendung. Das funktionell wirksame freie Protein S kann mithilfe eines nicht unproblematischen koagulometrischen und eines immunologischen Tests automatisiert bestimmt werden.

Die Aktivitäten der Inhibitoren der Gerinnung und der einzelnen Parameter des Fibrinolysesystems werden photometrisch mittels **chromogener Substrate** gemessen.

Die Konzentrationen von Gerinnungsproteinen sind mit **Immunoassays** quantifizierbar.

Angeborene Plättchendefekte können wie die Defekte des Gerinnungs- und Fibrinolysesystems **molekularbiologisch** exakt charakterisiert werden. Standard ist heute der genotypische Nachweis der Faktor-V-Leiden-Mutation und des Prothrombin-G20210A-Polymorphismus.

Das Gerinnungslabor kennt heute eine Vielzahl von Methoden, von den klassischen Gerinnungstests bis hin zu molekulargenetischen Testverfahren.

Tab. 10.1 Die häufigsten angeborenen Thrombozytopathien

Erkrankung	Erbgang	Morphologie	Aggregation				GP-Defekt
			Adrenalin	ADP	Kollagen	Ristocetin	
Glanzmann-Thrombasthenie	ar	normal	–	–	–	±	GPIIb/IIIa
Bernard-Soulier	ar	Riesenplättchen Thrombopenie	±	±	±	–	GPIb IX
γ-Storage-pool-Defekte	ad	ATP-/ADP-Quotient erhöht	–	±	–	±	
Gray-platelet-Syndrom	ar	Riesenplättchen α-Granula-Mangel	±	±	–	±	

ar = autosomal-rezessiv, ad = autosomal-dominant

Fibrinogen

Die Bestimmung erfolgt koagulometrisch mit der Methode nach Clauss; dabei wird bei Thrombinüberschuss die Zeit bis zur Gerinnselbildung gemessen. Im Rahmen unspezifischer Entzündungs- oder Akute-Phase-Reaktionen werden erhöhte Fibrinogenkonzentrationen gemessen. Eine Verminderung wird gefunden bei:

- Hereditärer Hypo-/Dysfibrinogenämie.
- Schwerer Lebererkrankung.
- Fortgeschrittener Verbrauchskoagulopathie.
- Therapie mit Asparaginase.
- Fibrinolytischer Therapie.

Antithrombin

Die Aktivität des bedeutendsten Inhibitors der Blutgerinnung, des Antithrombins, erfolgt in der Regel photometrisch unter Verwendung chromogener Substrate. Eine Erhöhung der Antithrombinaktivität ist nach derzeitigem Kenntnisstand klinisch ohne Relevanz; ein Antithrombinmangel führt zu einer thrombophilen Diathese. Antithrombin ist erniedrigt bei:

- Hereditärem Defekt.
- Lebererkrankungen.
- Verbrauchskoagulopathie.
- Nephrotischem Syndrom.
- Langfristiger Heparintherapie.
- Asparaginasetherapie im Rahmen der Leukämiebehandlung.

D-Dimere

Die D-Dimere sind ein typisches Beispiel für Immunoassays, wie sie in praktisch allen Gerinnungsautomaten realisiert sind. D-Dimere bilden sich, wenn ein vorhandenes Gerinnsel durch die Fibrinolyse abgebaut wird. Diese Bestimmung wird heute verwendet:

- Zum Ausschluss eines thrombembolischen Ereignisses (aufgrund des sehr hohen negativ prädiktiven Wertes); erhöhte D-Dimere sind kein Hinweis auf Thrombembolien (geringer positiv prädiktiver Wert).
- Zur Diagnose einer disseminierten intravasalen Gerinnung (DIC).
- Zur Einschätzung der Rezidivwahrscheinlichkeit nach idiopathischer Venenthrombose.

10.4 Hämorrhagische Diathesen

10.4.1 Kongenitale Störungen

Die häufigsten kongenitalen hämorrhagischen Diathesen sind **Störungen der plasmatischen Gerinnung.** Ursachen sind:

- Die quantitative Verminderung eines oder mehrerer Gerinnungsfaktoren.
- Eine verminderte oder fehlende Aktivierbarkeit eines oder mehrerer Gerinnungsfaktoren aufgrund eines qualitativen Defekts.

Die häufigsten Störungen sind die **Hämophilie A und B** und das **von-Willebrand-Jürgens-Syndrom.** Sehr selten sind vererbte Mangelzustände der Gerinnungsfaktoren I, II, V, VII, X, XI und XIII. Eine kausale Therapie ist bisher nicht möglich. Das quantitative Ausmaß der Defekte bestimmt die klinische Blutungsneigung, wobei die hämostatische Mindestaktivität für jeden einzelnen Gerinnungsfaktor unterschiedlich ist. Ein Faktor-XII-Mangel geht nicht mit einer spontanen Blutungsneigung einher.

Die **angeborenen Thrombozytopenien** und **-pathien** und die **vaskulären hämorrhagischen Diathesen** sind noch seltener. Alle kongenitalen hämorrhagischen Diathesen müssen in einem qualifizierten Gerinnungslaboratorium klassifiziert werden.

Hämophilie A und B

Die **Bluterkrankheit** ist die bekannteste Blutgerinnungsstörung mit reduzierter biologischer Aktivität eines einzelnen Gerinnungsfaktors. Die Häufigkeit bei männlichen Neugeborenen beträgt etwa 1 : 5000; das Verhältnis von Hämophilie A zu Hämophilie B beträgt 5 : 1.

Die pathogenetische Basis der Hämophilie A ist eine verminderte oder fehlende Aktivität des Blutgerinnungsfaktors VIII, die der Hämophilie B eine verminderte oder fehlende Aktivität des Blutgerinnungsfaktors IX. Beide Defekte führen zu einer Störung der Prothrombinaktivierung und damit zu einer gestörten Blutstillung.

Das für die Bildung von Faktor VIII verantwortliche Gen ist am langen Arm des X-Chromosoms lokalisiert. Heterozygote Frauen mit zwei X-Chromosomen können eine Mutation auf einem Chromosom tragen, ohne von der Erkrankung betroffen zu sein. Hemizygote Männer erkranken an der Hämophilie, wenn das X-Chromosom das veränderte Gen trägt. Das Gen für den menschlichen Faktor VIII ist ungewöhnlich groß und besteht aus 186 Kilobasen. Mutationen, Deletionen im Bereich des Gens, aber auch Mutationen außerhalb des Gens können zur Hämophilie führen. Dabei besteht keine Korrelation zwischen der Art der genetischen Veränderung und dem Schweregrad der Hämophilie.

Hämophilie A und Hämophilie B werden X-chromosomal rezessiv vererbt, sodass grundsätzlich Männer manifest erkranken und Frauen Überträgerinnen (Konduktorinnen) sind.

In Einzelfällen wurden homozygote weibliche Hämophile bekannt, die aus der Verbindung eines Bluters mit einer Konduktorin hervorgegangen sind.

Bei der Hämophilie A ist von einer hohen Neumutationsrate auszugehen.

Klinischer Befund

Beide Erkrankungen manifestieren sich in ihrer schweren Form bereits in der frühen Kindheit mit verlängerter **Nabelschnurblutung, allgemeiner Hämatomneigung und Zungenbiss.** Vom frühen Jugendalter an stehen **Muskel- und Gelenkblutungen** im Vordergrund. Betroffen sind vor allem die Sprung-, Knie- und Ellenbogengelenke, später auch die Hüftgelenke. Gelenkblutungen können spontan ohne erkennbare äußere Ursache auftreten und führen zu **Gelenkschwellungen** und **schmerzhafter Bewegungseinschränkung.** Nach rezidivierenden Blutungen kommt es zur **Verschmälerung des Gelenkspalts,** zu **Muskelatrophien** und im Verlauf von mehreren Jahren zur typischen **hämophilen Kniegelenkarthropathie** (➤ Abb. 10.5). Muskelblutungen sind nicht selten Ursache von irreversiblen Nervenläsionen. Zu beachten ist die Möglichkeit einer Blutung in den M. iliopsoas, deren Symptome häufig fehlinterpretiert werden (z. B. Appendizitis). Hämaturien können phasenhaft auftreten. Eine gefürchtete, glücklicherweise seltene Komplikation ist die intrakranielle Blutung. Besondere Probleme bieten operative Eingriffe, Wundversorgungen und Zahnextraktionen, da es ohne Substitutionsbehandlung zu erheblichen Nachblutungen kommt.

Diagnostik

Nach klinischem Verlauf und Ausmaß der Faktor-VIII- bzw. Faktor-IX-Erniedrigung werden folgende Verlaufsformen unterschieden:

- Schwere Hämophilie: Faktor-VIII- oder -IX-Aktivität < 1 %.
- Mittelschwere Hämophilie: Faktor-VIII- oder -IX-Aktivität 1–5 %.
- Leichte Hämophilie: Faktor-VIII- oder -IX-Aktivität 5–15 %.
- Subhämophilie: Faktor-VIII- oder -IX-Aktivität 15–50 %.

Die aPTT ist bei schweren Formen stark, bei mittelschweren und leichten teilweise oder nur mäßiggradig verlängert. Blutungszeit, Thromboplastinzeit nach Quick, Fibrinogen und Thrombozytenzahl sind in der Regel normal. Der Ausschluss eines von-Willebrand-Jürgens-Syndroms ist durch die Charakterisierung des von-Willebrand-Faktors und ggf. die notwendige weiterführende Diagnostik möglich. Die Sicherung der Diagnose muss in einem Speziallabor erfolgen.

Therapie

Ziele der Hämophilietherapie sind:

- Verhütung von Blutungen.
- Behandlung von Blutungen, ihren Komplikationen und Folgeschäden.
- Erhaltung und/oder Wiederherstellung der Gelenkfunktionen.
- Integration des Hämophilen in ein normales soziales Leben.
- Blutungsprophylaxe.

Obwohl Blutungen häufig spontan auftreten, lässt sich ihre Frequenz durch geeignete Maßnahmen reduzieren:

- Vermeidung von Sportarten und Tätigkeiten mit erhöhter Verletzungsgefahr.

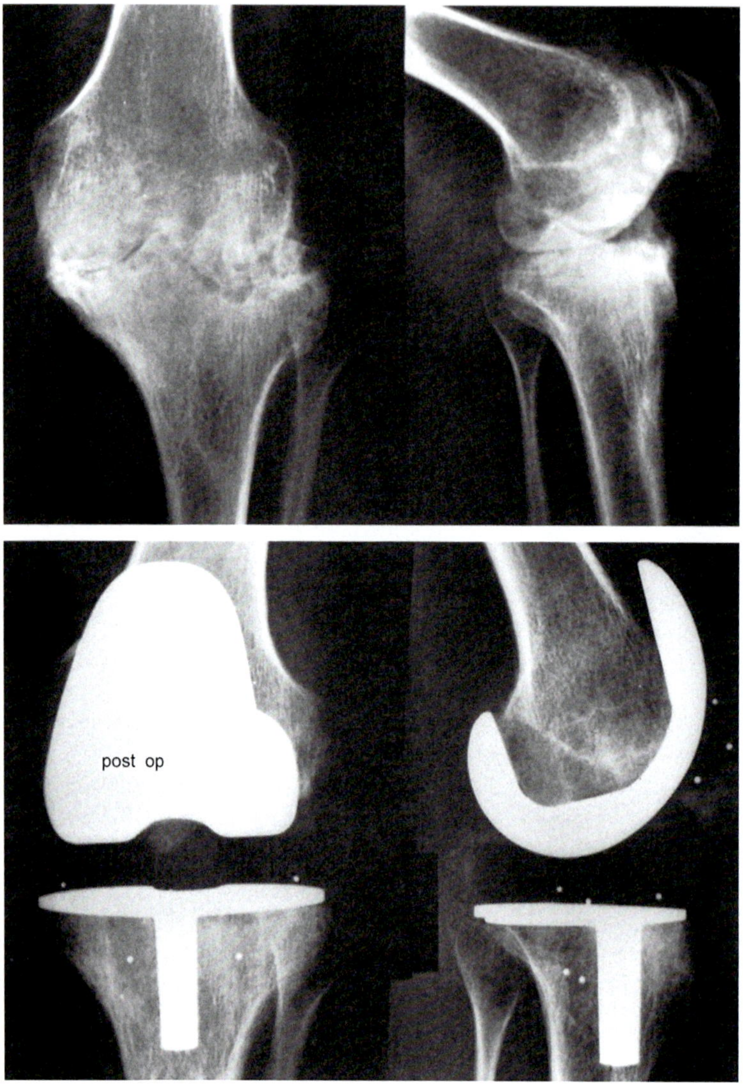

Abb. 10.5 Hämophile Kniegelenkarthrophie vor und nach Gelenkersatz.

- Verzicht auf intramuskuläre Injektionen.
- Verzicht auf Medikamente, die die Blutstillung beeinträchtigen (ASS, Heparin, orale Antikoagulanzien).
- Frühzeitige Substitution bei Verdacht auf Gelenkblutung zur Vermeidung oder Verzögerung einer Arthropathie.
- Rechtzeitige krankengymnastische Therapie und Gelenksanierung, orthopädische Mitbetreuung.

Voraussetzung für die rationale hämostatische Therapie ist die Kenntnis der exakten Faktorenrestaktivität im Plasma des Patienten sowie der erforderlichen Faktorenkonzentration.

Hinweise für die Praxis

Eine Einheit eines Gerinnungsfaktors pro Kilogramm Körpergewicht i.v. ergibt einen Anstieg der biologischen Faktorenaktivität im Plasma von 1–2 %. Eine Einheit eines Gerinnungsfaktors ist als diejenige Aktivität definiert, die in 1 ml eines Frischplasmapools enthalten ist.

Die Berechnung eignet sich als Grundlage für die Notfallbehandlung. Indikationen und Dosierungen sind den Leitlinien der Bundesärztekammer zur Therapie mit Blutkomponenten und Plasmaderivaten aus dem Jahr 2003 zu entnehmen. Zuvor muss für Laboranalysen Citratblut entnommen werden. Bei planbaren Behandlungen wird die Substitutionstherapie gezielt unter gerinnungsanalytischer Kontrolle vorgenommen.

Die **langfristige Betreuung** Hämophiler sollte in enger Kooperation zwischen Hausarzt und einem spezialisierten Hämophilie-Zentrum erfolgen und muss individuell angepasst werden.

Kriterien, die die Hämophiliebehandlung beeinflussen, sind von folgenden Faktoren abhängig:

- Patientenkollektiv: Alter (Kinder, Erwachsene), Vorgeschichte, Schweregrad der Hämophilie, Anstieg von Faktor VIII bzw. IX nach Substitution, Halbwertszeit der substituierten Gerinnungsfaktoren, Nebenwirkungen der Substitutionsbehandlung.
- Klinische Situation: Ort und Häufigkeit der Blutungskomplikationen, Gelenksituation, Lebererkrankungen, HIV-Infektion, weitere Begleiterkrankungen.
- Indikation zur Behandlung (z. B. akute Blutungen, operativer Eingriff).
- Soziale Situation: Patientenwille und ärztliche Erfahrung.

Substitution im Kindesalter

Schwere Hämophilie

- Prophylaktische Dauerbehandlung.
- Beginn nach der ersten Gelenkblutung.
- Ganzjährig, Ende der Behandlung am Ende der Wachstumsphase.
- Mittlere Dosis 20–30 E/kg KG 2-3-mal/Woche (Hämophilie B 1–2-mal/Woche).
- Individuelle Anpassung je nach klinischer Situation.

Mittelschwere Hämophilie

Behandlung bei Bedarf

- Bei Gelenk- und Muskelblutungen: Mittlere Initialdosis 20–30 E/kg KG.
- Bei lebensbedrohlicher Blutung: Mittlere Initialdosis 40–60 E/kg KG.
- Dauer: Bis zum Abklingen der Blutungssymptomatik.
- Individuelle Anpassung und Erhaltungsdosis je nach klinischer Situation und Alter.

Milde Hämophilie

Behandlung bei Bedarf

- Schwere Blutung: Wie bei mittelschwerer Hämophilie.
- Leichte Blutung bei Hämophilie A.
- Minirin® in einer Dosis von 0,4 µg/kg KG in einer 100-ml-NaCl-Infusion langsam i.v. (mindestens 30 min); bei unzureichendem Faktoranstieg Substitution mit Faktor-VIII-Konzentrat wie bei mittelschwerer Hämophilie.

Substitution im Erwachsenenalter

Schwere Hämophilie

Behandlung bei Bedarf

- bei Gelenk- und Muskelblutungen: Mittlere Initialdosis 20–40 E/kg KG.
- Bei lebensbedrohlicher Blutung: Mittlere Initialdosis 40–60 E/kg KG.
- Dauer: Bis zum Abklingen der Blutungssymptomatik.

Prophylaktische Dauerbehandlung

- Bei Rezidivblutungen mit der Gefahr irreversibler Schäden.
- Bei besonderer körperlicher und psychischer Belastung.

Besonderheiten der Hämophiliebehandlung

Alle Hämophiliepatienten oder Eltern hämophiler Kinder mit rezidivierenden Blutungen sollten in die kontrollierte Heimselbstbehandlung eingeführt werden. Hierzu ist eine Unterweisung im Hämophiliezentrum erforderlich. Dabei werden Patienten und/oder Eltern in die Indikationsstellung, die technische Aufbereitung des Faktorenkonzentrats und die Injektionstechnik eingeführt. Gleichzeitig werden Dosierungsrichtlinien vereinbart und die möglichen Nebenwirkungen sowie eventuell erforderliche Maßnahmen besprochen. Dem Patienten wird zu

Hause ein Depot an Gerinnungsfaktoren angelegt. Über Blutungen, Faktorenverbrauch, verwendete Charge, klinischen Erfolg der Injektionen und das Depot wird ein genaues Protokoll geführt. Patient und Hämophiliezentrum stehen ständig in Verbindung. Es ist individuell zu prüfen, ob und wann eine Bedarfsbehandlung oder eine prophylaktische Dauerbehandlung vonnöten ist.

Bei isolierter Makrohämaturie ist eine Faktorensubstitution zu empfehlen (20–40 E/kg KG). Tranexamsäure und andere Fibrinolysehemmer sind wegen der Gefahr einer Gerinnselbildung in den ableitenden Harnwegen kontraindiziert. Die Behandlung mit 1 mg Prednison/kg/Tag p.o. ist ratsam.

Bei akuten abdominellen Beschwerden sollte grundsätzlich ein mit der Hämophilie vertrauter Arzt zu Rate gezogen werden (Cave: Verwechslung Psoasblutung/Appendizitis).

Bei fehlender klinischer Wirksamkeit oder mangelnder Verkürzung der aPTT nach Substitutionsbehandlung muss an eine Hemmkörperhämophilie gedacht werden. Die frühzeitige Diagnose einer Hemmkörperentwicklung ist essenziell, da für die Behandlung einer Hemmkörperhämophilie besondere Richtlinien gelten (s. unten).

Kontraindiziert sind alle Analgetika mit thrombozytenaggregationshemmender Wirkung, vor allem ASS. Indiziert sind Develin retard®, Valoron N®, Fortral®, Temgesic®, Paracetamol, Diclofenac. Cave: Abhängigkeit!

Komplikationen der Behandlung

5 bis 25 % aller Hämophiliepatienten entwickeln im Verlauf der Therapie einen Faktor-VIII-Inhibitor, der eigenen und substituierten Faktor VIII funktionell neutralisiert. Dies bedeutet klinisch, dass trotz Substitutionstherapie kein Blutungsstopp erzielt werden kann (➤ Abb. 10.4). Die Diagnose einer sog. „Hemmkörperhämophilie" kann durch spezielle Labortests und der Schweregrad des Hemmkörpers quantitativ bestimmt werden. Für die Hemmkörperhämophilie gelten besondere Behandlungsrichtlinien. Bei einer akuten Blutung wird in Abhängigkeit des Inhibitortiters ein Faktor-VIII-Konzentrat, ein aktivierter Prothrombinkomplex (FEIBA®) oder rekombinanter Faktor VIIa (NovoSeven®) substituiert. Die Blutungsgefahr kann langfristig mit einer sog. Immuntoleranztherapie gebannt werden Zur Anwendung kommen Faktor-VIII-Konzentrate in hoher Dosierung, Immunsuppressiva, Immunadsorption und Immunglobuline. Diese Behandlung wird nur in speziell damit befassten Zentren durchgeführt (➤ Kap. 10.4.2, Autoantikörper gegen Gerinnungsfaktoren).

> Die Behandlung der Hämophilie A oder B, der klassischen „Bluterkrankheit", setzt eine intensive interdisziplinäre Zusammenarbeit zwischen Hämatologe, Infektiologe, Orthopäde und Sozialarbeiter voraus. Je nach Alter und Krankheitsprogress sind Dauer- oder bedarfsgerechte Prophylaxe mit Faktor-VIII-Konzentraten anzustreben. Kompliziert wird die Behandlung hämophiler Patienten durch die Entwicklung von Hemmkörpern. Die Behandlungsregimes richten sich nach dem Antikörpertiter (Bethesda-Einheiten).

Von-Willebrand-Jürgens-Syndrom

Das von-Willebrand-Jürgens-Syndrom ist die **häufigste hereditäre hämorrhagische Diathese** und betrifft fast 1 % unserer Bevölkerung. Die Mehrzahl weist milde klinische Symptome auf. Ursache des von-Willebrand-Jürgens-Syndroms ist ein quantitativer oder qualitativer Defekt eines großen Glykoproteins, das von-Willebrand-Faktor (vWF) genannt wird. Die mangelnde vWF-Funktion führt zu einer verminderten Komplexbildung mit dem Faktor VIII und einer gestörten Adhäsion von Plättchen an das Subendothel. Die Erkrankung wird in unterschiedliche Subtypen eingeteilt und autosomal vererbt, kommt also bei beiden Geschlechtern vor.

Klinischer Befund

Der Blutungstyp unterscheidet sich insofern von der Hämophilie, als es nur bei schwerster Ausprägung zu Gelenkblutungen, tiefen Hämatomen und intrakraniellen Blutungen kommt. Im Vordergrund stehen **sofortige Nachblutungen nach Verletzungen, Nasenbluten und Blutungen aus dem Magen-Darm-Trakt.** Bei Frauen können **Menorrhagien** und Hypermenorrhö auftreten. Die Erkrankung hat ein weites Expressionsspektrum bis hin zu abortiven Formen.

Diagnostik

Beim von-Willebrand-Jürgens-Syndrom unterscheidet man die Typen 1, 2 und 3. Typ 2 kann in die Subtypen 2 A, B, M und N unterteilt werden. Die genaue Klassifikation bleibt dem Speziallabor vorbehalten. Wichtige Krankheitserscheinungen sind:

- Typisches Symptomspektrum.
- Positive Familienanamnese.
- Blutungszeit verlängert bzw. normal.
- Thrombozytenzahl in der Regel normal, aber vermindert bei Typ 2B und beim Pseudo-von-Willebrand-Jürgens-Syndrom.
- aPTT verlängert oder normal.

Spezielle Laboruntersuchungen

- Faktor VIII normal oder mäßig vermindert.
- vWF-Antigen und -Ristocetin-Kofaktoraktivität vermindert.
- Ristocetin-induzierte Plättchenagglutination bei Typ 2B positiv.
- Verminderte Faktor-VIII-Bindungskapazität bei Typ 2N.
- Abnormalität der Multimere im Plasma bei Typ 2.

Klassifikation des von-Willebrand-Jürgens-Syndroms

Typ 1	quantitativer vWF-Defekt
Typ 2	qualitativer vWF-Defekt
Typ 2A	große und mittelgroße Multimere fehlen
Typ 2B	gesteigerte Wechselwirkung des vWF mit dem Plättchenglykoprotein Ib
Typ 2M	defekte Wechselwirkung des vWF mit Thrombozyten, große Multimere vorhanden
Typ 2N	verminderte Faktor-VIII-Bindungskapazität
Typ 3	vWF fehlt völlig

Therapie

In Abhängigkeit vom Schweregrad des von-Willebrand-Jürgens-Syndroms ähneln die Therapieziele denen der Hämophiliebehandlung. Bei sehr schweren Verlaufsformen kann wie bei der schweren Hämophilie vorübergehend eine prophylaktische Dauerbehandlung erforderlich werden. Bei den meisten Fällen ist jedoch die Indikation einer Bedarfsbehandlung gegeben; sie beruht auf klinischer Indikation, Subtyp und Schweregrad:

- Orale Kontrazeptiva zur Verminderung der Blutungstendenz bei Frauen.
- Antifibrinolytika (z. B. Tranexamsäure) bei Schleimhautblutungen und Zahnextraktionen.
- Minirin® 0,4 µg/kg in 100 ml NaCl als kurze Infusion über mindestens 30 min, Tachyphylaxie nach 3–5 Tagen (bei Typ 1 und ggf. 2A).
- Bei größeren Blutungen und zur Prophylaxe vor größeren Eingriffen Substitution mit virusinaktivierten Faktor-VIII-Präparaten mit ausreichenden Faktorkonzentrationen (Hämate HS® oder Wilate®). Die Dosierung wird individuell der klinischen Situation und dem Laborbefund angepasst. Der Faktorenanstieg ist meist höher und die Halbwertszeit länger als bei Hämophiliepatienten.

Hinweise für die Praxis

Das häufigere Blutungsübel stellt die von-Willebrand-Erkrankung dar. Der Schlüssel zu einer optimalen Behandlung ist eine subtile Diagnostik. Eine genaue Subtypisierung ist anzustreben. Zur Behandlung werden DDAVP oder vWF-haltige Faktor-VIII-Präparate, aber auch orale Kontrazeptiva und Antifibrinolytika eingesetzt.

Fibrinogenanomalien

Die hereditären Anomalien des Fibrinogenmoleküls sind sehr variantenreich und umfassen Dysfibrinogenämie, Afibrinogenämie, Hypofibrinogenämie und Hypodysfibrinogenämie. Diese Störungen beruhen auf einer genetisch bedingten Veränderung des Fibrinogenmoleküls. Die drei Gene, die für die α-, β- und γ-Kette des Fibrinogens verantwortlich sind, liegen eng beieinander auf dem Chromosom 4. Die häufigste Erscheinungsform ist die Dysfibrinogenämie, die autosomal-dominant vererbt wird und auf Punktmutationen beruht.

Klinischer Befund

Patienten mit kongenitaler Hypo- bzw. Afibrinogenämie weisen leichte bis schwere Blutungskomplikationen auf, die im Fall der Afibrinogenämie denjenigen bei schwerer Hämophilie ähnlich sein können. Patienten mit Dysfibrinogenämie weisen eine unterschiedliche klinische Symptomatik auf. Ein Teil der Patienten zeigt keinerlei klinische Manifestationen, andere haben schwere Blutungen oder rezidivierende Thrombosen und Lungenembolien. Charakteristisch ist der Laborbefund: Während das funktionelle Fibrinogen erniedrigt ist, entspricht das immunologisch bestimmte Fibrinogen meist der Norm.

Therapie

Die Therapie bei Patienten mit Hypo- bzw. Afibrinogenämie besteht im Fall einer Blutung bzw. perioperativ in der Substitution mit einem Fibrinogenkonzentrat (Haemocomplettan®). Bei Patienten mit Dysfibrinogenämie ist die Eigen- und Familienanamnese der Patienten besonders stark zu berücksichtigen: Patienten mit familiärer Thromboseneigung dürfen kein Fibrinogenkonzentrat erhalten, sondern müssen besonders intensiv antikoaguliert werden. Patienten ohne Blutungsanamnese bedürfen ebenfalls keiner Substitution. Bei zu befürchtender Blutungskomplikation ist die Gabe eines Fibrinogenkonzentrats indiziert. Grundsätzlich sollen Fibrinogenkonzentrate sehr zurückhaltend eingesetzt werden, da speziell bei Patienten mit Dysfibrinogenämie eine thrombogene Wirkung zu befürchten ist.

Defekte der Thrombozytenfunktion

10

Besteht seit der Kindheit eine hämorrhagische Diathese mit Blutungen vom petechialen oder gemischten Typ, bei der die Blutungszeit verlängert, die Thrombozytenzahl normal oder nur gering vermindert ist, so muss an eine hereditäre Thrombozytopathie (➤ Tab. 10.1) gedacht werden. Der klinische Verdacht verstärkt sich bei Vorliegen einer familiären Blutungsneigung. Schwere symptomatische Formen sind selten, leichtere ohne Spontanblutungen werden zunehmend häufiger diagnostiziert. Am häufigsten kommen vor:

- **Thrombasthenie Glanzmann-Naegeli:** Ein Defekt des Membranglykoproteins IIb/IIIa, der eine Thrombozytenaggregationsstörung hervorruft.
- **Thrombozytopathie Bernard-Soulier:** Weist eine mäßige Thrombozytopenie, Riesenplättchen und aufgrund eines Defekts des Glykoproteins Ib/IX eine Adhäsionsstörung der Blutplättchen auf.
- Defekte spezifischer Plättchenrezeptoren wie z. B. des Kollagenrezeptors.
- Storage-pool-Defekte mit Fehlen der *dense bodies* oder der α-Granula.
- Plättchenfreisetzungsstörungen.
- Störungen des Prostaglandinstoffwechsels.

Klinischer Befund

Erste Symptome können als neonatale Purpura auftreten. Gelenk-, Muskel- und Hirnblutungen sind selten. Der Blutungstyp entspricht der thrombozytopenischen Blutung. Haut-, Schleimhautblutungen, Nasenbluten, Gastrointestinalblutungen, Menorrhagien und die Sofortblutung nach Operationen oder Traumata stehen im Vordergrund.

Diagnostik

- Blutungszeit verlängert oder normal.
- Thrombozytenzahl normal oder leicht vermindert.
- Spezifisches Plättchenaggregationsmuster.
- Spezifischer Glykoproteindefekt (Durchflusszytometrie).
- ATP-Freisetzungstest, ggf. Quantifizierung von Plättcheninhaltsstoffen.
- Evtl. Elektronenmikroskopie.

Therapie

- Antifibrinolytika (z. B. Tranexamsäure) bei Schleimhautblutungen.
- Minirin® 0,4 µg/kg als kurze Infusion über mindestens 30 min (außer Thrombasthenie Glanzmann).
- Thrombozytenkonzentrate (kontraindiziert bei Thrombasthenie Glanzmann mit Alloantikörpern).

- Rekombinanter Faktor VIIa (bei Thrombasthenie Glanzmann und gleichzeitig vorhandenen Thrombozytenantikörpern).

In schwerwiegenden Fällen bietet sich als kurativer Therapieansatz die allogene Knochenmarktransplantation an.

Angeborene vaskuläre hämorrhagische Diathesen

Morbus Osler-Weber-Rendu

Die hereditäre hämorrhagische Teleangiektasie Morbus Osler-Weber-Rendu wird autosomal-dominant vererbt. Die Prävalenz beträgt 1 : 50 000. Charakteristisch ist eine lokalisierte Blutungsneigung. Manifestationsalter ist das 3. bis 4. Lebensjahrzehnt. Blutungsursache sind Teleangiektasien an Haut und Schleimhäuten sowie arteriovenöse Aneurysmata in den inneren Organen. Die Gerinnungstests sind normal.

An Haut und Schleimhäuten, bevorzugt im Mund-, Lippen- und Nasenbereich, finden sich punktförmige Gefäßerweiterungen, von denen Gefäße in die Peripherie ausstrahlen (➤ Abb. 3.3). Bei Druck entleeren sich die Gefäße, sodass die Veränderungen im Gegensatz zu Petechien farblos werden.

Häufigstes klinisches Symptom ist Nasenbluten; daneben kommt es zu Blutungen aus der Mundhöhle, den Harnwegen und dem Magen-Darm-Trakt.

Thrombozytenzahl, Parameter der plasmatischen Gerinnung und Blutungszeit sind unauffällig. Die Therapie der Blutungen erfolgt durch lokal blutstillende Maßnahmen: Kompression, Verätzung, Thrombinlösungen und Fibrinkleber. Bei chronischer Blutung mit Anämie ist die Dauersubstitution mit Eisenpräparaten erforderlich.

Hämangiome

Juvenile oder kindliche Hämangiome sind angiomatöse Fehlbildungen, die durch abnormale Proliferation von Kapillargefäßen hervorgerufen werden. Innerhalb des ersten Lebensjahres wachsen diese Tumoren schnell und bilden sich dann über Jahre hinweg in der Regel zurück. Manche persistieren bis ins Erwachsenenalter, können sich auch in Organen manifestieren und zu lebensbedrohlichen Komplikationen (z. B. Blutungen) führen. Große kavernöse Hämangiome mit oft ausgedehnter Thrombenbildung, Verbrauchskoagulopathie und mikroangiopathischer hämolytischer Anämie mit Thrombopenie werden als Kasabach-Merritt-Syndrom bezeichnet (➤ Kap. 7.2.7).

Diagnostisch ist nicht selten eine Verbrauchskoagulopathie mit Thrombozytopenie, Antithrombinmangel, Fibrinogenabfall und Fibrin(ogen)-Spaltprodukten nachzuweisen.

Die Behandlung mit Yag-Laser in Kombination mit interventioneller Radiologie (Embolisation) und chirurgischen Maßnahmen haben die Prognose auch ausgedehnter Befunde deutlich gebessert und konservative Maßnahmen in den Hintergrund gedrängt. Dazu zählen orales Prednison in einer Dosierung von 2–4 mg/kg/Tag, solange ein Ansprechen beobachtet werden kann, operative Eingriffe, arterielle Embolisation, niedrig dosierte Strahlentherapie, Cyclophosphamid bzw. Antifibrinolytika. Versuche mit Interferon-α ergaben gute therapeutische Ergebnisse.

Nach erfolgreicher Therapie, insb. nach chirurgischer Exzision des Hämangioms, normalisieren sich die hämatologischen und hämostaseologischen Parameter.

Kollagenkrankheiten

Den Bindegewebs- oder Kollagenkrankheiten liegt ein molekularer Defekt des Kollagens zugrunde. Häufig wird die Diagnose im Zusammenhang mit der Abklärung einer hämorrhagischen Diathese gestellt, da diese Patienten nicht selten auch Plättchenfunktionsdefekte aufweisen. Zu dieser Krankheitsgruppe gehören das **Ehlers-Danlos-Syndrom** (besonders Typ IV mit Gefäßbeteiligung), das **Marfan-Syndrom** und die **Osteogenesis imperfecta.** Die Diagnose und Betreuung dieser Patienten ist Spezialisten vorbehalten.

10.4.2 Erworbene Störungen

Ursachen einer erworbenen hämorrhagischen Diathese sind:

- Vasopathien.
- Thrombotisch-thrombozytopenische Purpura (TTP).

- Thrombozytopathien.
- von-Willebrand-Jürgens-Syndrom.
- Hemmkörper gegen Einzelfaktoren.
- Lebersynthesestörungen.
- Vitamin-K-Mangel.
- Disseminierte intravasale Gerinnung.
- Hyperfibrinolyse und Polymerisationsstörung.

Die thrombozytären hämorrhagischen Diathesen aufgrund einer Thrombozytopenie werden in ➤ Kapitel 7 behandelt. Erworbene Thrombozytopathien kommen vor bei bestimmten Medikamenten (Thrombozytenaggregationshemmer, nichtsteroidale Antiphlogistika, β-Lactam-Antibiotika, Cephalosporine, kardiovaskuläre Medikamente, Zytostatika), bei Urämie, Paraproteinämien und hämatologischen Systemerkrankungen wie z. B. Leukämien und myeloproliferativen Neoplasien (Blutungsneigung auch bei ausgeprägter Thrombozytose möglich).

Disseminierte intravasale Gerinnung

Die disseminierte intravasale Gerinnung (DIC) oder Verbrauchskoagulopathie ist eine Hämostasestörung, die darauf beruht, dass bestimmte Triggersysteme zu einer akzelerierten intravasalen Gerinnungsaktivierung führen. Dabei kommt es zu einer Thrombosierung der Mikrostrombahn und zum Verbrauch von Gerinnungsfaktoren, Thrombozyten und Inhibitoren. Gleichzeitig wird eine sekundäre Aktivierung des Fibrinolysesystems eingeleitet, wodurch es zum proteolytischen Abbau von Fibrin und prokoagulatorischen Gerinnungsfaktoren kommt. Klinisch resultiert aus diesem pathologischen Prozess das gleichzeitige Vorhandensein von Thrombose und Blutung. Während in der Initialphase mit Erhöhung prokoagulatorischer Gerinnungsfaktoren mehr eine Thrombosierung im Vordergrund steht, bestimmt in der Spätphase nach Verlust der Gerinnungsfaktoren häufig die Blutungsneigung das klinische Bild. Die Mikrothrombosierung führt zum Organausfall (z. B. Schockniere, Schockleber und Schocklunge) sowie zur Hämolyse durch Erythrozytenfragmentation in der Mikrozirkulation.

Wichtig für die Diagnose ist die Kenntnis von Erkrankungen oder Situationen, die für eine DIC prädisponieren. Von zahlreichen derartig beschriebenen Erkrankungen seien nur einige wesentliche erwähnt, z. B. Septikämien, septischer Abort, Fruchtwasserembolie, vorzeitige Plazentalösung, metastasierende Tumoren, akute Leukämien (insb. Promyelozytenleukämie), Transfusionszwischenfälle, prolongierter Schock u.v.m.

Klinischer Befund

- Organausfall, z. B. Nierenversagen, Leberversagen, paralytischer Ileus.
- Allgemeine Blutungszeichen wie Ekchymosen, Petechien, Purpura, Nachbluten aus Verletzungen und postoperativ, Haut- und Knochennekrosen.
- Mikroangiopathische hämolytische Anämie.

Diagnostik

Entsprechend ihrem klinischen Verlauf kann die Verbrauchskoagulopathie hilfsweise in verschiedene Phasen eingeteilt werden (➤ Tab. 10.2), die sich in etwa durch Laborbefunde charakterisieren lassen. Häufig verläuft der Prozess derartig schnell, dass sich ein phasenhafter Verlauf nicht nachvollziehen lässt und bereits bei Diagnosestellung die Endstadien erreicht sind.

Tab. 10.2 Phasen der Verbrauchskoagulopathie

Parameter	Stadium I	Stadium II	Stadium III	Stadium IV
TPZ nach Quick	→	→	↓	↓↓
aPTT	↓	→	↑	↑↑
Fibrinogen	↑	→	↓	↓↓
Thrombozyten	→↓	↓	↓↓	↓↓
AT	→↓	↓	↓↓	↓↓
D-Dimere	→↑	↑↑	↑↑↑	↑↑↑

→ unverändert, →↑ unverändert oder erhöht, ↑ erhöht, ↑↑ stark erhöht, ↑↑↑ massiv erhöht, →↓ unverändert oder erniedrigt, ↓ erniedrigt, ↓↓ stark erniedrigt

Therapie

Grundsätzlich ist eine kausale Therapie der Grunderkrankung anzustreben. Die supportive hämostaseologische Therapie muss an aktuelle Laborbefunde und die klinische Symptomatik angepasst werden.

Ziel ist die Kompensation des Hämostasesystems bis zum Erfolg der Therapie der Grundkrankheit. Da die hämostaseologische Therapie stadienadaptiert erfolgen muss, ist ein detailliertes Diagnoseprogramm erforderlich.

Die Therapie hat folgende Ziele:

- Behandlung der Grundkrankheit.
- Beseitigung der Hyperkoagulabilität.
- Unterbrechung der Umsatzsteigerung.
- Verhinderung der Mikrothrombosierung.

Folgende Maßnahmen sind sinnvoll:

- Rekombinantes APC (Drotrecogin alfa, aktiviert): bei schwerer Sepsis.
- Antithrombin: Mit Veröffentlichung der KyperSept-Studie sank der Stellenwert der AT-Gabe. Ein Einsatzfeld ist heute im Wesentlichen die extrakorporale Zirkulation bei nachgewiesenem AT-Mangel.
- Heparin: Empfohlen wie üblich für die Thromboseprophylaxe bei intensivmedizinischen Patienten, nicht zur Durchbrechung einer DIC.
- Eptacog alfa (aktivierter, rekombinanter Faktor VII): Bei schweren diffusen Blutungen. Die Fibrinogenkonzentration muss > 1 g/l, die Thrombozytenzahl > 50/nl liegen, andernfalls ist die Substitution von Fibrinogen und die Gabe von Thrombozytenkonzentraten erforderlich.
- Tranexamsäure: Bei eindeutigen Hinweisen auf eine Hyperfibrinolyse.
- Thrombozytenkonzentrate: Bei Thrombozytenzahlen < 50/nl.
- FFP (Fresh Frozen Plasma) und PPSB (Prothrombinkomplex-Präparat).

Neoplasien

Tumorerkrankungen können sowohl zu einer hämorrhagischen als auch thrombophilen Diathese führen. Die häufigste hämostaseologische Störung bei soliden Tumoren und bei hämatologischen Systemerkrankungen ist die Thrombozytopenie, die nicht selten mit einer Thrombozytopathie vergesellschaftet ist. Daneben werden akute und chronische disseminierte intravasale Gerinnungsstörungen und eine systemische Hyperfibrinolyse beobachtet. Selten sind zirkulierende Antikörper oder die Bildung dysfunktioneller Gerinnungsfaktoren. Raritäten sind Störungen wie das erworbene von-Willebrand-Jürgens-Syndrom oder eine erworbene Dysfibrinogenämie. Die Diagnostik entspricht der üblichen hämostaseologischen Diagnostik bei der Abklärung einer Blutungsneigung. Die gerinnungsaktive Therapie hat grundsätzlich supportiven Charakter. Im Fall einer sekundären Gerinnungsstörung wie DIC oder Hyperfibrinolyse ist eine möglichst schnelle Behandlung der Grundkrankheit einzuleiten.

Bestimmte hämostaseologische Störungen korrelieren besonders mit speziellen Tumorleiden. So werden häufig chronische Verbrauchskoagulopathien bei Patienten mit Prostatakarzinom oder schleimbildenden Adenokarzinomen des Gastrointestinaltrakts beobachtet; nicht selten sind sie mit einer massiven Hyperfibrinolyse vergesellschaftet. Erworbene von-Willebrand-Jürgens-Syndrome und Thrombozytopathien werden häufig bei Patienten mit myeloproliferativen Neoplasien (MPN) und Myelodysplasie diagnostiziert. Die akute Promyelozytenleukämie verursacht oftmals eine komplexe Gerinnungsstörung mit disseminierter intravasaler Gerinnung und sekundärer Hyperfibrinolyse (➤ Kap. 5.4).

Therapie

Bei einer disseminierten intravasalen Gerinnungsstörung erfolgt eine an der klinischen Situation orientierte Substitution (➤ Kap. 10.4.2). Bei primärer Hyperfibrinolyse ist die Gabe von Antifibrinolytika wie z. B. Tranexamsäure zu erwägen. Bei durch Produktionsstörung erniedrigter Thrombozytenzahl < 20 G/l kann die hämorrhagische Diathese durch die Transfusion von Thrombozytenkonzentraten effektiv beeinflusst werden; bei einer Fibrinogenkonzentration < 100 mg/dl und einer Blutungsneigung wird der Fibrinogenspiegel durch FFP oder Fibrinogenkonzentrat angehoben. Bei einer Thrombozytopathie wie etwa bei myeloproliferativen Neoplasien kann eine Besserung der Blutungssymptomatik evtl. durch Gabe von DDAVP (z. B. Minirin®) oder mit Thrombozytenkonzentraten erreicht werden.

Thrombotisch-thrombozytopenische Purpura (TTP)

Typisch für dieses Krankheitsbild, das früher auch als Morbus Moschkowitz bezeichnet wurde, sind generalisiert hyaline Thromben in der Mikrozirkulation. Das verwandte hämolytisch-urämische Syndrom (HUS) im Kindesalter betrifft meist nur die Niere. Die hyalinen Thromben bestehen, von Thrombozyten abgesehen, aus von-Willebrand-Faktor (vWF). Zu unterscheiden ist eine hereditäre und eine erworbene Form. In beiden Fällen liegt ein Mangel an vWF-spaltender Protease vor, einer Metalloprotease, die zur ADAMTS-Familie gehört und nun als ADAMTS13 bezeichnet wird (➤ Kap. 7.2.5). Verantwortlich für den angeborenen Mangel sind Mutationen im *ADAMTS13*-Gen; bei den erworbenen Formen sind es Autoantikörper gegen die Protease. Die Folge sind sog. supranormale von-Willebrand-Multimere, also überproportional große von-Willebrand-Moleküle im Plasma, die sehr leicht reagieren. Da der vWF ein Akute-Phase-Protein darstellt, werden Erkrankungsphasen über inflammatorische Prozesse getriggert. Die Erkrankung tritt primär oder sekundär im Rahmen von Autoimmunerkrankungen, Schwangerschaft, medikamentöser Therapie (Thienopyridine!), Knochenmarktransplantation oder paraneoplastisch bei malignen Tumoren auf.

Eine nähere Beschreibung von Krankheitsbild, Diagnostik und Therapie findet sich in ➤ Kapitel 7.2.5.

Autoantikörper gegen Gerinnungsfaktoren

Erworbene Hemmkörper von Gerinnungsfaktoren sind Antikörper, die spezifisch gegen Gerinnungsfaktoren gerichtet sind und deren Funktion hemmen. Die Folge hiervon ist eine Blutungsneigung, die im Fall des häufigsten Hemmkörpers, des Faktor-VIII-Hemmkörpers, zu einer **erworbenen Hämophilie** führt. Alloantikörper entwickeln sich unter Substitution mit Gerinnungsfaktoren. Autoantikörper gegen Faktor VIII werden vor allem bei Patienten mit Lymphomen, Autoimmunerkrankungen, unter Medikation z. B. mit Antibiotika und postpartal beobachtet. Bei rund der Hälfte der Fälle kann keine Assoziation gefunden werden. Die Inzidenz beträgt 1 : 1–2 Millionen.

Diagnostik

In der Einzelfaktorenanalyse ist die Faktor-VIII-Aktivität erniedrigt. Im Plasmatauschversuch wird die aPTT einer gesunden Kontrollperson durch Zugabe des hemmkörperhaltigen Patientenplasmas in verschiedenen Verdünnungen verlängert. Insbesondere nach einer Inkubation über 2 Stunden kann ein angeborener oder erworbener echter Faktorenmangel von einem antikörpervermittelten Faktorenmangel abgegrenzt werden.

Lupus-Antikoagulanzien können einen Einzelfaktorenmangel vortäuschen. Deshalb müssen Hemmkörper gegen Lupus-Antikoagulanzien abgegrenzt werden. Hierzu sind Verdünnungsreihen von Einzelfaktorenaktivitäten geeignet.

Im spezifischen Faktor-VIII-Hemmkörpertest, dem sog. Bethesda-Assay, werden Hemmkörpertiter gemessen. Die Quantifizierung des Hemmkörpers sollte trotz des aufwändigen Tests zeitnah erfolgen, da hiervon das Therapieregime entscheidend abhängt. Als Low-Responder bezeichnet man Patienten mit < 5 Bethesda-Einheiten/ml (in angelsächsischen Ländern < 10). High-Responder weisen demgegenüber höhere Titer auf.

Therapie

Grundsätzlich muss zwischen der Behandlung einer akuten, oft lebensbedrohlichen Blutung und der Entwicklung einer lang anhaltenden Immuntoleranz unterschieden werden.

Blutungstherapie

- Low-Responder: Ultrahohe Dosen eines Faktor-VIII-Konzentrats oder rekombinanter Faktor VIIa (90 µg/kg) in 2-stündigen Abständen, ggf. Immunadsorption.
- High-Responder: Rekombinanter Faktor VIIa, aktivierter Prothrombinkomplex-Präparat (z. B. 2 × 50–100 E FEIBA®/Autoplex®/kg/Tag), Immunadsorption.

Immuntoleranztherapie

- Kortikosteroide 1–2 mg/kg/Tag, ggf. zusätzlich Cyclophosphamid 2 mg/kg/Tag p.o., alternativ Azathioprin und/oder der CD20-Antikörper Rituximab.
- Erfolgversprechend ist eine Kombinationstherapie aus Immunadsorption, Immunglobulinen und Immunsuppressiva.
- Plasmapheresen nützen dem Patienten kaum.

Hinweise für die Praxis

Aufgrund der Seltenheit der Erkrankung wird eine erworbene Hemmkörperhämophilie oftmals nicht frühzeitig erkannt. Ein Plasmatauschversuch kann auch in kleineren Häusern durchgeführt werden. Steigt die Faktor-VIII-Aktivität eines kürzlich noch gerinnungsphysiologisch unauffälligen Patienten nach Gabe eines Faktor-VIII-Präparats nicht an, sollte sofort eine Hemmkörperhämophilie ausgeschlossen werden. Eine rechtzeitige adäquate Blutstillung ist bei diesem mitunter hochdramatischen Krankheitsbild lebensrettend.

10.5 Thrombophile Diathesen

Die Virchowsche Trias hat auch 150 Jahre nach ihrer Erstbeschreibung nichts von ihrer Bedeutung verloren: Stase, eine veränderte Blutzusammensetzung und ein alteriertes Endothel tragen entscheidend zur Thrombose bei. Stase und Hyperkoagulabilität sind die herausragenden Faktoren bei der Pathogenese venöser Thrombembolien. Hinter einer Hyperkoagulabilität verbergen sich kongenitale oder auch erworbene Gerinnungsstörungen. Eine Affektion des Endothels steht bei arteriellen Thrombembolien im Vordergrund.

10.5.1 Kongenitale Störungen

Faktor-V-Leiden-Mutation (Resistenz gegen aktiviertes Protein, APC)

Die häufigste Form einer angeborenen Thrombophilie ist die APC-Resistenz, der ganz überwiegend die Faktor-V-Leiden-Mutation zugrunde liegt. Die Mutation im Faktor V lässt eine nur ungenügende Inaktivierung des aktivierten Faktors V durch APC zu. Bei der Faktor-V-Leiden-Mutation handelt es sich um eine Punktmutation, bei der ein Arginin an der Stelle 506 des Faktors V durch Glutamin ersetzt wird (➤ Abb. 10.6). Bis zu 10 % der Deutschen weisen diese genetische Prädisposition auf.

Das Risiko für **venöse** Thrombembolien ist bei einem heterozygoten Merkmalsträger um das ca. 5fache, bei einem homozygoten Träger bereits ca. 50fach erhöht. Bei der Pathogenese **arterieller** Thrombembolien scheint die Faktor-V-Leiden-Mutation ohne Bedeutung zu sein.

Prothrombin-G20210A-Polymorphismus

Zweithäufigste hereditäre Prädisposition für venöse Thrombembolien ist der Polymorphismus an der Stelle 20210 des Prothrombin-Gens. Dieser Polymorphismus bedingt nur ein eher mildes Risiko für venöse Thrombembolien. Auch hier ist nicht von einem erhöhten Risiko für die Entstehung arterieller Thrombembolien auszugehen.

Inhibitorenmangel

Die Häufigkeit angeborener heterozygoter Mangelzustände in der Gesamtbevölkerung wird für Protein C mit etwa 1 : 200–300 angegeben. Thrombembolische Komplikationen, die mit einem Protein-C-Mangel assoziiert sind, kommen allerdings nur mit einer Häufigkeit von etwa 1 : 16 000 vor. Bei Spontanthrombosen und Embolien findet sich ein Protein-C- oder Protein-S-Mangel jeweils in ca. 5 % der Fälle. Der homozygote Protein-C- und Protein-S-Mangel kann beim Neugeborenen mit einer Purpura fulminans oder anderen schwersten thrombembolischen Komplikationen verbunden sein. Ein Protein-C-Mangel kann sich auch zu Beginn einer oralen

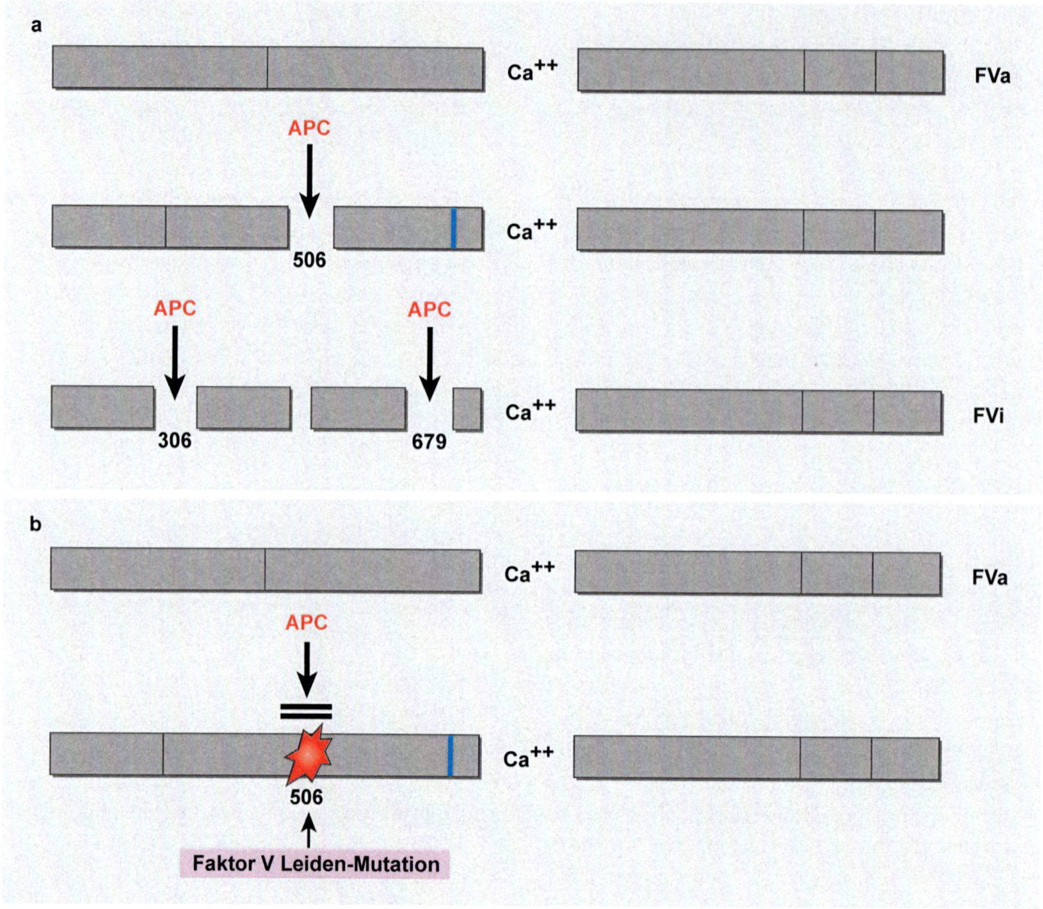

Abb. 10.6 Inaktivierung von Faktor Va (FVa) ohne bzw. bei Faktor-V-Leiden (a). FVi , inaktivierter Faktor V (b).

Antikoagulanzientherapie ohne gleichzeitigen Heparinschutz in Form von Hautnekrosen manifestieren.

Eine Verminderung des Antithrombins auf ca. 50 % ist mit einem deutlich erhöhten Thromboserisiko assoziiert. Ein angeborener Antithrombinmangel in heterozygoter Form ist bei 2–5 % der Patienten mit Thrombophilie festzustellen, ein homozygoter Antithrombinmangel ist sehr selten und mit dem Leben meist nicht vereinbar. Der angeborene Antithrombinmangel äußert sich meistens innerhalb weniger Jahre nach der Pubertät, vor allem in Form tiefer Venenthrombosen oder Lungenarterienembolien; seine Häufigkeit wird mit ca. 1 : 2000–5000 angegeben.

Hohe Einzelfaktorenspiegel

Persistierende hohe Faktor-VIII-Spiegel sind als thrombembolischer Risikofaktor anzusehen. Hiervon sind vorübergehende Erhöhungen wie etwa infolge einer Akute-Phase-Reaktion abzugrenzen. Es gibt Hinweise auf einen familiären Hintergrund; ein spezifischer molekularer Defekt wurde bislang aber nicht beschrieben.

Hyperhomocysteinämie

Eine Hyperhomocysteinämie erhöht das Thromboserisiko nur geringfügig. Neben äußeren Faktoren liegen dieser Störung auch genetische Ursachen zugrunde. Der MTHFR-(Methylentetrahydrofolat-Reduktase-)C677T-Polymorphismus trägt zur Akkumulation des Homocysteins nur wenig bei und ist kein eigenständiger Risikofaktor für venöse Thrombembolien.

Ein anderer Defekt von Bedeutung ist die seltene Dysfibrinogenämie (➤ Kap. 10.4.1).

Hinzu kommt eine Reihe weiterer angeborener Defekte in thrombophilen Faktoren, die zumeist im heterozygoten Zustand diagnostiziert werden. Es ist im Einzelfall schwer zu beurteilen, welche Bedeutung doppelt oder mehrfach heterozygoten Zuständen bei der Entstehung von Thrombosen zukommt (➤ Kap. 10.5.3).

10.5.2 Erworbene Störungen

Immobilisation

Der klassische Risikofaktor für venöse Thrombembolien, die Immobilisation, tritt in mannigfaltiger Form auf: Eine eingeengte Sitzhaltung etwa im Flugzeug (insb. Langstreckenflüge > 4–6 h), mehrtägige Bettlägerigkeit oder eine Schonung des Beines infolge Trauma beschleunigen die Stase in den tiefen Venen.

Tumoren

Armand Trousseau beschrieb bereits vor 140 Jahren den Zusammenhang zwischen Neoplasie und Hyperkoagulabilität: Thrombembolien kommen häufig beim Lungen-, Pankreas-, Magen- und Kolonkarzinom vor.

Tumorzellen schaffen sich eine Umgebung, die den Gerinnungsvorgang begünstigt. Sie exprimieren Prokoagulanzien (z. B. Tissue Factor, *cancer procoagulant* (CP) = direkter Faktor-X-Aktivator) und Plasminogenaktivatoren. So nimmt CP Einfluss auf die Plättchenadhäsion und kann Mikrothromben triggern, die für das intravasale Überleben von Mikrometastasen von Bedeutung sind. Tumorzellen induzieren zudem die Bildung von Tissue Factor im Makrophagen. Zytokine der Tumorzelle wie VPF (vaskulärer Permeabiliätsfaktor) erhöhen die Durchlässigkeit von Gefäßen, sodass die Tumorzelle mit den notwendigen Nährstoffen und auch Gerinnungsfaktoren versorgt wird. Letztere lösen dann im Tumorbett eine Thrombin- und Fibrinbildung aus.

Doch nicht nur der Tumor selbst führt zu einer Thrombembolie. Auch die Tumortherapie kann das Thromboserisiko erhöhen. Im Verlauf einer zytostatischen Therapie kommt es insb. beim Mamma- und Prostatakarzinom sowie bei Leukämien zu thrombembolischen Komplikationen. Die Therapie mit L-Asparaginase geht mit zerebralen Thrombosen und Blutungen einher. Neben der Zytostase kann die Strahlentherapie beim Zervixkarzinom eine Hyperkoagulabilität verursachen. Schließlich ist die Hormontherapie von Tumoren von Bedeutung: Das Risiko für venöse Thrombosen ist unter Tamoxifen und Raloxifen etwa um das Dreifache erhöht.

Gynäkologisch-geburtshilfliche Risiken

Die Einnahme oraler Kontrazeptiva führt zu einem ca. vierfach erhöhten Thrombembolierisiko. Orale Kontrazeptiva der 3. Generation haben ein gegenüber der 2. Generation höheres Thromboserisiko. Präparate, die nur ein niedrig dosiertes Gestagen (1. und 2. Generation, z. B. Levonorgestrel) beinhalten, weisen ein niedrigeres Risiko auf als Kombinationspräparate. Das absolute Risiko, das auch die Alterskomponente einschließt, ist allerdings gering. So beträgt die Thrombosehäufigkeit selbst bei Faktor-V-Leiden und oraler Kontrazeption nur 28 von 10 000 Personenjahren. Bislang asymptomatische, heterozygote Faktor-V-Leiden-Trägerinnen müssen also nicht unbedingt auf eine orale Kontrazeption verzichten.

Venöse Thrombembolien kommen in einer Häufigkeit von 1 : 1000 Schwangerschaften vor. Im Vergleich zu Nichtschwangeren ist das Risiko um das 6- bis 10fache erhöht. Im Wochenbett steigt das Risiko sogar auf das 20fache an. Die hormoninduzierte Abnahme des venösen Tonus und die veränderte Blutzusammensetzung spielen hier eine wesentliche Rolle. Präpartal entwickelt sich sukzessive eine „physiologische" Hyperkoagulabilität, die den hohen peripartalen Blutverlust limitiert. Dies zeigt sich beispielsweise in einem Anstieg von Faktor VIII und vWF, aber auch in einer progredienten Protein-S-Verminderung.

Eine postmenopausale Hormonsubstitution bedingt ein ca. 3fach erhöhtes Risiko für venöse Thrombembolien. Aufgrund des höheren Lebensalters ist das absolute Risiko höher einzuschätzen als bei jungen Frauen unter oraler Kontrazeption.

Antiphospholipid-Antikörpersyndrom

Antiphospholipid-Antikörper sind erworbene Autoantikörper, die gegen Phospholipide oder Phospholipid-Protein-Komplexe gerichtet sind. Zu differenzieren sind Anticardiolipin-Antikörper, die mit Immunoassays nachzuweisen sind, und das mit Gerinnungstests zu erkennende Lupus-Antikoagulans. Die Antikörper bewirken eine verlängerte In-vitro-Gerinnungszeit (Artefakt!); meist ist die aPTT betroffen. Dieses Phänomen wurde zuerst bei Patienten mit einem Lupus erythematodes beschrieben und wird seither als „Lupus-Antikoagulans" bezeichnet. Die Antikörper können vom IgG-, aber auch vom IgM-Typ sein. IgM-Antikörper treten oftmals nur vorübergehend auf. Die Heterogenität der Antikörper macht die diagnostische Bestimmung und Quantifizierung schwierig.

Das Antiphospholipid-Syndrom geht mit arteriellen und venösen Thrombosen einher. Charakteristisch ist das hohe Rezidivrisiko. Antiphospholipid-Antikörper scheinen eine nicht seltene Ursache von erworbenen Thrombophilien zu sein. Sie können sowohl bei bislang unauffälligen Personen (primäres Antiphospholipid-Syndrom) als auch im Verlauf verschiedenster Erkrankungen (andere Autoimmunerkrankungen; maligne Erkrankungen, insb. Lymphome; Infektionen) auftreten (sekundäres Antiphospholipid-Syndrom).

Heparininduzierte Thrombozytopenie vom Typ 2 (HIT-2)

Die heparininduzierte Thrombozytopenie vom Typ 2 (➤ Kap. 7.2.3) tritt im Allgemeinen 5–21 Tage nach Beginn der Heparintherapie oder sofort nach Reexposition auf. Die Thrombozytenwerte fallen gegenüber dem Ausgangswert um mehr als 50 % und normalisieren sich erst nach Absetzen des Heparins. Die Häufigkeit der HIT-2 wird mit 0,5–5 % angegeben (unfraktioniertes ungleich häufiger als niedermolekulares Heparin). Die Patienten werden vor allem durch arterielle Gefäßverschlüsse bedroht. Es kann zur Amputation einer Extremität kommen. Aber auch Myokardinfarkte, zerebrale Ischämien und Verschlüsse von Nieren-, Mesenterial- und Hautgefäßen sowie Spinalarterien werden diagnostiziert.

Hier bilden sich IgG-Autoantikörper gegen den Plättchenfaktor-4-Heparin-Komplex, der über den FcγII-Rezeptor Thrombozyten aktiviert. Diese Blutplättchen werden vermehrt durch die Milz abgebaut, und die Thrombozytenzahl sinkt. Gleichzeitig aktivieren diese Antikörper auch Endothelzellen. Ein entsprechender Nachweis von Anti-PF4-Heparin-IgG-Antikörpern ist heute in den meisten dafür spezialisierten Gerinnungslaboratorien problemlos möglich. Antikörper sind auch dann nachzuweisen, wenn sie funktionell nicht wirksam sind. Der Laborbefund darf daher nur im Zusammenhang mit den klinischen Befunden gewertet werden.

Eine akute HIT-2 erfordert die sofortige Umstellung auf alternative Antikoagulanzien wie Danaparoid, Hirudin oder Argatroban in therapeutischer Dosierung. Cumarine dürfen erst nach Wiederanstieg der Thrombozytenzahl eingesetzt werden.

10.6 Thromb(o)embolische Erkrankungen

10.6.1 Tiefe venöse Thrombosen

Klinischer Befund

Thrombosezeichen wie Ruhe- und Belastungsschmerzen im betroffenen Bein, Ödeme, Zyanose, Umfangsdifferenzen, Überwärmung sowie Druckschmerzen im Bereich der betroffenen Extremität bzw. der Leiste oder der Fußsohle.

Diagnostik

Entsprechend der klinischen Wahrscheinlichkeit für eine venöse Thrombose (interdisziplinäre S2-Leitli-

10

nie der AWMF) wird zunächst nur die Bestimmung des D-Dimer-Tests oder sofort die Kompressionssonographie zur Sicherung der Verdachtsdiagnose eingesetzt. Ein negativer D-Dimer-Test weist einen sehr hohen negativ prädiktiven Wert auf, d. h. tiefe Venenthrombosen lassen sich frühzeitig ausschließen, ein erhöhter Wert ist ohne Belang. Die Phlebographie kommt heute nur noch bei nicht eindeutiger Kompressionssonographie zum Zuge.

Differenzialdiagnose: Blutungen, Tumoren, Lymphödeme, hereditäres Angioödem, Ödeme anderer Genese, Erysipel, Insuffizienz der Muskelpumpe bei Paresen, Kompression von außen, peri- oder posttraumatische Schwellung.

Therapie

Behandlungsziele sind:

- Eine bisweilen tödliche Lungenarterienembolie zu verhindern.
- Das Fortschreiten des thrombotischen Geschehens zu reduzieren.
- Die durch das akute Ereignis eingetretene Morbidität zu vermindern.
- Eine Reperfusion der thrombosierten Gefäße unter Erhaltung der Klappenfunktion zu erreichen.
- Ein postthrombotisches Syndrom und eine pulmonale Hypertonie zu verhindern.

Akuttherapie

Lange Zeit wurde bei jeder akuten tiefen Beinvenenthrombose, außer der isolierten Unterschenkelvenenthrombose des gehfähigen Patienten, Bettruhe verordnet, ein Kompressionsverband angelegt, das betroffene Bein hochgelagert und immobilisiert. Heute wird eine frühzeitige Mobilisierung angestrebt. Als spezifische Therapiemaßnahmen neben dem Kompressionsverband kommt die Antikoagulation mit niedermolekularem Heparin (seltener noch mit unfraktioniertem Heparin) in Frage. Niedermolekulares Heparin wird körpergewichtsadaptiert s.c., in der Regel 2×/Tag, bis zur vollen Wirksamkeit der oralen Antikoagulation gegeben. Ein Labormonitoring ist nicht notwendig. Eine Anti-Faktor-X-Bestimmung ist nur bei Niereninsuffizienz und bei sehr niedrigem oder sehr hohem Körpergewicht zu empfehlen. Unfraktioniertes Heparin benötigt eine Bolusinjektion und wird dann körpergewichtsadaptiert s.c. oder i.v. appliziert. Die Antikoagulation muss mithilfe der aPTT gesteuert werden. Eine Verlängerung um das 1,5–2,5fache wird angestrebt. Eine Thrombolyse wird nur noch in Ausnahmefällen durchgeführt, etwa bei Patienten < 50 Jahren mit einer sehr ausgedehnten Thrombose.

Sekundärprophylaxe

Vor allem in den ersten Monaten nach dem Erstereignis haben thrombembolische Erkrankungen ein hohes Rezidivrisiko. Es ist daher erforderlich, eine Langzeitbehandlung mit oralen Antikoagulanzien einzuleiten. Unter Heparin wird frühestmöglich eine Marcumarisierung (Ziel-INR 2,0–3,0) eingeleitet. Die Frage nach der optimalen Dauer einer oralen Antikoagulation kann nur unzureichend beantwortet werden. Abzuwägen ist das Risiko schwerer Blutungen gegen den Nutzen einer Sekundärprophylaxe.

Vom gegenwärtigen Wissensstand ausgehend wird folgendes Vorgehen vorgeschlagen:

- 3 Monate orale Antikoagulation nach tiefer Venenthrombose (TVT) mit prothrombotischen Stimulus (z. B. Immobilisation).
- 6 Monate nach idiopathischer Venenthrombose oder bei Vorliegen eines einzelnen hereditären Defekts (mit Ausnahme des Antithrombinmangels, der ein hohes Rezidivrisiko aufweist).
- > 6 Monate nach einem lebensbedrohlichen Ereignis wie z. B. einer Lungenembolie, rezidivierenden TVT, TVT an ungewöhnlicher Stelle, bei kombinierten hereditären Defekten oder homozygoten Defekten.

Das Antiphospholipid-Antikörpersyndrom ist mit einem so hohen Rezidivrisiko assoziiert, dass in der Regel eine dauerhafte Antikoagulation empfohlen wird, bis im Gerinnungslabor keine Anzeichen mehr von Lupusantikoagulanzien oder Anticardiolipin-Antikörpern nachweisbar sind.

Nach Beendigung der vorgesehenen oralen Antikoagulation sollte in Risikosituationen immer eine kurzfristige Prophylaxe mit niedermolekularem Heparin erfolgen.

Schwangere Patientinnen sind während der gesamten Schwangerschaftsdauer und insb. im Wochenbett einem erhöhten Risiko ausgesetzt. Eine längerfristige Heparinisierung ist angezeigt, wenn hereditäre Defekte oder Antiphospholipid-Antikörper diagnostiziert wurden. Die Prophylaxe müsste vom 1. Trimenon bis einschließlich 6 Wochen post partum erfolgen. Da unfraktioniertes Heparin viel eher zu einer bedrohlichen heparininduzierten Thrombozytopenie und Osteoporose führt, ist für den längerfristigen Einsatz niedermolekulares Heparin das Mittel der Wahl. Beide Heparine, unfraktioniert und niedermolekular, sind nicht plazentagängig.

Patienten mit einer proximalen Beinvenenthrombose sollten zur Verhinderung eines postthrombotischen Syndroms mindestens 2 Jahre lang Kompressionsstrümpfe tragen.

> Die Therapie einer akuten venösen Thrombembolie besteht aus sofortiger Antikoagulation mit (niedermolekularem) Heparin und anschließender Prophylaxe mit Cumarinderivaten. Darüber hinaus darf zur Verhinderung eines postthrombotischen Syndroms die Kompression nicht außer Acht gelassen werden.
> Ein Thromboseereignis resultiert meist aus einem Zusammenspiel von exogenen (z. B. Immobilisation) und endogenen Faktoren (etwa der Faktor-V-Leiden-Mutation). Beides muss in die Therapieempfehlung zur Sekundärprophylaxe eingehen.

10.6.2 Lungenarterienembolie

Klinischer Befund

Akute Thoraxschmerzen, Atemnot, Tachypnoe, Tachykardie, Blutdruckabfall, Husten, Hämoptyse, Kaltschweißigkeit, Schwindel.

Diagnostik

Zunächst ist ähnlich wie bei tiefen venösen Thrombosen auch bei V. a. Lungenembolie die klinische Wahrscheinlichkeit einzuschätzen. Ein negativer D-Dimer-Test schließt bei niedriger Wahrscheinlichkeit eine Lungenembolie aus. Bei höherer Wahrscheinlichkeit werden Spiral-CT, Kompressionssonographie sowie die Perfusionsszintigraphie der Lunge herangezogen. Nächster Schritt ist die Risikostratifizierung anhand der rechtsventrikulären Dysfunktion. Eine klinisch manifeste rechtsventrikuläre Dysfunktion mit hämodynamischer Instabilität (arterielle Hypotonie und Schock) hat eine sehr ungünstige Prognose. Beim instabilen Patienten ist der wichtigste diagnostische Schritt die transthorakale Echokardiographie. Eine rechtsventrikuläre Dysfunktion ist auch beim hämodynamisch stabilen Patienten mit einem erhöhten Komplikationsrisiko assoziiert. Hier sind Labortests hilfreich. So kann bei negativem Troponintest oder niedrigem NT-proBNP-Wert von einer sehr guten Prognose in der Akutphase ausgegangen werden.

Therapie

Es gelten dieselben Grundsätze der Antikoagulation wie im Abschnitt zur tiefen Venenthrombose ausgeführt. Bei hämodynamisch instabilen Patienten sind rekanalisierende Maßnahmen womöglich unumgänglich. Angesichts des beträchtlichen Risikos lebensbedrohlicher Blutungen unter thrombolytischer Behandlung kommt die Lysetherapie heute nur noch für Hochrisikopatienten in Betracht. Über die therapeutische Antikoagulation hinaus wird eine systemische Thrombolyse durchgeführt, am häufigsten mit Alteplase (100 mg über 2 h i.v., alternativ in Notfallsituationen 0,6 mg/kg KG über 2 min).

Sekundärprophylaxe

Zur langfristigen Antikoagulation werden Cumarinderivate eingesetzt.

10.6.3 Arterielle Thrombembolien

Zum Kreis der arteriellen Thrombembolien zählen das akute Koronarsyndrom mit der koronaren Herzerkrankung, die zerebrale Ischämie, Vaskulitiden und die periphere arterielle Verschlusskrankheit sowie periphere arterielle Embolien. Beispielhaft wird auf die periphere arterielle Embolie eingegangen. Akute Extremitätenverschlüsse werden in 80 % der Fälle durch Embolien meist kardialen Ursprungs ausgelöst; in 20 % sind die Gefäßverschlüsse u. a. durch Thrombosen nach Traumen oder Kompression der Arterie von außen verursacht.

Klinischer Befund

Belastungs- bzw. Ruheschmerz, fehlende Pulse, Blässe, Kältegefühl, Temperaturunterschiede im Bereich der Extremitäten, Parese der betroffenen Extremität, Nekrosen.

Diagnostik

Pulspalpation, Knöchelarteriendruckmessung, Duplexsonographie, ggf. MRT- oder CT-Angiographie; Abklärung der Ursache: EKG, Echokardiographie etc.

Therapie

- Bei Transport Heparin, Analgetika, leichte Beintieflagerung.
- Wiederherstellung der Strombahn durch Embolektomie, Thrombektomie, Thrombendarteriektomie oder Bypass-Verfahren.
- Bevorzugt intraarterielle, ggf. systemische thrombolytische Behandlung nur noch bei unvollständiger Ischämie.

Sekundärprophylaxe

Antikoagulation bei nicht sanierbarer oder unklarer Emboliequelle, bevorzugt Thrombozytenaggregationshemmer nach Thrombektomie, Thrombendarteriektomie, Bypass-OP oberhalb des Knies und generalisierter Arteriosklerose.

10.7 Antiaggregatorische, antikoagulatorische und fibrinolytische Substanzen

10.7.1 Thrombozytenfunktionshemmer

Thrombozytenfunktionshemmer sind hauptsächlich im arteriellen Teil des Kreislaufs wirksam. Wirkstoffe vom Typ der Acetylsalicylsäure wirken irreversibel über die Hemmung der Cyclooxygenase und damit der Synthese der aggregationsfördernden und vasokonstriktorischen Substanz Thromboxan A2. Mit einer täglichen Dosis von 100 mg werden gute Effekte erzielt. Indikationen sind in der Sekundärprophylaxe der koronaren Herzerkrankung, aber auch in der Akuttherapie des Myokard- und Hirninfarkts gegeben. Bei fehlender Wirksamkeit sollte eine sog. Aspirinresistenz in Erwägung gezogen werden, deren Mechanismen noch unklar sind. Der Labornachweis wird uneinheitlich geführt.

Bei Unwirksamkeit kommen alternative Therapieregimes in Betracht. Thienopyridine sind irreversible Inhibitoren des ADP-Rezeptors an der Oberfläche der Thrombozyten. Die durch Scherkraft induzierte Plättchenaggregation und Sekretion wird durch Thienopyridine wirkungsvoller beeinflusst als durch Acetylsalicylsäure. Zu den Thienopyridinen zählen Ticlopidin (z. B. Tiklyd®) und Clopidogrel (z. B. Plavix®). Unerwünschte Nebenwirkung von Ticlopidin kann eine z. T. gravierende Neutropenie sein, sehr selten auch eine thrombotisch-thrombozytopenische Purpura. Clopidogrel wird zusammen mit Acetylsalicylsäure zur Reokklusionsprophylaxe nach Stentimplantation eingesetzt. Ferner wird Clopidogrel auch zur Sekundärprophylaxe nach arteriellen Thrombembolien verabreicht. Ähnlich wie im Fall der Aspirinresistenz wird auch eine Clopidogrelresistenz diskutiert, die laborchemisch uneinheitlich erfasst wird.

Allgemeine Nebenwirkung der Thrombozytenaggregationshemmung sind Blutungen. Bei schweren Blutungen müssen aufgrund der irreversiblen Hemmung Thrombozytenkonzentrate verabreicht werden.

10.7.2 Heparin

Die gerinnungshemmende Wirkung von unfraktioniertem Heparin beruht auf seiner Komplexbildung mit Antithrombin, die zu einer erheblichen Wirkungssteigerung dieses Inhibitors der Blutgerinnung führt. Die Rezeptorstruktur des Heparins ist ein Pentasaccharid, das hochspezifisch mit Antithrombin reagiert. Eine Weiterentwicklung der unfraktionierten Heparine sind die sog. niedermolekularen Heparine, deren Wirkung hauptsächlich auf einer Faktor-X-Hemmung beruht.

Fondaparinux besteht ausschließlich aus dem Pentasaccharid. Ein hypermethyliertes Derivat des Fondaparinux ist das Idraparinux, das nur einmal in der Woche appliziert werden muss. Aufgrund der sehr hohen Bioverfügbarkeit ist im Gegensatz zum unfraktioniertem Heparin eine Laborkontrolle im Regelfall nicht erforderlich. Unfraktioniertes Heparin hat eine mittlere Eliminationshalbwertszeit von 35 Minuten, niedermolekulares Heparin von 4–6 Stunden, wobei eine Anti-Faktor-Xa-Aktivität im Plasma noch bis zu 10 Stunden nach subkutaner Gabe nachzuweisen ist.

Nebenwirkung einer langfristigen Gabe (z. B. in der Schwangerschaft) von (insb. unfraktioniertem) Heparin ist die Osteoporose. Die heparininduzierte Thrombozytopenie vom Typ 2 (➤ Kap. 7.2.5) ist eine seltene, aber ernst zu nehmende Nebenwirkung. Laborkontrollen sollten deshalb regelmäßig durchgeführt werden, um frühzeitig einen Thrombozytenabfall zu erkennen und eine Hyperkoagulabilität zu unterbinden.

10.7.3 Cumarinderivate

Orale Antikoagulanzien vom Cumarintyp hemmen kompetitiv die Wirkung von Vitamin K, das als Koenzym für die Synthese der Faktoren des Prothrombinkomplexes in der Leber verantwortlich ist. Die Effekte auf das Gerinnungssystem sind von der Halbwertszeit der Vitamin-K-abhängigen Gerinnungsfaktoren abhängig. So fällt die Faktor-VII-Aktivität (Halbwertszeit 5 h) sehr schnell nach Beginn der Behandlung ab und senkt den Quickwert. Die anderen drei Vitamin-K-abhängigen Gerinnungsfaktoren II, IX und X fallen mit einer Halbwertszeit von 24–48 Stunden langsamer ab und tragen zu einem geringeren Teil zum Abfall des Quickwertes und evtl. zur Verlängerung der aPTT bei. Ihre Reduktion ist aber für den antithrombotischen Effekt der oralen Antikoagulanzien von entscheidender Bedeutung.

Die Cumarinwirkung ist individuell sehr unterschiedlich; eine Laborkontrolle ist daher unerlässlich. Die Richtgröße ist nicht die Thromboplastinzeit nach Quick, sondern die INR (International Normalized Ratio). Grund sind die mitunter deutlich abweichenden Quickwerte der verschiedenen eingesetzten Thromboplastine. Zur besseren Vergleichbarkeit wurde die INR eingeführt, die sich aus dem Quotienten der Prothrombinzeit des Patienten und einer Normalkontrolle (Prothrombinzeit-Quotient) und dem sog. internationalen Sensitivitätsindex oder ISI errechnet. Der ISI reflektiert die Sensitivität des Thromboplastinreagenzes, das im Test zur Anwendung kommt.

Der therapeutische Bereich wird bei geeigneter Dosierung nach 3–5 Tagen erreicht und muss anschließend durch eine individuell angepasste Dosis aufrechterhalten werden. Beeinflusst wird der Effekt durch den Vitamin-K-Gehalt der Ernährung, interferierende Erkrankungen, die Leberfunktion, zahlreiche Medikamente (Antibiotika) sowie die Patientencompliance. Eine regelmäßige Überwachung der Antikoagulanzientherapie ist vor allem in den ersten Tagen erforderlich. Sind die Patienten gut eingestellt, reichen in der Regel 2- bis 4-wöchentliche Kontrollen aus.

Die **Einleitung der Therapie** mit oralen Antikoagulanzien sollte grundsätzlich unter dem **Schutz einer Heparinbehandlung** erfolgen, da durch die in der Initialphase bedingte sehr schnelle Absenkung der Protein-C-Aktivität eine vorübergehende Hyperkoagulabilität entsteht. In Einzelfällen kann, wahrscheinlich durch diesen Mechanismus mitbedingt, in der Initialphase eine sog. Cumarinnekrose entstehen (➤ Abb. 10.7). Deshalb sollte die Anfangsdosierung von Marcumar® nicht über 3 mg/Tag betragen.

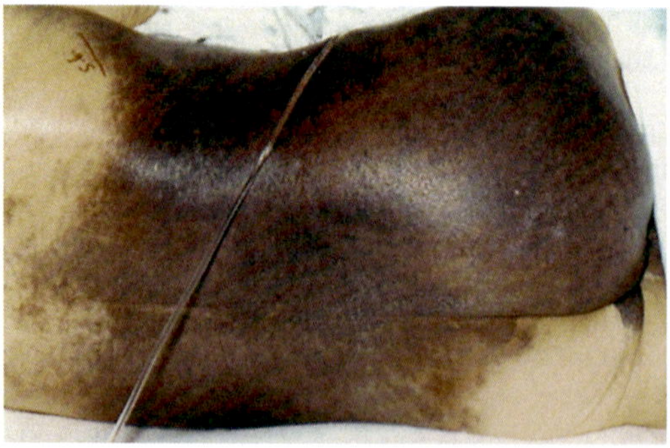

Abb. 10.7 Cumarinnekrose im Verlauf nach Einleitung einer Therapie mit Marcumar®.

10

Bei Blutungskomplikationen müssen die oralen Antikoagulanzien abgesetzt werden. Bei nicht lebensbedrohlichen Blutungen genügt häufig die orale Gabe von Vitamin K. Bei schweren oder lebensbedrohlichen Blutungen müssen Prothrombinkomplex-Präparate verabreicht werden.

10.7.4 Direkte Thrombin- oder Faktor-Xa-Inhibitoren

Hirudin (z. B. Refludan®) ist ein direkt wirkender natürlicher Thrombininhibitor, der bei heparininduzierter Thrombozytopenie vom Typ 2 eingesetzt wird. Hirudin und Thrombin bilden einen hochaffinen Komplex im Verhältnis 1 : 1. Dadurch kann Thrombin seine natürlichen Substrate wie z. B. Fibrinogen nicht mehr spalten. Hirudin wird parenteral eingesetzt; seine Eliminationshalbwertszeit beträgt 60–80 Minuten. Es wird renal eliminiert, weshalb bei niereninsuffizienten Patienten besondere Vorsicht geboten ist. Gesteuert wird die Hirudintherapie idealerweise mit der Ecarin Clotting Time (oder Assays) oder einer chromogenen Methode. Die aPTT erscheint nur im unteren Dosisbereich einigermaßen zuverlässig.

Argatroban (Argatra®) ist ein synthetisch hergestellter direkter Thrombininhibitor, der auch bei heparininduzierter Thrombozytopenie vom Typ 2 zur Anwendung kommt. Die Substanz wird intravenös verabreicht und in der Leber metabolisiert. Bei akuter HIT-2 und eingeschränkter Nierenfunktion kann deshalb Argatroban verwendet werden. Die Eliminationshalbwertszeit beträgt 60–70 Minuten. Auch Argatroban wird mithilfe des Ecarin Clotting Time (oder Assays) und evtl. der aPTT gesteuert.

Weitere direkte Thrombininhibitoren sind Bivalidrudin (z. B. Angiox®) oder das oral zu verabreichende Dabigatran.

Einen direkten Anti-Faktor-Xa-Inhibitor stellt Rivaroxaban (Xarelto®) dar, das bei einer Bioverfügbarkeit von 80 % oral gegeben werden kann. Zur Thromboseprophylaxe bei Hüftgelenkersatz werden 10 mg, 1× täglich, verabreicht. Die Eliminationshalbwertszeit beträgt 5–9 Stunden. Rivaroxaban wird hauptsächlich renal, aber auch biliär ausgeschieden. Die Thromboplastinzeit nach Quick zeigt eine lineare Dosis-Wirkungs-Beziehung. Erste Ergebnisse der Phase-III-Studien (RECORD) versprechen bei geringer Blutungsgefahr eine höhere Wirksamkeit als Enoxaparin.

10.7.5 Thrombolytika

Thrombolytika fördern die Umwandlung des körpereigenen Plasminogens in Plasmin. Der Fibrinverband eines Gerinnsels wird dadurch zur Auflösung gebracht. Aufgrund der hohen, insb. intrakraniellen, Blutungsgefahr (4/1000 Patienten) wird die Indikation heute sehr zurückhaltend gestellt. Zur Anwendung kommen Thrombolytika bei:

- Akutem Myokardinfarkt, falls keine Akutkoronarintervention möglich erscheint.
- Lungenembolie mit Rechtsherzbelastung und Kreislaufinstabilität.
- Phlegmasia coerulea dolens (vollständige Thrombosierung aller venösen Gefäße einer Extremität mit drohendem Extremitätenverlust).
- Akutem ischämischem Schlaganfall innerhalb von 3 Stunden.

Neben den älteren Substanzen Streptokinase und Urokinase kommt heutzutage Alteplase zum Einsatz. Hierbei handelt es sich um rekombinanten Gewebeplasminogenaktivator (t-PA). Alteplase wird mit einer Halbwertszeit von 4–5 Minuten aus dem Blut entfernt und in der Leber metabolisiert. Alternativen sind Reteplase und Tenekteplase, vor allem aufgrund der einfacheren Applikation.

> Antiaggregatorische Mittel wie Aspirin oder Clopidogrel werden hinsichtlich ihrer Wirksamkeit zunehmend hinterfragt. Eine valide Diagnostik der sog. Aspirin- oder Clopidogrelresistenz wird gefordert, kann gegenwärtig jedoch nicht großflächig angeboten werden.
> Neben den vertrauten Antithrombotika wie Heparin (unfraktioniert wie niedermolekular) und Cumarinderivaten ist heute der sachgemäße Umgang mit alternativen Antithrombotika wie Hirudin oder Argatroban zur Behandlung der akuten heparininduzierten Thrombozytopenie vom Typ 2 gefordert. Innovative Antithrombotika wie Dabigatran oder Rivaroxaban könnten das Repertoire an Therapiemöglichkeiten grundlegend bereichern.
> Fibrinolytika werden heutzutage nur noch bei ausgewählten Indikationen eingesetzt.

KAPITEL

11 Angeborene und erworbene Immundefekte

Gerhard Gaedicke und Hermann Heimpel

Die Aufgabe, den Körper vor pathogenen und opportunistischen Mikroorganismen zu schützen, wird vom Immunsystem wahrgenommen. Unter Berücksichtigung funktioneller Gesichtspunkte werden mehrere miteinander kooperierende Kompartimente unterschieden:

- Die natürliche Resistenz an den Grenzflächenorganen Haut, Respirationstrakt, Gastrointestinaltrakt, Urogenitaltrakt (physikalische, chemische und biologische Mechanismen).
- Unspezifische zelluläre und humorale Immunmechanismen (Granulozyten, Monozyten/Makrophagen, natürliche Killerzellen, Komplementsystem, Akute-Phase-Proteine, Interferone).
- Das spezifische Immunsystem (T-/B-Lymphozyten und ihre Effektorzellen, Antikörper).
- „Physiologische Immundefizienzen" von der Neonatalperiode bis zum vollendeten 5. Lebensjahr (Unreife des T-Lymphozyten-Systems, relativer Antikörpermangel) und im Alter (Thymusinvolution mit verminderter Hautreaktion vom Spättyp, verminderter primärer Antikörperantwort, vermehrter Autoimmunität, monoklonalen Gammopathien).

Auf primäre oder sekundäre Immundefekte (➤ Tab. 3.6) können hinweisen:

- Jährlich drei oder mehr Infektionsepisoden von mehr als vier Wochen Dauer an einem der vier Grenzflächenorgane: Haut, Respirationstrakt, Darm, Urogenitaltrakt.
- Klinisch schwere Erkrankung bei Infektionen, die normalerweise leicht und selbstlimitiert verlaufen.
- Erkrankungen durch opportunistische Erreger.

Warnzeichen bei Kindern sind insbesondere:

- ≥ 8 Mittelohrentzündungen pro Jahr.
- ≥ 2 schwere Nebenhöhlenentzündungen pro Jahr.
- ≥ 2 Monate Antibiotikatherapie mit nur geringem oder keinem Effekt.
- ≥ 2 Pneumonien in einem Jahr.
- Chronische Gedeihstörung mit oder ohne Durchfallerkrankung.
- Wiederholte tiefe Hautabszesse oder Abszesse innerer Organe.
- Persistierende *Candida*-Infektion der Haut und Schleimhäute, besonders jenseits des Säuglingsalters.
- Notwendigkeit des Einsatzes intravenöser Antibiotika zur Bekämpfung einer Infektion.
- ≥ 2 systemische Infektionen: Meningitis, Osteomyelitis, septische Arthritis, Pneumonie, Empyem, Sepsis.

Wegen der durch den Einsatz von Immunglobulinen (Ig) oder von Wachstumsfaktoren bei einigen primären Immundefekten erheblich verbesserten Prognose ist die frühzeitige Stellung der korrekten Diagnose notwendig. Sie kann lebensrettend sein für schwer betroffene Kinder mit primären Defekten, bei denen auch die Indikation zu einer Transplantation hämatopoetischer Stammzellen zu prüfen ist. Leider werden viele dieser seltenen Krankheiten auch heute noch zu spät diagnostiziert.

11.1 Angeborene Immundefekte

Die klinischen Erscheinungsbilder sind so vielfältig wie das Immunsystem selbst. Immunfunktionen sind werdende Funktionen, die erst im Vorschulalter ihren Abschluss finden. Bei Kindern ist es deshalb oft schwierig, die altersbedingt verhältnismäßig hohe Infektionshäufigkeit gegen die Häufung schwerer Infektionen bei primären Immundefektkrankheiten abzugrenzen.

11.1.1 B-Zell-Defekte: Antikörpermangelsyndrome

Im letzten Schwangerschaftsdrittel wird über die Plazenta IgG aktiv auf das ungeborene Kind übertragen, sodass der Immunglobulinspiegel des Neugeborenen den der Mutter übersteigt. Diese Immunglobuline verleihen dem Neugeborenen den sog. Nestschutz, der zusammen mit dem sekretorischen IgA aus der Brustmilch das Kind während des ersten Lebensjahres optimal schützt, obwohl zwischen dem 4. und 6. Lebensmonat der IgG-Serumspiegel auf seine niedrigsten Werte fällt (➤ Tab. 1.3). Die antigengetriggerte eigene Antikörperbildung ergänzt das Spektrum. Es gibt eine sog. **transiente Hypogammaglobulinämie,** die länger als üblich anhält.

Die Säuglinge sind asymptomatisch, und die Ig-Spiegel normalisieren sich. Liegen letztere nach mehr als zwei Messungen jedoch weiter unter der Altersnorm oder treten andere Symptome (➤ Tab. 3.6) hinzu, muss man an einen B-Zell- oder an einen kombinierten B-/T-Zell-Defekt denken.

Agammaglobulinämie (Typ Bruton)

Die Störung wird X-chromosomal vererbt, sodass nur Jungen erkranken. Reife B-Zellen und Plasmazellen fehlen vollständig. Alle Ig-Klassen sind stark vermindert. Ursächlich sind Mutationen im Gen einer für die Entwicklung von Lymphozyten notwendigen Bruton-Tyrosinkinase.

Die betroffenen Kinder leiden unter rezidivierenden schweren bakteriellen Infektionen. Die Therapie besteht in regelmäßigen Ig-Substitutionen (alle 3–4 Wochen mit einer Dosis von 0,3–0,4 g/kg/KG); sie muss lebenslang weitergeführt werden. Interkurrente Infektionen müssen antibiotisch oder virustatisch behandelt werden. Die Prognose der Erkrankung ist bei sachgemäßer Ig-Substitution günstig.

Selektiver IgA-Mangel

Die Störung wird dominant oder rezessiv vererbt. Sie ist mit 1 : 700 Individuen der häufigste humorale Immundefekt. Abgesehen vom fehlenden IgA sind die Immunglobuline normal. Da mehr als 50 % der Patienten symptomfrei sind, handelt es sich in vielen Fällen um einen Zufallsbefund.

30 % der Betroffenen haben vermehrt respiratorische (rezidivierende Sinubronchitiden und Pneumonien), 10 % gastrointestinale Infektionen. Gehäuft treten Zöliakie und andere Autoimmunerkrankungen auf. Die Therapie ist symptomatisch. Bei vollständigem Fehlen von IgA sind Immunglobuline parenteral kontraindiziert, weil sie IgA enthalten, gegen das der Patient Antikörper bildet. Bei erneuter Gabe sind u. U. lebensbedrohliche anaphylaktische Reaktionen zu befürchten. Vor jeder **erstmaligen Immunglobulingabe** muss, unabhängig von der Indikation, eine quantitative Ig-Bestimmung (➤ Kap. 2.5.4) erfolgen!

Mangel an Immunglobulinsubklassen

Ein Mangel an einer der vier Subklassen des IgG kann zu einer Infektabwehrschwäche führen. Kinder, die gehäuft an Mittelohrentzündungen und anderen Infektionen im HNO-Bereich leiden, sollten diesbezüglich untersucht werden. IgG-2-/IgG-4-Defizienz ist manchmal mit einem IgA-Mangel vergesellschaftet.

Variables Immundefektsyndrom (common variable immunodeficiency, CVID)

Beim CVID handelt es sich um eine sehr heterogene Gruppe von Krankheiten. Die Patienten haben außer niedrigen IgG-Werten oft auch niedrige IgM- und IgA-Werte sowie eine mehr oder weniger ausgeprägte Funktionsstörung der T-Zellen. Im Vordergrund stehen rezidivierende Infektionen der mittleren und tiefen Atemwege sowie opportunistische Infektionen als Zeichen der T-Zell-Funktionsstörung. Auch diese Patienten entwickeln häufiger als andere eine Autoimmunerkrankung.

Die Erstmanifestation ist in jedem Lebensalter möglich. Am häufigsten treten die Zeichen der Immundefizienz ohne erkennbare Ursache erst jenseits der zweiten Lebensdekade auf. Ob es sich in allen Fällen tatsächlich um eine genetisch bedingte Störung handelt, ist unklar. Die Diagnose kann gestellt werden, wenn ein sekundärer humoraler Immundefekt (s. unten) ausgeschlossen wurde.

Die Therapie richtet sich nach der klinischen Manifestation. In schweren Fällen werden Immunglobuline wie bei der angeborenen Agammaglobulinämie substituiert.

11.1.2 T-Zell-Defekte

Schwere kombinierte T-Zell- und B-Zell-Defekte (Combined Immunodeficiency, SCID)

Hierbei können die T-Zellen fehlen oder funktionelle Defekte aufweisen. Da die Kooperation zwischen T- und B-Zell-System ebenfalls gestört ist, können die

Patienten keine funktionellen Immunglobuline bilden. Die Erkrankung manifestiert sich in den ersten Lebensmonaten, wenn der humorale Immunschutz nachlässt. Schwere rezidivierende Infektionen, auch mit opportunistischen Erregern, sowie autoimmunologische Prozesse wie immunhämolytische Anämien, Thrombozytopenien und Neutropenien können begleitend auftreten. Auch Enzymdefekte können einen schweren kombinierten Immundefekt auslösen: Patienten mit einem Adenosin-Desaminasemangel (ADA-Mangel) weisen die geschilderten Symptome genauso auf wie solche mit einem Purinnucleosid-Phosphorylase-Defekt (PNP-Defekt).

Der Hausarzt, der über frühkindliche Todesfälle informiert ist, hat eine wichtige Aufgabe bei der frühzeitigen Entdeckung der Erkrankung nachfolgender Geschwister. Eine Überlebenschance besteht vor allem dann, wenn die Möglichkeit eines schweren kombinierten Immundefekts schon zum Zeitpunkt der Entbindung bekannt ist. Für alle Formen steht heute die allogene Transplantation hämatopoetischer Stammzellen zur Verfügung. Ohne diese Maßnahme ist die Prognose infaust.

DiGeorge-Syndrom und Louis-Bar-Syndrom

Das DiGeorge-Syndrom geht wegen einer embryonalen Entwicklungsstörung der 3. und 4. Schlundtasche mit Herzfehlbildungen sowie Anlagestörungen von Nebenschilddrüsen und Thymus einher. Der Nachweis der Diagnose wird über die Mikrodeletion auf Chromosom 22 geführt. Bei ausgeprägter funktioneller Störung der T-Zell-Funktion ist eine hämatopoetische Stammzelltransplantation indiziert. Wichtig ist die Behandlung der neonatalen Hypokalzämie mit Vitamin D_3 in hoher Dosierung und Calcium. Die Herzfehler bedürfen der kinderkardiologischen Mitbetreuung.

Die **Ataxia teleangiectatica** (Louis-Bar-Syndrom) ist gekennzeichnet durch eine zerebelläre Ataxie und Teleangiektasien, die im zweiten Lebensjahr besonders in den Skleren der Augen sichtbar sind. Hier handelt es sich um eine Erkrankung, die durch einen Defekt im DNA-Reparaturmechanismus verursacht ist. Charakteristisch sind die gehäuften Chromosomenbrüche. Ionisierende Strahlen, auch zu diagnostischen Zwecken, sind möglichst zu vermeiden, weil ein erhöhtes Risiko für die Entwicklung von Tumoren besteht.

Wiskott-Aldrich-Syndrom (Immundefekt mit Mikrothrombozytopenie und Ekzem)

Bei dieser X-chromosomal vererbten Krankheit ist die Regulation der Expression des sog. WAS-Proteins durch Mutationen im Signalweg gestört. Charakteristisch sind die Thrombozytenfunktionsstörung, die Thrombozytopenie und das verminderte mittlere Plättchenvolumen. Man spricht deshalb auch von einer Mikrothrombozytopenie. Neben der Blutungsneigung kommt es innerhalb weniger Wochen zur Entwicklung eines Ekzems und zu rezidivierenden schweren bakteriellen Infektionen (z. B. Otitis media, Pneumonie, Meningitis, Sepsis). Im Krankheitsverlauf entwickeln sich eine Dysgammaglobulinämie und eine zelluläre Funktionsstörung. Die symptomatische Behandlung erfolgt mit Thrombozytentransfusionen, Antibiotika und Immunglobulinen. Eine Transplantation hämatopoetischer Stammzellen ist besonders bei ausgeprägten Verläufen frühzeitig angezeigt.

Wie bei allen schweren T-Zell-Defekten sind Impfungen mit Lebendviren kontraindiziert.

11.1.3 Phagozytosedefekte

Die klinisch bedeutsamen Krankheiten umfassen die Veränderungen von Zahl und Funktion der Granulozyten. Definitionsgemäß spricht man bei < 1500 Neutrophilen/µl von einer Neutropenie, bei < 1000 Neutrophilen/µl von einer schweren und bei < 500/µl von einer sehr schweren oder absoluten Neutropenie oder Agranulozytose.

Schwere kongenitale Neutropenie (Agranulozytose vom Typ Kostmann)

Die schwere kongenitale Neutropenie ist eine genetisch heterogene Erkrankung der Blutbildung, die gekennzeichnet ist durch eine autosomal-dominant oder autosomal-rezessiv vererbte Ausreifungsstörung der Progenitorzellen der neutrophilen Granulozyten auf der Stufe der Promyelozyten. Ursache der autosomal-dominant vererbten Neutropenie, der häufigsten Form der angeborenen Neutropenie, sind Mutationen im Gen für die neutrophile Elastase (ELA-2). Ursachen für die autosomal-rezessiv vererbten Formen der angeborenen Neutropenie sind Mutationen im *HAX1*-Gen (früher als Kostmann-Syndrom bezeichnet), aber auch etliche andere eher seltene Mutationen (z. B. p14, GFI-1, TAZ, G6PC3 etc.). Im Laufe des Lebens können Mutationen im Gen für den G-CSF-Rezeptor (CSFR3) erworben werden. Die Ursache dafür ist nicht bekannt. Mit pharmakologischen Dosen von G-CSF (1–30 µg/kg/Tag, s.c.) gelingt es bei der überwiegenden Zahl von Patienten, die Ausreifung zu funktionstüchtigen neutrophilen Granulozyten zu induzieren. Einzelne Patienten benötigen jedoch Dosen von G-CSF bis zu 80 µg/kg/Tag. Seit Einführung dieser Therapie im Jahr 1987 können die Patienten ein völlig normales Leben führen, während sie früher schwerste rekurrierende bakterielle Infektionen erlitten, denen sie oftmals erlagen. Dieses Bild hat sich dank der G-CSF-Therapie grundlegend gewandelt. Alle Kinder mit angeborenen Neutropenien erreichen das Erwachsenenalter, außer sie entwickeln eine Myelodysplasie oder eine akute myeloische Leukämie. Die Erkrankungsinzidenz liegt bei über 20 %. Rund 60 % der Patienten, die eine Leukämie entwickeln, können mit einer Stammzelltransplantation geheilt werden.

Störungen der Granulozytenfunktion

Die Störung der **Granulozytenadhäsion** geht zwar nicht mit einer Erniedrigung der Zahl der Neutrophilen einher, die Zellen können ihre Funktion aber aufgrund eines Adhäsionsproteinmangels (häufig LFA-1-Mangel) nicht wahrnehmen. Die klinische Symptomatik ist ebenso ausgeprägt wie beim Morbus Kostmann. Als einzige therapeutische Maßnahme bleibt nur die hämatopoetische Stammzelltransplantation. Bei der X-chromosomal vererbten **progressiv-septischen Granulomatose (Chronic Granulomatous Disease, CGD)** können die Granulozyten Bakterien zwar phagozytieren, aber aufgrund unterschiedlicher Enzymdefekte im oxidativen Stoffwechsel nicht abtöten. Die überlebenden Bakterien werden von den Granulozyten in den gesamten Organismus verstreut, sodass septische Metastasen auftreten, die in verschiedenen Geweben zur Bildung von charakteristischen Granulomen führen. Der früher durchgeführte NBT-Test wird heute durch spezifische durchflusszytometrische Untersuchungen ergänzt. Die langzeitige antibiotische und antimykotische Therapie haben die Prognose dieser seltenen Krankheit deutlich gebessert. Therapie der Wahl ist die hämatopoetische Stammzelltransplantation.

Zyklische Neutropenie und Defekte von Komplementfaktoren

Die autosomal-dominant vererbte Krankheit ist durch regelmäßige Schwankungen in allen hämatopoetischen Zelllinien in dreiwöchigen Zyklen charakterisiert. Am ausgeprägtesten ist dieses bei den neutrophilen Granulozyten: Sie schwanken zwischen einem Maximum, das im Normbereich liegen kann, und einem Minimum von im Allgemeinen weniger als 200 neutrophilen Granulozyten/µl. Die Zyklen variieren individuell: Einige Patienten sind während des gesamten Zyklus neutropenisch, während andere nur an wenigen Tagen niedrige Granulozytenwerte aufweisen und an den übrigen Tagen ein normales Blutbild zeigen. Während der Neutropeniephase kommt es – ähnlich wie bei der Arzneimittelagranulozytose – zu schmerzhaften Ulzerationen im Mund, zu Gingivitis, Pharyngitis, Tonsillitis, Lymphadenopathien und hochfieberhaften Luftwegsinfekten bis hin zu Pneumonien. Basensubstitutionen im Gen der neutrophilen Elastase sind als molekulare Ursache der Krankheit beschrieben worden.

Die Behandlung mit G-CSF lässt die Neutrophilenzahlen deutlich ansteigen und verbessert die Prognose dieser seltenen, schweren Krankheit erheblich.

Wie die beschriebenen zellulären Defekte sind auch die **Defekte von Komplementfaktoren** als Hauptvertreter der unspezifischen humoralen Abwehr durch die Neigung zu bakteriellen Infektionen charakterisiert. Wenn wiederholt schwere Infektionen mit demselben Erreger, z. B. Pneumokokken oder Meningokokken, auftreten und rezidivierende Infektionen mit Autoimmunerkrankungen vergesellschaftet sind, sollte man an einen Komplementdefekt denken. Beim häufigsten Defekt, dem C1-Inaktivator, führt die Störung zum hereditären Angioödem.

11.2 Erworbene Immundefekte

Primäre, d. h. angeborene, ohne erkennbare klinisch relevante Grundkrankheit auftretende Immundefekte sind bei Erwachsenen weitaus seltener, sekundäre Formen dagegen weit häufiger als bei Kindern. Auch bei den erworbenen Formen wird die klinische Symptomatik durch Art und Ausprägung des Defektzustands bestimmt (➤ Tab. 3.6). Diagnostische Maßnahmen in der Praxis beschränken sich auf eine gezielte Anamnese unter Berücksichtigung der Anamnese von Familienmitgliedern, auf den Ausschluss anderer Ursachen gehäufter Infekte, auf die Anfertigung eines Blutbildes mit Differenzialblutbild, Elektrophorese sowie die quantitative Bestimmung der Immunglobuline (➤ Kap. 2.4) und des HIV-Status bei Erwachsenen. Die altersabhängigen Referenzwerte sind zu beachten; mäßige und grenzwertige Verminderungen (➤ Tab. 1.2 und 1.3) dürfen nicht überbewertet werden! Bei IgG-Mangel ist eine klinische Infektanfälligkeit erst bei Werten < 4 g/l zu erwarten.

11.2.1 Antikörpermangelsyndrome

Primäre Formen

Betroffen sind die Immunglobuline G und A. Die klinische Ausprägung wird vorwiegend durch den Grad der IgG-Verminderung bestimmt. Bei einem Teil der Patienten handelt es sich um eine primäre T-Zell-Erkrankung mit erhöhter Suppressoraktivität und einer dadurch geblockten Differenzierung von B-Lymphozyten zu antikörperbildenden Plasmazellen. Die Ätiologie ist unklar. Teilweise werden Virusinfekte, insb. durch das Zytomegalie-Virus, angeschuldigt. Einzelne Patienten haben ein Thymom, dessen Entfernung zur Normalisierung der Immunglobuline führen kann. Die Klinik entspricht, abgesehen vom Erkrankungsbeginn im Erwachsenenalter, den angeborenen Antikörpermangelsyndromen.

Diagnosebeweis und genaue Klassifikation sind Aufgabe einer Spezialeinrichtung, die über Möglichkeiten der zellulären Immundiagnostik verfügt: IgG-Subklassen, Quantifizierung der Lymphozytensubpopulationen im Blut, Prüfung der Lymphozytenstimulierbarkeit durch lösliche und zelluläre Antigene und Hauttests mit verbreiteten Antigenen, z. B. Multitest Merieux.

Eine Langzeitsubstitution mit intravenösen Immunglobulinen (Dosierung und Applikationsintervalle wie bei angeborenen Formen) ist wirksam.

Das **Hyper-IgM-Syndrom** beruht auf einer Störung der Umschaltung der „unreifen" IgM- und IgD-Synthese auf IgA und IgG, die vermindert sind. Die Erkrankung äußert sich klinisch in seltenen, dann aber besonders schwer verlaufenden bakteriellen Allgemeininfektionen mit Pneumokokken und Meningokokken, ähnlich wie nach Milzverlust. Eine Langzeitsubstitution ist nicht notwendig und nicht möglich.

Sekundäre Formen

Antikörpermangelsyndrome entwickeln sich therapieunabhängig im Spätverlauf von B-Zell-Neoplasien, vor allem der CLL, aber auch der myeloproliferativen Neoplasien (MPN). Typische Folgen sind neben bakteriellen Infektionen schwere Infektionen durch *Herpes*-Viren, z. B. in Form eines generalisierten oder rezidivierenden Herpes zoster.

11.2.2 T-Zell-Defekte

HIV

AIDS (**A**cquired **I**mmuno**d**eficiency **S**yndrome) ist die Folge eines Funktionsdefekts des T-Zell-Systems, der durch lymphotrope Retroviren (**H**umane **I**mmundefizienz-**V**iren, **HIV** 1 und 2) verursacht wird. Es wird durch Geschlechtsverkehr oder Blutkontakt, bei Drogensüchtigen vor allem durch infizierte Injektionsspritzen oder -nadeln übertragen. In Deutschland ist die Übertragung durch Transfusion von Blutprodukten heute extrem selten geworden, nicht aber in den Entwicklungs- und Schwellenländern.

AIDS kommt in Mitteleuropa vorwiegend bei homosexuellen Männern, Prostituierten und bei Geschlechtspartnern und Kindern dieser Risikogruppen vor. Bis 1985 wurden auch Patienten mit **Hämophilie** durch Gabe kontaminierter Faktor-VIII-Präparate infiziert. Das Risiko der Übertragung durch Bluttransfusionen ist heute in Deutschland durch sorgfältige Spenderauswahl und Konserventestung mit etwa 1 : 10^6 pro Übertragung ausgesprochen gering.

Fast alle **im Kindesalter** auftretenden HIV-Infektionen werden vertikal von der Mutter auf das Kind übertragen. Dies geschieht in seltenen Fällen bereits in der Schwangerschaft (maternofetale Transfusion), in der überwiegenden Mehrzahl unter der Geburt. Die vertikale Transmissionsrate liegt ohne virustatische Behandlung in der Schwangerschaft bei ca. 16 %. Da HIV postnatal auch über die Muttermilch übertragen wird, ist das Stillen in Kenntnis der mütterlichen HIV-Infektion kontraindiziert.

Klinische Zeichen sind schwere Infektionen mit opportunistischen Erregern (z. B. mit *Pneumocystis carinii (jirovecii),* Toxoplasmose oder *Candida),* Lymphknotenschwellungen, Fieber, Anämie, Durchfall, Appetit- und Gewichtsverlust und neurozerebrale Ausfälle. Die Funktionsstörung des T-Lymphozyten-Systems zeigt sich in verminderter Stimulierbarkeit der Lymphozyten durch Mitogene und in der Verminderung der T-Helfer-(CD4-)Lymphozyten mit Verschiebung des Verhältnisses zwischen CD4- und CD8-Lymphozyten. Ein Teil der Patienten entwickelt ein Kaposi-Sarkom der Haut oder hochmaligne Lymphome. Autoimmunerkrankungen der Blutzellen, insb. der Thrombozyten, kommen gehäuft vor. Die Lebenserwartung hat sich unter der Kombinationstherapie mit Virustatika erheblich verbessert.

Der natürliche Verlauf ist bei **Kindern** anders als bei Adoleszenten und Erwachsenen. Die Krankheit ist wesentlich rascher progredient, sodass fast alle vertikal infizierten Kinder bereits am Ende des 6. Lebensjahres im Terminalstadium waren. Eine dramatische Senkung der Morbidität und Mortalität ist auch hier durch die konsequente Anwendung virustatischer Medikamente erreicht worden. HIV-infizierte Kinder müssen ebenso wie HIV-positive Schwangere in Spezialambulanzen überwacht und betreut werden. Der sicherste Weg, eine vertikale Transmission zu verhindern, ist eine kontrollierte Therapie der Mutter und eine elektive Entbindung durch Sectio caesarea am wehenfreien Uterus.

Vor und unter virustatischer Therapie ist neben der klinischen Überwachung und der virologischen Diagnostik die regelmäßige Kontrolle des virologischen und des immunologischen Status erforderlich. Wichtigste Verlaufsparameter sind die Bestimmung der Lymphozytensubpopulationen und der Immunglobulinspiegel.

Immunsuppression durch andere Viren

Das **Zytomegalie-Virus (CMV)** kann durch Reaktivierung unter Immunsuppression (Zytostatikatherapie, Organ- oder Knochenmarktransplantation, HIV-Infektion) selbst eine Immunsuppression bewirken. Die auftretenden Funktionsstörungen betreffen die Makrophagen und die T-Lymphozyten. Spontan treten CMV-Infektionen auch in der Folge von angeborenen Immundefektkrankheiten auf.

Die **Masern** verursachen eine passagere T-Zell-Anergie. Es ist lange bekannt, dass in der Folge von Masern die Tuberkulinreaktion erlischt und gehäuft Tuberkulose auftritt. Auch andere Infektionen wie Pneumonien, Otitis media sowie die Meningoenzephalitis und subakute sklerosierende Panenzephalitis (SSPE) machen Masern zu einer gefürchteten Kinderkrankheit. In der Dritten Welt sind die Masern im Zusammenhang mit Malnutrition die Hauptursache der Kindersterblichkeit.

11.2.3 Schwere erworbene Neutropenien

➤ Kapitel 4, 5 und Kap. 8.

11.2.4 Verlust der Milzfunktion

Die Milz besitzt Funktionen der Infektabwehr, die vor allem bei Kindern, aber auch bei Erwachsenen für die Integrität des Organismus von Bedeutung sind. Dazu gehören die Phagozytose von Kapselbakterien und Parasiten, die Produktion von Opsoninen, die die Erkennung und Phagozytose unterstützen, sowie die Bildung und Regulation von IgM-Gedächtnis-B-Zellen, die für die Abwehr gegenüber Antigenen, mit denen der Organismus früher in Kontakt gekommen ist, verantwortlich sind.

Menschen ohne Milz oder mit nicht funktionierender Milz, z. B. bei der Sichelzellkrankheit, sind durch bakterielle Infektionen mit bis heute hoher Mortalität gefährdet, die mit dem englischen Terminus „OPSI" (overwhelming post-splenectomy infection) benannt werden. Das lebenslange Risiko hierfür liegt bei etwa 5 %. Kapselbildende Bakterien wie **Pneumokokken,** *Haemophilus influenzae* und **Meningokokken** sind die häufigsten Erreger. Seltener sind Fälle von OPSI durch andere Bakterien, z. B. *E. coli* oder *Pseudomonas aeruginosa.*

Das Risiko der Postsplenektomie-Sepsis ist umso höher, je jünger die Patienten bei der Splenektomie sind. **Kinder** sind besonders gefährdet und sollten nach Möglichkeit nicht vor dem vollendeten 6. Lebensjahr splenektomiert werden. Die Indikation ist in jedem Fall sehr streng zu stellen.

Eine Infektionsprophylaxe ist bei Verlust der Milzfunktion obligat und senkt die Morbidität und Mortalität. Sie wird in den europäischen Ländern unterschiedlich gehandhabt. Empfohlen wird derzeit:

- In jedem Lebensalter die Impfung gegen Pneumokokken und Meningokokken spätestens 4 Wochen vor elektiver Splenektomie, nach traumatischem Milzverlust und bei Sichelzellkrankheit; Wiederauffrischimpfung mit Pneumokokkenimpfstoff, mindestens einmal nach 5 Jahren;
- bei Kindern zusätzlich die Impfung gegen *Haemophilus influenzae;*
- bei Kindern und erwachsenen Risikopatienten wie auch bei sehr alten Menschen, Tumorkranken und nach einer ersten OPSI die Antibiotikaprophylaxe mit Penicillin. Über die Fortführungsdauer besteht keine Einigkeit; das Alter bei Beendigung schwankt zwischen 5 und 16 Jahren, die Zeit nach Splenektomie altersunabhängig zwischen 1 und 3 Jahren.

Bei Verdacht auf eine Postsplenektomie-Sepsis erfolgt die sofortige Klinikaufnahme und Antibiotikatherapie. Bei erwachsenen Splenektomierten wird die sofortige Selbstmedikation mit pneumokokkenwirksamen Antibiotika bei Fieber (Eingreifreserve) empfohlen. Jeder Patient mit Asplenie sollte auf Reisen eine entsprechende Information bei sich haben.

Das Immunsystem ist in den ersten Lebensjahren eine werdende Funktion. Die vergleichsweise häufigen Infektionen mit Kapselbakterien erklären sich aus entwicklungsbedingten Funktionsdefiziten, genauso wie die häufigen Virusinfektionen. Die Abgrenzung dieser banalen Erkrankungen gegen echte primäre oder sekundäre Immundefekte kann im Einzelfall schwierig sein.
Angeborene Immundefekte sind selten. Ihre Symptomatologie ist vielgestaltig. Beides sind Gründe für Unterdiagnostizierung und hohe Letalität. Die im Text aufgeführten Warnzeichen sollten früh daran denken lassen.
Masern führen zu einem passageren sekundären Immundefekt. Im Zusammenspiel mit Mangelernährung und Diarrhö sind sie weltweit die häufigste Todesursache im Kindesalter. Konsequentes Impfen hierzulande ist angezeigt.
Die HIV-Infektionen bei Kindern sind nach den gleichen Prinzipien zu behandeln wie bei Erwachsenen. Die Prävention der vertikalen HIV-Transmission steht an erster Stelle. Wirkungsvollste Maßnahme ist eine Behandlung der Schwangeren in der Spätschwangerschaft und eine Entbindung durch Sectio am wehenfreien Uterus.

Weiterführende Literatur

Bruhn HD, Hach-Wunderle V, Schambeck CM (Hrsg.) (2007) Hämostaseologie für die Praxis: Sicher durch den klinischen Alltag. 1. Aufl., Stuttgart: Schattauer
ISBN-10: 379452392X
ISBN-13: 978-3794523924

Gadner H, Gaedicke G, Niemeyer C, Ritter J (2005) Pädiatrische Hämatologie und Onkologie. Heidelberg: Springer Medizin Verlag
ISBN 10-540-03702-0
ISBN 978-3-540-03702-6

Lee GR, Foerster J, Lukens JN, Paraskevas F, Greer JP, Rodgers GM, et al. (2008) Wintrobe's Clinical Hematology. 12th ed. Baltimore, Philadelphia, London: Williams & Wilkins
ISBN-10: 0-7817-6507-2
ISBN-13: 978-0-7817-6507-7

Löffler H, Haferlach T, Rastetter J, Heilmeyer L, Begemann H (2004) Atlas der klinischen Hämatologie. 6., völlig überarb. Aufl., Berlin: Springer
ISBN-10: 3540206450
ISBN-13: 978-3540206453

Mufti GJ (2006) Atlas of Malignant Hematology: Cytology, Histology and Cytogenetics. 2nd ed., London: Taylor & Francis
ISBN-10: 1841841013
ISBN-13: 978-1841841014

Lichtman MA, Beutler E, Kipps TJ, Seligsohn U, Kaushansky K, Prchal JT (2005) Williams Hematology. 7th ed. New York: McGraw-Hill Professional
ISBN-10: 0071435913
ISBN-13: 978-0071435918

WHO Classification of Tumours of Haematopoietic and Lymphoid Tissues, Fourth Edition
WHO Classification of Tumours, Volume 2
IARC WHO Classification of Tumours, No 2
Swerdlow, SH, Campo E, Harris NL, Jaffe ES, Pileri SA, Stein H, Thiele J, Vardiman JW
IARC
ISBN-13: 9789283224310, ISBN-10: 9283224310

Register

J

K

L

M